国家卫生和计划生育委员会"十二五"规划教材
全国高等医药教材建设研究会"十二五"规划教材
科研人员核心能力提升导引丛书
供研究生及科研人员用

医学科研课题设计、申报与实施

Design，Application and Implementation of Medical Research Projects

第 **2** 版

U0284605

主　审　龚非力

主　编　李卓娅

副主编　李宗芳

编　委（以姓氏笔画为序）

于永利（吉林大学医学院）

于益芝（第二军医大学）

王丽颖（吉林大学医学院）

曲　迅（山东大学齐鲁医院）

吕群燕（国家自然科学基金委员会生命科学部）

华跃进（浙江大学农业与生物技术学院）

刘　艳（哈尔滨医科大学公共卫生学院）

孙　汭（中国科学技术大学生命科学学院）

李卓娅（华中科技大学同济医学院）

李宗芳（西安交通大学第二附属医院）

汪　洋（重庆医科大学公共卫生学院）

郑心校（上海同济大学附属东方医院）

奚永志（中国人民解放军军事医学科学院附属医院）

韩　骅（第四军医大学）

魏于全（四川大学人类疾病生物治疗教育部重点实验室）

魏海明（中国科学技术大学生命科学学院）

秘　书　郑　芳（华中科技大学同济医学院）

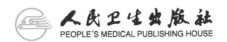

人民卫生出版社
PEOPLE'S MEDICAL PUBLISHING HOUSE

图书在版编目（CIP）数据

医学科研课题设计、申报与实施/李卓娅主编. —2 版.
—北京：人民卫生出版社，2014

ISBN 978-7-117-20077-6

Ⅰ. ①医… Ⅱ. ①李… Ⅲ. ①医学-科研课题-研究
生-教材 Ⅳ. ①R-3

中国版本图书馆 CIP 数据核字（2014）第 280699 号

| 人卫智网 | www. ipmph. com | 医学教育、学术、考试、健康，购书智慧智能综合服务平台 |
| 人卫官网 | www. pmph. com | 人卫官方资讯发布平台 |

医学科研课题设计、申报与实施
第 2 版

主　　编：李卓娅
出版发行：人民卫生出版社（中继线 010-59780011）
地　　址：北京市朝阳区潘家园南里 19 号
邮　　编：100021
E - mail：pmph @ pmph. com
购书热线：010-59787592　010-59787584　010-65264830
印　　刷：三河市国英印务有限公司
经　　销：新华书店
开　　本：850×1168　1/16　　印张：20
字　　数：605 千字
版　　次：2008 年 8 月第 1 版　　2015 年 5 月第 2 版
　　　　　2021 年 11 月第 2 版第 10 次印刷（总第 15 次印刷）
标准书号：ISBN 978-7-117-20077-6
定　　价：65. 00 元
打击盗版举报电话：010-59787491　E-mail：WQ @ pmph. com
质量问题联系电话：010-59787234　E-mail：zhiliang @ pmph. com

主 编 简 介

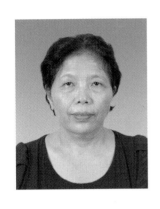

　　李卓娅，教授，博士生导师，华中科技大学同济医学院免疫系副主任，中国病理生理学学会免疫病理专业委员会委员，中国免疫学会基础免疫专业委员会委员，《免疫学杂志》编委，《医学分子生物学杂志》常务编委等，先后担任 *Endocrinology*、*BBA Molecular Cell Research*、*Cytotherapy*、《生命科学》等国内外杂志审稿人。

　　先后从事病理生理学、免疫学等医学教育近 40 年，为本科生、硕士生和博士生讲授理论课、实验课等，并积极开展 PBL 教学，为研究生开设医学科研入门，介绍科研全过程；其负责的免疫学课程入选 2012 年教育部国家级精品资源共享课。主编和参编专著 6 本，其中担任《医学科研课题的设计与申报》主编，普通高等教育"十一五"国家级规划教材《医学免疫学》、教育部推荐研究生教学用书《医学免疫学》副主编，后者于 2012 年荣获全国普通高等学校优秀教材二等奖。主要从事分子免疫、肿瘤免疫和感染免疫方面的研究，先后主持国家自然科学基金、"863"项目、国家卫生计生委、教育部和湖北省资助项目 18 项，参加"973"项目 2 项。发表论文 120余篇，获国务院特殊津贴，获省部级研究成果奖 3 次。

全国高等学校医学研究生规划教材
第二轮修订说明

为了推动医学研究生教育的改革与发展,加强创新人材培养,自2001年8月全国高等医药教材建设研究会和原卫生部教材办公室启动医学研究生教材的组织编写工作开始,在多次大规模的调研、论证的前提下,人民卫生出版社先后于2002年和2008年分两批完成了第一轮五十余种医学研究生规划教材的编写与出版工作。

为了进一步贯彻落实第二次全国高等医学教育改革工作会议精神,推动"5+3"为主体的临床医学教育综合改革,培养研究型、创新性、高素质的卓越医学人才,全国高等医药教材建设研究会、人民卫生出版社在全面调研、系统分析第一轮研究生教材的基础上,再次对这套教材进行了系统的规划,进一步确立了以"解决研究生科研和临床中实际遇到的问题"为立足点,以"回顾、现状、展望"为线索,以"培养和启发研究生创新思维"为中心的教材创新修订原则。

修订后的第二轮教材共包括5个系列:①科研公共学科系列:主要围绕研究生科研中所需要的基本理论知识,以及从最初的科研设计到最终的论文发表的各个环节可能遇到的问题展开;②常用统计软件与技术介绍了SAS统计软件、SPSS统计软件、分子生物学实验技术、免疫学实验技术等常用的统计软件以及实验技术;③基础前沿与进展:主要包括了基础学科中进展相对活跃的学科;④临床基础与辅助学科:包括了临床型研究生所需要进一步加强的相关学科内容;⑤临床专业学科:通过对疾病诊疗历史变迁的点评、当前诊疗中困惑、局限与不足的剖析,以及研究热点与发展趋势探讨,启发和培养临床诊疗中的创新。从而构建了适应新时期研究型、创新性、高素质、卓越医学人才培养的教材体系。

该套教材中的科研公共学科、常用统计软件与技术学科适用于医学院校各专业的研究生及相应的科研工作者,基础前沿与进展主要适用于基础医学和临床医学的研究生及相应的科研工作者;临床基础与辅助学科和临床专业学科主要适用于临床型研究生及相应学科的专科医师。

全国高等学校第二轮医学研究生规划教材目录

29	断层影像解剖学	主　编	刘树伟		
		副主编	张绍祥	赵　斌	
30	临床应用解剖学	主　编	王海杰		
		副主编	陈　尧	杨桂姣	
31	临床信息管理	主　编	崔　雷		
		副主编	曹高芳	张　晓	郑西川
32	临床心理学	主　审	张亚林		
		主　编	李占江		
		副主编	王建平	赵旭东	张海音
33	医患沟通	主　编	周　晋		
		副主编	尹　梅		
34	实验诊断学	主　编	王兰兰	尚　红	
		副主编	尹一兵	樊绮诗	
35	核医学(第2版)	主　编	张永学		
		副主编	李亚明	王　铁	
36	放射诊断学	主　编	郭启勇		
		副主编	王晓明	刘士远	
37	超声影像学	主　审	张　运	王新房	
		主　编	谢明星	唐　杰	
		副主编	何怡华	田家玮	周晓东
38	呼吸病学(第2版)	主　审	钟南山		
		主　编	王　辰	陈荣昌	
		副主编	代华平	陈宝元	
39	消化内科学(第2版)	主　审	樊代明	胡品津	刘新光
		主　编	钱家鸣		
		副主编	厉有名	林菊生	
40	心血管内科学(第2版)	主　编	胡大一	马长生	
		副主编	雷　寒	韩雅玲	黄　峻
41	血液内科学(第2版)	主　编	黄晓军	黄　河	
		副主编	邵宗鸿	胡　豫	
42	肾内科学(第2版)	主　编	谌贻璞		
		副主编	余学清		
43	内分泌内科学(第2版)	主　编	宁　光	周智广	
		副主编	王卫庆	邢小平	

44	风湿内科学（第2版）	主　编	陈顺乐　邹和健
45	急诊医学（第2版）	主　编	黄子通　于学忠
		副主编	吕传柱　陈玉国　刘　志
46	神经内科学（第2版）	主　编	刘　鸣　谢　鹏
		副主编	崔丽英　陈生弟　张黎明
47	精神病学（第2版）	主　审	江开达
		主　编	马　辛
		副主编	施慎逊　许　毅
48	感染病学（第2版）	主　编	李兰娟　李　刚
		副主编	王宇明　陈士俊
49	肿瘤学（第4版）	主　编	曾益新
		副主编	吕有勇　朱明华　陈国强
			龚建平
50	老年医学（第2版）	主　编	张　建　范　利
		副主编	华　琦　李为民　杨云梅
51	临床变态反应学	主　审	叶世泰
		主　编	尹　佳
		副主编	洪建国　何韶衡　李　楠
52	危重症医学	主　编	王　辰　席修明
		副主编	杜　斌　于凯江　詹庆元
			许　媛
53	普通外科学（第2版）	主　编	赵玉沛　姜洪池
		副主编	杨连粤　任国胜　陈规划
54	骨科学（第2版）	主　编	陈安民　田　伟
		副主编	张英泽　郭　卫　高忠礼
			贺西京
55	泌尿外科学（第2版）	主　审	郭应禄
		主　编	杨　勇　李　虹
		副主编	金　杰　叶章群
56	胸心外科学	主　编	胡盛寿
		副主编	孙立忠　王　俊　庄　建
57	神经外科学（第3版）	主　审	周良辅
		主　编	赵继宗　周定标
		副主编	王　硕　毛　颖　张建宁
			王任直

58	血管淋巴管外科学(第2版)	主　编	汪忠镐		
		副主编	王深明	俞恒锡	
59	小儿外科学(第2版)	主　审	王　果		
		主　编	冯杰雄	郑　珊	
		副主编	孙　宁	王维林	夏慧敏
60	器官移植学	主　审	陈　实		
		主　编	刘永锋	郑树森	
		副主编	陈忠华	朱继业	陈江华
61	临床肿瘤学	主　编	赫　捷		
		副主编	毛友生	沈　铿	马　骏
62	麻醉学	主　编	刘　进		
		副主编	熊利泽	黄宇光	
63	妇产科学(第2版)	主　编	曹泽毅	乔　杰	
		副主编	陈春玲	段　涛	沈　铿
			王建六	杨慧霞	
64	儿科学	主　编	桂永浩	申昆玲	
		副主编	毛　萌	杜立中	
65	耳鼻咽喉头颈外科学(第2版)	主　编	孔维佳	韩德民	
		副主编	周　梁	许　庚	韩东一
66	眼科学(第2版)	主　编	崔　浩	王宁利	
		副主编	杨培增	何守志	黎晓新
67	灾难医学	主　审	王一镗		
		主　编	刘中民		
		副主编	田军章	周荣斌	王立祥
68	康复医学	主　编	励建安		
		副主编	毕　胜		
69	皮肤性病学	主　编	王宝玺		
		副主编	顾　恒	晋红中	李　岷
70	创伤、烧伤与再生医学	主　审	王正国	盛志勇	
		主　编	付小兵		
		副主编	黄跃生	蒋建新	

全国高等学校第二轮医学研究生规划教材
评审委员会名单

顾　问

韩启德　桑国卫　陈　竺　赵玉沛

主任委员

刘德培

副主任委员（以汉语拼音为序）

曹雪涛　段树民　樊代明　付小兵　郎景和　李兰娟　王　辰
魏于全　杨宝峰　曾益新　张伯礼　张　运　郑树森

常务委员（以汉语拼音为序）

步　宏　陈安民　陈国强　冯晓源　冯友梅　桂永浩　柯　杨
来茂德　雷　寒　李　虹　李立明　李玉林　吕兆丰　瞿　佳
田勇泉　汪建平　文历阳　闫剑群　张学军　赵　群　周学东

委　员（以汉语拼音为序）

毕开顺　陈红专　崔丽英　代　涛　段丽萍　龚非力　顾　晋
顾　新　韩德民　胡大一　胡盛寿　黄从新　黄晓军　黄悦勤
贾建平　姜安丽　孔维佳　黎晓新　李春盛　李　和　李小鹰
李幼平　李占江　栗占国　刘树伟　刘永峰　刘中民　马建辉
马　辛　宁　光　钱家鸣　乔　杰　秦　川　尚　红　申昆玲
沈志祥　谌贻璞　石应康　孙　宁　孙振球　田　伟　汪　玲
王　果　王兰兰　王宁利　王深明　王晓民　王　岩　谢　鹏
徐志凯　杨东亮　杨　恬　药立波　尹　佳　于布为　余祥庭
张奉春　张　建　张祥宏　章静波　赵靖平　周春燕　周定标
周　晋　朱正纲

前　言

医学属实验科学,开展科学研究是推进现代医学发展的关键。当前,研究生是完成各级科研项目的重要生力军,研究生科研实践的质量直接关系到科研项目的进展和成果,故培养研究生的科研思维、创新能力及严谨的治学作风,具有重要意义。

有鉴于此,按照国家卫生和计划生育委员会规划教材的要求为全国高等学校医学研究生编写本书,重点是阐述科学研究的基本过程、科研项目申请书的撰写,并介绍科研实施中的重要环节。在第1版基础上,本书进行了若干修改与补充。全书基本框架为:

第一篇概述科学研究的全过程及主要步骤,涉及"科学问题的提出""查阅文献""凝练科学问题""提出科学假说""制订研究计划"和"设计研究方案"。着眼于完善实验设计,本版增添第五章"实验设计方法"、第六章"临床流行病学、循证医学与医学科学研究"。

第二篇主要介绍如何撰写项目申请书,通过分析成功获得资助的项目申请书,总结出存在的常见问题及相关解决方法。为培养研究生科研思维并提高其撰写项目申请书的能力,本版增添第十章"学术期刊论文点评",并在第九章增添青年科学基金项目申请书范例解析。

第三篇主要介绍在科研实施过程中,对实验流程进行标准化,正确书写实验记录,客观观察实验现象,科学整理和分析结果并提炼出严谨的科研结论。为培养研究生整理实验数据及分析、表达的能力,本书将"实验结果的观察、分析与表达"单独成章。另外,增添第十四章"科研常用软件简介",介绍科研过程关键环节常用软件,以及如何运用网络上的各种生物信息数据。

创新是科研的灵魂,本书单设一章,较全面地阐述创新的重要性及如何创新,并列举前辈科学家的创新性思维和创造发明,为研究生提供可资借鉴的范例。

最后,本书附录专设两章:励志篇和警示录。前者通过10个短篇故事激励研究生正确面对挫折、抛弃烦恼、遵守纪律、学会合作和相处,在个人成长的重要阶段保持健康心态,力求学有所成,为日后在科研道路上获得成功而奠定坚实基础;后者通过7个典型科学不端行为案例提醒研究生恪守科研道德、伦理规范和法律法规。

本书编者来自国内多所院校,均具有丰富的实践经验。书中也介绍了专家们常年开展科研的心得体会以及成功和失败的实例,并表达了他们对年青一代研究生的殷切期望。华中科技大学同济医学院免疫学系郑芳教授负责全书编务,在此一并表示感谢。

本书内容涉及科学研究的方方面面,进行文字归纳和成书绝非易事,且撰稿者术有专攻,所涉及的专业领域有一定局限,很可能挂一漏万。最后,受限于编者水平,内容出现错漏在所难免,期盼读者提出宝贵意见和建议,以利再版时修正。

李卓娅

2015年3月于武汉华中科技大学同济医学院

目　录

第一篇　医学科研课题的设计

第二篇　科研项目申请书的撰写与申报

第三篇　科研项目的实施

第一篇

医学科研课题的设计

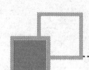

第一章　绪论

第一节　科学和科学研究

一、科学的定义和划分

（一）科学的定义

科学一词来源于拉丁语 scientia，即知识或学问（knowledge），汉译名"科学"则来自日语。字义上，"科学"似可理解为"分科的学问"，但该定义未揭示科学概念的本质。科学是一总体概念，包括自然科学、社会科学、思维科学以及多种学科相互交叉渗透的"边缘"科学等。

科学表现为某种知识。知识是对客观存在的外部世界的反映，即按事物的本来面目认识事物，正确地反映事物，比如自然科学是关于自然现象的知识，社会科学是关于社会现象的知识，思维科学是关于思维活动的知识，任何科学都会以一种知识形态呈现在人们的面前，但并非任何知识都是科学。首先，科学是真理，是正确反映客观实际的知识，而歪曲反映客观实际的知识则不是科学；其次，科学具有系统性，单独一个反映事物本质的知识概念，或者互不联系的几个规律性的知识概念，仅属于知识点或单元，如一般足月新生儿平均身高是 $50cm$ 左右，这是一种规律，是一个认知点，而并非科学。

根据上述理解和认识，可将科学简明地定义为"人们正确或比较正确反映客观事物及其规律的分科的知识体系"。所谓"正确反映"，应作辩证的理解。人类对客观真理的认识是一个无终止的历史过程，从不知到知，从不完全到比较完全的知，从对客观近似和相对的反映（即相对真理）不断地接近完全和绝对的反映（即绝对真理），永无止境。这是因为在科学发展的特定阶段，由于历史条件（包括生产水平、认识水平、认识手段等）的限制，它所达到的真理，仅是相对的，但它们却是构成绝对真理的因素。换言之，"正确反映"仅具有相对的真理性，但包含着绝对真理的成分，此乃科学的最本质的特征。

（二）科学的划分

科学可按其研究对象的不同而加以划分。以自然界为其研究对象的科学叫自然科学（natural science），以社会为其研究对象的科学叫社会科学（social science）。以人类社会的各种文化现象为其研究对象的学科（discipline）叫人文科学（the humanities），如语言学、文学、史学和哲学等。以人类行为为其研究对象的科学为行为科学（behavioral science），如心理学、社会学等。社会科学的属性及研究方法与自然科学既有共性，也有个性。本书介绍科学及其研究方法的共性，但侧重自然科学的个性。

自然科学按其研究对象运动形态的不同，分成若干学科。例如，物理学是研究具体的物质运动规律的科学；化学是研究物质，特别是物质分子变化的科学；数学是研究数与形的性质、关系及变化规律，从而指导演算推理的科学；天文学是研究天体宇宙结构和演化规律的科学；地学是研究地球的科学；生物学是研究生命的科学；医学是研究保健及防治疾病规律的科学等。

物质世界是无限多样性的统一体。物质世界多样性表现之一是物质结构的多样性、多层次性及不同层次物质运动形态的特殊规律。物质世界统一性表现之一是各物质之间、物质各层次及其运动形态之间的相互联系性。正是自然界本身的这种多样性和统一性，决定了现代科学体系中的多学科性和各学科间的相互渗透性。

不同层次物质运动形态的认识活动导致不同学科的创立。以生物学为例，一方面，生物学不断向微观深入，由组织细胞层次、细胞器层次、分子层次到目前的量子（或基本粒子）层次，进而创立细胞生物学、亚细胞生物学、分子生物学和量子生物学；另一方面，生物学向宏观拓展，由器官系统、个体、群体、生物圈、宇宙等层次，分别创立经典生物学（动植物学）、群体生物学、生态学以至宇宙生物学。

学科间的相互渗透在生物学得到充分体现。

以量子生物学（quantum biology）为例，量子力学是探讨微观粒子运动规律的科学；统计力学是用统计方法和力学运动规律研究物质分子结构及其相互关系的随机现象，从而推算物体具体性质的科学；生物体是由大量微观粒子构成的总体，生命现象也是一种随机现象，故有可能用量子力学和统计力学的理论和方法加以研究和阐明，从而创立量子生物学。这是一种不同学科研究成果综合和发展的产物，也称为跨学科（interdiscipline）。

从各门科学在整个科学体系中的职能和地位进行区分，科学又可划分为基础科学和应用科学。

基础科学（basic science）的研究对象是自然界事物的一般规律，而不是具体生产实践或应用中的问题。例如物理学是研究基本物质运动规律的科学，由于任何自然现象都离不开物质的运动，故物理学是自然科学体系中最基础的学科之一。又如生物学是研究生命基本规律的科学，医学、农学的对象是人、动物和植物，故生物学是医学和农学的基础学科。现代科学体系的基础学科可分为6种，即数学、物理、化学、天文学、地学和生物学，有人认为其中最基础的学科是物理和数学。

应用科学（applied science）的研究对象是具体生产实践应用中的问题。例如医学是一种应用科学，但它应用数、理、化、天、地、生等基础学科的成果和方法创立自身特有的基础学科（解剖学、生理学、病理学、微生物学、生物化学、生物物理学、药理学等），并应用后者提供的理论方法探讨和解决临床实践中的问题。

技术科学（engineering science）亦称工程学，其专门研究如何将物理、化学、地学等基础学科的理论、方法应用到建筑、机器、工业和医疗等领域，由此派生生化工程、机械工程、化学工程、卫生工程等学科。

遗传工程（genetic engineering）是一门重要的新兴技术科学，其利用分子遗传学关于基因传递遗传信息的理论知识，通过直接改变遗传物质（基因）而改变生物体的某一遗传特性，从而为人类服务。如通过转基因技术治疗人类疾病，从而创立基因组医学（genomic medicine）。

系统工程（systems engineering）也是一门重要的新兴技术科学，其与生命科学交叉和融汇，派生出系统生物学（systems biology）、医学系统生物学（medical systems biology）、系统医学（systems medicine）等学科。这些边缘学科综合利用各种分析平台以及生物信息学、生物统计学、计算生物学、模型

学的理论和方法，从整体上理解生物医学系统，可望在疾病预防与诊治、新药开发等方面发挥重大作用。

随着生命科学的飞速发展，不断涌现新的学科，如基因组医学（见前述）、个体化医学（personalized medicine，即根据个体基因谱预防和诊治其疾病）、转化医学（translational medicine，即将基础研究成果转化为临床应用）、再生医学（regenerative medicine，即人工构建组织器官供移植或在体构建组织器官）、循证医学（evidence-based medicine，即借助高质量的临床研究证据诊治患者）、系统生理学（systems physiology，即采用系统方法进行生理学研究）、系统病理生理学（systems pathophysiology）和系统药理学（systems pharmacology）等。

二、科学研究的定义

科学研究（scientific research）的本质属性可做如下描述：

首先，科学研究是人们为正确反映（揭示）未知或知之不全的事物的本质及其规律而进行的一种认识活动。

其次，科学研究有赖于实践观察（包括实验或调查中的观察）获得感性认识（事实数据），后者通过理论思维（即在一定理论指导下进行的思考）而上升为理性认识，从而揭示未知事物的本质及规律。因此，实践观察和理论思维是构成科学研究的两大基本要素。

再次，科学研究的任务之一在于系统、深入、正确地反映未知事物的本质及规律。为此，实践观察和理论思维须在正确观点指导下严格按照科学的方法来进行。所谓科学方法，涉及正确并系统认识（反映）客观事物及其规律所必须遵循的原则、所必须采取的步骤、途径和方式的总和，是人类通过长期实践的积累和总结所形成。客观性、精确性和可检验性（可重复性）是科学方法的主要特征，其中客观性和精确性起决定作用。客观性指按事物本来面目去考察事物而不附加任何个人偏见；精确性指与客观实际的一致性，从而可被重复并可接受检验。因此，科学方法是可用于如实、正确反映事物客观实际的方法。

最后，科学研究的任务之一是验证（或修正、发展）已有的理论学说（包括科学假说），因为科研实践是检验科学真理的唯一标准；另外，通过科学研究发现事物之间新的联系，又可据此建立新的假说，从而不断发展和完善相关理论和实践。

综上所述,科学研究是人类在实践中用正确观点和客观、精确的方法观察未知事物并通过理论思维正确反映其本质规律或验证、发展有关知识的认识活动。

三、医学科研的任务和目的

科学研究的任务可概括为:通过现象探索未知事物的本质,通过偶然探索未知事物的必然规律,从而达到对未知事物运动形态及其规律的正确认识、掌握和运用。自然科学研究的目的是认识自然、利用自然,实现人与自然的和谐,造福全人类。

自然科学理论体系中存在许多认识上的矛盾,诸如正确理论与错误理论的矛盾;新事实材料与旧理论观点的矛盾;不同学派间学术观点的矛盾。上述矛盾的解决均有赖于科研实践和生产实践。因此,科学研究还肩负检验真理和发展真理的重任。真理是正确反映客观现实的认识,一种科学理论的真理性或真理的不完全性,均可通过科学研究的实践和生产实践加以判断。

科学研究的另一任务是培养人才。科学研究是在实践中检验和发展知识的活动。它要求人们灵活地运用已有的知识,敏锐地观察和创造性地思维,并培养科研人员在掌握知识的基础上发展知识的能力。吸收学生参加科学研究,是培养人才的最好途径,有利于培养他们发现、分析和解决问题的能力。医生参加科研,是训练临床观察力和思维能力,从而提高诊治水平的重要措施。

医学研究的首要任务和目的是了解疾病的病因发病学,探索改善预防、诊断、治疗疾病的方法。即使已被普遍接受的有效方法,也有待通过科研来检验其有效性、效率、可达性及质量。

当今医疗实践中很多预防和诊治方法对患者存在某些危险和伤害,若干接受治疗人群的易伤性还须通过研究得到保护。

医学研究的新发现一般先在实验室中从分子或细胞水平上获得。NIH(美国国立卫生研究院,National Institutes of Health)医学科研路线图强调指出,这种将实验室发现转到临床应用的程序(bench-to-bedside approach),既可为临床医生提供用于患者的新手段,又可通过临床医生的观察评估其效用,并为基础科学家提供有关疾病特性及发展的新信息。

第二节 科学研究的类型

科学研究的对象指未知或未全知的事物所包含的多种矛盾,为了揭示科研对象的本质及规律,必须研究对象诸矛盾及矛盾诸方面的特殊性。从不同角度(方面)、不同水平(层次、深度)、用不同方法和手段揭示对象运动形式的某一或某些矛盾方面的特殊性,构成科学研究的不同类型。

科研类型有不同的划分方法。有的先划分为定性(数据以文字表示)和定量(数据以数字表示)两大类,然后再分为定性的历史和现时的研究以及定量的描述性研究、相关研究、因果关系研究(causal-comparative research)和实验研究6类。医学科学研究根据自身的特点主要分为以下几大类。

一、基础研究与应用研究

从研究任务的深度广度区分,科学研究又可分两大类。

(一) 基础研究(basic research)

基础研究也叫基础理论研究(fundamental theoretical investigation)、"纯科学"研究(pure research):是关于自然现象和物质运动基本规律的理论性研究。侧重研究自然界事物现象的带根本性质的一般规律(共性),特异性不明显,不是为了直接解决当前生产或临床亟须解决的实际问题,其研究成果常需旷日持久的努力才能获得,而其实际应用有时又不能完全预见,较着重深度(深刻揭示本质和基本规律),对科学技术的根本性进步和革新具有深远的影响。例如生命起源、细胞来源、天体演化、基本粒子、分子生物学的研究等。

相对于数学、物理学、化学、天文学、地学、生物学等基础科学来说,医学属于应用科学,但就医学本身来说,则也有基础与应用之分。医学基础研究指解剖、生理、生物化学、医学免疫、病理生理、病理解剖、药理等理论研究。

(二) 应用研究(applied research)

使用基础研究获得的科学理论直接解决当前生产或临床具体实际问题的研究。侧重研究与实际问题有关的具体事物的具体规律,特异性和针对性较强,较着重广度(研究已有科学理论、技术知识如何广泛应用)。医学的应用研究一般指与临床相关的研究,例如临床研究、流行病学研究、药物临床试验研究等。

1. 临床研究(clinical trial) 指针对临床具体实际问题的研究,包括观察性研究和实验性研究。观察性研究包括分析性研究和描述性研究;实验性研究包括非随机研究和随机研究(详见本节"三实验性研究与调查性研究")。

2. 流行病学研究(epidemiology) 流行病学

是研究特定人群中疾病、健康状况的分布及其决定因素，借以探讨病因，阐明流行规律，制定预防、控制和消灭疾病的对策和措施。流行病学研究的方法包括监测、观察、假设检验、分析研究以及实验等。

3. 药物临床试验研究　是使用安慰剂作为对照，对药物进行比较测试的过程，是指任何在人体（患者或健康志愿者）进行药物的系统性研究，以证实或揭示试验药物的作用、不良反应以及试验药物的吸收、分布、代谢和排泄，目的是确定试验药物的疗效与安全性。临床试验一般分为Ⅰ、Ⅱ、Ⅲ和Ⅳ期临床试验。

基础理论研究和应用研究的关系是辩证统一的关系，在某种意义上说是理论与实践的辩证统一关系。理论研究的课题大都产生于生产或临床实践中的需要，例如天文学的理论研究产生于航海等的需要，血流动力学的理论研究产生于心血管病临床的需要。应用研究中搜集发现的现实生活中的很多具体生动的事实材料是理论研究的源泉；反过来，理论研究阐明了一般规律，又可以指导应用研究更好地解决现实问题，即理论为实践服务。因此，理论与应用相辅相成，而不应机械割裂。

二、专科研究与多学科研究

从研究对象所属学科领域区分，科学研究可分为两类。

（一）专科研究（disciplinary research）

研究对象（如某病的病理生理学变化、某病原体的微生物学特征）属于某一专门学科领域的研究。

（二）多学科研究（multidisciplinary research）

研究对象属于多学科领域的研究。例如肿瘤或冠心病的病因发病学研究，由于对象矛盾本身的高度错综复杂性，影响因素众多，决非一两个专门学科的知识或研究手段所能完成，需要多学科共同研究。

多学科协同研究是现代科学技术研究的总趋势，这是由物质及其运动形式无限多样性、复杂性以及科学认识的历史任务所决定的。由于不同学科专家集思广益，取长补短，对科研课题的解决可以事半功倍，因此这种多学科协同作战的做法被称为"智力放大"的方法，这种多学科研究又称为"跨学科研究"（或科际研究），它是综合或发展两种或多种学科知识方法而进行的研究，例如医学系统生物学的研究等。跨学科研究中可以发展创立新学科，叫作新的综合性学科（new synthetic disciplines），如综合生物学（synthetic biology），在某种意义上它也是一种所谓的边缘学科，但国外现时已甚少使用边缘学科这个词，而以跨学科（科际学科，interdiscipline）或中间科学（interscience）这两个词取而代之。

三、实验性研究与调查性研究

从研究的方法学（手段）区分，科学研究可分为两类。

（一）实验性研究（experimental research）

用实验作为搜集资料、检验假说、获得新知识的主要手段。实验是人们为了暴露隐蔽在事物内部的情况，为了比较精确回答和解决某些科学课题而进行的一种主动变革对象的操作或活动。其特点是人们预先计划、控制条件，使用工具而主动引起、复制事物的过程，或变革事物本身的自然过程，并对其出现的现象、各种变量的变化进行观察和记录，然后进行科学抽象，作出结论。由于实验可以在受控的条件下，通过周密设计，尽可能排除外界影响因素，对所研究的现象（包括自然过程和生产过程中的各种影响因素）进行密切细致的观察、分析、比较和综合，从而有可能精确揭示现象间的某些内在联系，认识自然规律，验证科学假设。

恩格斯十分重视实验在科学研究中的作用。他说："在希腊人那里是天才的直觉的东西，在我们这里是严格科学的以实验为依据的研究结果，因而也就具有更加确定和更加清楚的形式。"又说："单凭观察所得的经验，是决不能充分证明必然性的。"强调必然性的证明要在实验中，强调在理论自然科学中不能虚构一些联系放到事实中去，而要从事实中发现联系，并在发现后"要尽可能地用实验证明。"

必须强调的是，实验研究方法一般是将研究对象从其整体中人为地分解出各个部分（局部），暂时撇开它们之间的总联系（包括尽可能排除各种干扰因素）而孤立地加以研究。正如恩格斯在《反杜林论》中指出的，这种分解式研究方法容易使人忘记事物之间以及事物内部各部分之间的相互联系、相互制约、相互依存的关系。但正是这些关系构成事物整体的运动和发展，构成整体的特殊性质。事实上，对特大的复杂系统（如人类机体）来说，整体的性质往往不是各部分（局部）性质的简单总和。因此，实验研究局部得出结果和结论后，还要把它放回整体的总联系中去，否则不可避免地要犯形而上学的错误,阻断研究者自己对部分到整体、局部到普遍联系的认识,并要在应用实践中碰钉子。相反,强调实验的重要性,决不能因此排斥或低估单凭观察所得经验的重要作用。

事实上,实验离不开观察(实验也是取得感知经验的方法),但实验是在确切的理论指导下,在严格控制的条件下(包括周密设计和科学分析)进行的一种观察,因此与一般理解的直观有质的不同。由于现象和本质是有矛盾的,直观只是感知现象,还不能揭示本质。要对现象进行分析研究,才能了解其本质(实验研究就是搜集现象,分析研究现象而了解事物本质的一种科学方法),但归根到底现象是本质的表现。任何事物的本质都要通过一定的现象表现出来;任何现象又都是从某一特定的方面表现出事物的本质,因此,现象和生动的直观,是认识本质的入门向导。一切真知都是从直接经验发源的。医学科学认识史也告诉我们,很多重大发现发明来源于单凭对现象的观察得到的经验。例如中医学单凭观察得到的经验,虽不能充分证明必然性,但它蕴藏着几千年来中华民族与疾病斗争的丰富实践和观察积累起来的经验。此外,美国 NIH 医学科研路线图也特别重视患者自诉临床结局(症状和生存质量)的经验。

一般说来,实验指的是严格控制条件下进行的实践。在某些场合下,如临床医疗中的实验研究,由于各方面条件不易严格控制,影响因素很多,如伦理学原则不允许像对待实验动物那样对待患者,患者的主观能动性对药物效应的影响,不同发病时间、病情、年龄、性别和其他身体特征有时可明显影响比较组间的可比性……因而往往不能十分精确地回答问题。因此,这种临床实验研究一般叫作临床试验(clinical trial)而不叫临床实验,但在设计上同样要求尽量符合实验设计的原则。试验(trial)就是"试试看"、"试用"的意思。

(二)调查性研究[survey,观察性研究(observational research)]

用现场调查、观察作为搜集资料的主要手段的研究。在实验研究中也需要观察,但这种观察是对人工诱发的现象进行主动的观察,而调查性研究中的观察则主要指对客观自发(没有受人们主动干预的)过程的考察和记录。例如流行病学调查、血型分布的调查研究等。

按调查时事件是否已发生,调查性研究可区分为:

1. 前瞻性调查[预计性调查、前向性调查(prospective study)] 一般指在事件(如某型肝炎)发生之前的调查。事先做好计划,按预计某些可能的发生因素(如有无与肝炎患者接触)设立人群比较组(有接触组与无接触组),再比较各组在一定时间内该事件(肝炎)发生的频率,以得出相应的结论(如接触肝炎发病率高于无接触组,则接触是肝炎流行的因素)。

前瞻性调查有时也叫作"队列研究"(cohort study)。如同一类型的孕妇分两组,一组过去口服过避孕药,另一组未口服过,然后随访这些孕妇,待分娩后看哪一组畸胎多,从中寻找口服避孕药与畸胎发生率的关系。调查也可利用已经发生的事件的记录材料[也叫既往资料(past data),如病历、死亡报告书],这种利用既往资料进行的前瞻性研究,就叫"既往资料前瞻性研究"(prospective study of past data)。如从人寿保险登记表中找出吸烟与不吸烟条件相似的对象,再从他们以后的疾病登记或死亡记录中追踪肺癌的发生率。在这种调查性研究中,由于对象吸烟在前,肺癌的事件发生在后,所以仍叫"前瞻性"研究。

前瞻性调查研究由于可在事件发生前周密计划观察,因此误差较小,结果可靠性较高。特别是因为它事先可在设计中保证对照观察组间的可比性,所以得出的结论比较可靠。缺点是观察时间长,花费的人力物力也多,因此一般应先做下述的回顾性调查,找出初步规律后再做前瞻性调查,后者只被用来验证前者所得的结论。

2. 回顾性调查(retrospective study) 在事件(如鼻咽癌)发生之后所做的调查。即先按患者不同条件(如鼻咽癌患者中有否 EB 病毒感染)进行归类分组(如有 EB 病毒与无 EB 病毒),然后统计分析比较各组该事件发生的频率,以得出相应的结论(如 EB 病毒是否为鼻咽癌诱发因素)。因为它要利用过去的资料,而且是从已发生的事件(鼻咽癌)回过头来探求病因(而不像前瞻性研究从原因追踪结果),所以叫作"既往资料的回顾性调查"(retrospective study of past data)。

回顾性调查有时也叫"病例对照研究"(case-control study)或"病例个案研究"(case-history study)。优点是调查时间短,所费人力物力也少;缺点是历史条件不易控制,条件相似的病例不容易获得,结果精确度较低。回顾性调查的关键在于正确选定对照病例。除有关病原因素或治疗措施外,两比较组条件应尽量一致,最好是按年龄性别加以配对,而且对照组最好从同一地区或同一医院选取。

对同时发生的事件进行调查研究,叫作同时性研究(concurrent study),实际上也是一种回顾性调查。

按调查时间特点,调查性研究又可分为:

1. 横向研究(cross-sectional study,横断面研究) 在一个规定时间地点中对某事件的特征进行研究,如一年一次普查肺癌发生率,该次普查就叫横向研究。

2. 纵向研究(longitudinal study) 在一个长时间内对某事件的特征进行连贯比较研究,如比较研究各年度肺癌发生率的变化。此类研究对评估病因和预后很有用。

按研究目的,调查性研究又可区分为:

1. 总体特征调查(population survey) 为了估计研究对象总体的某些属性特征的参数(parameter),如某病在某人群中的发病率,某时期内的就诊率、死亡率等而进行的调查性研究。这种研究强调使用统计学抽样理论以控制误差,保证样本代表性,以期获得对总体特征参数的比较正确可靠的估计。

2. 相互关系调查(correlation survey) 为了探讨研究对象某些变量(如鼻咽癌发病率与 EB 病毒感染人数)的相互关系而进行的调查研究。强调使用统计学变量间相互关系的理论(如相关、回归、相对危险性等),以期获得对变量间相互关系的比较可靠的判断。

四、转化医学研究

转化医学研究是指一类医学基础与临床结合的研究,将基础研究与解决患者实际问题结合起来,并将基础研究的成果"转化"为用以患者的疾病预防、诊断、治疗及预后评估。转化医学的基本特征是多学科交叉合作,针对临床提出的问题,深入开展基础研究,研究成果得到快速应用,实现从"实验室到床边"的转化(bench to bedside translation),临床应用中出现新的问题,又能及时反馈到实验室(bedside to bench),为实验室研究提出新的研究思路,进行更深入的研究。故转化医学不是单向封闭的,而是双向开放的,它是一个不断循环向上的永无止境的研究过程。

转化医学是生物医学发展特别是基因组学和蛋白质组学以及生物信息学发展的时代产物。转化医学的中心环节是生物标志物的研究。转化医学的研究内容主要包括以下几个方面:分子标志物的鉴定和应用、基于分子分型的个体化治疗、疾病治疗反应和预后的评估与预测。

第三节 科学研究的基本程序

科学研究也可分为假说驱动的研究(hypothesis-driven research)和发现驱动的研究(discovery-driven research)两大类。前者需经建立和检验假说的阶段,后者无须事先建立假说和事后检验假设,可通过各种实验技术手段发现新事物,为假说驱动的研究提供新的线索,建立新的可能实现突破的假说。假说是关于科研课题所提问题可能答案的一种假定,由于研究者事先对若干新事物无所知,将会错过对某些新变量、新因子及新机制的发现,因此理想的做法是两者的互补,让前者的演绎推理与后者的归纳推理互补。

常用且正规的假说驱动的研究基本程序是:①提出、定义所要解决或回答的问题;②搜集有关专业的背景信息,建立有待检验的暂时的假说;③用专业知识和统计学方法设计实验或观察的研究方案,准备检验假说是否与预期结果相符;④实施该研究方案;⑤搜集统计描述的数据资料;⑥整理数据进行统计学处理(主要为显著性检验即假设检验);⑦根据检验结果接受或拒绝原来建立的假说,作出解释和结论。若原来的假说被拒绝,可建立新的假说而重复②~⑦各步骤。

发现驱动的研究,按采用的高通量技术步骤进行。

下面择要介绍科研课题设计、设计方案的实施(实验和观察)、结果资料的解释和下结论。

一、科研课题的设计

科研课题(research topic)是有待科学研究加以解决或得到回答的问题。科研课题的设计就是关于解决或回答问题所需全部研究工作的内容、方法和计划安排。

广义的科研课题设计的具体内容包括对课题的定义和背景、目标、立项依据、研究内容、方法及其可行性、预期成果及其效益、研究进度、人员及费用等方面的具体分析、论证和预测,以制订一个合理可行又可望获得合乎科学结论的研究方案。狭义的科研课题设计包括专业设计和统计学设计。

专业设计主要指从课题的选择和定义、课题研究价值的评估、背景信息的搜集、假说的建立到观测指标(特别是结局指标)的选定等,都要依赖专业知识。

科研课题的选定和实验观察内容的专业设计是否正确和先进,直接决定实验结果和结论的有用性和独创性,直接决定科研成果的大小。错误的专业设计不仅使实验观察结果不能用来回答问题、解决问题,而且可造成时间、人力和物力的浪费,还可造成假象并从中引申出错误的结论来。典型的例子是某个神经论权威设计的一个"证明"免疫抗体形成的神经反射机制的实验:他将动物后肢与躯体分离而仅保留由肢体传入躯体的神经干,然后在该"离体"肢体注射某种特异抗原,注射后不久将该神经干切断,再过些时候动物血中出现相应的特异抗体。该权威认为"特异性抗原仅通过神经反射机制而不用直接与网状内皮细胞接触便可使机体产生特异性抗体"。这个专业理论设计的严重缺陷就是没有考虑到神经干有内淋巴组织结构,因后人用同位素示踪研究证明,注入该肢体的特异性抗原可经由该神经干的内淋巴直接进入体内血液循环,因此否定了该"权威"的错误结论。

专业理论设计时要充分掌握实验观察对象的有关知识,否则也会造成错误。如测定妇女高密度脂蛋白,若不掌握该脂蛋白浓度对雌激素敏感这一专业理论知识,设计时没排除经期因素的影响,就可能从月经期妇女中得出不符合实际情况的结果,而引申出错误的结论来。又如研究高脂血症患者时测定乳糜微粒(外源性甘油三酯)要空腹取血,而且在观察期间膳食不能变化,因膳食对乳糜微粒浓度影响大等。另外,有关疾病的诊断标准、自然病程等,也都是必不可少的专业知识。

专业设计着重从有关专业理论知识出发,设想用什么实验观察内容来验证假说或回答有关的其他专业问题,主要保证研究结果的有用性或适用性(适合用来回答科研课题所需回答的问题)和创造性(先进性);统计学设计着重从数理统计学理论技术出发,设计实验内容的合理安排,以便实验观察结果可进行相应最有效率的统计整理分析,使最少的实验观察次数(例数)可得出相对最优的结果和相对最可靠的(或其误差大小可以定量估计的)结论,即保证实验观察结果的可重复性和经济性。

统计设计针对三种科学研究:实验研究、临床试验和调查研究,共有三种设计方法:实验设计、临床设计和调查设计。实验设计三要素(处理、对象、效应)及四原则(随机、对照、均衡、重复)详见本书第三、四章。

二、实验和观察

科研课题设计方案经立项后,即将其付诸实施,医学科研课题设计方案的实施主要通过实验和观察。

(一)实验

1. 什么是实验 实验(experiment)是我们为了在更有利的条件下对事物进行观察研究而主动复制或变革研究对象的一种操作或活动。

实验中也包含观察,称主动观察,但它与单纯的观察不同,后者指的是在自然状态下考察对象,而实验则是在人为地造成、控制或改变对象状态和条件下考察对象。例如在未有大叶肺炎、肠伤寒或肺结核的特效药以前,医生对这三种病的考察基本上只是对该病自然过程的单纯观察,而当特效药青霉素、氯霉素和链霉素发现以后,医生对这三种病的考察就可在实验中进行,因为这些特效药已明显改变了该病的自然过程。如果在严格控制条件下观察该药对不同类型患者的不同疗效,或试用另外一些药物(如中药)来进行比较,那就更是一种实验而不是单纯的观察了。

单纯观察所得的经验不能充分证明事物的必然性,因为事物的表面现象有时并不直接反映本质,现象与本质是有矛盾的,只有科学实验才能把本质揭示出来。例如某病用某药后痊愈,单凭观察到的用药后疾病痊愈的现象,只能提示该药对该病有疗效的可能性,而不能证明该药与该病有必然的本质联系,因为该病的痊愈至少有两种可能性:自然痊愈或药物治愈。因此,只有通过实验才能确定该药对该病是否有效。即将患者分为给药组与不给药组(控制两组条件相同,即保证两组的可比性),观察比较给药的患者是否较快痊愈,这就是临床科研经常使用的试验治疗的对照方法。

实验和观察一样,也是搜集感性材料的方法,但它必须在特定理论(包括假说)的指导下进行,否则就变成一种盲目的实践,因此它也是一种理性的方法。

2. 实验在科研中的意义 由于实验是在人工严格控制条件下通过变革对象而进行精密准确的

观察,因此更有可能搜集新事实并可暴露自然现象的本质和规律性。科学研究的主要任务是揭示未知事物的本质及规律性,因此实验法(experimentation)是现代科学研究最主要、最常用的方法,而且是理论形成的重要源泉。

如实验摘除胰腺才能揭示糖尿病与胰腺的本质联系,但糖尿病与胰腺通过什么发生联系,还得继续做实验才能阐明:实验结扎胰管使胰腺腺细胞破坏,剩下胰岛细胞,然后将这种细胞的抽提物注射给摘除胰腺而患糖尿病的狗,可使其血糖降低,尿糖消失,这就揭示糖尿病与胰岛细胞分泌激素缺乏的本质联系。不能设想单靠观察而不做实验能够发现胰岛素与糖尿病的本质联系,也不能设想不做实验就能创立有关的理论。

实验结果是验证科学假说是否合乎客观实际,判断学术争鸣中谁是谁非的重要武器。生物学历史上曾长期进行过生生说与自然发生说的论战。生生说主张生命仅来自已经有的生命,生物只能产生于原有的那种生物。自然发生说(非指唯物主义的自然发生说)主张在适宜条件下生命可突然从非生命的物质中产生,如腐肉中可产生出细菌来。是法国微生物学家巴斯德做了一个有名的实验结束了这个论战。他将肉汁放在一个玻璃烧瓶里,再将瓶口烧软并拉成一条弯曲的长管子,使空气可自由进入而空气中的灰尘则不能进入,然后把肉汁煮沸杀灭瓶内微生物。这样处理的肉汁不管放多久都不变质,也不出现细菌,而一旦瓶口折断,肉汁很快就腐败,并出现大量细菌。由此证明,肉汁腐败的原因是来自空气灰尘中的细菌(孢子),细菌来自细菌,生命来自已有的生命。生命可从非生命物质突然产生的自然发生说遂宣告彻底失败。

实验法通过巧妙的设计可以模拟、复制人类不能亲身经历或难以为人们利用的自然过程,甚至可以创造出自然界本身不存在的过程而加以考察或利用。生命起源是人类不能亲身经历的自然过程,但人们可在实验室中模拟、复制地球早期的还原性大气条件,从一些无机物中制造出一些构成生命的有机物来:在一个密封的不含空气的玻璃器内放入甲烷、氨、氢和水,然后加热通电,模拟早期地球大气经常雷电交加的环境,约经一个星期,玻璃器内的液体中可出现许多构成生命的氨基酸和脂肪酸等,提示在早期地球没有生命的环境中自然形成有机物是完全可能的。又如在自然界中大肠杆菌是不会产生胰岛素的,但通过实验将老鼠胰岛素基因中的脱氧核糖核酸导入大肠杆菌,就可使后者获得产生胰岛素的新性状。

实验法还可将自然过程缩短、简化或撇开次要因素而加快观察研究的速度。例如关于遗传学的研究,按自然过程每代观察周期数以年计,在实验室用细菌替代,每代观察周期则只需几十分钟或几小时。

有些科学研究往往不能在对象身上直接进行,而只能另找对象间接进行。如致癌因素不能在人身上直接研究,只能靠动物进行模拟实验。新合成药物疗效观察只能先在动物身上复制疾病模型进行试验,证明有效且无害后,才可在人身上进行进一步试验。

实验是十分重要的科学研究方法,但并非所有研究都可用这种方法。如生物学中的生态学研究,医学中的流行病学研究,大都只能用自然条件下的观察调查方法而不能直接用实验方法。

(二)观察

1. 什么是观察　观察(observation)是人对事物感性认识的一种主动形式,是对事物的一种有意识、有目的、有计划的、比较仔细持久的感知。"观"就是观看,"察"就是监察(包括各感官所产生的各种知觉)。观察就是仔细察看,为此,不仅要用眼睛看,要用所有感官去感知,还要用脑想,才能觉察出某种现象或现象的特征来。观察既包括感知又包括思维。

科学观察(scientific observation)是科学研究两大要素之一(另一要素是理论思维)。科学观察就是在一定科学理论的指导下用科学的方法进行观察,其主要特点是观察的客观性、系统性和精确性。

观察的客观性,指的是严格按照事物的本来面目及其发展规律去观察事物,而不附加任何之外的东西,如不要戴着有色眼镜去看事物,不要只观察符合自己意愿的现象,对于不符合的现象就"视而不见"。例如医生观察某药临床疗效时,容易因自己的主观意愿(如希望甲药优于乙药)而影响观察结果。为了保证观察的客观性,除努力排除"先入为主"、坚持实事求是外,还可使用所谓的"盲法"(blind method),如不让临床医生知道患者吃哪种药。由于患者的主观心理因素对疗效表现也有影响,如甲患者特别相信中药,服药后主观感觉可能特别良好;相反,乙患者对中药缺乏信任,服药后主观感觉的改善可能不明显。为了避免医生和患者主观因素的影响，提高疗效观察的客观性，有时可采用"双盲法"（double-blind method），就是不让患者与医生知道吃哪种药（但上级医生应该知道，以便掌握病情变化，保证患者安全），但此法不宜用于危重患者。

观察的系统性指的是按一定计划顺序进行观察。只有这样观察，才能保证观察的全面性，才不至遗漏任何东西，特别是那些初看不重要而以后才发现其重要性的东西。医生对患者进行体检时的严格顺序性，就是观察系统性的实例。

观察的精确性指的是观察要精密（仔细）准确。要注意发现相似事物中的微小差异，发现不同事物中的微小共同点，要发现对象中发生的任何微小变化等。要排除错觉、幻觉以及脑中任何先入为主的影响，使观察结果符合实际。化学家 Rayleigh 在常规测定氮的原子量时仔细准确地注意到，从空气取得的氮其原子量稍重于从硝酸铵制得的氮，其差别仅表现在小数点后第三位的数字上（有效数字 5 位），由于他仔细精确地观察到这微小的差异，使他和另一同事发现了空气中的氩、氖、氪和氙等惰性气体。

由于粗枝大叶而造成观察的不精确，可举下例说明：英国曼彻斯特市有位医生在临床教学中，当众用指头蘸一下糖尿病患者的尿液，然后用舌尝其"甜"味，接着要求所有的学生跟着做。学生都愁眉苦脸地照着做，并同意尿是"甜"的。该医生笑着说："我这样做是为了教你们懂得观察细节的重要性。其实只要你们仔细观察，就应该注意到，我用来蘸尿的是一个指头，而用来舔的却是另一个指头！"这个例子生动地说明观察精确性的重要性。须知观察不仔细，舔点儿尿事小，但重要的是影响科研结果结论的可靠性或错过发现重大事物的机会。

科学观察的初级形式是直观，即依靠人们的感官直接去感知对象。人类感官的感受能力是很有限的，而且直观带有主观成分，又不能精确定量，所以人们要创造观测仪器来提高和弥补。科研中大多数观察要靠仪器来进行，但归根到底还是要靠人的感官来感知，因此仪器观测的结果，如各种数据，仍应看作是感觉经验材料，但比直观的感觉经验材料精确客观，因而一般比较可靠。

以未经人力干预的自然过程或事物为对象的观察，叫自然的或被动的观察（spontaneous or passive observation），如流行病学调查中对发病情况的观察；以人力干预、变革过的过程或事物为对象的观察，叫诱发的或主动的观察（induced or active observation），如实验中的观察。

2. 观察在科研中的意义　科学认识开始于直接感觉经验，观察就是取得这种直接感觉经验的唯一手段，因此观察可以说是一切科学研究的基础。但是，人大部分知识的获得并非靠直接经验，科研中经验事实材料的取得也并非全靠直接观察。有的科研（如实验性研究）主要靠直接经验，有的（如某些理论性研究）则主要靠间接经验，靠他人提供的实验事实材料。前者靠直接观察，后者靠间接观察。例如，牛顿先在理论上确定地球是扁圆形的，很久以后卡西尼和其他几个法国人才根据测量经验材料断言地球是椭圆形的。又如爱因斯坦关于光经过引力场其谱线要向光谱的红端位移（简称"红移"）的理论预见，好些年后才被阿达姆茨通过对天狼星伴星的直接观察所证明。

在实验中进行科学观察搜集事实，是检验科学理论假说真理性的唯一最终标准，科学认识的实践就是通过科学观察来实现的。

仔细锐敏的观察可导致各种各样甚至是重大的发明和发现。下面是一些很有启发的例子。

20 世纪初，虽然人们对前庭半规管与眼球震颤的关系有一定认识，如坐旋转椅可引起人的眼球震颤，但对前庭半规管疾病（特别是单侧）的诊断却一直束手无策，后来被维也纳一位年轻的耳科医生 Barany 解决了，他因此获得了诺贝尔医学奖。办法很简单，就是今天我们熟知的外耳道的冷热水刺激试验。这个方法是他在给化脓性中耳炎患者冲洗外耳道的常规操作中发明的。首先，他观察到不少患者用温水冲洗外耳道后出现眩晕，由于眩晕与前庭有关，他就注意眼球活动，果然发现眩晕患者有明显的眼球震颤，但他还找不出其中规律来。有一次一个患者告诉这位医生，当水温不够高时他才晕，水温够高就不晕。第二天医生改用热水给他冲洗，他喊起来说水太热，他又晕了。此时，Barany 注意到患者出现与凉水冲洗时相反方向的眼球震颤，于是他发现了外耳道冷热水刺激与前庭半规管反射活动的关系。然后，他又在健康人和一侧严重化脓性中耳炎（前庭器官损坏）患者中做试验，发现前者可出现眼球震颤，后者则否，从而发明了单侧前庭半规管疾患的诊断方法。

Vogl 在用汞制剂给一女孩治疗先天性神经性梅毒时观察到该女孩每日尿量骤增 3 倍,从而发明了汞利尿剂。

法国一些精神科医生获悉外科麻醉师观察到使用氯丙嗪强化巴比妥酸盐作用后,患者对手术变得无动于衷,从而发现氯丙嗪作为强效镇静剂的新作用。这是一个利用别人的观察获得新发现的实例。

我们的祖先在与疾病作斗争的实践中进行了大量的观察,从而创立了完整的中医学理论体系,特别是在动态中观察整体(系统)变化规律方面,根据机体典型反应状态进行辨证论治方面很有独创性,这都是仔细敏锐观察的伟大成果。

科学观察也是提出科学假说的重要依据。如 Fleming 观察到被真菌污染的细菌培养基中葡萄球菌菌落消失,在真菌菌落周围出现透明圈,提出了真菌可能会产生抑菌物质的假说。然后他把污染的真菌分离出来,断定是青霉菌,再把它接种于固体培养基中做试验,发现它对某些细菌有抑制作用,对另一些则没有此作用。然后他又设想真菌的抗菌物质是否存在于液体中,于是他又把真菌接种在液体培养基中,然后滤出培养液做试验,证实抗菌物质是水溶性的⋯⋯这样,他就一边观察一边设想(提出假说),然后再一边做试验继续观察,直至最后发现了青霉素及其抗菌作用,在药物治疗学上实现了一个重大的突破。

从以上例子可以看出,科学观察一步也离不开思维,不能认为观察是一种纯感性的方法。这就是为什么培根把观察与实验、归纳、分析、比较等并列看作是"理性方法的主要条件"。

三、资料解释与科研结论

对实验或调查中发现的现象和搜集到的资料作出理论解释,以及从实验或调查观察结果得出结论,是科研认识全过程中的主要理性认识阶段,也是科学研究更深刻、更完整、更有指导实践意义的部分,因此十分重要,应对它们持慎重和严谨的态度。

(一)科研资料的解释

从实施科研设计方案到搜集原始数据(data,即资料),经整理(检查、核对和错误纠正后合理分组、归纳汇总)使其系统化和条理化以后,进行统计分析,主要是统计描述(如平均值、发生率及其变异系数的计算)和统计推断(由样本数据对其相应的总体作出估计及假设检验等),对该研究结果的意义作出适当的解释和表述,该过程就叫科研结果的资料解释(data interpretation)。

资料解释实际上是由感性认识到理性认识的过程。其中资料(即数据)是可以观测到的、可以认识到的事实(感性材料),解释是对该事实意义的一种说明(explanation)、一种推论(inference)。

例如有人用胶囊装着三种能降解尿素、尿酸和肌酐(导致尿毒症的主要成分)的酶和产生这些酶的两种细菌,将其放到模拟尿毒症患者的胃内容物中,发现 24 小时内 90% 的尿素、70% 的肌酐和 100% 的尿酸被破坏。该作者提出,该法有望延长肾透析的间期,可能用于治疗肾衰竭。这是一个资料解释的例子。实验结果提供的是资料(数据),作者对该法用途的设想是一种对该资料的解释及其意义的推断。

解释是由事实(指数据)作为前提推出的结论,因此解释是否正确还要看它的前提是否正确可靠。例如有报道,样本定量资料的比较中用 t 检验方法推断两个样本组的差异有统计学意义,但如果样本不是来自正态分布的总体,不具备独立性和方差齐性,那这个解释就是错误的,因为使用 t 检验方法的一个前提条件就是样本应该来自正态分布的总体,并具备独立性和方差齐性。

科研资料的解释是否正确可信,一般可从下列几个方面加以判断:

1. 统计设计是否正确　首先,上述两组定量资料使用参数检验方法(如 t 检验等)进行统计分析时是否满足其前提条件。其次,是否正确选择合适的实验设计类型。再次,是否注意避免系统误差(包括研究者造成的偏倚)。合乎以上要求的资料才能得出正确的解释。

2. 作为解释的事物或理论根据是否真实可靠　特别注意是否把未经实践证明的假说当作已经证明的科学理论,并以之说明解释的真实性。例如气功疗效的解释,如果反映大脑皮质抑制状态的脑电图的结果不可靠,或关于"主动抑制"的说法本身还只是一种推测或假说,那就不能用这些"事实"和说法来说明气功就是通过主动抑制大脑皮质而发挥疗效的。

3. 虽然数据真实可靠,但并不一定支持某一

解释 如气功降压的数据前后相差是显著的,真实可靠的,但这些数据并不能支持"降压是由于大脑皮质主动抑制"的解释,因为这些数据本身并不说明降压的原因。

4. 解释是否与新的实验资料或已为实践证明的科学理论相矛盾 只要我们的实践水平还没有超过前人,那就不太可能推翻前人用无数实践证实了的理论(除非他们的实践方法有错误)。例如能量不灭定律的理论是经过很多科学实践重复证实了的,如果有人在文献中对某些现象作出了违背这一定律的理论解释,我们就要对之特别审慎。当然,新的可靠资料也可以修改、补充、甚至推翻旧理论,但是往往需要更多以及更有力的证据。

5. 善于引用文献解释,注意文献中是否存在争论 例如有文献报道抗氧化剂增补物如 β 胡萝卜素、维生素 E 等有利于减少疾病死亡率,但另篇文献通过循证医学的系统评价和 Meta 分析却得出添加上述抗氧化剂增补物可增加病死率的结论。

6. 从解释引申出来的推断是否荒谬 例如从衰老起因于大肠中毒的学说引申出切除大肠以延长寿命的推理,显然是荒谬的。因为即便大肠中毒在衰老中有作用,可采取不同方法预防大肠中毒,也不能通过切除大肠延长寿命。

7. 用有充分理由(论据)的解释质疑或推翻旧的解释 例如心源性水肿有一种解释,认为是因心力衰竭、静脉血回流障碍引起的静脉压增高所致;如果我们掌握另一些论据,诸如有一些心源性水肿患者静脉压不高,而另一些患者则在出现静脉压增高以前就已经出现钠水潴留,这些证据就可质疑上述的解释,我们就可作出"钠水潴留可能是心源性水肿的重要原因"的解释。

上面探讨的实验结果的解释,主要是运用逻辑推理得出的一般性结论。还有一种"实验结果扼要重述"的资料解释。例如,"10ml 10% 胆汁注入狗的肌肉,未见血压呼吸改变;注入股静脉,血压急剧下降,呼吸抑制;逆流注入股动脉,血压升高,呼吸加快"。这是一种反映已有事实确定的判断(逻辑上叫"实然判断"),很少有推理成分,因此一般谈不上犯逻辑推理错误。

(二)关于实验观察的结论

逻辑学告诉我们,结论的真实性首先取决于前提的真实性。实验观察结论的前提就是实验观察结果,或是对该结果的解释。因此,实验观察结论是否真实,首先取决于实验观察结果是否真实可靠。未经事先周密设计的实验观察其结果显然推不出正确的结论。另一方面,前提(观察结果)真实并不意味着结论(特别是一般结论)一定正确。如果在推理过程中犯了逻辑错误,或者在理论概括或引申时运用了错误的观点和方法,真实的前提(结果)也会得出不真实的错误的结论。在科学研究和科学论文中这种情况时可遇到,应引以为戒。

结论(conclusion)是由前提推出的一种新判断,一种从前提获得的新知识。

实验观察结论的前提有两大类:一类是实验观察结果本身(经统计学处理的资料)。例如研究者假定 A 药优于 B 药,然后在两组患者中进行 A、B 两药疗效的比较(假定事先设计周密,资料可靠),结果 A 药疗效优于 B 药(有统计学意义)。将这一结果作为证据推出的结论表明原来的假定(假说)是与实际情况相符,假说得到支持。这一结论可写成"本研究结果表明 A 药优于 B 药"。

另一类结论是以资料解释(不是结果本身)作为前提推出的新判断。如以上关于治疗尿毒症的例子,含酶及产酶细菌胶囊置于模拟尿毒症患者胃内容物中可大部分破坏导致尿毒症的物质,这是实验观察资料(data);"可望用于延长肾透析间期,治疗尿毒症"是对资料的解释(interpretation),是一种推理。由推理再推出结论,不能用"表明",只能用"提示",只能说:"本研究提示……"

由实验结果推出的结论往往带有理论的成分。有时结果不能用现有的理论加以说明,研究者的任务就是创立新理论来代替旧理论。旧理论不能解释观察结果不一定是理论错误或不真实,可能是理论的应用范围所限而已。新理论虽能解释现有观察结果,但不一定能解释未来的实验结果。

下面介绍实验调查研究下结论时常见的缺点错误。

1. 由错误的观点和方法推出错误的结论 例如头一个获得结晶状态的烟草花叶病毒的著名病毒学家 Stanley 在第一届国际生物化学会议上发表的一篇科学论文中下了这样一个引申结论:"解决核酸结构问题,就可以最终解决政治经济问题。"目前核酸结构问题基本解决,但世界的政治经济问题远未解决。

2. 从"一种实验内容"(题目)所得的事实材料,

作出"另一种实验内容"（另一题目）的结论　例如某新药治疗高血压病,如果实际研究的仅是观察疗效,最多只能作出"能不能降压"以及"对什么类型患者有效,什么类型无效"的结论,而不应作出关于"该药如何降压"的结论。因为后面这些结论的前提已远远超出所做实验的内容,是另一个实验题目（如何降压和为什么会降压,即作用机制的问题）的结论,把它当作前一个实验题目（能不能降压等）的结论,就犯了"转移论题"的逻辑错误。

3. 从"一种实验条件"的实验结果作出"另一种实验条件"的结论　例如从神经组织培养获得神经细胞分裂的实验结果,就不能作出关于神经细胞在完整机体中也能分裂再生的实验结论。因为离体和在体的条件有很大不同,因此只能作为推测（作为一种资料解释）,而不能作为离体实验本身的结论。

4. 从"一种实验对象"的结果作出"另一种实验对象"的结论　例如用兔观察某种药物的疗效,未经临床试验,而从该实验结果推出临床上该药物有无疗效的结论。因为兔和人在很多方面是有区别的,只能作为提示性的结论,而不是临床试验的结论。

5. 从"一种疾病模型"的结果作出"另一种疾病模型"的结论　例如用四氯化碳造成肝损害作为硫辛酸疗效的观察对象,从所得结果作出硫辛酸是否可治疗传染性肝炎（另一疾病模型）的结论。这样的结论也不恰当,因为四氯化碳的肝损害和传染性肝炎的病理变化是有区别的。

以上几种结论或是违背了归纳推理的规则,或是违背了真理的具体性这一唯物辩证法原则,即没有考虑实验本身的局限性,无根据地将局部的真理延伸（外推）为普遍的真理;把一定场合是真理的东西当作在一切场合下都是真理的东西,这就要犯错误。

6. 从"先后"发生的现象推出"因果"关系的结论　例如给患者服用一种药物,过一些时候病好了,从而认为该药是治好该病的原因。这种实验结论是不可靠的,同一现象可能由不同原因引起。疾病可以是自然缓解或自然痊愈,也可能是患者心理因素作用（例如对某种大肆宣传的新药,对某一医生或某种新疗法的特别信任等安慰剂作用）的结果,因此我们没有理由认为在疾病缓解或痊愈之前服用的药物一定就是该病缓解或痊愈的原因。这

种错误在逻辑上称"以先后为因果"的归纳推理错误。避免这种错误的办法是同时进行严格的随机盲法对照观察。

有一些常识可以帮助判断先后两事物的因果关系。例如失眠患者服用某种药物后几分钟就睡着了,这么快的效应一般不大可能是药物的催眠作用,更可能是心理因素所起的作用。如果服药后半小时以上睡着,药物作用的可能性就比较大。但这样得出的结论还不是严格科学的结论,必须结合对照实验以及排除偶然的心理因素（如不告诉患者是安眠药）,才可能推出真实正确的结论。

7. 相关关系未必有因果关系　例如白发可能与高血压具有相关性,但二者并无因果关系,这是下结论时要注意的。

8. 从"多原因"的事物中推出"唯一原因"的结论　例如用人工呼吸机及蛇药等综合措施成功抢救呼吸停止几十小时的银环蛇咬伤患者,如果由此得出结论认为该蛇药对银环蛇咬伤有奇效,这就不够科学,因呼吸停止主要是该蛇神经毒所致的呼吸麻痹,单独使用人工呼吸机长时间维持呼吸功能本身也可能有效（银环蛇毒所致神经损害是可逆的）,因此还不能肯定蛇药是治疗有效的唯一原因。

9. 把"新引进的因素"作为某种现象的"原因"的结论　例如一些患者先用甲种药物治疗几天无效,改用乙种药物治疗后不久有效,不能得出乙药治疗是病情好转原因的结论,因为甲药治疗的疗效可能没有那么快出现,而刚好在乙药治疗应用后不久才出现,而乙药治疗可能实际无效。

10. 把所谓"统计学结论"当作阐明因果关系的"实验结论"　如果在设计实验或观察研究时没有满足统计学设计的要求（例如病例分组没有按随机化原则,或没有设置对照组,或对照组间可比性差等）,却在做完实验观察后用统计学公式分析数据及其显著性,由此作出所谓的统计学结论,并进而作出的实验结论均是不对的。因为这些公式是根据概率论推导出来的,它要求样本必须是随机抽取和分配的,而且要求比较组间具有可比性,要求采用的参数检验方法（如 t 检验）必须满足其前提条件（如独立性、总体同态性和方差齐性）等,否则就不能使用它,由此得出的结论就是错误的、虚假的。

科学研究到达做结论的阶段,如果证实了原来的科学假说,那么就完成了对该具体科研课题的认

识活动,达到了预想的目的(验证了假说)。然而,科研仅在少量样本中进行,而目的在于将科研结论推广应用到对象的总体,统计学结论只是对总体的一种推断,一种估计,还不等于总体的真值,还有待于进一步拿到实践中去检验。实验结果是否可重复,是衡量研究结论是否可靠的一个标准。另外,研究对象不是一成不变,是发展的,因此我们的认识也有待不断地深化,有待于在新的科学实践中不断地成熟。

实践是检验真理的标准。结果及相应的结论多次被别人或研究者本人重复作出,那就可以说是可靠的。但是,结果不能被别人重复作出,还不能说该结果结论不可靠,要看别人是否在研究者同样的条件下重复。如果条件不同重复不出来,可能由于新条件作用的结果,而不一定是研究者的结果不可靠。例如,有人在豚鼠复制一种疾病成功,另一个人也在豚鼠重复这个实验,但始终不成功;后来才发现复制成功的实验是用幼年豚鼠,而失败的实验则是用成年豚鼠进行的。

第四节　科研工作者应具备的素质

一、研究工作者应具备的基本素质

英国贝弗里奇(WIB Beveridge)教授综合了一些著名科学家和自己的经验、见解,提出研究工作者应具备的最基本的两条品格:对科学的热爱和难以满足的好奇心。即事业心和进取心、随时准备以自己的才智迎战并克服困难的精神状态、冒险精神、对现有知识和流行观念的不满足,以及急于试验自己判断力的迫切心情也都是科研工作者不可缺少的品格。

贝弗里奇还指出,科研工作者还必须具备想象力,这样才能想象出肉眼观察不到的事物如何发生,如何作用,并构思出假说。贝氏引文说:"具有丰富知识和经验的人,比只有一种知识和经验的人更容易产生新的联想和独到的见解。"因此为培养自己的想象力,科研工作者应努力充实自己的知识,积累丰富的经验。

仔细观察、善于思考、富于想象、勤奋工作和坚忍不拔的精神,这些都是科学研究成功所必备的条件。

关于科学鉴赏力,贝氏认为它在以下几方面起重要作用:选择有前途的研究题目;识别有希望的线索;产生直觉;在缺乏可供推理的事实时决定行动方案;舍弃必须大加修改的假说;并在未获决定性佐证时形成对新发现的看法。

贝氏认为可以通过训练自己对科学的理解,如熟悉有关新发现的经过,来培养鉴赏力。只有真正热爱科学的人们才具备敏锐的科学鉴赏力。鉴赏力来自别人的经验、自己的经验和思想这三者的总和。在科学研究中,我们的思想和行动常常不得不受以科学鉴赏力为依据的个人判断的指导。

杨振宁教授认为,没有自己学术偏好(taste)的研究工作者,注定不会是一个有所成就的学者。

科学精神和人文精神的培养,是做人做学问必不可少的。例如:①不怕失败,持之以恒,不断奋斗的精神,因为科研中常常失败多于成功。如爱迪生曾为一项发明经历了8000次失败的实验,他说:"我为什么要沮丧呢? 这8000次失败至少使我明白了这8000个实验是行不通的。"这就是爱迪生对待失败的态度。他每每从失败中吸取教训,总结经验,从而取得一项建立在无数次失败基础之上的发明成果。②奉献精神:不但要牺牲许多业余时间(因为按时上下班是不可能做好科研的),甚至包括牺牲生命(如"非典"时期的调查与研究)。

二、科学研究的道德观

关于科学研究的道德观,贝氏强调以下几点:①作者对他所参考利用的前人成果以及任何曾经实质上为他的研究提供过帮助的人,有责任给予应有的肯定和感谢。②不可盗窃别人谈话时透露的设想或初步的成果加以研究,然后不经许可就予以报道。③一个研究工作的指导者仅仅指导了某项研究,但在署名发表时他的名字排第一,把主要功劳攘为己有。④注意不要以为是自己的新设想,但实际上是不自觉地剽窃了别人的设想。

(一) 学术不端行为

科研人员不讲科研道德突出表现在如下几个方面。

1. 抄袭、剽窃　抄袭是指将他人论文的全部或部分原封不动或稍作改动后作为自己的论文发表;而剽窃则是通过删节、补充等手段将他人的成果改头换面成为自己的成果,作为自己的论文发表。例如国内某知名高校的一位博士研究生,其发表的论文构架和写作思路与同是其本人已发表的论文十分相似，一年后被一位读者匿名举报，不仅期刊的责任编辑与审稿人审查该论文构成"抄袭"，该研究生所在学校的学术委员会获悉此事，并很快认定"抄袭"成立，进而剥夺该同学获取博士学位的资格。其实这位同学的研究结果是自己的，后来发表的论文的文字表达与那篇被"抄"的论文也有较大差别，只是因为没有引用那篇被"抄"的论文，于是便有"理"也说不清了。在论文中引用他人观点、成果时要在文中加角码，并在文末参考文献表中注明出处，否则读者会误认为该观点、成果是作者所有，实际上是剽窃了他人的观点和成果，这也是很不道德的行为。

2. 弄虚作假　有些科技人员投机取巧，不用科学实验来验证假设，就把假设的东西当作科学实验的结果欺骗他人，这是典型的违反科研道德现象。应特别注意，不得篡改数据或谎报成果，例如韩国黄禹锡事件。据新华网报道，2004 年 2 月，黄禹锡在美国《科学》杂志上发表论文，宣布在世界上率先用卵子成功培育出人类胚胎干细胞；2005 年 5 月，他又在美国《科学》杂志上发表论文，宣布攻克了利用患者体细胞克隆胚胎干细胞的科学难题，其研究成果一时轰动全球。首尔大学调查委员会发表最终调查报告宣布，黄禹锡这两项突破性研究的实验数据是伪造的。据此，美国《科学》杂志发表声明立即无条件地撤销这两篇论文，并通告科学界这两篇论文所报告的研究成果被视为无效。

3. 不正当署名　一些人为了对某项成果获得拥有权，本来没有参加科学研究工作，却在科研成果上署上自己的名字。通过不正当手段，偷换署名或改动署名顺序；未经合作者同意，以个人名义发表合作研究成果；在各类学术活动中，未经被署名人同意而署其名等均属于不正当署名的行为。

4. 一稿多投　同一作者将同一篇论文（或者是题目不同而内容相似）同时或几乎同时投给两家学术刊物同时发表或先后发表。这种一稿两投或两发被认定为是有悖学术道德的，原因在于它一方面浪费了编辑为审阅处理编发稿件所付出的宝贵时间和精力，浪费了刊物及刊物购买者的宝贵资金，并易引起期刊之间的产权纠纷。

5. 重复发表　一篇论文拆成几篇发表、一次性成果多次反复使用、同一成果被拆分成多篇文章发表、同一实验被分成多种角度阐发。这种行为导致有限资源浪费，影响恶劣。

6. 泄露或出卖科研机密　科学技术成果的保密，不仅仅是道德问题，也是法律问题，一些人出于个人利益出卖或者泄露国家科研机密，不仅应受到道德的谴责，也应受到法律的制裁。

（二）医学科学研究的道德准则

医学研究特别是牵涉到人体受试者就存在着伦理学问题，也就是医学研究的道德观问题。伦理学（ethics）强调规范的客观性；道德（morality）强调主体的主观性。

由世界医学联合大会（World Medical Association）通过并公布的作为指导医生进行人体生物医学研究的《赫尔辛基宣言》（Helsinki Declaration）既是一个道德宣言，又是一个伦理规范。该宣言曾对医学研究提出了 12 项基本原则。

（1）涉及人体的生物医学研究必须遵从普遍接受的科学原则，并应在充分实验室工作、动物试验结果以及对科学文献全面了解的基础上进行。

（2）每一项人体试验的设计与实施均应在试验方案中明确说明，并应将试验方案提交给一个专门任命的独立于研究者和申办者的委员会审核、征求意见和得到指导。该委员会须遵守试验所在国的法规。

（3）在人体进行的生物医学研究应该由专业上有资格的人员进行，并接受临床医学专家的指导监督。必须始终依靠一名医学上有资格的人员对受试者负责，而不是由受试者负责，即使受试者已同意参加该项研究。

（4）只有在试验目的的重要性与受试者的内在风险性相称时，生物医学研究才能合法地在人体中进行。

（5）开始每一项在人体中进行的生物医学研究之前，均须仔细评估受试者或其他人员可能预期的风险和利益。对受试者利益的关注应高于出自科学与社会意义的考虑。

（6）必须尊重受试者自我保护的权利，应采取尽可能谨慎的态度以尊重受试者的隐私权，并将对受试者身体、精神以及人格的影响减至最小。

（7）只有当医生确信试验所致的损害可被检出，他们方可参加该项人体试验。一旦发现其弊大于利，应立即停止研究。

（8）在发表研究结果时，医师有责任保证结果的准确性。研究报告与本宣言之原则不符时，不应同意发表。

（9）在人体中进行的任何研究都应向每一名志愿参加的受试者告知研究的目的、方法、预期的受益、可能的风险及不适。应告知受试者有权拒绝参加试验或在试验过程中有随时退出的自由。其后，医生应获得受试者自愿给予的知情同意书，以书面形式为好。

（10）在取得知情同意时，医师应特别注意受试者与其是否有上下级关系，或可能被强迫同意参加试验。在此种情况下，知情同意书的获得应由不从事此研究或与此研究完全无关的医师来进行。

（11）在法律上无资格的情况下，按照国家法规，应从合法监护人处取得知情同意。若受试者身体或精神状况不允许，无法取得知情同意书，或受试者为未成年人，按照国家法规，可由负责亲属替代受试者表示同意。若未成年儿童实际上能作出同意，除法定监护人外，还必须征得本人同意。

（12）研究方案必须有关于伦理考虑的说明，并指出其符合本宣言中所陈述的原则。这些原则既对人体生物研究的前提基础、基本条件作了严格的伦理规定，也对研究过程、结果可能发生的各种伦理问题提出明确的道德要求。

在这个基础上，《赫尔辛基宣言》还对医学研究与医疗措施结合的（临床研究）以及人体的非治疗性生物医学研究（非临床生物医学研究）中的伦理问题做了具体而深刻的道德规范。如临床研究中的规范包括：

（1）患者的治疗中，医师若判定一种新的诊断或治疗方法有望用于挽救生命、恢复健康或减轻病痛时，必须不受限制地应用此种方法。

（2）对一种新方法的可能价值、危险和不适，均须与现有的最佳诊疗方法的优点作比较。

（3）在任何医学研究中，对每一位患者，包括对照组中的患者，应该保证提供现有的最佳诊疗方法。

（4）患者拒绝参加研究不应妨碍医师与患者的关系。

（5）如果医师认为不必取得知情同意书，此建议的特殊理由必须在试验方案中阐明，并转呈独立的伦理委员会。

（6）医师可将医学研究与目的在于取得新的医学知识的医疗措施相结合，但仅限于该种医疗措施对患者已被证实具有可能的诊断或治疗价值时才可进行。

在非临床生物医学研究中的规范包括：

（1）在人体进行的纯学术性医学研究中，医师的责任始终是保护受试者的生命与健康。

（2）受试对象应为志愿者，可为健康人，或按实验设计系与所患疾病无关的患者。

（3）如研究者或研究组判断继续进行试验对受试者有害，即应停止研究。

（4）对人体试验而言，科学上的或社会上的兴趣绝不应该置于受试者健康的考虑之上。

此外，世界医学协会的日内瓦声明"患者的健康必须是我们首先考虑的事"应以此对医生在道义上加以约束。在联合国教科文组织第 29 届大会通过的《世界基因组与人权宣言》第 11 条郑重指出，违背人的尊严的一些做法，如利用克隆技术繁殖人的做法，是不能允许的。《宣言》第 4 条指出，自然状态的人类基因组不应产生经济效益。也就是说，大部分生命科学技术不应作为某个集团或个人的经济利益而进行研究和应用开发。这些宣言都充分表达了对医学伦理的高度关注和要求，更表达了在现代社会条件下医学伦理对于人类的生命价值、生活品质具有极其重要的意义。

三、科学研究的团队精神

一根筷子易折，一把筷子难折断。在科研中也是如此。没有人是全能的，因此我们需要求助，需要与他人合作。让合适的人做最合适的工作，请最擅长的人或团队用他的拿手绝活帮你。如果合作，我们每个人都会取得更多的成绩，我们会做得更快更好。

NIH 医学科研路线图强调指出，当今生物医学的问题规模及复杂性要求科学家从自己原来的学科转向构建另一新的学科——团队科学（team science）。例如分子影像学的新进展需要放射学家、细胞生物学家、物理学家以及计算机程序学家的合作研究。NIH 医学科研路线图鼓励三个方面的创新团队：高风险研究、跨学科研究以及公私合作研究团队。

构建团队科学需要研究工作者具有良好的团队精神：

1. 了解团队的目标 认识到个人及团队目标只有通过相互支持才能达到，绝不能花时间损害他人以使自己得到好处。

2. 主人翁精神　对自己的职业和工作单位应有主人翁精神。

3. 发挥自己特长　发挥自己特有的智慧、知识及创造性以达到团队的目标。

4. 对队友的信任　公开表达自己的想法、意见和感觉,积极提问题,与队友工作在信任的氛围中。

5. 相互了解　与队友坦诚相待,了解彼此的观点。

6. 学以致用　努力提高自己的技能,并将所学的应用于工作中。

7. 善于解决矛盾　认识到团队中产生矛盾是正常现象。善于迅速、有建设性地解决矛盾,矛盾有时反而是产生新理念、新创造的机会。

8. 参与决策。

9. 服从管理　认识到团队是一个有组织的环境,有它的边界,要了解谁是最后的权威。但团队的领导必须通过他的主动参与获得队友的尊重。

10. 承诺　团队的每个成员必须认识到只有对团队作出充分发挥自己能力的承诺才会被聘用,才能与其他队友在和谐的环境中工作。

构建团队科学(也称定位于团队的科学,team-oriented science)不是一件易事。例如美国系统生物学研究所在构建团队科学中就遇到如下一些问题:①集中不同学科人员在一起不容易;②重新学习彼此不同的学科语言及专业概念需经过相当的培训;③实验科学家不愿当"技术员",计算机生物学家不愿当"程序员";④数据所有权问题,在期刊发表论文的著作权问题;⑤队员个人事业的发展及报酬问题。但是,我们相信通过不断规范、不断发扬科学献身精神将有望于问题的解决。

（石华山　王永生　魏于全）

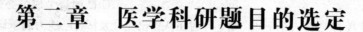

第二章 医学科研题目的选定

选题是科学研究的首要环节和战略性步骤。尽管人类已经掌握了人体的结构、运作和疾病的许多自然规律和定律法则，但距离彻底揭示人体的秘密仍然相距甚远。不清楚的问题比比皆是，但哪些问题值得研究、可以研究以及研究结果对于提高人类的健康水平是否具有重大意义，对于长期从事医学科学研究的专业科学家、或刚入此道的青年科研人员或研究生，在开始自己的医学科研工作之前，或者在完成前一个科研课题并准备进入下一个课题的研究前，都会面临科研选题这一"难题"。对于一个青年科研人员或者研究生，除了要考虑所在团队的科学问题的重要性和可行性之外，还需要考虑研究时间计划。因为对于研究生来说，最现实的问题就是要在特定的时间阶段里，完成研究任务，获得研究成果。

要做好选题首先要提出科学问题；要提出科学问题就必须熟知相关领域的科学知识。所以科研选题的第一个关键就是学习：对于一个医学研究生来说，需要在本科学习阶段和研究生公共课程学习阶段所积累的医学知识的基础上，进入到阅读大量的科研文献的阶段，以提高掌握学科动态的能力和最新的科研技术方法。科研选题的第二个关键步骤就是在思维上的突破。简单地说，一方面是对现有科学问题在不同维度上的深入，例如空间尺度和时间尺度上的细化或扩展，可以看作是一种"裂变"；另一方面则是学科交叉产生的"聚变"。正如核聚变可以释放更多的能量一样，科学思维上的"聚变"将产生知识上更大的突破，因此也是科研选题的一个重要角度。显而易见，思维上的突破绝非易事，需要研究人员具备全方位的学科信息、活跃而缜密的科学思维，以及对相关研究方法和技术手段的烂熟于心。

本章将首先介绍医学科研的特点和医学科研选题的原则方法，然后论述科研选题的两个关键方面：文献阅读和科学假说的建立，以为广大医学研究生开展科研选题提供基本的思路和方法，提高选题的创新性、可行性和医学价值。

第一节 医学科研的特点

科学研究是创造知识和开拓知识新用途的探索性工作。医学是关于人的正常状态的结构和生理功能以及人类疾病的发生和发展规律和机制的知识，以及利用这些知识达到促进人类健康、预防和治疗人类疾病的目的的科学。与其他科学研究一样，医学科学研究既包括揭示人体生理的机制和人类疾病的发生发展机制的知识创新，也包括利用这些知识预防和治疗疾病、提高人类健康水平的技术创新。然而，医学科研活动本身除了具有创新性、可行性和应用性等科学研究共有的本质特征外，还具有其特殊性。比如，医学科研是针对人体和生命的科学研究活动，所以医学科学研究选题中，除了来自研究个体的科学兴趣之外，另一个需要考虑、甚至首要考虑的是社会需求。这就要求一个日常以病毒学基本问题为主要研究方向的科学家，在社会面临诸如非典、高致病性禽流感病毒感染等社会紧急公共卫生挑战时，应当结合自己的专业特长，义无反顾地投入到这些疾病的病原确定、病理过程和诊断治疗的研究中。

一、医学科研的科学性

自从人类可以客观地通过记录来积累自己创造的知识以来，医学知识是最早得到记录的知识之一。这些医学知识在人类的保健和疾病治疗中发挥了重要的作用，其中有些知识至今仍然应用于临床医学实践。然而，在现代科学技术出现之前，人类积累的医学知识往往是经验性的，有些甚至是形而上学的。所以，现代医学科研在面对科学问题时，有别于传统经验积累的第一个特征，就是其科学性。

（一）医学研究的科学性

科学是运用范畴、定理、定律等思维形式反映现实世界各种现象的本质规律的知识体系。"科学首先不同于常识，科学通过分类，以寻求事物之中的条理。此外,科学通过揭示支配事物的规律,以求说明事物。"医学作为人体生理和病理机制以及防病治病的知识体系,具有科学的一般共同特征。

1. **理性客观性**　医学知识体系反映的是客观存在的自然规律,医学科学研究活动也必须一切以客观事实的观察为基础。为此常常需要设计实验并控制各种变因来保证实验的客观性和准确性。

2. **可证伪性**　对于已经存在的医学知识里的某一理论,我们可能并不确定其是否一定正确;但如果这一理论是错误的,我们就可以通过观察、实验等证明这部分理论的确是错的。

3. **适用的局限性**　科学可以不是放之四海皆准的绝对真理,而是在一定条件范围中是正确的,即存在适用范围,这一点在医学上的表现尤为突出。一方面,和其他学科的发展一样,医学的发展也毫无例外地受到时代的科学思维水平和技术能力的限制。另一方面,人体作为一个客观存在,是自然界最为复杂的系统之一:保存在 3×10^9 碱基对的人类基因组中的遗传信息既可通过复杂的遗传和发育机制使生命得以延续,又可通过个体间大约每1000碱基对就存在一个单核苷酸多态性(SNP)使得人类生命表现出最大的多样性。这种系统的复杂性和多样性使得任何医学知识都打上了时空的烙印。人类对病原生物的易感性差异和对药物反应的个体差异都是典型的例子。

4. **实践性**　科学理论来自于实践,也必须回到实践,它必须能够解释其适用范围内已知的所有事实。同样,针对医学问题经过研究获得的科学结论,也必须能够解释医学现象、指导医学实践。

(二) 医学科研方法的科学性

创新性和探索性作为所有科学研究的共性,在医学科学研究的过程中表现得尤为艰巨和困难。这主要是因为医学科研的终极对象是人。虽然可以用各种动物模型模拟人体的生理运作和疾病过程,但无法代替对人体本身的研究;人体生理和病理机制的复杂性和广泛存在的个体差异,需要高度先进的方法、设备观察人体相关的改变,同时所观察到的任何改变都有可能是个体差异造成的。因此,医学科学研究高度依赖于研究方法的科学性和先进性。科学定律的重要标准就是不能有反例。任何一个客观存在的、能够重复的现象,如果与已有的科学定律矛盾,即宣布此科学定律的终结。科学研究方法首先必须是客观的,即能最接近真实地客观反映某一事物的变化;其次是可重复性,科学研究必须有完整的数据资料以供佐证,所采用的研究方法必须由第三者小心检视,并且确认该方法的可重复性。经典的科学方法包括两大类,实验方法和理性方法,即主要是归纳法和演绎法。这些方法应用于医学科研时必须考虑到医学的特点,即研究对象的不可侵犯性、复杂性和多样性。因此,医学科学研究方法特别强调基于统计学原理的对照原则和重复性原则。

(三) 医学科研与其他科学学科的关联性

科学按照研究对象的不同可分为自然科学、社会科学和思维科学,以及总结和贯穿于三个领域的哲学和数学。需要重视的是,医学表面上作为自然科学的一部分,实际上则贯穿于三大科学范畴。人体本身的生理运作以及人类疾病的发生发展是符合自然界的物理和化学规律的。但人类社会是由人组成,人类社会的运转规律则是不同个人活动的集合所形成的规律,而处于不同世界(如第一世界与第三世界)的国家由于社会和经济状况不同,其人群患病的病谱、某病发病率及病死率也不同;另一方面,思维的物质基础是大脑,大脑作为人体的一个器官,其运转又是符合以物理、化学定律为基础的生理学规律的;但是,错误的思维活动可影响疾病的进程和治疗。所以,医学科研除了对人体和疾病本身的研究外,已经扩展到了其与社会和思维的关系,以及二者对人类疾病防治作用的研究。

二、医学科研的实用性

医学科学研究的主要对象是人体。作为自然界存在的最复杂的系统之一,对人体的研究毫无疑问可以和物理学、化学、天文学等学科一样,推动新的科学理论和科学定律的产生。但现实是,医学科研最重要的特点仍然是其实用性,即服务于诊治疾病和提高人类的健康水平。因此,突出实用性是医学科研选题的关键考量之一。医学科学研究有很多各有特色的分类方法,但基本分类可以分为创造知识的基础研究和开创知识用途的应用研究。

(一) 基础研究

基础研究是指认识自然现象,揭示自然规律,获取新知识、新原理、新方法的研究活动,在其研究选题中往往并不考虑任何特定的实际应用目的。基础研究的成果对广泛的科学领域产生影响,并常常说明一般的和普遍性的科学真理,成为普遍的科学原则、理论或定律。但这并不是说基础研究与应用无关。恰恰相反,基础研究的科学问题常常来自于实践,其研究成果在拓展人们的知识范围和深度的同时,带给人们切身感受的往往是以前无法想象的新生活,这正是基础研究的应用价值所在。例如,人们对于遗传现象的认识自古有之,现代遗传学的鼻祖孟德尔用于其杂交试验的豌豆种子,就是购于市场的、人们根据遗传学经验长期育种的结果。对于有些遗传病的发病规律,也可见于早期的医学文献中。但是,直到20世纪,不同领域的科学家们以微生物、植物、昆虫、脊椎动物以及哺乳动物为研究材料,动员了当时人类能够动员的几乎所有的生物学、化学和物理学的研究技术手段,最终揭示了遗传物质的化学结构、生物学功能和作用机制。在彻底解开了遗传的真正奥秘之后,人们才有可能从根本上了解遗传病的病因、发病机制并设计出相应的应对手段。故这些基础研究成果为现代基因工程、基因诊断和基因治疗等一系列技术的发展和应用奠定了基础。

(二)应用研究

应用研究是把普遍性的科学知识用于特定的实际问题的研究。应用研究可以是用普遍的自然科学规律解释特定的自然现象,例如用化学反应的规律解释细胞死亡发生的机制、用力学的原理解释人体的运动以及相关疾病的发生机制等;也可以是把这些研究成果直接用于生产实践的研究,例如发展新药和新的治疗仪器以及治疗方法等,后者又称为开发研究或技术开发。医学科研绝大多数属于应用研究,即利用生物学、化学和物理学的普遍原理,揭示人体生理运作和疾病发生发展的机制,并进而利用这些知识,建立起人类疾病新的预防、诊断、治疗和预测的技术方法。

随着人类的知识进步和社会信息化程度的不断提高,从发现到发明,再到应用的周期越来越短,甚至基础研究与应用研究一开始就结合在一起。在基因组学时代,基因序列的破译不仅对科学发展有贡献,而且有着相当大的经济价值。1993年,美国的人类基因组计划(Human Genome Project,HGP)增添了一个新的内容:基因鉴定计划,即鉴定并分离具有重要功能、与重要疾病有关的基因,这一计划本身既是基础理论研究,又具有直接的医学应用和经济开发价值,同时也能更大地争取到政府和社会民众的支持和参与。在新一代测序技术建立之后,对基因组的多态性及其与疾病的关系的研究立即成为医学科研的热点,并同时促进了大量相关的技术进步和临床的直接应用。

但是由于学科界限的存在以及人们知识水平和能力的限制,很多医学领域的基础研究成果仍然难以应用于临床诊断和治疗。近年来,这种现状催生了新的医学科研理念——转化医学或转化研究。转化研究特别强调医学基础研究成果在临床疾病的预防、诊断、治疗和预测中的应用,即 bench-to-bed(b2b)。显而易见,这种医学应用研究的新分支会成为医学科研选题的新的出发点。

三、医学科研的人道特点

医学科研的最终目的是治疗疾病、提高人类的健康水平。因此,医学科学研究对人类具有最根本的人道意义。这体现在多个方面:①医学科研选题更多考虑的是促进人类健康,而不仅仅是考虑到科学家的个人兴趣,更不能是相反有害于人类健康。②医学科研的过程必须是人道的。这一点包括多方面的含义。针对人体的研究要最大限度地保证受试对象的安全和知情权;使用动物进行的研究也要本着关爱生命的态度,减少动物痛苦并最大限度降低动物的使用量;认真思考医学研究中可能出现的负面效应,并积极地预防和制止。③作为医学科学家应该更加关注科研成果的推广和应用,强调社会经济的发展和人类健康的改善,并进而取得政府和社会民众对医学科研的广泛支持。④培育新的科学精神。医学研究要求不同层次的大协作,与社会经济文化的关系也日益密切,所以它要求医学科学家具备新的素质,科学家集团具有新的时代精神。在服务于人类健康的大前提下,当存在着不同的方案和意见时,意见各方不应简单地否定对方的意见,而是应该围绕如何能更好地帮助患者的总体目标,使得持不同意见的科学家自觉地走到一起,共同制订出一个更加全面、更加科学的计划,并在医学科研的过程中逐渐形成求真、致用、臻美的科学精神。科学家群体要更加倾向于理性、宽容和合作,以共同追求医学科学研究的目标。这些因素在医学科研选题中也应该考虑到。

第二节 医学科研选题的原则与方法

选题是开展科学研究的第一步。由研究生本人自主选题,可能更有利于调动其积极性和责任感,但对于刚开始涉猎科学研究的学生而言,困难较大。因此,最好在导师的研究范围内选择题目,从而更易于获得导师及团队其他人员的指导和关注,并顺利开展相关科研工作。另外,作为科研的起步,最好选择较易获得成果的题目,阶段性成功可使研究者树立信心,并推进后续的科研。

现阶段我国科学技术的发展方针是：经济建设必须依靠科学技术，科学技术必须面向经济建设。因此，在进行医学科研选题中也应贯彻这一方针，为提高疾病防治水平、增强人类体质和提高人口素质服务。

一、医学科研选题的原则

（一）重要性原则

医学科研选题的方向必须从国家经济建设和社会发展的需要出发，尽量选择在医药卫生保健事业中有重要意义或迫切需要解决的关键问题，选择重要领域的重要问题进行研究。解析人体遗传、发育和生理的功能机制、延缓衰老、提高生命的质量等科学技术课题都属于长远需要的课题。但从人类健康考虑，当前迫切需要研究的课题主要是威胁人类健康和生命的重大疾病。如死于脑血管疾病、心血管疾病、恶性肿瘤、呼吸系统疾病的人数占我国全死因人数的 72.30%，这四类疾病也是死因顺位中的前四位。还有环境污染所致的公害病也不容忽视。所以选题时，应当根据个人专长、工作基础与单位条件，既可选当前迫切需要的课题，也可选国家发展长远需要的课题。

（二）创新性原则

创新是科学研究的生命线和灵魂。衡量课题的先进性，主要考量的是它的创新性如何；缺乏创新性，即丧失开展科研的前提。若为理论课题，要求有新观点、新发现，得出新结论；若为应用课题，则要求发明新技术、新材料、新工艺、新产品，或将原有技术应用于新领域。医学科研选题的创新性来源于：①所选的课题是前人或他人尚未涉足的，如在整体动物或细胞水平的新的生理学现象、新分子、新的信号通路、新的疾病或新型病原生物等；②以往已对某领域进行过研究，但现在提出新问题、新的实验依据及新理论，从而促进该领域有新的发展、补充或修正，如用新的机制解释某个生理过程或疾病过程；③虽然国外已有人研究，但尚需结合本国实际进行探索，以发现如中国人的遗传特点、中国人群的反应性等，以确认本国人群的患病特征、合适的药物用量以及不同技术的采纳与应用等。

创新性首先应该是在科学思想上，其次才是研究方法上。但这二者是密不可分的：没有科学思想上的创新，就谈不上研究方法上的创新；而没有研究方法上的创新，科学上的创新思想又往往难以实现。在追求科研创新时，要注意两点：①创新须以科学性为基础，要明确科学原则是以事实为根据，否则即失去科学研究的意义；②科学有其连续性，所有的创新均建立在前人研究成果的基础上，只有吸取前人的经验和教训，才能超越前人，取得成功。

学术思想上的创新和继承是一个矛盾的统一，只有充分掌握了以往已经确立的科学理论或经过实践的经验事实或经验定律才谈得上创新。1979年，澳大利亚珀斯皇家医院的病理学家马歇尔和内科医生沃伦在胃黏膜活体标本中发现有细菌附着于胃黏膜上皮。此项发现与酸性胃液（pH 3～4）中细菌不能存活的传统观点相悖，故遭到非议和反对。但二人通过一系列实验证实，胃液中的确存在后被命名为幽门螺杆菌的细菌，且可导致慢性胃炎、胃溃疡和胃癌。由此，马歇尔和沃伦当之无愧地获得 2005 年的诺贝尔生理学或医学奖。

（三）科学性原则

选题的科学性指选题的依据与设计理论是符合现代医学科学理论和伦理的。比如传统中医的病理学和治疗学主要是基于经验，但现代的中医研究则要以现代医学的形态学、生理学及病理学理论为依据，要采用科学的研究方法进行科学实验，要应用统计学等科学的评价体系评估实验结果；在涉及人体的研究，包括病理学改变和机制、中医中药治疗效果的观察等，均要遵守现代医学科学研究的安全性和伦理学要求等。

为保证选题依据的科学性，就必须做到：①选题时要以辩证唯物主义为指导思想，与客观规律相一致；②以事实为依据，从实际出发，实事求是；③正确处理继承与发展的关系，选题不能与已确认的基本科学规律和理论相矛盾，否则须提供充分、合理、令人信服的证据；④选题应尽可能具体、明确，充分反映研究者思路的清晰度与深刻性。

（四）实用性原则

实用性原则是医学研究的价值体现。医学科研要有明确的研究目的，需要解决特定的医学问题。实用性包括：①具有潜在应用价值，即研究成果可以应用于疾病的预防、诊断和治疗；②可直接产生经济效益的新产品、新药物、新设备等；③具有医学相关的社会效益，如提高疾病防治水平、增强人类体质和提高人口素质等；④对于现有的技术和产品，探索新的医学适用范围。对于基础性医学科研，要求其具有理论意义与（或）潜在应用价值；对于应用性科研，则要求其具有经济效益或社会效益。

（五）可行性原则

可行性即指具备完成和实施课题的条件。所选的科研课题除了具备科学性，也就是理论上的可行性以外，还必须具有现实的可行性。这主要包括：①课题的研究内容在技术方法上是可操作的；②具备完成课题的硬件与软件，如立论依据充分且具有可行性的研究方案，掌握相关的技术手段，具有实验动物、临床病例、仪器设备、协作者等条件；③已有相关的前期工作积累，对假说也有支持的先导研究证据；④课题组全体成员是一支知识与技术结构合理的队伍。

二、选题的来源

医学科研课题大多是来自研究者的勤奋实践、刻苦学习和反复思考而确定的。选题的基本方法大致如下。

（一）从招标范围中选题

医学科研需要国家和各种资助机构投入研究经费，从国家科研项目指南中去选择课题可收事半功倍之效。国家自然科学基金委员会、科技部等各级科研管理部门定期发布科研项目指南以及国家科学技术发展规划，明确提出鼓励研究的领域和重点资助范围，及可供选择的研究项目和课题。研究者可根据自己已有的工作基础、个人专长、本单位的优势、实践经验与设备条件，自由地申请具有竞争力的课题。指南中的项目或课题相对宏观和笼统，申请者应在指南范围内再具体化，从不同角度、不同方面或某个侧面进行探讨。

我国医学科技计划已初步形成了门类齐全的体系。不同计划的目标类型、申报程序、资助强度和对象均有差异。以医学科研的国家任务为例：①国家科技部发布的医学科技攻关项目，重点解决严重危害人民健康和生命安全的重大疾病的防治技术和手段，以应用研究为主；②国家自然科学基金委员会的生命科学部和医学部，重点资助医学基础研究和应用研究；③国家科技部的高技术研究发展计划（"863"计划）中的生物技术领域，主要以产品为龙头，基本上属于开发性研究；④科技部的国家重点基础研究规划项目计划（"973"计划），主要资助重大的基础研究课题。此外还有来自其他部委以及各省市的科学发展规划和基金，以及一些私立的科学基金。值得注意的是，有些国际组织或外国政府的科学基金是开放的，研究者需要及时掌握相关信息，提出申请。

（二）从临床实践中选题

日常医学科研工作和临床工作中务必注意观察以往没有观察到的现象，发现以往没有发现的问题，外部现象的差异往往是事物内部矛盾的表现。及时抓住这些偶然出现的现象和问题，经过细心分析比较，就可能产生重要的原始意念，进而有可能发展为科研课题。如弗来明从培养皿中的青霉菌到抗生素的发明正是从意念中得到启发的结果。所以，在日常医学研究或临床实践中注意反复观察、记录和积累研究结果、捕捉信息，不断为科研选题提供线索。

（三）从理论研究和学术争论中选题

参加各种医学学术会议、讲座和疑难病例讨论等，是选题的极好机会。要持久和系统地收集资料、查阅文献，坚持跟踪了解国内外对类似选题的研究动向和进展情况，深入做好资料的积累工作。对于同一现象、同一问题，存在不同观点、不同认识，甚至产生激烈争论，这是科学研究中常有的事。如对某一疾病的发病机制可能会有多种解释，对临床某一症状会有不同看法，争论时都有一定的事实根据和理由。因此，了解和掌握争论的历史、国内外进展现状及争论的焦点，就可能得到有价值的选题。

（四）通过文献启发选题

长期阅读本专业领域及相关领域的权威期刊，并选出特别关注的专题持续追踪。在阅读文献时注意培养独立思考能力，以逆反的、发散的思维去捕捉瞬间灵感，得到启发就记录下来，经过积累、筛选就会有良好的选题。这类课题具有先进性和生命力，有可能在前人或他人研究的基础上提出新观点、新论点和新方法。

（五）寻找科学领域的空白点

借助信息传播的迅猛发展，特别是通过互联网使得检索工作在广度、深度、速度上达到空前的程度，使我们有可能准确、快速地找到学科空白或近乎空白的领域。通过对"空白"领域的历史与现状的全面了解，可选出许多新课题，并容易出成果。

（六）从原课题延伸中选题

根据已完成课题的范围和层次，细心透视和思考其横向联系、纵横交叉和互相渗透，可从广度和深度中挖掘出新颖题目。也可以原有课题所获得的重大发现为基点，申报新课题，使研究工作循序渐进、步步深入，工作假说日趋完善，逐步达到学说的新高度。

（七）从改变研究要素组合中选题

在医学实验和临床观察研究中，通常每个课题由被试因素、受试对象和效应指标三大要素组成。

根据研究目的,有意识地改变原课题三大要素中之一,如果发现这种改变可能具有理论意义和潜在的应用价值,就可构成一个新的课题。这种方法也被称为旧题发挥法选题。

（八）在学科交叉和移植中选题

学科交叉点是扩大专业技术领域、探索奥秘的藏宝之地,因为学科的边缘区、交叉区有着大量需要解决的问题,而且多是创新性的问题。医学的发展在很大程度上依赖于其他学科新原理和新技术的发展和应用。移植其他学科领域的新成果、新技术、新方法,是科研选题的重要方法。也可以把应用于某疾病、某学科、某专业,甚至某领域的先进方法、技术等移植于另一疾病、学科、专业或领域,为己所用。例如,计算机与 X 射线结合,建立计算机体层摄影技术（ECT）;分子生物学技术用于基因诊断与治疗等。将其他学科新技术与新方法移植用来研究医学中的问题,已成为现代医学科研的重要选题方法之一。

三、科研选题的基本程序

选题要从程式上做到先积累资料、选题意向、查新,而后确认选题方向、立题,最后严谨审查其重要性、科学性、创新性、实用性和可行性。因此,医学科研课题的选定,需要经过一个提出问题→查阅文献→形成假说→确定方案→立题的过程。

（一）提出问题

提出问题是科研选题的始动环节,具有重要的战略意义和指导作用,其本身就意味知识的应用和推进。事物的本质是通过现象表现出来的,必须通过对现象的观察、分析、综合,才能获得对本质的认识。在学习和医疗实践中,医学研究生若不能敏锐地发现知识的空白或不一致的地方,或医学没有解决的问题,并形成自己的想法,则不可能成为一个成功的科学家。研究者要培养自己敏锐的洞察能力和勤于思索的习惯,善于发现问题,提出问题。

（二）查阅文献

信息调研是建立假说的重要依据。准确的情报信息是选好课题避免低水平重复的依据。必须加强科研选题前的文献资料查阅和调研工作,以全面掌握和分析对国内外该研究领域的技术现状、动态趋势及存在问题,找到合适的突破口,根据本人优势确定主攻方向和目标。这其中既要发挥自己的优势,又要吸取他人的经验,以拓宽思路,富有创造性地提出拟开展的科研课题。调研过程中,除查阅已发表的文献外,还应重视收集在研项目及尚未发表文章的信息资料。

（三）建立假说

科学假说的必备条件是:①符合自然科学基本原理和客观规律;②基于前人积累的科学资料;③具有本人初步实验证据;④以事实为依据,符合逻辑思维的推理;⑤具有创新性,能解释旧理论不能解释的现象,或解释与旧理论矛盾之处。

假说一经提出,应当进行小范围内的现场调查或实验室研究,进一步寻找支持假说的证据。若实验结果与假说有出入,甚至不符,宜根据实验结果对假说进行修正,使之完善;或推翻原有假说,提出新的假说。力求科学假说符合"创新性、可行性、意义大"的基本原则。

（四）确定题目、研究目标和研究内容

在科学假说成立之后,就应当围绕这一假说,进行科学构思,确立课题名称,即一个涵义明确的短语。一个科学性很强的题目,一般要满足如下要求:①体现组成科研课题的三要素,即受试对象、处理因素、效应结果,题目的明确程度和研究者的科学思维清楚、课题假设集中、实验对象确立恰当、验证手段与方法正确、指标间因果关系明确等呈正相关。②醒目有新意,为避免课题名称与他人重复,宜认真查阅历年《资助项目汇编》,若发现课题名称雷同,应尽可能从新的角度提出问题,使之令人耳目一新。③言简意赅,用词准确,切忌不着边际,夸大其词。④概括体现假说的内容和研究目的,同时附加限定成分,留有余地。题目字数一般以 15～25 个汉字为宜,题目中应尽量避免缩写、化学分子式、标点符号等。

课题名称确定之后,就要在选题的基础上初步确定课题的研究目标和研究内容。研究目标是课题完成后打算达到的科学目的,而研究内容是要达到这个目的需要开展哪些方面的研究。例如要阐明一个新基因的功能和作用机制的研究目标,就可以从三个方面进行研究:①表达范围的研究。可以在生物信息学预测的基础上,利用 Northern 杂交、RT-PCR、原位杂交等方法确定基因产物的表达范围,还可利用免疫荧光染色等方法进行细胞内定位分析。②改变基因表达,观察其功能改变。如在细胞中进行基因的过表达或降低表达,体外观察对细胞功能如增殖、凋亡、分化、迁移、形态的影响;还可通过建立基因敲除或转基因小鼠模型,观察对动物整体发育和体内生理功能的影响。③作用机制的研究,包括基因在表达调控、信号转导中的可能作用以及基因产物的相互作用蛋白等的分析。

（五）撰写开题报告

为使选题更加全面、正确和完善，通常需要邀请同行和专家集体评估选题方案，集体参与开题报告会，收到集思广益的效果，克服个人知识面相对窄狭、专业相对局限和有限的调研可能带来的选题缺陷甚至错误。开题报告内容见第八章。通过开题报告会，研究生可以综合不同的学术观点和思路，丰富立题论据与方法，修改和补充立题时的不足之处，使之更符合选题的五性原则。

四、课题可行性分析与评估

医学科研课题选定后，仍须针对选题是否具有实际的理论与应用价值、是否具有创新性、课题范围及其可行性等进行全面可靠的评估。好的选题并非一蹴而就，须从实际出发，通过对事实、材料的分析比较，发现和抓住重要问题，把握和兼顾全局，同时具备问题意识和选题分析能力。选题者要深入思考，始终将创新意识摆在首位，须对科学研究中借鉴得来的结果进行提炼和升华，作为新的研究的基础，而不是目标。此外，组织专家论证有利于对选题的客观评估，提高选题的科学性、先进性和可行性。

分析与评估选题可行性的主要依据是：

（一）选题范围大小要适当，主攻方向要明确

一个课题只能解决某一领域的某一问题，不能将整个领域定为一个课题。例如："脾脏边缘带 B 细胞组织定位的分子机制"，该题目明确而具体地点明了研究对象和目的；"中药的免疫调节研究"、"呼吸道疾病的病理、生理和药理"之类的题目，则显得研究内容过广、主攻目标和重点不突出。

（二）立论论据要充分

立论依据是选题的根据，阐述选题的理由和必要性。由于当前科学研究既高度综合又高度分化，学科的相互交叉和渗透，知识和理论的更新速度不断加快，以致即使在同一领域，对不同研究背景与方法的理解也可能出现差异。因此，在大量查阅国内外文献资料、广泛调研的基础上，要尽可能充分地论证选题的研究意义、特色和创新之处。要清楚、客观、全面地考察国内外同行的研究状况，对待研问题已研究到什么程度、用什么方法和手段进行研究、发展趋势如何；尤其须关注目前还有哪些问题因何原因尚未解决，本选题对解决这些问题将有何贡献。此外，引用参考文献应得当，要注意发表的时间及杂志的权威性，还须关注国内外同行在一定时间内给予的判断和认可程度，这是评价选题科学性与新颖性的重要依据之一。

（三）预期目标和研究内容要明确统一

评估医学研究课题将侧重分析提高医学认识水平、丰富某个医学领域的知识等方面的意义，并阐明它们的科学价值和应用前景。研究目标的阐述应尽可能清晰、明确；研究内容必须紧紧围绕研究目标展开，避免二者相互脱节或联系不够紧密。研究内容是研究课题所需解决的科学问题的具体化，它包括课题研究范围、内容和可供参考的具体指标等。撰写应力求内容具体、完整、扣题，目标集中、明确，抓住关键问题开展。

（四）研究方法和技术路线要先进可行

在科研选题的同时，能否制定出具体合理、先进可行的技术路线以及采纳正确的研究手段，在很大程度上决定着该项目的可行性，也直接关系到研究的时效性及结果的准确性和可靠性。研究方法和技术路线是为完成研究内容而设计的研究方案和技术措施，它包括理论分析、试验方法、工作步骤等一整套计划安排。要求设计周密，方法科学，路线合理，技术先进可行，措施具体明确。

（五）要有一定的工作基础

科学研究的工作基础包括硬件与软件两个层面：前者包括材料、设备、试剂、经费、方法技术、人力、理论准备等客观条件；后者涉及研究者本人及课题组成员的知识背景、能力、基础、经验、专长、所掌握与选题相关的知识、关键技术以及若干相应的预实验证据等。有一定工作基础的选题可避免风险，为研究生在有限期间内完成项目或阶段性研究提供保障。

此外，与课题相关的前期科研成果通常也是选题可行的依据。重要的医学科研成果，特别是基础医学研究成果，需被不同实验室和不同作者反复验证才能予以肯定。课题研究的重要性，有待时间的考验，经同行的引用和发展，才能给予实事求是和恰如其分的正确评价。

第三节 查阅文献

医学文献资料是医学科学知识赖以保存、记录、交流和传播的一切著作的总称，是人类认识疾病规律的总结。文献记录了无数医学科学家的发现、理论、启示及工作方法，也包括他们的成功经验和失败教训，是医学研究不可缺少的情报来源。查阅文献是根据课题的需要，利用书目、索引、文摘、软件等检索工具，迅速准确地查出相关文献、事实、

数据的整个程序,它是科学研究过程中非常重要的一环。从选题、假说的形成、实验方案的确立与进行、结果分析及最终形成结论,文献检索与阅读贯穿于始终。只有充分理解和掌握相关领域研究现状与发展动向,才能设计和完成高水平的研究课题。研究者为能提出具有科学性与创新性的科学问题,形成严谨的科研思维,需养成定期阅读文献的习惯,并将大量阅读的文献随时整理、分类、输入到软件库中,以便随时调用,指导科学研究工作的顺利进行和完成。

一、查阅文献的目的

查找和阅读专业文献就是学习专业知识、培养科研思维和掌握研究技能的必由之路。查阅文献的目的可归纳为:

(一) 学习本专业的前沿知识和科研思维

专业知识学习是每个科研人员必须经常性的、定期做的功课。这些学习包括两个方面,一是需要在自己的研究方向上跟踪研究进展;二是相关专业新知识的学习,阅读的范围会更大,但常给研究者带来新的科研灵感。通过阅读文献,不但可以对科研工作中有关名词、抽象的概念、实际的技术操作等都有一个全面的了解;还可以学习科研思维,特别是从里程碑或经典的科研论文中学习凝练科学问题、假说的形成、实验设计与方法选择的艺术、结果的表达与讨论的技巧等。这种知识和经验积淀,最终会产生一种“厚积薄发”的效果,从而不断提高研究者的科研素质和科研水平。

(二) 发现科学问题、避免重复研究

医学科研工作开始于一个问题的探索和解决,启端于文献总结和阅读,通过了解有关问题的发展历史、现状和动向,作出科学预见,进而选择和确定研究方向。总结关于该问题迄今为止所发现的所有事实,发现它们之间的逻辑关系,了解他人已经进行了哪些探索,获得什么结果,有哪些问题还需要进一步研究等。发现现有研究的矛盾点与共同点,以及基于事实基础之上形成的各种假说和理论。对研究问题还不太明确的研究者来说,查阅文献可以启发和帮助确定研究的问题,而对已经基本确定研究问题的人,可调整和修订自己的研究方向和范围,避免无意义的重复和浪费。

(三) 学习解决本专业科学问题的逻辑和方法

研究同一个问题可有许多不同的方法和途径,若一时缺乏有效的研究手段,会使某些有意义的研究难以开展。通过查阅文献,可了解他人采用了哪些方法,从什么角度对该问题进行研究,特别是有关实验设计和资料收集方法、使用药物的剂量和时间、应用的检测工具及统计分析方法等具体的技术性问题,会对研究者有很大帮助。

(四) 学习专业论文的写作

一项科学研究的结果最终通过科学论文加以客观描述和理论论证,并发表在专业期刊或书籍上供同行和其他人员阅读。发表在专业期刊上的科学论文通常有其相对固定的写作格式,包括题目、摘要、关键词以及论文正文,正文又包括引言、材料和方法、结果、讨论、参考文献等。撰写医学论文前,需首先详细查阅文献,以全面了解相关领域的历史和现状、最新研究动态与发展趋势、所采用的技术与方法、尚待解决的关键问题、交叉学科的发展渗透对该课题产生的影响等。对自己的研究结果与他人在该领域开展的工作进行比较,分析、归纳、判断和推理,通过他人的研究结果支持自己的结果和论点,最终上升至理论层面获得结论。阅读、浏览大量文献有助于研究者形成科研论文的基本框架,并学习如何撰写论文,如何切入主题并进行公式推理,如何准确、明了、科学地表示结果,以提升论文逻辑性与可读性,提高论文的引用价值。

二、查阅文献的方法

查阅文献分为查和阅两个环节。医学文献浩如烟海,如何能迅速、全面、准确地找到开展自己的课题研究所要阅读的文献,对于每一个研究者都有十分重要的意义。下面介绍几种常用的科研文献查阅方法。需要注意的是,在实际科研工作中,几种方法常常是混合使用的,而且每个科学家也会逐渐形成自己的文献查阅习惯。

(一) 系统阅读相关专著、年鉴

专著是各学科传统的、经典的著作。如我国的《实用内科学》、《黄家驷外科学》,国际上的《希氏内科学》、《克氏外科学》等都是内、外科经典的专著,且每隔数年进行版本更新。这些著作的理论、观点、方法都经过反复实践考验而被公认具有权威性。因此,认真阅读相关专著,奠定牢固的理论基础,是对研究课题基本知识的把握,进而发现问题、找寻突破、开展科研的基础。

除专著外,不同学科每年还要出版专业年鉴。如我国的《中国卫生年鉴》、《中国内科年鉴》、《中国外科年鉴》等。这些年鉴汇集该年度各学科的研究进展及成果,通过阅读年鉴,可全面了解相关学科进展、研究课题动态,有助于开拓思维、启发创新

意识。年鉴还提供与该年度科研进展相关的参考资料,以利于进一步查阅。

(二) 专业文献的追踪式查阅

先找一篇所需文献,根据该文献末尾提供的参考文献目录,可以找到若干篇有关文献,再从这些文献的末尾中获得更多的文献……如此循环,线索越来越多,就像滚雪球一样,越滚越大。这是初次从事科研工作者最常用且最适用的方法。此法第一篇文献很重要,最好是找到一篇有关该专题的综述文献,既可以对这个专题获得全面概括的了解,同时可得到相当充分的参考文献目录。

(三) 专业期刊的一般性浏览

浏览法又分为一般性浏览和寻找性浏览。一般性浏览是指对于研究方向稳定并在相关领域已开展相当研究工作的专业人员,经常性地浏览本专业主要期刊,以获得新信息,跟进形势发展。寻找性浏览则是指有目的地找一篇或数篇与自己专题有关的文献,即先浏览本专业专著的参考文献或期刊的目录与摘要,从中发现所需的文献;然后扩大浏览范围,可发现更多有价值的文献;再用滚雪球法,不断丰富自己的文献库。

(四) 运用专业检索工具进行检索

检索法是指用检索工具寻找所需文献的方法。前述查找文献的方法简便易行,但随机性大,难以全面收集所需资料,甚至可能漏掉某些重要文献。利用检索工具检索文献,能够较快较全面地查到所需文献。因此,掌握检索法是研究者必备的基本功。检索法依据工具的种类不同可分为手工检索法和计算机检索法,根据语种的不同又可分为中文检索工具和外文检索工具。

1. 手工检索　常用的中文检索工具有:《中文科技资料目录·医药卫生分册》《国外科技资料目录·医药卫生分册》《全国医学科学技术资料联合目录》《医学资料索引》《国外医学参考资料》《专刊目录·医疗卫生分册》《专刊文献通报·医疗卫生分册》《中国药学文摘》。

常用的英文检索工具有:Index Medicus(IM)、Cumulated Index Medicus(CIM)、Biological Abstracts(BA)、Excerpta Medica(EM)、Chemical Abstracts(CA)、Genetics Abstracts(GA)等。

2. 计算机检索　随着计算机技术的发展,利用计算机检索医学文献已被广泛应用,其具有快速、准确、操作简单等优点。目前,国内许多医学单位相继建立起计算机光盘检索系统与网络检索系统,计算机文献检索逐步发展成为专业化、网络化、社会化、国际化的情报检索系统,实现了查阅文献的快、新、准、广、省。

计算机光盘检索系统中,文献数据库大致可分为文献型数据库和事实型数据库。文献型数据库包括:

(1) 期刊文献数据库:《中国生物医学文献光盘数据库》(CBMdisc)、《中国学术期刊光盘》(CAJ-CD)、《中文生物医学期刊目次数据库》(CMCC)、《中国中医药期刊文献数据库》(TCMARS)、《中国科技期刊数据库》(VIP Data)、《中国药学文献库》、美国《MEDLARS 系统医学文献分析和检索系统》、美国《化学文摘信息服务》(CAS)、《荷兰医学文摘光盘》(EMBASEC)、美国《药物毒理学数据库》(TOXLINE PLUS)、《生命科学数据库》(Life Science 数据库)、《国际药物文摘数据库》(IPA)、美国《生命技术文摘数据库》(Biotechnology Abstracts 数据库)。

(2) 报刊文献数据库:《中医药报刊资料数据库》、《维普报讯数据库(全文版)》。

(3) 专利文献数据库:《中国专利数据库》(CNPAP)、美国《USPTO Web Patent Dalabases 系统》(美国专利与商际办公室研制发行)。

(4) 成果数据库:《中医药成果数据库》、《万方成果数据库》(CSTAD)。

(5) 中医古典文献:台湾《电子中国古籍文献》(TCMET)。

(6) 引文数据库:《中国科技论文与引文分析数据库》。

事实型数据库有《中国中成药商品数据库》、《中国中药保护品种数据库》、《中药复方数据库》以及美国《天然产品数据库》(NAPRALERT)等。

3. 互联网检索　目前,获取信息最有效的途径当属国际互联网,如同桌面上的超级图书馆、电信局、书店、新闻中心、厂家和政府部门的服务窗口,为我们获取和交流信息提供了最快捷的途径,每个从事现代生物医学的研究者都应该掌握这项交流技能。http://www.ncbi.nlm.nih.gov 是世界上最大的医学图书馆的网址,可查询和下载 MEDLINE、GeneBank 和 Entrez 等公共数据库的信息;根据需要进入相应的网站,查找各类临床和科研信息;远程教育和医疗服务;厂家网页及产品目录可帮助用户寻找合适的研究材料,如试剂、实验仪器等;网上书店可了解和订购最新书籍;SCI 收录检索服务帮助了解科学界对某研究工作的评价,还可获得免费期刊论文的全文。

（五）查阅文献的运筹法

在"知识爆炸"的时代，查阅文献资料须注意运筹法，以节省时间和精力，提高查阅文献的效率。查阅文献一般应做到"三先三后"，即先近后远；先专业后广泛；先综述后单篇。

1. 先近后远　即先查阅最近代的文献资料，然后追溯既往文献资料。这样可迅速了解相关领域最新的理论观点及方法手段。同时，近代文献资料常附有既往文献目录，可选择和扩大文献线索。

2. 先专业后广泛　即先查阅本专业或与本专业密切相关的资料，后查阅其他综合性刊物和边缘学科的刊物。因为专业资料较熟悉，能迅速收集所需资料，以此为基础，易了解和掌握相关边缘学科资料的内容。同时，专业资料也很可能引证相关科学刊物的文献。

3. 先综述后单篇　即先查阅与题目有关的综述性文献，再查阅单篇文献。综述性文献往往较全面地论述本领域历史现状及存在的争议和展望，可使读者较快了解概况，在短时间内对所研究问题获得全面而深刻的认识。另外，综述后多附有详细的文献目录，是扩大文献资料来源的捷径。

总之，在浩如烟海的文献资料里，只有善于运筹，才能高效率地查找出所需的文献并进行整理。

三、科学文献的阅读

通过信息检索等途径获得大量的文献资料，需要阅读、记录、整理和鉴别。掌握文献、对文献进行综合，以批判的眼光评价文献，并从中提取出有用的和正确的信息以指导今后的研究，是一个能独立的科学工作者必备的能力。

（一）循序渐进

一般应在掌握有关专著内容的基础上再阅读新的综述、专著、年度评论、进展等，以了解该课题的发展概况。以研究者关注的科学方向和科学问题为关键词，查找近期的相关综述文献，综述性文章较概括，在短时间内可了解围绕这个问题的整体研究现状，也有利于培养阅读兴趣。在了解总体进展基础上再读相关的重要原始研究论文，尤其是内容新颖且与拟开展课题密切相关的论文，有助于深入探讨问题，学习他人实验设计和方法，并学习他人提出问题和解决问题的科研思路。

（二）精读与泛读

如同读报，大多数科研工作者定期查看或翻阅20～40种期刊目录，大部分资料为略读，仅少数最有裨益的文章才细加阅读。对发表于权威性杂志的最新、设计合理、结果可靠、参考价值较大的重要文献，应反复仔细阅读，透彻地理解论文的信息，以有助于构思综述的写作或指导选题和科研设计。在选题阶段，研究者首先应阅读相关领域的综述，了解该领域科研现状及存在的问题，再以此为基础，选择若干篇重要论文进行精读。

学会略读的技巧极为重要。正确的略读可使人花费很少时间而接触大量文献，并从中获得自己所需要的信息。生命科学和医学研究的学术期刊有数千种之多。这些期刊可以大致分为跨学科顶级期刊（如 *Nature*、*Cell* 和 *Science* 等）、学科顶级期刊、学科主流期刊、一般性期刊等不同层次。对于医学科研工作者，无论是学术带头人还是研究生，一般性期刊的浏览至少应该包括跨学科顶级和学科顶级期刊，以及时掌握整个医学领域和自己的专业领域的重大进展，跟上科研发展的趋势。

（三）准确理解、抓住要点

收集到文献后，须精读重要文献，细心体会和理解文献所涉及的背景、方法、结果、新发现、存在问题、结论、今后展望等，使所获信息更为清晰。特别要强调，且勿曲解原文的结果、观点等，尤其是对于较为生疏的问题，应查阅相关参考书或请教内行，要在彻底弄清背景知识的情况下，准确理解原文含义；否则，错误理解不但会对自己的研究产生严重的不良后果，而且一旦论文发表，将会带给读者错误的导向和观念，也因此损伤作者的学术形象。此外，刚从事研究工作的研究生中最普遍的一个错误是：将报道的实验结果与作者对结果的解释混为一谈，由于结果的解释是作者的推断，并非事实，故勿将"解释"当作"结果"而加以错误的引用。

面对大量的论文和浩瀚的信息，须学会抓住要点。为此，阅读中尤其须关注拟解决的主要问题（目标）、主要应用领域、主要难点和挑战、问题的主要突破口、主要的方法学、国内外主要进展等。抓住要点的关键在于对相关领域历史和现状的趋势有明确认识，并在阅读文献过程中逐渐形成自己的观点。

在阅读论文的时候应当有意识地收集一些与研究主题相关的关键基本数据（包括图和表）和一些重要科学原理或机制的示意图等，必要时做笔记，与自己的工作比较联系。例如，研究新基因或新的功能蛋白，须收集其结构序列、立体构型、理化参数、功能和生物学意义等；研究新药，须收集其药效学和药动学基本参数，以及药物临床试验的病例数、剂量、疗程、疗效、不良反应等数据。这些数据有助于指导自己的科研设计和实践。

（四）对比批判，形成自己的观点

法国生理学家贝尔纳（Claude Bernard）说："构成我们学习最大障碍的是已知的东西，而不是未知的东西。"某些科学家也认为：阅读他人与己相关课题的文章可能限制读者的思想，使其也用同一思路、同一方法去观察和分析问题，从而难以产生革新性的思维，使研究停滞不前。年轻科研人员最普遍的错误是：尽信书上所言，被文献牵着鼻子走，将自己迷失在浩瀚的文献中。科研工作者须养成批判性阅读的习惯，在阅读中力求保持独立思考能力，把书上所言与自己的知识经验加以比较，去除其糟粕，吸取其精华，探寻有意义的相似处和不同点，让文献为我所用。

在经过大量文献查找和阅读后，一方面纵向对比不同时间段研究同一问题的论文，了解该问题的研究脉络与发展史，另一方面还要横向对比同一时段不同研究组对同一问题的研究思路、方法与观点上的异同，从中学习不同的科学家在分析问题和解决问题上的精妙之处。有效的学习不是单纯记住一些现象或数据，而是应当经过自己的头脑，从大量现象中总结出其中的规律性，形成自己的观点。如在所涉及的领域存在不同的学术观点时，须仔细分析各方观点提出的依据是否充分、研究条件是否相同、研究对象是否不同、样本数是否足够等，然后客观地加以评价。对于不同意的观点，不宜采取一概否定的态度，而应该在采集各方观点的优点的基础上，形成自己新的观点。无论采取哪种方式，都应当有自己充分的客观分析和推理，切忌主观武断，无依据地否定他人。

（五）交流碰撞，讨论超越

科技文献学习常常需要各种层次、场合的讨论和交流。脑子里装着自己学到的知识去和同行讨论，可以进一步增长知识、判断自己对文献的理解是否正确、帮助自己和同行更好地掌握相关领域的研究进展和发展趋势。更重要的是通过交流讨论和思想的碰撞，可以超越已经掌握的知识，产生新的学术观点。

四、科学文献的管理和引用

在确定与课题相关的关键内容后，应将资料进行整理。对英文文献做摘要，将方法、对象、主要内容和结论进行归纳并记录成册，并且将中文资料进行分类、整理出目录。阅读文献一靠积累、二靠记录。在科研过程中培养的习惯，也有利于科研工作者今后从事的其他工作。文献阅读不在于多而在于精，关键是要学会思考、善于思考。在查阅文献过程中应不断反思并及时调整方法、步骤，提高鉴别能力，进一步明确研究内容。

（一）摘抄整理

积累文献信息有几种方式，包括做笔记、复印和计算机存储。由于现代技术进步和复印方便，容易依赖复印收集文献，而疏于认真阅读。许多学者成功的经验说明，认真阅读并做笔记，是积累的最好形式。记录有创新的新论点、独特的见解、有价值的意见、新的研究方法与技术路线；记录新鲜、典型、能说明问题、有证明力量的论据及论据的简要展开过程；记录阅读过程激发的心灵感受、思想火花、奇妙联想、奇特构思；记录质疑、瑕疵、评论等。

读书笔记按其记录的内容，可分为摘录式笔记与评注式笔记两类。摘录式笔记专门摘引原著和原始资料的索引、引语、摘要、提纲等。评注式笔记兼有摘录、评点、心得等，重点记录阅后的认识与看法，是较为灵活、更高层次的笔记。

文献记录从形式上分本式记录、剪辑记录、卡片记录、活页记录等。本式记录多用于记录系统性强、信息量大的资料，如抄录原文、记录某专著的提纲、摘要和心得等。也可以每页纸划线留出1/3的空白，用于书写心得、质疑等。剪辑记录将从杂志、报纸等途径获得的有用资料剪下、复印或照相、扫描，贴在笔记本上，或复制在磁盘、专题文件包中，同时标明出处。卡片记录便于分类、组合、查找，是撰写论文最常用、最普遍的一种记录方法。活页记录比卡片尺寸大，用于记录文献的提纲和精读的资料，但易卷角或磨损。多数文献只记录摘要、重点、提纲，为避免积累多后难于查找，需要适当分类编排。文献资料可以根据学科特点、课题研究和教学工作需要进行分类。科研文献可选择观点分类或项目分类。某些论文有多方面参考价值，如实验方法及理论内容，可填写两张卡片放于两处备查。某些论文内容重要，但一时无暇摘记，可仅写成文题索引卡分类存放，以备需要时再查。

（二）充分利用现代化手段处理信息

掌握计算机技能是研究生必备的素质。借助计算机，可对所获文献或网上信息资源进行存储和管理，并可方便地进行记录笔记、写心得、做卡片、分类编排等，还可自建专题学科档案库、学科文件袋或专题数据库，甚至能利用计算机 TR5 软件建立个人或学科的信息资源镜像站。

兹以借助计算机软件对文献图片进行整理和

记忆为例,简要介绍。首先将一篇 pdf 格式文献感兴趣的部分以彩色标记并用截图软件截下来,推荐 Faststone capture 软件;然后摘抄题目、摘要、结论,放在以文章题目命名的文件夹中;用 Total Comander 软件给同一文件夹内的图片命名,最好用文献名和关键词开头;文献图片积累多了,可以把相同类别的文献图片放在同一个文件夹中。最后,用 Mybase 或者文件管理软件等,按照内容建立文献文件夹的连接;阅读时,可用幻灯自动放映。另外,也可以使用 Picasa 软件来浏览和管理图片文件夹。

EndNote、Biblioscape、NoteExpress 和《医药文献王》是几个比较常用的医学文献管理软件。Endnote 和 Biblioscape 的基本功能相似,都可检索生物、医学专业数据库,导入数据(国产数据库只有通过间接的方法导入或者手动录入),并在 WORD 中导出数据;并设定各种期刊的投稿模式及相应的参考文献格式,且有分析文献的功能,支持题录与全文的链接。Endnote 在做不同专题的题录时,需要建立不同的数据库。Biblioscape 则可在一个库下,对题录分类、分层管理,用户可自行添加或删除数据文件夹,可以在不同文件夹之间实现数据的移动。医学文献王综合了上述软件的特长,中文界面,并且在数据获取和输出格式上实行本土化,除了分层管理,用户还可以方便地与 Endnote、Biblioscape 软件交换数据,因而赢得不少医学从业人员的喜爱。NoteExpress 具备文献信息检索与下载功能,可以用来管理参考文献的题录,以附件方式管理参考文献全文或者任何格式的文件、文档。数据挖掘的功能可以帮助用户快速了解某研究方向的最新进展、各方观点等。此外,NoteExpress 的笔记功能可记录日记、科研心得、论文草稿等,且可与参考文献的题录联系起来。在编辑器(比如 MS Word)中 NoteExpress 可以按照各种期刊杂志的要求自动完成参考文献引用的格式。这些软件在文献管理中的作用和具体操作详见本书第十四章。

五、查阅文献注意事项

查阅文献,既是课题研究的需要,又是一种治学的方法。如果每做一个课题都进行认真仔细的检索、查阅和积累,那么在同一研究方向上连续完成若干个课题,就能够大大增进在该领域中的学养,为后续研究打下深厚的根基。

(一)查找文献需要注意的事项

1. 先近后远　尽量采用倒查法,先查最近的文献,后查过去的文献,着重掌握最新的前沿动态

和资料。

2. 围绕主题　在范围和数量上应有所限制,以学术性强、影响大、质量高的学术性期刊和著作为主要查阅对象,紧紧围绕所研究的课题来进行搜集和研读。

3. 资料的原始性　注意搜集第一手资料,尽量减少使用多次转述的资料。

4. 兼顾不同观点　注意搜集不同学派、不同观点的有代表性的文献资料。

(二)阅读文献需要注意的事项

1. 分类阅读　根据文献的价值及其与所研究课题的关系,把文献分为浏览、粗读、精读几类,既要通过泛读和略读在有限的时间内尽可能掌握更多和更广的信息,也要对与自己研究相关领域具有重大贡献的科研文献进行研读。多数文章看摘要,少数文章看全文。过分追求查看全文浪费时间。同时不可忽视略读的作用。要注意各种文章的英文摘要和最后的总结。摘要主要注意相关词语的英文表达,而总结要注意本文的不足和展望。

2. 批判阅读,学习科研思维　要有科学的怀疑精神,坚持用批判的眼光、有分析的阅读。不可盲从,即使是知名科学家和教科书有时也会有错误。通过文献学习学会如何凝练科学问题,如何提出假说,其创新点与意义何在。在解决问题方面要注重其逻辑思路,学习基本的实验设计,如受试对象、干预方法、观察指标以及如何从复杂的表面现象抓住本质,分析结果并从中抽取研究结论。找出不同研究的长处和短处,以便在自己的研究中取长补短。

3. 集中时间阅读　阅读文献的时间越分散,浪费的时间越多。集中时间阅读更易产生联想,形成整体印象。

4. 勤于积累　学会做摘要、卡片和自己的文献目录,必要时撰写文献综述。开题前综述研究课题的相关文献,对研究生明确选题、提出假说、确定研究内容和方案十分有益。

5. 定期阅读文献,追踪进展　在追踪当前发展的重要方向时切记,你看到的问题别人也同样会看到,越是重要的问题竞争越剧烈,因此要定期查阅文献,一旦发现与他人撞车,要及时调整自己的研究方向和研究方案。

6. 注意文章的参考价值　刊物的影响因子、文章的被引次数能反映文章的参考价值。但须注意引用该论文的其他文章有何评价:支持抑或反对;补充抑或纠错。

第四节 科学假说的建立

科学假说是指在已知的有限的科学事实和科学原理的基础之上，运用科学思维方法，对未知自然现象的本质及其规律所做出的推测性的解释和说明，是自然科学理论思维的一种重要形式。假说是未经证实的科学理论，科学理论是经过证实了的假说。假说的提出只能从现有的经验、知识、理论和逻辑出发，具有既可被证实，也可被证伪的性质。科学假说方法是科学研究工作中的一种十分重要的手段。

一、假说的特点与作用

（一）假说的特点

1. 科学性 科学假说的基本特征是它的假定性，但假说是以事实材料为基础，以科学知识为依据，寻找规律，所提炼概括出的推论，试图解释特定条件下某些现象的发生及其发生机制，故具有科学性，并能通过实验或实践所证实。由于生物医学现象的高度复杂性和可变性，其本质和规律往往受某些表面现象或偶然现象的掩盖，研究人员需要对研究课题的预期结果作出一定的假设或推测，然后对之进行论证和证实。科学假说的假定性特征体现了科研选题的原创性，既是对科学问题合乎逻辑的答案与论证，又区别于现有理论而具有创新性。科学假说的内容通常需摆脱传统或经典的观念以及常识性推论或权威性论断的束缚，抓住现有理论难以解释的现象，充分发挥想象力，科学地运用概念、判断和推理等思维方式，开辟从已知迈向未知的通途。

2. 假设性 科学假说包含对事物本质和规律的猜测，存在某些假定、猜测、想象、虚构等成分，故有待进一步通过科学实验而检验或证实。被证实了的假说，即逐渐形成理论，若证明其还存在漏洞，则须进一步修正和完善。若证实假说是错误的，即遭淘汰。生物医学科研发展史上，关于 DNA 中 4 种碱基的排列如何决定编码蛋白质 20 种氨基酸的问题，克里克等经过科学地推测，提出了"三联体密码"的假说，支持了 1954 年美籍苏联物理学家伽莫夫提出的"三联密码学说"，同时还提出可能存在有起始密码、终止密码和同义密码。这个推测，在众多科学家的不懈努力下，于 1966 年终于破译了全部密码，并编制成了"遗传密码表"，证实了克里克的推测。

3. 可验证性与可预测性 假说的科学价值在于可被重复和验证，重复和验证的例子越多，假说的科学价值越大，越接近真实，越接近理论范畴。生物医学科研假说是工作假说，也须被重复和验证。例如，加拿大医学家弗雷德里克·班廷（1891—1941）根据大量确凿的实践材料和已掌握的相关理论，提出"胰脏中岛屿状细胞的作用，是把健康身体内多余糖分转变为热能，当这些细胞不发挥作用时，体内血糖即成倍增加而产生糖尿病"的假说。该假说不但与已知的经验事实相符，且能解释血糖成倍增加的现象。其后，他通过深入研究，最终成功发现胰岛素，并荣获 1923 年诺贝尔医学生理学奖。

假说的提出不仅可以解释已知的事实，更重要的是它还可以对未知的或对未来的事实作出预测。例如，门捷列夫元素周期表，预言未知元素的存在及其在表中的位置与性质等。虽然由假说推出的预测原则上是可以检验的，但受当时技术水平的限制而无法完成，要等待条件具备时方可被证实。

4. 易变性 科学假说是科学性与推测性的对立与统一。它既包含着真，又包含着假，它有可能失真而成为假，也有可能由假而转为真。它是人们探索真理的一种方式。在科学研究活动中，由于研究人员的经验、认识、研究角度、实验观察结果等各异，使得研究人员对同一事物的研究可能存在多种假说。其中，某些假说可能具有合理性；某些可能被证伪；某些可能部分正确、部分错误；某些可能随实践过程中的新发现而变化，随争论的发展而被修改。研究过程的客观事实使得假说具有多样性和易变性，不完备性和可发展性，不断被证实或证伪，又不断被修正和完善，继而形成科学理论。例如沃森和克里克建立"DNA 分子模型"的研究经历了三次模型建立过程：第一次模型是三链体结构，因对实验数据理解的错误而失败；第二次模型是双链的螺旋体，由于推测碱基配对方式（A 与 A、C 与 C、G 与 G、T 与 T 配对）的错误，又一次宣告失败；他们总结教训，根据 A 与 T、C 与 G 数量相对应，采用碱基互补配对方案，在第二个模型基础上，终于成功建立了"DNA 分子双螺旋模型"，为分子生物学的研究写下了辉煌的一页。

（二）假说的作用

1. 科学假说是建立和发展理论的桥梁 人们对自然界客观事物的认识，由于受到种种条件的限制，不可能一下子达到真理性认识，而往往要借助于假说，运用已知的科学原理和事实去探索未知的客观规律,不断地积累实验材料,增加假说中科学性的内容,减少假定性的成分,逐步建立起正确反映客观规律的理论。如此,假说就成为达到理性认识的桥梁,成为逼近客观真理的通路。科学的发展史可以说是一部假说和理论不断更迭的历史。当现有理论难以解释新的自然现象或事实时,又导致新的假说被提出,后者经不断修改和完善,又形成新的理论。自然科学沿着假说→理论→新假说→新理论……的途径,不断地向前发展,也是人们对真理不断追求和认识的过程。因此,假说是科学发展的必经途径,是认知真理的方法。可将假说的提出和论证分为4个阶段:①医学实践过程中出现某些借助现有医学理论无法解释或不够完善的新事物或新问题;②依据现有知识体系和实验事实,通过科学的思维方法,进行类比和推理,进而作出初步的假定性解释;③利用相关理论和更多的实验事实进行广泛论证,使"初步假定"发展为结构比较完整的科学假说;④经大量科学实践,被证实的假说上升为理论。例如,门捷列夫提出元素周期律,即经历上述4个阶段。

2. 科学假说激发创造性思维活动 科学家对所研究事物大胆想象、猜测和推断,进而形成科学假说,此乃创造性的思维过程,同时它又为创新思维的进一步发挥和完善提供了平台,成为科学家探索自然界本质和规律的动力和源泉。例如某些染料能选择性着染细菌或寄生虫,根据此原理,Ehrlish 设想可能存在某种物质,它能被寄生虫吸收并使之死亡,同时却不损伤宿主。在此假说驱动下,Ehrlish 经 606 次试验,终于发现"锥虫红"(即"606")。科学假说的这种能动作用也有力地促进了不同学派间的争论,如细胞免疫学说与体液免疫学说、突触兴奋的化学传递说与电传递说之间的长期争论,均有赖于各自假说的驱动和导向,才得以经久不息地坚持下来。

3. 假说是科学研究的主干 假说使科学研究成为能动的自觉的活动。假说是对未知的自然现象及其规律的一种科学的推测,人们根据这种推测确定自己的研究方向,进行有目的、有计划的观测和实验,避免盲目性和被动性,充分发挥主观能动性和理论思维的作用。因此,就有可能在科学上有所发现,有所突破。

假说是观察、实验的结果,又是进一步观察、实验的起点。它使人们已有的感性经验形成条理,更使人们进一步研究具有方向。因此,观察和实验是科学研究的躯体,假说和理论是科学研究的灵魂。

科学研究就是提出假说和验证假说的过程,共分为3个阶段及10个步骤。

第一阶段 假说的提出过程(选题过程):①提出问题;②查阅文献;③假说形成;④陈述问题。

第二阶段 假说的验证过程:⑤实验设计;⑥实验观察;⑦数据资料积累。

第三阶段 假说的论证过程:⑧数据资料处理;⑨统计分析;⑩对假说提出结论。

没有假说指导的实验和观察是无的放矢,假说是未经实践证明的理论,理论则是经过实践证明了的假说;假说是实验和观察的延伸,又被实践所证明而上升为理论,而不能被实践证明的假说则被新的假说取而代之。

4. 不同假说之间的争鸣促进科学研究的深化 人们在探知自然界的过程中,各自从不同的侧面探索事物的客观规律,可形成不同的假说。多种假说对科学认识的"多向"作用与假说对科学认识的"定向"作用,是辩证统一的。多种假说之间的争论,可以互相启发,互为补充,以利于更全面、更深刻地揭示事物的本质。"定向"往往需要经过"多向",而"多向"则有助于"定向"。

二、假说形成的基础

1. 科学假说是建立在客观事实的基础上 科学假说是以一定数量的客观事实和科学资料为认识基础,从中提炼出相关的科学问题。然后,围绕这一问题,运用已知的科学知识进行分析综合、归纳演绎、类比和想象,逐步形成回答问题的基本论点,并形成假说。例如,门捷列夫元素周期表的产生和发展即是如此。1869 年,俄国彼得堡大学的化学教授门捷列夫(1834—1907)在为其学生编写化学教材时,感到应将具有相似化学性质的元素进行梳理,变成条理性的东西,联想到扑克牌的各种花色及数字的排列方式,他找来一些白纸卡片,分别在每一张卡片上写一种元素的名称和原子量。然后,他把性质相似的元素归为一组,反复排列,最后得到一张"元素周期表"。这里,门捷列夫元素周期表形成的前提和基础,就是已发现的 63 种化学元素,且已知其中某些具有相似性质。在此基础上,门捷列夫才可能进行上述元素排列,并在那些尚无法将元素填入的空当位置上,假定了应该存在的元素的原子量和性质,预言了未知元素的存在。门捷列夫对空缺元素的假定,即属科学假设。后来,这些假设均被新发现的元素所证实。几年后相继发现"镓"和"锗",随后在空缺位置上又有更多新元素被发现。

2. 假说是科学的想象和推理 假说是想象和推理的结合体,假说的提出离不开想象,只有富有想象力,摆脱已有知识和经验对思维的束缚才能有所创新,提出和形成新的科学假说。爱因斯坦说:"想象力比知识更重要,因为知识是有限的,而想象力概括着世界上的一切,推动着进步,并且是知识进步的源泉。一切创造性的劳动均从想象开始"。如苯环分子结构提出前,多为线性结构;科学家借助形象思维,设想一条蛇咬住自己尾巴尖,从而提出苯环环形共轭分子结构。想象之所以重要,不仅在于引导人们发现新事实,且激发人们作出新努力,因为它使人们看到可能产生的后果。事实和设想本身并无生命,是想象力赋予它们生命。但梦想和猜测若无推理,则仅是胡思乱想。假说的提出离不开想象力,只有充分发挥想象力,才能有所创新和有所建树。假说是人们的科学想象和推理:既要有科学根据,又要摆脱已有知识的束缚;既要有丰富的想象力和创造力,又要有严谨的逻辑思维。

3. 假说应能解释已有的现象 提出假说应既有事实依据,又能说明和解释已有现象,既能解释说明以往理论、事实和现象,又能解释以往理论不能说明的事实和现象。以 DNA 双螺旋结构模型的建立为例。在当时,已经通过大量的生物学实验证实了 DNA 是遗传物质。因此,建立一个合理的 DNA 结构模型,不仅能够从结构上解释已经发现的有关 DNA 结构的化学特征,还要能够解释 DNA 作为遗传物质的生物学功能,即这个结构必须能够携带遗传信息、能够自我复制和传递遗传信息,还要能表达遗传信息,并且能够发生和保留突变。Watson-Crick 提出的"双螺旋模型"不仅完美地解释了 DNA 化学性质,更充分地解释了 DNA 作为遗传物质的生物学功能,虽然这些功能都是经过以后的实验研究才证实的。因此,假说能够揭示的范围越大,表明假说反映客观规律的程度越好。当然,不能苛求一个假说能解释全部事实,任何假说均有一定局限性,但应能解释大部分事实,尤其是与假说建立有关的主要事实。

4. 假说须突破传统观念和思维的限制 科学假说的形成是对已有知识和理论的拓展和发展,但是人类的认识在本质上是通过实践而获得的,实践在发展,认识也在不断深化。所以在假说形成过程中,一方面应遵循和应用已有的知识和理论以及已被证实了的原理和定律;另一方面,原有原理和定律并非完美无缺,尤其当它与新事实发生冲突时,即暴露出原有知识与理论的缺陷。这种情况下,就应突破传统观念的束缚,提出新的假说。例如,达尔文的"自然进化论"、普朗克的量子假说以及爱因斯坦的相对论假说等,都是既坚持和发展了原有理论的优点,又勇于冲破传统观念的束缚,摒弃其不完善之处,从而在科学史上做出了巨大贡献。

三、假说的形成

(一) 假说形成的过程

1. 假说的提出 提出假说必须以事实作根据,但也不必等待事实材料全面系统地积累起来之后才提出假说。任何假说都要遵循原有的科学原理,但又必须突破原有科学理论的束缚。人的认识是一个辩证发展的过程,任何已有的科学理论,都不是认识的终结。在提出假说的初始阶段,对于同类现象,往往不只产生一个假说,而是产生好几种可供选择的假说,研究者只有经过进一步的考察,才能决定取舍,最终提出自己的假说。

2. 假说的推演 从假说的基本事实出发,应用当时的科学知识,充分发挥想象力,推演出能够解释这些事实的假定。这里重要的不在于对已知事实进行解释,而在于对未知事实具有预言性的推论。此外,这一阶段还需对假说进行广泛和深入地论证,反复推敲,使之成为严谨合理的假定性理论系统。

3. 假说的验证 通过观察和实验,验证假说的真伪。一个假说推出与观察和实验相符合的结果愈多,证明这一假说的可靠程度愈高。利用更多的实践进行广泛论证,使假说不断得到补充、修改与完善。淘汰和证明一个假说同样都是一个不断实践的复杂过程。

(二) 假说形成的思维方法

医学实践发现的新现象和已知的医学理论是形成假说的基本条件,但还须严密、科学的逻辑思维过程,包括类比、归纳和演绎推理等方法,才能建立科学假说。

1. 类比推理 在生命科学中有很多现象和过程,具有较好的相似性和对称性。它们之间既有各自的特性,又有共性。由于共同点的存在,就可以用已知的事物去设想未知的事物。如科学家发现人干扰素具有抗病毒和免疫调节作用,可保护新生大鼠培养心肌细胞免遭柯萨奇 B 病毒感染,联想到黄芪也具有抗病毒和免疫调节作用,即依据类比推理法建立了"黄芪治疗病毒性心肌炎"的假说。继而通过临床和实验研究,从分子、细胞及整体水平证实,黄芪对实验性病毒性心肌炎及临床患者均具有良好的心肌保护和治疗作用,包括抗病毒、免疫调节、改善临床症状及心脏功能等。

生命现象具有多样性和复杂性,透过现象看本质,常发现某些表面上互不相关的现象也有类似之处,据此类推,有时会获得重要发现。类比推理的程序是:开展大量细致的观察;从纷繁复杂的现象中提炼出事物的本质属性;通过联想、比较、分析,进行类比推理;提出科学的假说,进行科学试验或临床验证。

2. 归纳推理 把在特殊情况下已证明无误的规律提高为一般情况下的假说,是建立假说的一种极其重要的方法。从大量生命和临床现象中,经综合和系统加工,探寻不同事物主要方面的共同特征,归纳概括形成假说。例如中药现代化的核心问题是中药药效物质和中成药研制及每一生产环节的质量控制问题,这些问题成为制约中草药工业标准化和规范化的瓶颈。据此,人们提出中药药效物质基础研究的科学假说。该假说是总的假说,再从建立高效、准确、快速的中药化学分离方法和技术;建立新的药理模型和实验方法;在单体化合物、有效组分和总提取物各个层次上药效物质的结构和功用等多方面建立分假说。归纳推理的关键在于从众多现象中找出共性,得出合理结论。这就要求科学工作者能够从纷繁复杂的现象中把握事物的本质属性,抓住矛盾的主要方面,从个别到一般,从个性到共性,进行归纳和概括,最终形成假说。

3. 演绎推理 演绎推理是由一般到特殊的认识过程,也可以说是采用已知的一般规律和理论解释另一个特殊事务,这就是演绎推理所建立的假说。这种由演绎引申推理建立假说的方法在医学科研中是研究者所普遍适用的。例如通过大量的事实,人们已认识某种化学物质可致癌。由此演绎推理:大气质量下降,大量有机物繁殖,形成赤潮破坏了海洋生态;残留的农药污染了河流、湖泊等,这些因素最终也是化学物质在起作用,但又超出化学物质本身而影响了生态环境,为此科学家提出了"环境激素致癌"的假说。此即从一般到特殊的演绎过程,由已知的规律推而广之,建立新的假说。

建立假说的方法还有回溯法、移植法、经验公式法等,以上各种方法可以单独使用,也可以结合使用。如果发现提出的假说不尽合理,就应通过实验、文献调研和分析讨论予以修正、完善或摒弃,在失败的基础上吸取教训,再采用另一种方法,建立新的假说,逐步找出比较接近真理的假说。

值得注意的是,除了上述逻辑思维的方法外,非逻辑思维在科学假说的形成,尤其是一些高度创新性的科学假说的形成中,发挥着惊人的作用。非逻辑性科学思维可以有许多表现形式,如想象、联想、灵感、直觉等,往往代表着思维的一种跃升。这种思维跃升貌似可遇而不可求,或好似"捅破了一层窗户纸"般简单,但事实上它是科学工作者长期孜孜以求、刻苦钻研的结果。只有长期聚焦在某个问题上,才会在偶然因素的触发下获得灵感与顿悟。

四、假说的检验

如果说提出一个科学假说代表着一个科研项目思维上的准备,那么检验这个假说的正确与否则是这个项目实施的主要内容。用科学的方法检验一个假说,既包括了科学研究方法的选择、研究平台的建设和研究队伍的组织等硬件条件的建设,也包括研究目标的确定、研究内容的设计和实施、对研究结果的分析、归纳和演绎以及对假说的判断、研究结果的发表,接受同行的评估与验证等。需要注意的是,科学假说作为一种基于事实的科学推理,既可以被证实,也可以被证伪。因此,在检验假说的科学研究中切记尊重客观事实,尊重自然规律,不能仅要符合自己假说的结果,而忽视与假说不符的现象。

（一）科学观察

科学观察指人们通过感觉器官或者借助科学仪器对客观存在的事物、现象和过程在自然条件下进行的有计划、有目的的感知和描述,从而获得经验事实的一种研究方法。科学观察可以分为两种类型:一种是直接观察,即单纯凭借人类的感觉器官去感知观察对象,在观察者和观察对象之间不存在任何中介物。这是观察的初级形式。另一种观察需要借助科学仪器来感知观察对象,称为间接观察。间接观察比易受主观因素影响的直接观察更为全面、精确和客观。

作为科学认识经验层次中的第一性的认识方式,观察并不等于一般的观赏,而是带有科学探索性质的对客观事物的感知。它具有四个显著特点:①有明确科学目的、有意识的感知活动;②科学观察在感知的同时伴有科学思维;③科学观察具有严密的组织性和计划性,必须严格按照科学设计进行;④科学观察必须坚持实事求是,不可带有任何非客观的人为因素。

（二）科学实验

科学实验是研究者在主动控制的条件下,对研究对象主动进行干预、变革、控制和模拟等操作，以突出主要因素，探索事物客观规律的研究方法。与科学观察相比，科学实验是另一个层次的感知客观事物的方法。它可以突破自然条件的限制，主动地揭示直接观察无法感知的客观事物及其演变规律。科学实验是医学科研中最重要也是最常用的研究方法。

科学实验有很多类型。定性实验是为了判定研究对象具有哪些性质，或者鉴别某种因素是否存在以及某些因素之间是否具有某种关系的一类实验方法；而定量实验是测量研究对象的某个性质、组成以及其他影响因素的数量值的实验。其他的科学实验还包括有对照实验、决断性实验、系统消去实验、模拟实验以及析因实验等，可以根据科研目的选择不同的实验系统与方法。

(三) 科学调查

科学调查是在自然状态下运用现场观察、询问、调查表、调查问卷等方法直接向研究对象了解其既往、现状以及其他情况，从而获得事实资料的科学研究方法。科学调查中，通常是在对研究对象不加任何干预或人工控制的条件下获得观察资料，但调查的方法可以有很多，如普查、抽样调查以及前瞻性调查、回顾性调查等。科学调查是医学科研最基本的方法之一。

医学由于其学科特点，有些研究是无法通过简单观察获得整体资料的，有些又无法进行实验研究，有些则需要在人群中进行研究。根据研究目的，上述研究形式既可独立，也可结合，只有科学设计研究方案，才能获得完整、客观、科学的资料。

五、假说在研究中的运用

(一) 假说的运用

假说是研究工作者最重要的思想方法，其主要作用是提出新实验和新观测，以验证假说。假说的另一个作用是帮助人们看清一个事物和事件的重要意义。在进行现场考察时，一个用假说武装头脑（即有目的）的人比没有假说武装（盲目）的人能做出许多更为重要的观察。

假说应该作为工具来揭示新的事实，而不应将其视为自身的终结。初次实验或第一组观测的结果符合预期结果时，实验人员通常还须进一步搜索证据，方能确信自己的设想。即使假说被若干实验所证实，也仅能被认为在特定实验条件下其具有正确性。有时，假说的价值在于以此为基点，将研究工作向各个方向延伸，假说适用的范围越广，上升

为理论的可能性越大。只有在大量观察和实验的支持下，假设才能转变为学说。好的假说可将先前似乎无关的事实联系起来；甚至能指导实践，预测新的事实，并能指出多种现象中的相互关系；可简化和澄清人们对自然现象的认识。

反之，若初次实验或第一组观测的结果与假说不符，可借助补充性假说进行澄清，以解释矛盾的事实，而不应立即抛弃原来的假说。这种修正过程可一直进行下去，直到用一个更合理的假说来替代原有的假说。

需要注意的是，尽管正确的猜测通常比错误的猜测更容易出成果，但有时一个不正确的假说也可能非常富有成效。以联脒（十一烷二脒，diamidine）为例：人们最初设想用某种胰岛素衍生物干预寄生虫的葡萄糖代谢过程，以杀死引起黑热病的利什曼原虫。结果发现了一种胰岛素衍生物 [即联脒（十烷双胍，synthalin）] 可高效杀死利什曼原虫，但其药效浓度根本不影响糖代谢。由此，错误的假说导致联脒一组新药物的发现。

假说是一个高度个体化的事件，除了它的创始人，谁也不相信假说。故科学家研究自己的设想通常比研究他人的设想更具有积极性，因为研究他人假说在一两次失败后容易放弃，但对待自己的假说则有强烈的愿望去做彻底的试验。高明的导师善于引导研究生自己提出研究计划，使他感到这是自己的设想，从而具有强烈的驱动力去证实它。

(二) 假说运用的注意事项

假说是一种具有高度创造性的思维形式，但须牢记假说并不等于事实。只有正确对待并运用假说的研究者，才不致走弯路，才可能最大限度地接近真理。

1. 正确对待假说的验证 假说形成后须进行验证，验证的结果各异：某些假说被科学的事实和实践证明其正确性，从而转化为科学的理论；某些假说被科学的事实和实践推翻；某些假说则被事实和实践证明其仅具有部分正确性，尚待进一步修改、补充和验证；某些假说依据现有科学知识尚不足以全盘肯定或全盘否定，即假说存疑，有待知识发展和更多的事实进一步验证。另外，科学史上常常有这样的情形，即对同类现象有两种或数种并存的假说，经验证后，可能只有一个正确，或几个都不正确，或通过相互补充和相互吸收，以其中一个较为正确的假说为基础发展为系统的（或统一的）理论。

2. 设想须服从事实 须经常警惕如下危险：

一旦假说形成,偏爱可能影响观察、解释及判断。进行实验和观察时,若不注意坚持客观态度,即有可能不自觉地歪曲结果。防止上述倾向的最好方法是养成使个人意愿服从事实的思想习惯。英国生物学家 Thomas Huxiey 说:"我要做的是让我的愿望符合事实,而不是试图让事实与我的愿望调和。你们要像一个小学生那样坐在事实面前,准备放弃一切先入之见,恭恭敬敬地照着大自然指的路走,否则将一无所得。"当年达尔文遇到不利于自己假说的数据时,就特别记录下来,因为他懂得这样的数据比受人欢迎的事实更易被遗忘。

3. 摒弃错误和坚持真理 在假说运用过程中,须尊重事实。若结果与假说不完全相符,则要根据结果修正假说;若假说错误,则要放弃。此点说来容易,做起来难。当自己绝妙的脑力劳动结果似乎能解释几件先前不一致的事实,似乎大有进展的希望之时,人们在高兴之余,最易忽视所观察到的与设想不协调的现象。研究人员抱住自己有破绽的假说不放,无视相反的佐证,并非罕见之事。

因此,须学会处理好坚持和放弃的关系。一方面对于确认错误的假说应坚决地摒弃;但另一方面切勿轻易放弃自己的假设,结果与设想不符,可能是因为设计的实验不合理或条件不合适所致。例如 Friedrich Loeffler 在研究白喉的早期,发现实验动物因注射白喉杆菌而死亡时,细菌仍留在注射点的附近,据此推测动物死亡是由细菌毒素所致。其后 Emile Roux 根据这一假说做了大量实验,但均遭失败。尽管如此,他仍坚信该假说,最后孤注一掷,给豚鼠一次注射大量细菌培养液,豚鼠终于死于白喉毒素。Roux 很快查明,他屡次失败的原因是细菌培养时间过短,从而产生毒素不足所致。

由此可见,切勿轻易放弃假说,须在排除一切误差的情况下,才能下结论。顽固坚持一种在矛盾的佐证面前无立足之地的设想,与坚持一种虽然难以证实但却无直接佐证否定它的假说,二者间有天壤之别。研究人员判断情况须铁面无私,即使在后一情况下,若毫无进展,也可暂时搁置,直到获得新的知识或想出新的方法时,再重新进行探索。总之,既然是假说,即存在正确或错误的双重性,开展自己认为有启示的研究,要允许失败。假说若正确,即应持之以恒,尊重事实,不断提出新观点,并上升为理论;假说若仅部分正确,则须对不完善之处进行修改和补充;假说若错误,则要学会放弃,坚持错误不仅浪费人力、物力,且阻碍科学研究进一步发展,一味坚持错误就是背叛真理。

4. 谨慎对待不同假说间的争论 为对既存事实进行合理解释,人们往往提出若干不同的假说,并通过不同方式进行验证,使主观认识更接近客观真理。此外,某些场合下同时提出几种假说特别有好处。例如医生对患者的病情一时难以作出明确判断的情况下,高明的医生常会提出几种假说进行猜测,然后通过化验或进一步检查作出最后诊断。同时提出的几种假说,能促使研究者努力寻求与每一种假说有关的事实,并赋予那些看似微不足道的事实以重要意义。此外,受人们实践水平的限制,还可能对同一事实作出两种完全相反的解释(假说),比如光的微粒性与波动性的争论。此时若随意淘汰任何一个假说,都会对科学发展造成巨大损失。当然,实际研究工作中较常用的办法是提出一系列假说,首先选择可能性最大的假说进行实验,若证明有所欠缺,再转向其他假说。

(三) 医学科学史上重要假说的典范实例

例 2-1 遗传物质本质的假说及其发展 人们曾用"种瓜得瓜,种豆得豆"和"一母生九子,连母十不同"生动形象地概括了存在于一切生物中的遗传、变异现象。遗传与变异的本质是什么? 历史上有人提出"预成论"的观点,认为生物之所以能把自己的性状特征传给后代,主要是由于在性细胞中,预先包含着一个微小的新的个体雏形。这种"微生体"存在于精子或卵子之中。但是这种观点很快为事实所推翻。因为无论在精子还是卵子之中,人们根本见不到这种"雏形"。德国胚胎学家沃尔夫提出了"渐成论"。他认为,生物体的任何组织和器官都是在个体发育过程中逐渐形成的。但遗传变异的操纵者究竟是什么? 直到 1865 年,奥地利遗传学家孟德尔在其遗传的基因分离定律和自由组合定律中,第一次提出了"遗传因子"的概念。同时他认为,遗传因子存在于细胞之内,是决定遗传性状的物质基础。1909 年,丹麦植物学家约翰逊用"基因"一词取代了孟德尔的"遗传因子"。从此,基因便被看作是生物性状的决定者,是生物遗传变异的结构和功能的基本单位。1926 年,美国遗传学家摩尔根和其他学者用大量实验证明,基因是位于染色体的遗传单位,它在染色体上占有一定的位置和空间,呈直线排列。这样,就使孟德尔提出的关于遗传因子的假说,具体到遗传物质——基因上。

1944 年,纽约洛克菲勒研究所的 Avery 及其同事们直接证明基因的化学本质是 DNA。Avery 指出,把从正常供体细菌抽提出的纯品 DNA 加到畸化的受体细菌之中,某些受体细菌的遗传性状就转化为供体细菌的性状。由此可以推测正常的供体细菌基因必然是以供体 DNA 分子的形式进入受体细菌，并在受体细菌中取代了它变异的同源基因。这说明，细菌 DNA 包含着细菌基因。后来的烟草花叶病毒重建实验和噬菌体感染实验也都证实了遗传物质的本质是 DNA。19 世纪 60 年代，瑞士化学家米歇尔发现细胞核含有一种含磷丰富的物质——核酸。到 20 世纪初，生物化学家证明了植物和动物细胞中普遍存在核酸，并且证明了核酸含有四种不同的含氮碱基、一种五碳糖和磷酸。后又发现，一个含氮碱基，一个糖和一个磷酸分子联结而成核酸的基本构件——核苷酸。而核酸分子就是由很多这样的核苷酸通过糖之间的磷酸二酯键而组成的，即核酸是一种多核苷酸链。1944 年，人们仍普遍认为，DNA 分子是由四种核苷酸有规则地重复而构成的。一个 DNA 分子由四个单调重复的单位构成，而每个单位又各含有四种含氮碱基（腺嘌呤、鸟嘌呤、胸腺嘧啶和胞嘧啶）之中的一种，但这种理论很难解释其如何控制纷繁复杂的生命现象。1952 年，哥伦比亚大学的查伽夫对 DNA 进行了一系列严格的生化分析，发现 DNA 并不是由简单的四种核苷酸重复出现组成，在多核苷酸链中四种含氮碱基能以任意顺序排列。在 DNA 被确认为遗传物质之后，生物学家们不得不面临着一个难题：DNA 应该有什么样的结构，才能担当遗传的重任？它必须能够携带遗传信息，能够自我复制传递遗传信息，能够让遗传信息得到表达以控制细胞活动，并且能够突变并保留突变。这四点缺一不可。如何建构一个 DNA 分子模型解释这一切？威尔金斯采取"X 射线衍射法"获得了世界上第一张 DNA 纤维 X 射线衍射图，证明了 DNA 分子是单链螺旋的，并在 1951 年意大利生物大分子学术会议上报告了他的研究成果。1952 年，另一位具有卓越才能的英国女科学家富兰克林成功地制备了 DNA 分子晶体结构样品，并拍摄到一张举世闻名的 B 型 DNA 的 X 射线衍射照片，由此推算 DNA 分子呈螺旋状，并定量测定了 DNA 螺旋体的直径和螺距；同时，她已认识到 DNA 分子不是单链，而是双链同轴排列的。Watson 和 Crick 记录下了威尔金斯提供的照片并开始建立 DNA 分子的结构。他们从糖基化合物的位置初步定位了含氮碱基，但是 X 射线表明这是不大可能的；随后这些碱基被认为是随机指向内部，但是扭曲的分子又否认了这一点；最后，他们联想到在一个细胞的 DNA 中鸟嘌呤和胞嘧啶的数量与腺嘌呤和胸腺嘧啶的数量是相同的这一实验证据，及查伽夫规则时，他们突然意识到鸟嘌呤和胞嘧啶与腺嘌呤和胸腺嘧啶是成对出现的，这就像梯子的每个横档都必须在宽度上相等，这完全吻合 X 射线显示的螺旋状结构的复杂度和走向，从而提出了著名的 DNA 双螺旋的结构模型。自此，生物学进入了分子生物学时代。从这个实例中可以看出，从"微生体"到"遗传因子"，从基因到 DNA，每一步都基于假说-验证-形成新的假说，不断有新发掘，不断有新认识，不断有提升，不断接近真理，直至形成新的理论。

例 2-2 莱昂假说的提出 Barr L 首先发现在正常女性的细胞核核膜附近有一团高度凝聚的染色质，而在正常男性的细胞核中却没有，因此被命名为巴尔小体（Barr body）。在正常女性个体中有两条 X 染色体，在体细胞中有一个巴尔小体。在正常男性个体中只有一条 X 染色体和一条 Y 染色体，却没有巴尔小体。在带有多条 X 染色体的个体，只有一条 X 染色体具有活性，而巴尔小体的数目为 X 染色体的条数减 1。1961 年，Mary Lyon 提出了莱昂假说（Lyon hypothesis），认为巴尔小体是一个失活（或大部分失活）的 X 染色体，解释了带有 X 染色体畸变的个体为什么能得以幸存。其主要论点是：①巴尔小体是一个失活的 X 染色体，失活的过程就称为莱昂化（lyonization）；②在哺乳动物中，雌雄个体细胞中的两个 X 染色体中有一个 X 染色体在受精后的第 16 天（受精卵增殖到 5000 ~ 6000 个细胞、植入子宫壁时）失活；③两条 X 染色体中哪一条失活是随机的；④X 染色体失活后，在细胞继续分裂形成的克隆中，此条染色体都是失活的；⑤生殖细胞形成时失活的 X 染色体可得到恢复。后续的很多实验证据都支持莱昂假设。如人类有一种 X-连锁的异常叫作无汗性外胚层发育不良（anhidrotic ectodermal dysplasia）。该病主要表现为毛发稀少，牙齿发育异常，无汗或少汗，以及表皮和附件异常。杂合子女性表现出来有齿和无齿颚区的嵌镶排列以及有汗腺和无汗腺皮肤的嵌镶。这两种嵌镶的位置在个体之间明显不同，就是由于发育期一条 X 染色体随机失活所致。

例 2-3 尿黑酸症 直到 20 世纪 40 年代人们才确定蛋白质在决定生物表型中的作用。但在 1902 年，英国医生加罗特（A. E. Garrod）在对一种人类罕见的先天性代谢病——黑尿病（alcaptonuria）的研究中就已经形成这种初步的想法。该病患者的尿液在空气中放置一段时间后会变黑，尿液中变黑的物质是尿黑酸。尿黑酸是无色的，但在空气中氧化后就变成黑色。正常人的血液中含尿黑酸氧化酶，能将酪氨酸分解代谢过程中的尿黑酸变成乙酰乙酸，后者再分解为二氧化碳和水。黑尿病患者由于该酶基因的隐性突变不能产生尿黑酸氧化酶，因此尿黑酸不能进一步分解，而直接通过尿液排泄。虽然 Garrod 在那个时代并不确切知道尿黑酸代谢在哪个步骤被阻断了，但他通过家系分析推断黑尿病是由于一个酶的基因隐性突变阻断了尿黑酸的正常代谢途径。这一发现的意义在于，他第一个提出基因和酶之间的关系，认为基因是通过控制酶和其他蛋白质合成来控制细胞代谢的，由于一个基因的缺陷引起一种酶的变化，从而产生一种遗传性状。不幸的是，Garrod 的工作和孟德尔的发现一样被埋没了许多年，直到 1940 年比德尔等提出"一个基因一个酶"的假说才得到认识。比德尔等利用粗糙面包霉突变体充分证明了单个基因与单个酶之间的直接对应关系，他们的工作于 1958 年获得诺贝尔奖。

（韩　骅）

第三章　医学科研的基本要素

医学科学研究的三大基本要素是处理因素、受试对象和实验效应。处理因素指根据研究目的施加于受试对象的因素，包括生物、化学、物理或内外环境因素；受试对象指处理因素作用的对象，医学科研的受试对象包括人、动物、组织器官、细胞与分子；实验效应指处理因素作用于受试对象所产生的效果和反应，是医学科研所要解决的问题，须通过多项检测指标来对实验效应进行评定。例如用某种天然植物药物治疗再生障碍性贫血，观察药物对患者血小板上升的影响。天然植物药物即该研究中的处理因素；再生障碍性贫血患者即受试对象；血小板数量变化即实验效应。由此可见，任何科学研究须确定这三个基本要素，构成完整的实验设计，才能保证实验准确顺利的进行。

第一节　实验的类型

实验有不同的分类方法，通常按实验进程可将其分为预备实验、决定性实验和正式实验。

一、预备实验

预备实验指在正式实验前所进行的小规模实验，简称预实验。预实验的目的是：检查各项准备工作是否完善；确定实验操作方法是否正确可行；获得某些基础数据，以确保后续正式实验的顺利进行。不经预实验而直接开始正式实验，是导致实验失败并延误科研进程常见的原因。例如某课题在观察基因修饰的骨髓干细胞对 Fischer 344 大鼠骨髓重建影响的研究中，研究者仅参照文献报道中其他品系大鼠及小鼠骨髓抑制模型使用的 ^{60}钴照射剂量，确定了照射方案，未经预实验而直接开始正式实验。结果因所选照射剂量不适合该品系鼠，多数模型鼠在极短时间内死亡，故无法观察处理因素产生的效应。其后，研究者及时修正了实验流程，通过预试验获取抑制所选品系大鼠骨髓的 ^{60}钴照射剂量、时间、照射后骨髓造血功能开始恢复的时间等基础数据，从而为正式实验的顺利进行和获得

可靠实验结果提供了保障。此外，在实验中还可遇到许多未知因素对实验结果的影响，以及实验者对实验技术方法或实验仪器操作不熟练而造成的实验偏差等，都应在预实验中加以解决。通常采用的方法是利用已知公认的肯定（阳性）和（或）否定（阴性）的样本对实验方法和结果的正确性进行验证。

根据实验的目的不同，预备实验又可分为3类：

1. **导向性实验**　是为确定正式实验的意义，而针对少数对象进行的小规模实验。例如，在研究某种降压药物的降压效果中，首先选取少量高血压患者作为受试对象，检测这种药物是否对血压有影响。若能观测到降压效果，则再进行大规模的正式实验，以探讨该药的确切疗效，并评价其对不同类型高血压患者的疗效。

2. **筛选性实验**　指从众多研究对象或研究指标中选出值得深入研究的对象或需进一步验证的指标。例如，从大量中草药中筛选出若干种具有舒张血管功能的药物，继而进行药理学研究。

3. **观测性实验**　是为搜集正式实验所需数据（如均数、标准差及变异系数等）而进行的小规模预试，目的是对主要实验的部署进行指导。以传染或毒性因子为例，在观测实验中，采用稀释度间隔很大（如 100 倍），用于每一稀释度的动物很少（如两头）的策略。取得结果后，在可能有作用的滴定终点两侧再选择间隔小（如 5 倍）的稀释度，同时使用较大数量的动物（如 5 只）。通过此方法，可用最少量动物而获得准确的结果。

二、决定性实验

通常在预实验后正式实验开始前还须进行决定性实验，即在预实验所提供数据基础上，进行综合性、整体性、关键性的实验。决定性实验的主要作用是通过进行某些简单的实验来判断研究假说的成立与否。若假说正确，便可开始正式实验，否则须重新考虑实验方案的可行性及立项依据的合理性。

三、正式实验

通过预实验获得所需数据并确认实验可行性后进行的大规模实验,即称为正式实验。正式实验的特点是:有明确研究目的和可行的设计方案,能通过设置对照等实验手段控制影响实验结果准确性的干扰因素。

预备实验、决定性实验和正式实验通常在医学科学研究中构成一个完整的实验流程,其中预备实验和决定性实验是确保开展正式实验的前提。一般而言,预备实验的结果并不在论文中发表,而决定性实验的结果往往是论文的第 1~2 幅图表。例如,我国学者关于"脾基质细胞诱导成熟树突状细胞分化为调节性树突状细胞"的研究于 2004 年发表于 Nat Immunol,其中图 3-1 为该研究的决定性实验结果。

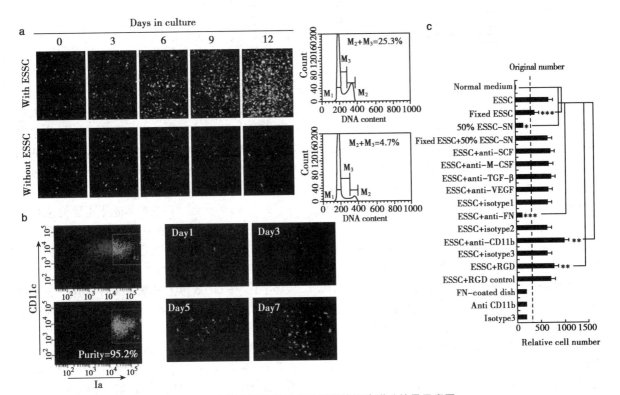

图 3-1　脾基质细胞促使成熟树突状细胞增殖结果示意图

(引自 Zhang M,Tang H,Guo Z, et al. Splenic stroma drives mature dendritic cells to differentiate into regulatory dendritic cells. Nat Immunol. 2004,5(11):1124-1133)

一般认为,成熟的树突状细胞在完成抗原提呈和激活淋巴细胞功能后,可能发生凋亡。但是该实验发现了与传统观念不一致的现象,即脾基质细胞能促使成熟树突状细胞增殖。基于此决定性实验结果,随后对脾基质细胞促进树突状细胞成熟及分化特性进行研究。通过该例子可了解医学科学研究中预实验、决定性实验和正式实验之间的关系。仅在充分的预实验和正确的决定性实验的基础上,才能设计好正式实验并获得重要发现。上述例子提示应充分注意并筛选预实验中的重要现象,而决定性实验是发现和揭示重要生命现象的基础。若忽视预实验和决定性实验而直接开始正式实验,不仅导致实验的盲目性和实验结果的不确定性,且可能造成人力和物力的浪费。

第二节　研究方法的选择

在医学科学研究中,应当针对不同的研究目的选用适合的研究方法。医学科研的研究方法有多种分类。根据在医学研究过程中是否对于研究对象进行人为干预,将医学研究方法分为观察性研究和实验性研究。此外,还有一种研究方法为理论性研究(图 3-2)。

一、观察性研究

观察性研究又叫非实验研究,指在没有任何干预措施的条件下客观地观察和记录研究对象的现状及其相关特征,并对结果进行描述和对比分析,

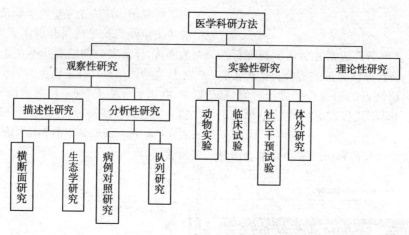

图3-2　医学科学研究方法的分类

客观地反映事物发生发展的规律。在观察性研究中，研究者不能人为设置处理因素，同时受试对象接受何种处理因素也不是随机化而定的。医学科学研究中的临床观察即是观察性研究的一种表现形式。如通过临床观察研究母乳喂养与人工喂养儿童的生长发育情况。在这个研究过程中以何种方式喂养儿童不是研究者确定的，其喂养方式也不是随机决定的，而是根据母亲的实际情况确定的。观察性研究是医学研究中使用最早的方法，很多医学发现都是从临床观察得到的。如至今仍在沿用的古代对垂死患者面容的描述"希波克拉底面容"；内分泌病和各种维生素缺乏症的临床表现等。随着现代医学的发展和调查研究内容的日益丰富，观察性研究由最初仅局限于公共卫生与预防医学领域，扩展到了临床医学、基础医学等学科，调查方法也有了很大的改进。如临床观察中由直接观察患者的体征变化，到目前借助超声计算机断层成像、磁共振成像等技术观察患者体内组织器官甚至分子的变化。观察性研究方法又可分为描述性研究和分析性研究。

（一）描述性研究

描述性研究指利用常规检测记录或通过专门调查获得的数据资料（包括实验室检测结果），描述疾病或某种特征在特定人群中的分布、发生和发展规律。描述性研究包括横断面研究和生态学研究。

1. 横断面研究　又称现状研究，顾名思义指一个时间断面上的研究，是在特定时间点与特定范围内，描述人群中的有关变量（因素）以及疾病或健康状况的分布情况，并分析有关因素与疾病之间的关系。例如山东省糖尿病流行病学调查研究，可以得到糖尿病在山东不同地区、年龄、性别和职业人群中的分布状况，通过分析可知饮食结构、超重、缺

乏锻炼等因素与糖尿病发病率相关，从而提示人们应保持良好的生活习惯预防糖尿病。此外，在采取某项卫生防治措施后进行现状研究，结合之前的观察研究结果，根据患病率的前后差别比较，也可以对防治措施进行评价。

2. 生态学研究　是在群体水平上研究某种因素或特征与疾病之间的联系，以群体为观察和分析单位。研究的人群组可以是学校的班级、工厂、城镇、国家等的全体。如20世纪50～60年代的"反应停事件"中，伦兹博士发现西德各地有一些手脚异常的畸形婴儿，其手脚比正常人短，甚至根本没有手脚，类似海豹。经过深入调查研究，发现生育这种畸形婴儿的孕妇都服用过能控制精神紧张，防止恶心，并有安眠作用的药物沙立度胺，即"反应停"，从而得出"反应停是造成畸形胎儿原因"的结论。又如，通过调查发现沿海地区的胃癌发病率高于其他地区，从而提出沿海地区环境因素如饮食结构等可能是胃癌的危险因素之一，这也是生态学研究方法的范例。

（二）分析性研究

分析性研究就是检验假设的一类研究方法，实质上是一种纵向的研究。分析性研究主要有病例对照研究和队列研究方法。

1. 病例对照研究　是以一定数量的某病病例为病例组，一定数量不患该病的个体作为对照组，调查两组中某可疑因素出现的频率并进行比较，经统计学检验从而分析该可疑因素与疾病之间的联系，其被广泛应用于探索疾病的危险因素、评价防治效果及预后等，特别是应用于研究罕见病及慢性病的危险因素中。这种方法是由"果"向"因"的回顾性研究，但是如若想确证危险因素和疾病之间是否存在因果联系，还须根据一些标准再加以衡量判

断。英国流行病学家理查德于 1948—1952 年间进行吸烟和肺癌关系的病例对照研究,他们从伦敦和其他几个地区的多家医院中选取确诊的肺癌 1465 例,每一病例按性别、年龄、种族、职业、社会阶层等条件匹配一个对照,这些对照是胃癌、肠癌及其他非癌症住院患者(也是 1465 例)。围绕吸烟的时间、数量等因素设计调查问卷,收集数据资料,再经统计学分析得出吸烟与肺癌发病相关的结论。

2. 队列研究 又叫随访研究,是观察处于某种研究因素不同暴露状况下的研究对象在一定期限中的结局如发病率或死亡率,从而探讨这种因素与结局之间的关系。这种研究方法如若应用于罕见疾病的研究,观察期可能非常长,因而比较适用于常见病的研究。队列研究是一种由"因"推"果"的研究方法,是前瞻性研究。1984 年,欧洲 9 个国家多中心协作进行孕妇饮酒与妊娠后果关系的队列研究。随后,Sulaiman 等人在 1985 年 5 月 1 日至 1986 年 4 月 30 日间,以在 Dundee 地区产科门诊作产前检查并在医院分娩者为调查对象进行队列研究。以饮酒孕妇为暴露组,不饮酒孕妇为非暴露组,从产妇和新生儿所在的医院收集妊娠经过和结局资料。得到饮酒导致的妊娠后果可有出生体重减轻、胎盘剥离、死产及智力低下等。

二、实验性研究

实验性研究是指根据研究目的通过对研究对象进行某种干预手段,观察和分析由此引起的实验效应,从而得出某种结论的研究方法。这种研究方法的本质是人为控制整个研究过程,即在研究者设定的特定条件下开展实验,因而能更容易更准确地揭示处理因素与实验效应之间的因果关系,探索客观规律,建立新的科学理论。根据研究地点和对象不同,实验性研究可以分为动物实验、临床试验、社区干预试验和体外研究。

(一)动物实验

动物实验指的是以动物为实验对象进行的科学研究。其目的主要是通过在动物身上研究得出的有关生命现象和规律,进一步在人类得到验证和应用,因而动物实验是医学研究中常用的方法,也是临床试验的基础。在实验室中进行动物实验,能够更严格地控制实验条件、设立对照并进行随机分组,且可最大限度地获得样本资料。另外,用动物模拟人类疾病,不但可以研究发病机制,而且还可进行新药临床前试验,以确定药物的疗效、剂量和不良反应;此外,发展一种新的手术方法、研究某毒物或病原物的致病作用及其干预均需在动物身上进行实验。目前常用的实验动物有小鼠、大鼠、豚鼠、兔、狗、青蛙、果蝇、猩猩等。如小鼠常用于药物毒性实验,也应用于移植和肿瘤的研究,还可应用于多种疾病模型的构建,是医学科学研究中应用最广泛的动物;果蝇由于传代快、饲养简单,已经作为常见的模式生物应用于遗传学和发育学上的研究。由于动物与人存在种属差异,要选择与人类疾病有共性的动物做实验。如人类免疫缺陷病毒(HIV)仅感染黑猩猩和长臂猿,所以不能选择其他动物做相关实验。此外,动物与人的生理功能、生化反应、病理变化、免疫应答、药物的代谢,以及对环境有毒有害物质和病原物的反应性等方面存在一定差异,因此动物实验结果可与临床完全不同,需要进一步验证。

(二)临床试验

狭义的临床试验又叫新药临床试验,指任何在人体(患者或健康志愿者)进行药物的系统性研究,以证实或揭示试验药物的作用、不良反应及(或)试验药物的吸收、分布、代谢和排泄,获得新药在人体的药动学参数,确定药物的疗效与安全性。从广义上讲,临床试验是以临床患者或正常人为实验对象的科学研究。此节讨论的是广义的临床试验。临床试验的目的主要解决临床医学疑难问题和提高医技水平与疗效。解决临床医学疑难问题,如研究自身免疫性疾病的病因及发生机制、探索不孕症的病因及机制等;提高对特定疾病的诊疗水平,如癌症的早期诊断与治疗、药物的临床试验以及对医疗器械、护理方法的改进试验等。有的临床试验借助现代实验技术和仪器设备进行研究,如寻找新的肿瘤标记物,采集正常人和肿瘤患者的血液或尿液等体液标本,运用双向电泳、蛋白芯片、电喷雾质谱和飞行时间质谱等一系列新技术分析差异蛋白质分子,更快更精确地发现和鉴定肿瘤标记物。有的则以临床观察和统计学分析为主要手段,如探讨表皮生长因子联合高压氧治疗糖尿病足溃疡的效果时,对 Wagner 分级为 2～3 级的 2 型糖尿病足患者随机分为三组:A 组仅作局部清创和创面外喷生理盐水;B 组在 A 组的基础上进行高压氧治疗;C 组在 B 组基础上使用表皮因子外喷创面。随后观察一定时间内各组创面愈合情况、肉芽组织成熟程度,量化后进行统计学分析,从而证实表皮生长因子联合高压氧治疗能有效促进糖尿病足患者溃疡创面组织再生与修复,加速溃疡愈合。

由于临床试验观察对象是人,而人作为社会性动物会受到心理和社会因素的影响,因而临床试验具有复杂性。另外,临床试验还涉及医德与伦理学问题,任何临床试验必须在确保不危害受试者的人身安全与身心健康的前提下才能进行;有的实验如致畸、致突变、致癌等因素的研究是杜绝在人体上进行的;而有些试验不允许直接在人体进行,需要先进行动物实验。

(三) 社区干预试验

社区是指由一定数量,具有共同意愿、相同习俗和社会规范的社会群体相结合成的共同体,通常是某街道、某城市、某地区、某国家等,也可以是学校、医院、某工作单位、车间、班级等。社区干预试验是以社区人群为研究对象,在实验中将研究对象随机分为试验组和对照组,在试验组进行干预即施以某种处理因素,对照组不予干预措施或给予安慰剂,经过一定时间随访观察,比较分析两组之间效应上的差别,从而判断干预措施的效果。如食盐加碘预防碘缺乏病、补硒防治克山病、打深井降氟预防氟中毒等研究都是进行社区干预试验得出的结论。要注意的是,以整个社区和其人群作为研究对象,进行随机分组的难度较大,甚至不允许随机分组,这时可以考虑设非随机对照组,或做自身对照即干预试验前后对比。另外,干预措施可以是阻断某疾病发生的某因素、预防某种疾病的疫苗、治疗某种疾病的药物或方法等。通过社区干预试验可以检验病因假设,评价各种预防或保健措施以及药物新疗法的效果。

(四) 体外研究

由于在体实验条件的复杂性,所得出的结果常常是多种因素综合作用的结果。体外研究可探明单一因素对某类型的靶器官、靶组织或靶细胞的作用,条件易于控制,操作简便,节约时间,实验效率高。体外研究常对体内实验结果进行补充,或相互印证,或深入探讨其机制,故起到不可替代的作用。体外研究包括体外实验与离体实验。

1. **体外实验(in vitro)** 指用生物材料如不同的细胞系、蛋白质或核酸进行的体外(或试管内)实验研究。例如,给予某种处理因素观察对乳腺癌细胞系生长、转移、凋亡和细胞周期的影响;研究细胞和细胞间、蛋白和蛋白间的相互作用;研究信号转导等。

2. **离体实验(ex vivo)** 指将某一组织、器官或细胞从活体内分离出来,在一定条件下进行的研究。例如,Otto Loewi 将两只蛙心离体培养,刺激其中一只蛙心的迷走神经,使其停止跳动。然后,把浸泡过这只蛙心的盐水取出来浸泡第二只蛙心,第二只蛙心也停止了跳动。Otto Loewi 用简单的离体实验清楚地证明了神经介质的存在。离体实验有时会涉及从体内到体外(全部或部分实验在体内完成,然后从活体或处死的动物取组织、器官、细胞、血液等进行分析),或者从体外到体内(在体外进行研究的生物材料最终被输回至活体内)的过程,如将基因修饰的树突状细胞回输体内进行抗肿瘤效应的研究;而体外实验自始至终都在体外进行。

三、理论性研究

医学科研中的理论性研究多指生物医学数学模型的研究,或用电子计算机仿真进行理论研究。如最早 17 世纪时,英国医生哈维在研究心脏时应用流体力学知识和逻辑推理方法推断出血流循环系统的存在。20 世纪,奥地利著名物理学家薛定谔应用量子力学和统计力学知识描述了生命物质的重要特征。沃森和克里克利用当时对核酸所做的 X 射线衍射晶状结构照片以及其他与 DNA 结构有关的工作,于 1953 年建立了 DNA 超螺旋结构分子模型。目前,除了针对特定的生理系统如呼吸、血压等建立了相应的数学模型,针对特定的应用也开发了多种模型,如药动学模型、生物种群生长模型、临床计量诊断模型等。同属于生物信息学领域的蛋白质结构模拟与药物设计研究中也包含了大量的计算问题。此外,还包括利用流行病学调查所得到的数据,建立有关的数学模型,从而探讨疾病的规律和预测疾病的发生。

生态系统是一个复杂的动态系统,具有多种调节机制,很多变量或参数很难在体测量及控制;此外,从伦理角度上讲,在医学研究中也应尽量减少实验动物的用量,减轻临床试验中试验对象不必要的痛苦。因此,数学建模与电子计算机仿真在生物医学研究中日益受到重视。

四、研究方法选择注意事项

一般要针对课题的目的与特点选择适当的研究方法,但是在开展某个研究课题时,常交叉应用不同的研究方法,相辅相成地验证某种现象或阐明某一问题。

(一) 根据研究课题的特点选择合适的研究方法

当确定了研究课题,课题特点也决定了所需的研究方法。如农村学龄前儿童气质特点与生长发育的关系研究中,儿童的气质是没有办法人为操控的,所以只能采取观察性研究方法。为了探讨肿瘤转移的分子机制和评价抗转移实验性治疗疗效,需要建立肿瘤转移模型。基于伦理道德,决不允许建立人的肿瘤转移模型,因此只能开展动物实验。此外,人们意识到咽腔解剖结构异常与阻塞性睡眠呼吸暂停低通气综合征等疾病相关,为了阐明咽腔解剖结构异常与功能异常的关系,提出建立咽喉三维模型。这个模型的建立过程就是在已有的观察和实验数据基础上,综合运用计算机仿真技术、三维图形重构、计算流体力学、近代医学理论等开展理论性研究的过程。

（二）在研究的不同阶段选择不同的研究方法

有些科学结论是从分阶段、层层深入的研究过程中总结得出的。如探讨吸烟是否增加膀胱癌的发病率及相关分子机制的研究,首先要解决吸烟是否影响膀胱癌发病率。可先采用循证医学研究,使用相关的关键词检索 PubMed、Cochrane 图书馆等电子数据库收集吸烟与膀胱癌临床研究证据,再通过 Meta 分析对这些研究结果进行重要性和真实性评价,判断吸烟与膀胱癌发病率是否相关。接着可以通过动物实验建立被动吸烟致癌的小鼠模型,进一步验证吸烟与膀胱癌发病的关系。在进一步研究吸烟导致膀胱癌发病的分子机制时,可联合运用体外与在体研究进行探讨。如上所示,根据课题开展的不同阶段和不同目的选择合适的研究方法。

（三）多种研究方法的交叉使用

在研究中,特别对于重要的发现,应当尽可能采取多种研究方法,多层次予以论证。如吸烟与膀胱癌发病率关系的研究,在第一阶段探讨吸烟是否影响膀胱癌发病率,在进行循证医学研究时,可能因临床资料数据不足导致无法得出结论,故可选择其他研究方法如开展病例对照研究等。此外,在进行某一项研究时也会用到多种研究方法。如近年来基因组学的研究表明,不同的基因变异导致不同的癌症患者对药物反应不同,因而基于分子和遗传差异的个性治疗研究受到广泛关注。在这样的研究中必然要综合使用生物信息学研究方法和临床试验。例如,证明某种临床药物的疗效跟某个基因的单核苷酸多态性有关,研究过程如图 3-3 所示。一方面进行临床试验收集患者用药后的临床数据资料,另一方面对患者的特定基因进行测序,将测序结果收集构建基因数据库,运用生物信息学方法对序列进行聚类和差异分析。最后综合分析临床数据与基因数据,得出结论。

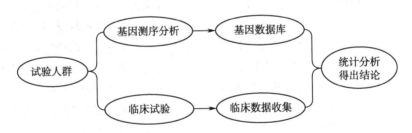

图 3-3 探讨某药物疗效与某基因单核苷酸多态性的相关性研究的流程示意图

第三节 受试对象

处理因素施加的对象称为受试对象,亦称实验对象或研究对象。选择受试对象十分重要,其正确选择是实验成功的关键,对实验结果产生极为重要的影响。大多数医学研究的受试对象是动物或人,也可是组织器官、细胞、分子或基因。医学科研中,受试对象应同时满足两个基本条件。

1. 须对处理因素敏感 根据不同研究目的,对实验动物的选择有不同要求,须有针对性地注意种类、品系。以速发型过敏性呼吸道疾病动物实验研究为例,实验动物对过敏原敏感性的高低依次为:豚鼠>家兔>犬>小鼠>猫>蛙。因此,开展相关研究制备动物模型时,须选择敏感性高的动物,还须注意年龄（月龄）、性别、体重、窝别、营养状况及生活环境等因素。

2. 反应须稳定 例如研究某药对高血压患者的降压效果,宜选用Ⅱ期高血压患者作为受试对象,因Ⅰ期高血压患者本身血压波动较大,而Ⅲ期高血压患者对药物的敏感性低。此外,受试对象应诊断明确（依照国内或国际统一的诊断标准）、具有典型性临床表现、病史记录全面（心理状况、情绪起落、病情程度、病程长短、生活习惯、个人嗜好、饮食状况、家族史等）,上述因素均可能不同程度地影响疗效,须严格加以控制,尽量使组间均衡化。

一、人体观察

人体是临床科研中常选用的受试对象，以人体为研究对象的实验研究称为人体观察或人体实验研究。人体观察是在基础理论研究和动物实验后、临床应用前的一个中间环节，是医学科研的重要手段。人体观察的受试对象为人，故其实验设计须符合并通过生物医学研究机构的伦理审查，须针对研究目的制定受试对象入选及剔除原则，并保证临床资料完整性。此外，人体观察实验往往需多方联合协作，可能导致实验条件不一致，故在实验设计时，应对各环节均制定详尽的统一标准。

（一）伦理审查

人体观察在人类征服传染性疾病的过程中做出重要贡献。例如，18世纪末，英国医生琴纳（E. Jenner）发明牛痘疫苗，使人类免受天花危害，历时近200年最终导致天花被彻底消灭。此事件被视为人类通过人工免疫预防传染病的范例。但是，Jenner人体实验的过程却并不符合现代生物医学研究的伦理学基本原则。

随着科学技术发展和人类社会进步，涉及人的生物医学研究和临床试验项目的伦理学问题成为学术界关注的焦点之一。人体观察与动物实验的最大区别在于前者须采取安全、可靠的方法，不能以损害人体健康为研究代价，同时须遵守人道主义和伦理学基本原则。1946年，《赫尔辛基宣言》问世，这是一项国际性的人体实验道德规范的文件，规定以人作为受试对象的生物医学研究的道德要求。随后，国际医学科学组织理事会和世界卫生组织共同颁布的《涉及人的生物医学研究的国际伦理准则》等。我国原卫生部1998年颁布《涉及人体的生物医学研究伦理审查办法（试行）》，2007年我国发布《关于印发涉及人体的生物医学研究伦理审查办法（试行）的通知》，强调人体生物医学研究须经伦理审查通过后方可开始，以规范涉及人的生物医学研究和相关技术的应用，从而充分体现保护人的生命和健康、维护人的尊严、尊重和保护受试者权益的宗旨。

我国的《涉及人体的生物医学研究伦理审查办法（试行）》分为五章，共三十条，对伦理审查原则、伦理委员会的设置和审查程序、方法以及审查的监督与管理等作出相关规定。从保护受试者权益和尊严的高度，强调伦理审查须遵守国家法律、法规及公认的生命伦理原则，审查过程应独立、客观、公正和透明，其审查原则主要包括：

（1）尊重和保障受试者自主决定同意或不同意受试的权利，严格履行知情同意程序，不得使用欺骗、利诱、胁迫等不正当手段使受试者同意受试，允许受试者在任何阶段退出受试。

（2）对受试者的安全、健康和权益的考虑须高于对科学和社会利益的考虑，力求使受试者最大程度受益和尽可能地避免伤害。

（3）减轻或免除受试者在受试过程中因受益而承担的经济负担。

（4）尊重和保护受试者的隐私，如实将涉及受试者隐私的资料储存和使用情况及保密措施告知受试者，不得将涉及受试者隐私的资料和情况向无关的第三者或传播媒体透露。

（5）确保受试者因受试受到损伤时，得到及时免费治疗并得到相应赔偿。

（6）对丧失或缺乏能力维护自身权利和利益的受试者（脆弱人群），包括儿童、孕妇、智力低下者、精神病患者、囚犯及经济条件差和文化程度低者，应予以特别保护。

涉及人的生物医学研究和相关技术应用主要包括：①采用现代物理学、化学和生物学方法在人体上对人的生理、病理现象以及疾病的诊断、治疗和预防进行的研究活动；②通过生物医学研究形成的医疗卫生技术或产品在人体上进行试验性应用的活动。属上述范畴的人体观察均须申报伦理审查，批准后方能进行研究。

（二）受试对象入选原则

筛选合格的病例是人体观察的重要环节之一，涉及合格受试者标准、受试样本及受试病例资料完整等内容。

1. 诊断标准 人体观察研究的受试者须采纳国际或国内公认的诊断标准（权威性机构颁布的标准、全国性专业学会标准或某些权威著作的标准、国际通用标准），对有不同分型的疾病应列出其分型（或分期、分度、分级）标准，即诊断标准原则上要遵循公认、先进、可行的原则，并应注明诊断标准的名称、来源（包括原作者和修订者）、制定时间及简要的说明。以中医病证为人体观察对象时，若中医病证有与西医病名相对应的名称，应加列西医病名，并列出相应的西医诊断标准及检测指标作为参考；若以西医病名为研究对象时，则先列出西医诊断标准,同时列出中医证候诊断标准。中医病名的诊断标准应参照现行的全国统一标准而制定,若无现行标准,可考虑参照最新版高等医药院校教材、全国专业学会标准或国际会议等提出的标准。

2. 排除标准　根据研究目的不同,还应考虑某些应予排除的因素,其标准各异。一般而言,新药临床研究的病例排除标准须考虑年龄、并发症、妇女特殊生理期、病因、病型、病期、病情程度、病程、既往病史、过敏史、生活史、治疗史、鉴别诊断等。研究阶段不同则病例排除标准也各异。如新药的 I 期临床研究排除标准一般为:①健康检查不合格,肝、肾功能检查异常者;②可能对所研究药物过敏或经常使用其他药物者;③妊娠期、哺乳期、月经期妇女及嗜烟、嗜酒者;④影响研究结果和受试对象健康的隐匿传染病携带者;⑤不能表达其允诺者,如精神病患者、监狱中的犯人等。

3. 剔除标准　依据入选及排除标准而筛选出的全体受试者,按照统计学原则均应纳入统计处理,不得任意舍弃。因此,人体观察设计均应明确规定病例剔除标准,以确保研究成功。剔除标准包括:

(1) 不符合纳入标准而被误纳入的病例和虽符合纳入标准而纳入后未曾服药的病例。

(2) 观察中受试者自行退出者。

(3) 医生认定受试者应退出的病例,涉及:①受试者依从性差、符合纳入标准而因某种原因未完成观察的病例;②发生严重不良事件、并发症和特殊生理变化而不宜继续接受观察的病例;③盲法研究中被破盲的病例;④未按观察方案规定用药的病例;⑤统计学分析时应结合实际情况处理,如发生不良反应者应计入不良反应的统计。一般剔除的病例不得超过总病例数的 5% ,如超过 10% 则研究结论不可信。

4. 临床资料的完整性　观察表格的科学性、合理性及临床研究资料收集的完整准确与否直接影响临床研究质量的好坏及成果的重要性。国内许多人体观察研究因缺乏应有的临床资料或资料不完整,致使结果可信度低或丢失了有价值的发现,从而影响成果的重要意义。因此,人体观察研究中应注意资料完整性,如受试者签署的知情同意书、患者病历、各种测定或化验结果等原始资料。

二、动物实验

医学研究中,以动物作为受试对象的实验称为动物实验。动物实验对生命科学研究不可或缺,已逐渐成为许多学科(生理、病理、心理及药物研发等)发展的基础,推动了诸多领域的突破性进展。近年来,随着科学技术发展和社会进步,动物实验研究所涉及的道德问题引起广泛关注,科研工作者均须了解并在工作中加以实施,以使自己的研究工作更加规范,同时也为我国科学研究者与国际同行平等对话创造条件。

(一) 动物保护与伦理审查

科学发展至今,每位医学研究人员都应清楚,动物实验研究与人体观察(临床研究)一样,均受伦理道德的约束。许多研究中,不仅须观察动物的自然习性,还须对动物进行人为操作,从而引发动物研究的伦理道德问题。事实上,动物具有比人们所想象要复杂得多的认知能力和社会体系,并有感知愉快及痛苦的能力,由此促使人类意识到以往许多动物实验研究均缺乏伦理道德的考虑。近 20 年来对动物福利及伦理日趋关注,许多国家通过了动物福利法案,并成立"实验动物伦理委员会",某些国际著名学术刊物已要求论文作者提供所在单位"实验动物伦理委员会"的审查和批准。

我国科技部也于 1988 年颁布《实验动物管理条例》,以适应科学技术发展的需要,加强对实验动物的管理。2006 年 9 月又制定并印发《关于善待实验动物的指导性意见》,以进一步加强动物实验研究中动物福利及伦理问题的执行。该指导性意见共分六章,包括总则、饲养管理过程中善待实验动物的指导性意见、应用过程中善待实验动物的指导性意见、运输过程中善待实验动物的指导性意见及善待实验动物的相关措施等内容,对实验动物的福利及动物实验的伦理制定了详细意见。总则中规定"实验动物生产单位及使用单位应设立实验动物管理委员会(或实验动物道德委员会、实验动物伦理委员会等)。其主要任务是保证本单位实验动物设施、环境符合善待实验动物的要求,实验动物从业人员须进行专业培训和学习,动物实验实施方案设计合理,规章制度齐全并能有效实施,敦促本单位实验动物的应用者尽可能合理地使用动物,以减少实验动物使用数量。"总则中还提出善待实验动物,倡导动物实验研究的"3R"原则:①Reduce,减少每次实验中所需动物数量;②Refine,善待动物,尽量减少动物所受痛苦和伤害;③Replace,使用其他研究手段替代动物实验。每位研究者都应认真学习上述文件,并在实验研究中严格遵守相关规定。

(二)动物的选择

医学研究中,实验动物的选择恰当与否不仅关系课题的科学性和质量高低,且涉及经费开支多少、研究途径正确与否、实验方法的繁简,甚至影响研究结果的正确性及课题成败。为正确选择实验动物种类,在动物实验开始前须大量阅读相关文献,以了解实验动物学知识。

1. 常用实验动物 医学研究中常用的实验动物包括小鼠、大鼠、兔、狗、猪、牛、羊、地鼠、猫、猕猴、黑猩猩、马、鹿、豚鼠等。

2. 选择实验动物的一般原则

(1)遵循关于国际及我国相应动物福利及伦理要求,遵循我国科技部下发的《关于善待实验动物的指导性意见》,严格执行所提出的动物实验研究的国际通用"3R"规则,减少动物用量、善待动物、尽量采用替代物。

(2)须选用与人的功能、代谢及疾病特点相似的动物,利用实验动物与人类某些相近的特性,通过动物实验对人类疾病的发生、发展及规律进行推断和探索。例如,不同哺乳动物其机体各系统组成、组织结构均存在许多相似点,其生命活动的基本功能具有相近的特性。从进化角度,猩猩和猴在解剖学、组织器官功能、白细胞抗原及染色体带型等方面与人类非常相似,故选用这些动物所获实验结果来推测于人具有很强的说服力,但这些动物的研究成本昂贵。

(3)实验动物选择中须充分利用不同品种、品系实验动物存在的某些特殊反应,选择解剖、生理特点符合本实验目的要求的实验动物。例如家兔对体温变化十分敏感,宜选用做发热、解热及致热源检查实验;观察避孕药对排卵影响的实验宜选用兔、猫;以高胆固醇膳食饲喂兔、鸡、猪、狗、猴等动物,均可诱发高脂血症或动脉粥样硬化,而猴和猪的心脏冠状动脉前降支还形成斑块及大片心肌梗死,情况与人更为相似,故动脉粥样硬化实验多选用猪、猴及兔;家犬的胰腺、胃较小,宜用于胰腺摘除术及胃肠道生理的研究;大鼠无胆囊,不会呕吐,故不能用于胆囊功能观察;狗、猫、猴等动物呕吐反应敏感,适宜用于呕吐实验;对具有雌激素活性的药物进行避孕药效研究,不能选用小鼠与大鼠。

同一品种不同品系的动物还存在某些特殊反应,应根据实验目的而选择应用,例如 BALB/c 小鼠与其他近交系相比,肝、脾与体重的比值较大,对放射线甚为敏感,故常用于制备单克隆抗体;C57BL/6 小鼠具有干扰素产量高、对放射物质中等耐受、补体活性高、易诱发免疫耐受等特性,是肿瘤学及免疫学研究的常用品系。此外,某些易感自发性疾病的动物能局部或全部地反映与人类相似的疾病过程,借助遗传育种可将这类动物培育成疾病模型动物供研究使用,如遗传性高血压大鼠、糖尿病小鼠、自身免疫病小鼠等。还可利用某些特殊缺陷型小鼠,如胸腺缺陷的裸鼠,由于缺乏 T 细胞,故可接种人肿瘤,用以筛选抗肿瘤药等。

(4)选择结构简单且能反映研究指标的动物。进化程度高或结构功能复杂的动物虽其实验结果更易被认可,但由于此类动物对实验条件的控制要求高、价格昂贵等原因,常对实验结果的获得造成难以预料的困难。因此,在能反映实验指标的情况下,宜尽量选用结构功能简单的动物,如被作为模式生物的果蝇,其生活史短(仅 12 天左右)、饲养简便、染色体数少(只有 4 对),同时具有较复杂的生命现象,不仅成为遗传学研究的绝好材料,在抗感染免疫及肿瘤侵袭特性等研究中也具有广泛应用前景。

(5)选择适龄实验动物。许多疾病模型的建立对动物年龄有要求,若选择不当,则不能成功建模。例如诱导免疫耐受,一般需使用胎鼠或幼龄鼠;慢性实验或观察动物生长发育,应选择幼龄动物;开展老年医学研究,通常选用代谢和功能反应接近老年的老龄动物。

(三)实验动物分类

实验动物指专供医学、药学、生物学、兽医学等领域科研、教学、医疗、鉴定、诊断、生物制品所用的动物,其特点是:由人工饲养、繁育而成;所携带的微生物及寄生虫受到控制;遗传背景明确或来源清楚。

按微生物学要求,实验动物可分为 4 个等级:①Ⅰ级,即普通动物,是微生物控制要求中级别最低的动物,可用于教学示教及预实验,但须不存在可能传染给人类的各种疾病,如皮肤真菌、寄生虫、结核杆菌等;②Ⅱ级,即清洁动物,用于开展一般动物实验,除不带有普通动物应排除的病原体外,还应不携带可能危害动物和干扰科学实验结果的病原体,如流行性腹泻病毒、丝虫病、球虫病、蠕虫(除蛔虫外)病等;③Ⅲ级,即无特殊病原体动物(special pathogen-free animals,SPF),动物为剖宫产或子宫切除产,均按纯系要求进行繁殖,在隔离环境下饲养,动物体内无致病菌,此类动物是目前国际公认的标准级别实验动物,适用于所有科研实验;④Ⅳ级,即无菌动物(germ-free animals,GF)和悉生动物,前者指在全封闭条件下饲养的纯系动物,采用当前手段无法检出任何病原体。后者又称已知菌动物,指用与无菌动物相同的方法饲养,但明确体内所给予的已知微生物的动物,一般将1~3种已知微生物植入无菌动物体内获得。Ⅳ级实验动物一般用于具有特殊目的和要求的实验,如病原研究、宿主与微生物之间关系研究、抗肿瘤研究等。

按照遗传学特性要求,实验动物也可分为4类:①Ⅰ类即近交系或称为纯系,其经20代以上全同胞或亲子交配而成,基因纯合程度达98%以上,故动物个体间在遗传特征上高度一致,对处理因素反应的离散性较小,实验组间可比性强;②Ⅱ类为突变系动物,指通过基因变异而具有某种遗传缺陷的纯系动物,常用于制备疾病模型(如裸鼠、糖尿病小鼠、侏儒症小鼠等),目前借助转基因技术或基因敲除技术,可制备高表达特定基因或使特定基因缺陷的动物,以观察动物发育及其生理功能改变;③Ⅲ类为远交系动物,又称封闭群,是通过非近亲交配方式进行繁殖一定代次的实验动物生产群体,如我国昆明种小鼠即采用随机交配而成的远交系,常用于制备单克隆抗体的BALB/c小鼠也属远交系小鼠,大鼠远交系常用Wistar大鼠和SD大鼠;④Ⅳ类为杂交群或称异系杂交,由不同品系间交配而产生。杂交一代动物不仅遗传背景清楚,且由于杂种优势,其适应性强,反应较均一,是使用极为广泛的实验动物。

三、组织器官离体实验

组织是由一些形态相同或类似的细胞,加上非细胞形态的间质,彼此组合在一起共同担负一定生理功能的细胞群。动物组织主要分为上皮组织、结缔组织、肌肉组织和神经组织四大类基本组织。动物体内由几种不同类型的组织联合形成的,具有一定形态特征和一定生理功能的结构,叫器官(如眼、耳、胃、肠、心脏等)。从麻醉或刚死去的动物体内分离所要研究的器官或组织,或从患者手术中获得的组织或器官,置于一定的存活条件下(如温度、营养成分、氧气、水、pH等)对其生理、生化、形态、药理等方面的特点进行研究的实验方法,称组织器官离体实验。

组织器官离体实验常用的离体器官或组织有心脏、血管、肠段、子宫及神经肌肉标本等。如可利用离体肠管观察药物对肠管蠕动、吸收、通透性、血流情况等的影响,并进行作用机制的分析;利用离体胆囊来筛选引起胆囊舒缩的药物;利用蛙心研究某种物质(激素、药物等)对心脏收缩功能的影响;还可以在离体的神经纤维或肌纤维上研究生物电活动。

在组织器官离体实验中,不同动物的不同组织或器官都有各自适宜的营养环境,因此各种动物的人工生理溶液的配制成分都有不同要求。不适宜的营养环境会对研究对象造成环境胁迫,甚至是毒害,导致实验结果不可靠或是实验失败。在组织器官离体实验中要特别重视人工生理溶液的配制,主要注意以下方面:①渗透压:要注意等渗,但不同动物对同一物质的等渗要求并不相同。如生理盐水溶液,冷血动物用0.6%~0.75%;温血动物用0.8%~0.9%。②各种离子浓度:一定比例的不同电解质离子Na^+、K^+、Ca^{2+}、Mg^{2+}、H^+、OH^-等是维持组织器官功能所必需的。组织器官不同,对生理溶液中离子的成分和浓度要求亦不同。③pH值:人工生理盐水中pH一般要求为中性。对于哺乳动物心脏冠状动脉,酸性生理溶液可使平滑肌松弛;碱性则可使节律加快,振幅缩小。④其他条件:葡萄糖提供组织活动所需能量,临用时再加入,以防变质;有的离体器官或组织需要氧气,如离体子宫、离体兔心、乳头肌等,而离体肠管通以空气即成。

组织器官离体实验的优点是实验条件容易控制,操作比较简单,牵涉的人力较少,结果差异相对较小,也能反映该器官或组织的特性。但是,组织器官离体实验由于脱离了整体的神经-体液-免疫调节,其结果在解释整体表现时需要谨慎。例如,血管扩张药对离体心脏可能无直接作用,但是在整体动物用了血管扩张药,会因为血压降低而反射性增强心脏功能。可见模拟的存活条件毕竟与整体的实际情况有较大的出入,其结果也可能与体内的变化不一致。因此,组织器官离体实验可作为整体研究的补充和参考。

四、细胞实验

细胞是生物体结构和功能的基本单位,也是生命活动的基本单位,在生物进化中处于核心地位。生物体各种生理和生化过程均由细胞和细胞群体完成,故细胞水平研究是最基本的实验研究模型。以细胞作为受试对象的研究称为细胞学实验,其主要内容包括:从体内分离细胞;借助细胞培养技术模拟体内生理条件,使其在人工条件下生存、生长、繁殖和传代;以细胞模型研究细胞生命过程、细胞癌变、细胞工程等。近年来,细胞学实验已广泛应用于分子生物学、遗传学、免疫学、肿瘤学、细胞工程等领域,发展为一种重要生物技术。

通过细胞实验研究细胞周期、细胞分裂、细胞增殖与分化、细胞凋亡与坏死、细胞逆境适应、细胞间相互作用、物质运输、细胞迁移及其相关信号通路调控网络等细胞生物学行为,有利于更精确地了解生物体的生长、发育、分化、繁殖、运动、遗传、变异、衰老和死亡等基本生命现象。以细胞为受试对象的研究具有如下特点:可体外操作;可直接观察处理因素所致的效应;可进行连续动态生物学现象观察;实验的安全性和可重复性好;尤其适合研究信号通路中信号分子及信号转导的调控机制。然而,体外细胞学实验研究对阐述机体生理与病理现象存在一定局限性:①难以精确模拟机体内环境、正常细胞的比例及细胞-细胞间的相互影响;②难以真实反映机体的整体调节;③培养方法可能影响细胞形态及功能,且实验操作易受各种因素干扰,故须严格控制实验条件,才能获得可靠结果。

细胞实验中,研究者须深入掌握细胞生物学理论及相关技术知识,从而根据实验目的选择合适的细胞作为受试对象。例如观察某药对人外周血 NK 细胞及淋巴因子活化的杀伤细胞(LAK 细胞)杀伤活性的研究中,其关键环节之一是选择合适的靶细胞。NK 细胞的靶细胞应选择对其敏感的 K562 细胞系;LAK 细胞由于抑瘤谱广,宜选择 3 株以上肿瘤细胞系作为靶细胞,如 K562、Raji(B 淋巴细胞白血病细胞株)、Daudi(恶性淋巴瘤细胞株)等。以下分述细胞与细胞系的类型:

1. 正常细胞与正常细胞系 若以正常人体组织细胞为研究对象,可借助机械研磨、酶消化及磁珠分选等技术从正常人体组织器官分离目的细胞(如各种免疫细胞、不同来源的干细胞等)。除血细胞外,多数正常组织来源的细胞具有贴壁生长、接触生长抑制等特点,且正常细胞有一定寿命,在体外传代培养若干代后即会死亡。目前已建立许多

永生化的正常人细胞系,如人胚肾细胞(HEK-293)、腺病毒包装细胞(293)、人滋养层细胞(HTR-8/SVneo)等。这些细胞系可用于不同研究目的,且部分已商品化。细胞学研究中,凡国内外同道馈赠的细胞系,多附有协议,如不准用于商业化或限制用于某些领域的研究,研究者应严格遵守相关协议。细胞系的选择取决于研究设计及目的,应清楚了解所选细胞株的来源和生物学特性是否适合本研究中处理因素的观察。选择细胞时还应特别注意细胞的种系来源,根据研究目的确定选择人、鼠或其他种属动物来源的细胞系。

2. 肿瘤细胞与肿瘤细胞系 肿瘤细胞在细胞学研究中占据核心位置。由于肿瘤细胞易培养,故成为细胞学研究的重要受试对象。目前已建立的细胞系中以肿瘤细胞系为最多。肿瘤细胞的培养与研究在阐明癌症发生发展机制及抗癌新药研发中具有重要价值。借助体外细胞培养进行肿瘤研究具有如下优点:

(1) 不受机体内环境因素影响,从而避免个体差异,有利于探讨各种物理、化学和生物因素对肿瘤细胞生命活动的影响。

(2) 便于同时从细胞、分子与基因三个水平研究肿瘤细胞的结构、功能及癌变发生机制。

(3) 能长期传代、保存,便于观察肿瘤细胞生物学特性和遗传行为的改变。

(4) 能快速筛选抗癌药物,适宜进行耐药机制的研究。

(5) 研究周期较短,经济。

体外培养也存在某些缺点,尤其是长期培养可使细胞生物学特性发生改变,例如黑色素瘤 B16 细胞系在体外多次传代后,产黑色素能力及贴壁能力下降;NK92 细胞系体外长期传代,其表达某些标志性表面分子的能力降低甚至丧失,如从 NKG-2D 阳性转为阴性,即丧失原有生物学特性,故应特别注意细胞传代代数问题。此外,体外实验所获结果并非完全代表体内情况,故体外细胞实验须与体内实验相结合。

培养的肿瘤细胞通常不受接触抑制作用的影响,增殖活性亦不受调控。此外,肿瘤细胞还具有侵袭性、异质性、失去二倍体核型、呈异倍体或多倍体及永生化等特点。但多数分离的肿瘤细胞增殖并不旺盛,也不能长期传代,增殖若干代后会出现类似二倍体细胞培养中的停滞期,只有渡过此阶段

的细胞才能获得永生化,顺利传代生长。另外,永生性并非肿瘤细胞特有的性状,如 NIH-3T3、Rat-1 及某些正常细胞系亦具有永生性。

一般而言,体外细胞永生化和恶性表型是肿瘤细胞的两个性状。体外培养的肿瘤细胞生长为形态单一的细胞群体或细胞株后,不论用于实验研究还是建立细胞系(株),均需具备如下条件:

(1) 共同特征:可在体外连续培养传 20 代以上,应具备详尽的原始资料:①标本来源(记录患者姓名、年龄、性别、临床诊断的疾病类型和分期);②标本收集制备日期,细胞培养方法;③标本的病理切片和病理、组织学类型诊断。

肿瘤细胞系具有典型的生物学特征:①形态变化与增殖行为改变;②染色体分析(染色体数目、染色体分组配对、染色体分带,并找出标记染色体);③体内实验能致瘤。

(2) 个别特征:如特殊的表面抗原和受体标记,有的分泌特定激素、蛋白等。

(3) 细胞系(株)污染情况鉴定:包括病毒、支原体感染检测;细胞系(株)交叉污染的监测(人 Y 染色体、染色体 Q 带、G 带核型分析);细胞表面 CD 抗原鉴定;同工酶种属特性及多态酶表型差异性检测。为防止和避免细胞系间交叉污染,须尽量避免同时操作两种以上细胞,并应建立检查细胞交叉污染的方法,一旦发现交叉污染,应立即清理和废弃之。

肿瘤细胞系(株)均可作为细胞学研究的实验对象,目前已建成的肿瘤细胞系数量繁多,可根据研究目的选择合适细胞系,例如探讨药物对卵巢癌细胞系侵袭行为的影响,由于肿瘤有较大异质性,应尽量选择相同来源、不同转移潜能(如高转移和低转移)的细胞系。

近年来,我国建成的肿瘤细胞系迅速增多,并得到广泛应用。由于长期传代的细胞系其染色体核型通常不稳定,传代越多则发生基因突变、易位或缺失的几率越高,从而导致细胞生物学性状改变。因此,选择细胞系做实验时,须确认所选细胞系在实验研究中保持原有的生物学特性。

3. 原代细胞、传代细胞和细胞株 机体组织细胞来源多样,培养方法各异。经特殊分离方法从胚胎、组织器官及外周血等初分离的细胞在体外培养,该类细胞被称为原代细胞,相应培养技术称为原代培养技术。离体时间越短,原代培养细胞性状与体内相似性越大,故将原代细胞作为受试对象应注意处理因素和作用时间。

对原代细胞进行分散接种的过程称为传代,经传代方式进行再次培养的细胞称为传代细胞。一般在一代中,细胞倍增 3~6 次,传代后细胞经历游离期、指数增生期和停止期。细胞接种后 2~3 天分裂增殖旺盛,称指数增生期,是细胞活力最好的时期,适宜进行各种实验,若条件允许可开展单细胞克隆和纯化。单细胞大量扩增后形成生物学特性稳定的克隆化细胞群,称为细胞株,此过程称为细胞的纯化或克隆。

4. 细胞库资源

(1) ATCC(American Type Culture Collection):即美国细胞、菌种保藏中心,目前能提供 3000 余种细胞系、15 000 余种细菌和噬菌体、2500 余种动植物病毒、700 余种人癌细胞系。

(2) Cascade Biologics, Inc.:该公司主要产品为人原代细胞,包括正常人皮肤细胞、心血管内皮细胞、角膜上皮细胞、黑色素细胞等。网址:http://www. cascadebio. com

(3) 第四军医大学实验动物中心:该中心保存多种肿瘤细胞株。网址:http://www. fmmu. sn. cn/web/anim

(4) 武汉大学中国典型培养物保藏中心:是国内较大且保存品种较多的细胞保藏中心。E-mail:cctcc@ whu. edu. cn

(5) 中国科学院典型培养物保藏委员会细胞库:是国内较大且保存品种较多的细胞保藏中心。网址:http://www. cell. ac. cn/cellbank/homepage. htm

5. 人工修饰的细胞 借助基因修饰技术,可改变机体细胞(如干细胞、免疫细胞、卵细胞及肿瘤细胞)的生物学特性,使之成为研究疾病发生机制及诊断治疗的良好工具,如敲除或转入某基因的细胞株是细胞学研究的重要材料,借助人工修饰方式所制备的基因修饰细胞在肿瘤细胞定位及靶向治疗等领域具有良好的应用前景。

在完整的医学科学研究中,受试对象往往包含以人体或动物为受试对象的研究,即体内研究(in vivo),以细胞、分子为受试对象的研究,即体外研究(in vitro)。由于某些体外细胞实验所证明的现象与体内实验并不相符,因此体外实验研究的结果常需用体内实验加以证实。相反,某些体内的实验结果,如两种不同细胞间的相互作用、某种信号转导等,也常需体外实验进行补充和验证。故研究人员在设计课题时常将体内外实验结合起来确认某些现象与效应。

五、分子实验

DNA、RNA 和蛋白质是三种重要的生物大分子,是生命现象的分子基础。以上述三种生物大分子为受试对象,研究其结构、性质及调节,此乃揭示正常或异常生命现象发生机制的重要途径。

(一) DNA

DNA 是生物体的遗传物质基础,具有贮存和传递遗传信息的作用。遗传物质的最小功能单位(DNA 分子中含特定遗传信息的核苷酸序列)称为基因,而单倍体细胞中全部基因为一个基因组。基因决定生物体的性状,根据基因是否具有转录与翻译功能可分为:①编码蛋白质的基因,其具有转录和翻译功能,一般由编码酶和结构蛋白的结构基因及编码阻遏蛋白的调节基因构成;②仅有转录功能而无翻译功能的基因,如 tRNA 基因和 rRNA 基因;③无转录功能的基因,但对基因表达起调控作用,包括启动基因和操纵基因,二者通常被称为控制基因。

在处理因素作用下,受试对象的形态及功能变化一般均是相应基因及调节基因表达改变所致。例如,低氧环境下肿瘤细胞生存、放化疗敏感性及侵袭特性的变化与细胞低氧适应调节的关键基因乏氧诱导因子(hypoxia inducible factor,HIF)及其下游相关基因表达的改变有关。基于对肿瘤细胞 HIF-1α 基因表达及调控通路的研究,相关的肿瘤治疗策略已显示良好的临床应用前景。DNA 分子上核苷酸序列或数目发生改变称为基因突变(gene mutation),生殖细胞突变可致遗传性疾病发生;体细胞基因突变可引发肿瘤等。突变是生物进化、分化的分子基础,也是某些单基因病(常染色体显性或隐性遗传性疾病)及多基因病(如精神分裂症、支气管哮喘、青少年型糖尿病等)病变的基础。

人种、人群和个体间存在 DNA 序列的差异(0.1% ~ 0.2%),此为单核苷酸多态性(single nucleotide polymorphism,SNP)。SNP 是人类基因组 DNA 序列变异的主要形式,是决定人类疾病易感性和药物反应性差异的核心信息。许多 SNP 的频率在不同民族、人群间有显著差异,如编码组织相容

性抗原的基因位点标记、ABO 血型位点标记及个体药物代谢差异等。已发现我国人群与西方人群若干重要疾病相关 SNP 的频率有明显差异。因此,以 DNA 为受试对象构建中国人基因组 SNP 系统目录的研究,对我国人口保健和生物技术医药产业及国家安全均有重要意义。随着 SNP 研究技术(如测序、生物芯片及生物信息等)的发展,以 SNP 为受试对象,阐明其差异的生物学意义,可能为探讨疾病的预测、诊断、预后和预防开拓全新的领域。目前已有较多人类基因突变及疾病相关数据库,如 HMGD-Human Gene Mutation db、dbSNP-Human single nucleotide polymorphism(SNP)db 等,可为相关研究提供重要数据信息。

此外,构建基因治疗载体、转染目的细胞并导入体内观察其效应,此为基因治疗,其在肿瘤治疗中已显示良好前景。

(二) RNA

细胞内的信息一般按信息的储存形式(DNA)、功能形式(RNA)到编码蛋白质的顺序进行传递,此即生物学的中心法则。因此,仅以 DNA 或基因为受试对象的研究,仅能说明疾病发生可能与其表达的变化有关。

根据生命现象控制中的信息流顺序,RNA 是遗传信息的中间传递者,在从 DNA 到蛋白质的信息传递中起重要作用。另外,许多致病微生物如(RNA 病毒)直接以 RNA 为遗传信息携带者。RNA 分为 mRNA(信使核糖核酸)、rRNA(核糖体核糖核酸)、tRNA(转移核糖核酸)和非编码蛋白小分子 RNA 等。目前已发现,细胞内存在多种由 20 多个核苷酸组成的单链小 RNA,能调控许多生命学现象(如细胞生长和分化、胚胎发育与肿瘤形成等)。例如,微小 RNA(microRNA、miRNA)能通过与 mRNA 结合而调控基因表达,深入研究 miRNA 有助于深入阐明生物体发育等生理过程及疾病发生、发展。以 RNA 为受试对象的研究技术主要包括逆转录-聚合酶链反应(RT-PCR)、mRNA 差异显示(differential display,DD)、mRNA 拼接变异体分析技术、RNA 干扰技术(RNAi)、生物芯片、生物信息技术等。

小干扰 RNA(small interfering RNA,siRNA)技术是揭示遗传病、病毒感染及癌症等疾病发生、发展机制及建立更为有效新疗法的重要研究手段。在以 RNA 为受试对象的研究中,由于 RNA 极易被

降解,须特别注意操作过程中保证其完整及活性。借助 RNAi 技术对目标基因进行沉默时应注意:针对同一目标分子所设计的不同 siRNA 序列,其抑制效率及特异性各异,选择不当可导致实验失败。故设计时应分析靶标 mRNA 序列,筛选其可接近位点;一般设计 2~4 对 siRNA,通过验证试验选择抑制效率较高者用于后续研究;另外,还可通过数据库及文献数据选择已被证实具有高特异性和高抑制率的 siRNA。

(三) 蛋白质与蛋白质组

蛋白质是经 mRNA 翻译而产生,一个细胞在特定生理或病理状态下表达的全部蛋白质种类称为蛋白质组(proteome)。蛋白质是生命活动的主要体现者,以其为受试对象的研究包括蛋白质的时空分布、结构、功能及其相互作用方式。疾病发生通常由蛋白质结构和功能异常所致,故蛋白分子被视为治疗人类疾病和抗传染病药物的主要靶点。蛋白质分子有非常特定而复杂的空间结构,包括一级、二级和三级结构,某些复杂的蛋白质还有四级结构。蛋白结构决定其功能,如蛋白质分子一级结构中氨基酸突变以及三维空间结构改变等都将引起功能变化,通过单晶体 X 射线衍射分析、多维磁共振等技术及相关软件,探讨蛋白质进化及构效关系,是蛋白质研究的重要内容。不同细胞及相同细胞在不同生理或病理状态下所表达的蛋白质种类和水平不尽相同,利用蛋白质组学技术(如双向电泳、质谱技术及常用数据库和计算机软件等)进行差异蛋白质组学研究,是以高通量研究揭示生命活动及疾病发生机制的重要研究手段。

许多 mRNA 经翻译产生的蛋白质须经历翻译后修饰,如磷酸化、糖基化、甲基化、泛素化和酶原激活等。翻译后修饰是蛋白质调节功能的重要方式,如蛋白质可逆磷酸化调节在信号转导中具有重要作用,是细胞生命活动的调控中心,参与调节生物体生长、发育、分化、存活与凋亡等。磷酸化蛋白的研究内容主要包括磷酸化蛋白质和磷酸肽检测、磷酸化位点鉴定、磷酸化蛋白定量。此外,细胞生命活动中,蛋白质-蛋白质相互作用所构成的蛋白质调控网络是调控细胞生命活动的基础。

医学科学研究中,以分子为受试对象,从本质上揭示生命现象及疾病发病机制,可为寻找治疗重大疾病的分子靶点提供理论依据和基础。但必须注意,生物体内的基因转录、翻译和蛋白质修饰、蛋

白质与蛋白质间相互作用及其功能发挥均受到严密调控,且往往受多因素甚至整体网络调控。为此,现代医学科研常借助转基因动物和基因敲除动物,观察特定分子在体内的实际功能。科研实践中,若能将分子、细胞、整体等不同层次的研究有机地相互联系,其结果更具说服力,也更加可能在高影响因子的权威杂志发表。

DNA、RNA 和蛋白质常用的重要数据库为:

基因数据库(http://www.ncbi.nlm.nih.gov/Genbank/)

非编码 RNA 数据库(http://biobases.ibch.poznan.pl/ncRNA/)

蛋白质数据库(http://www.expasy.ch/spot/或http://www.ebi.ac.uk/swissprot/)

蛋白质组分析数据库(http://www.ebi.ac.uk/proteome/)等。

第四节　处 理 因 素

处理因素亦称受试因素,是医学科学研究的基本要素之一。一般而言,处理因素是指外界施加于受试对象的因素,是在实验中需观察并阐明其效应功能的因素,通常包括生物因素(如细菌、病毒、生物制品等)、化学因素(如药物、激素、毒物等)和物理因素(如温度、射线、手术等)。生物体及其本身的某些特征(如动物品系、人的年龄、性别、民族、遗传特性等)也可作为处理因素而进行观察。正确、恰当地确定处理因素是研究者在科学研究中须注意的关键问题之一。在选择处理因素时,研究者易犯的错误是抓不住实验中的主要处理因素,选择过多或过少的处理因素。前者使实验分组及受试对象的例数增多,实验误差难以控制;后者则因处理因素过少使研究工作缺乏深度与广度。例如研究者拟观察类风湿患者外周血调节性 T 细胞(regulatory T cells,Treg)数量,分析 IL-4、GM-CSF、IL-6 及 TGF-β 对其分化发育及功能的影响。此研究中,施加于受试对象(Treg)的处理因素包括影响 Treg 分化发育和功能的 4 种细胞因子,由于处理因素过多,再加之实验目的欠清晰,故难以确定主要处理因素。此种情况除导致分组及受试对象例数增加外,也加大了非处理因素对实验结果的干扰(如性别、年龄等)。因此,研究者在进行科学研究时须注意如下问题:

1. 抓住实验研究中的主要处理因素 主要处理因素通常是在本人或他人提出的某些假设的基础上,根据研究目的的需要与实施的可能性而确定。

2. 找出研究中的非处理因素并加以控制 科学研究中除确定的处理因素外,凡是影响实验结果的其他因素均须明确,这些因素被称为非处理因素,或称混杂因素。非处理因素可产生混杂效应,影响处理因素效应的对比和分析。因此,实验设计时应设法控制这些非处理因素,消除其干扰作用,减小实验误差。

3. 处理因素的标准化 科研设计中,对处理因素的标准化应给予规定和说明。所谓处理因素的标准化,即如何保证处理因素在实验全过程始终如一,保持不变,按同一标准进行。研究中施加于受试对象的处理因素的强度、频率、持续时间及施加方法等,均应通过查阅文献和预试验确定其最佳条件,并使之在整个研究中保持一致。如处理因素是细胞因子,须正确选择批号,且分装储存方法、施加处理方式、剂量及时间等均应标准化和相对固定化。

一、实验中的主要处理因素

实验研究中主要处理因素的选择与确定对研究结果的意义至关重要。确定主要处理因素通常基于本人或他人提出的假设,并根据研究目的的需要与实施的可能性而决定。例如,1920年加拿大青年外科医生班廷基于德国籍俄罗斯裔学者明科夫斯基提出的"胰腺能分泌某种抗糖尿病物质"假说,以胰腺分泌物为主要处理因素,探索胰腺分泌物抗糖尿病物质的分离并研究其治疗糖尿病的效应,最终在生化专家柯利普帮助下获得可用于临床治疗的胰岛素,并首次成功治疗一位14岁患儿。班廷等人因此获得1923年诺贝尔生理或医学奖。我国学者陈竺院士和张亭栋关于亚砷酸(三氧化二砷)注射液治疗急性早幼粒细胞白血病的研究(1996年发表于 Blood)及随后的一系列相关研究,其主要处理因素的确定乃建立在传统医学和现代医学对亚砷酸认识的基础上,这项工作被誉为"中国学者在血液学研究领域内的一次重大突破"。

因此,研究者在开始实验研究前,应首先熟悉所研究领域的相关信息和本人前期研究工作的发现,通过大量阅读文献,为确定主要处理因素奠定基础。

同时,研究者还应根据研究目的,以及人力、物力和时间的限制,学会抓住主要矛盾,正确选定主要处理因素,这对揭示重大生物学现象具有重要意义。

二、单因素与复因素

根据施加于受试对象处理因素的多少,可将实验研究分为单因素研究(如观察单一药物疗效)与复因素研究(同一实验中施加一个以上处理因素)。例如,某研究观察低氧环境下基质金属蛋白酶-9对滋养细胞生物学行为的影响,低氧环境和基质金属蛋白酶-9即为实验中的两个处理因素,称为复因素研究。一次实验中的处理因素通常不宜过多,否则须增加分组及受试对象的数目,实验条件难以控制且可能加大实验误差;处理因素也不能过少,单因素实验虽简单易行,但因处理过于单一,所能观察到的结果和说明的问题较少,影响研究的广度、深度和效率,使研究结论受限。解决此类问题的对策之一是,增加处理因素水平。例如,在研究某药对肿瘤细胞侵袭行为的影响时,将药物分为大、中、小剂量组,探索不同剂量药物对受试对象的影响,可有效扩大实验结果的信息量。处理因素数量与不同处理水平之间可有多种组合方式,包括单因素单水平、单因素多水平、多因素单水平和多因素多水平。研究人员宜根据自身实验目的设计合理的实验方案。一般而言,对于复杂事物,往往需多种处理因素并在多个水平上进行综合分析。通过下述例子可说明实验研究中不同处理因素数量或水平的组合方式。

1. 单因素单水平 如表3-1所示,此实验设计中的处理因素系单因素即细菌脂多糖(lipopolysaccharide,LPS),单水平即1个LPS浓度(1μg/ml),一个效应指标。这种实验设计简单,误差控制相对容易,但所能说明的问题少,结果信息量小,可根据研究目的增加处理水平(如不同剂量、不同刺激时间等),有效扩大实验结果的信息量。

表 3-1　细菌脂多糖对人外周血单个核细胞
干扰素 γ 分泌的影响

组　别	目　的
LPS 刺激组	观察 LPS(1μg/ml)刺激后人外周血单个核细胞干扰素 γ 分泌水平
空白对照组	无处理因素(LPS),其他条件与实验组一致,排除非处理因素引起的变化

2. 单因素多水平 由表3-2可见,空白对照组无处理因素(孕激素),其他条件与实验组一致,从而排除非处理因素所引起的变化。此类实验设计中,处理因素为单一因素(孕激素),但设计了3个处理水平,即3种浓度:1×10^{-7} mol/L、1×10^{-6} mol/L和1×10^{-5} mol/L,模拟妇女不同状态下(如妊娠不同时间)孕激素水平。某些药物及生物因素(如细胞因子),其不同剂量对受试对象特定生物学行为的影响各异。因此,单因素多水平的设计能有效扩大研究的信息量。

表3-2 孕激素对滋养细胞基质金属蛋白酶-9表达的影响

组　别	目　的
孕激素 1×10^{-7} mol/L 孕激素 1×10^{-6} mol/L 孕激素 1×10^{-5} mol/L 空白对照组	观察不同浓度的孕激素对滋养细胞表达基质金属蛋白酶-9 的影响

3. 多因素单水平 由表3-3可见,大脑动脉缺血再灌注(处理因素A)与药物美托康(处理因素B)系两个处理因素,每一因素仅有一种水平,故属多因素单水平设计。此种设计方案通常用于比较不同药物、不同刺激因素、不同复方中不同单味中药、同一单味中药不同有效成分的疗效,或比较不同因素在某一疾病中的作用等。

4. 多因素多水平 由表3-4可见,地塞米松的给药方式为两个处理因素,给药剂量分为3个水平(0.1mg/kg、0.5mg/kg、1.0mg/kg),属两因素多水平实验研究。由于事物之间联系的复杂性,常须考虑多因素联合作用,且许多疾病(如肿瘤、高血压等)也是多因素所致疾病。因此,应采用多因素多水平实验设计,才能阐明上述诸因素中哪些是主要因素,哪些是次要因素,它们之间的相互关系是促进还是抑制作用等。但是,处理因素及处理水平数目上升,必然明显增加实验分组及受试对象数目,从而可能导致实验误差难以控制。因此,研究者须

表3-3 美托康对大鼠脑缺血再灌注损伤的保护作用

组　别	因素 A (脑缺血再灌注)	因素 B (美托康处理)	目　的
处理组	+	+	观察美托康对大鼠脑缺血再灌注损伤的保护作用
对照组 A	-(假手术)	+	排除美托康本身造成的影响
对照组 B	+	—	排除脑缺血再灌注带来的影响
对照组 C	-(假手术)	—	排除手术因素的影响
对照组 D	不手术	—	排除非处理因素的影响

表3-4 地塞米松抗过敏效应实验研究

组　别	因素 A (口服)	因素 B (肌注)	目　的
处理组 A	0.1mg/kg	—	观察口服小剂量地塞米松对过敏反应的抑制作用
处理组 B	0.5mg/kg	—	观察口服中剂量地塞米松对过敏反应的抑制作用
处理组 C	1.0mg/kg	—	观察口服大剂量地塞米松对过敏反应的抑制作用
处理组 D	—	0.1mg/kg	观察注射小剂量地塞米松对过敏反应的抑制作用
处理组 E	—	0.5mg/kg	观察注射中剂量地塞米松对过敏反应的抑制作用
处理组 F	—	1.0mg/kg	观察注射大剂量地塞米松对过敏反应的抑制作用
对照组 G	安慰剂	—	对照,排除口服因素造成的影响
对照组 H	—	生理盐水	对照,排除肌注因素造成的影响
对照组 I			空白对照,排除其他因素的影响

根据研究目的进行合理设计。上述表格中的 4 个例子,仅从处理因素和水平的角度分析实验设计所涉及的"处理因素"与对照,并非完整的实验设计方案。

为更客观、全面地分析问题,医学研究中通常须考虑多种因素对实验结果的影响,以提供丰富的信息。许多情况下,实验研究所涉及的众多指标间存在复杂的相互联系,故在设计处理因素的同时须顾及处理因素间的交互作用。例如,为研究药物联合心理治疗抑郁症的疗效,设立单独接受抗抑郁剂奈法唑酮组或心理治疗组作为对照,证实联合治疗组的效果优于其中任一单独治疗的疗效。由此可见,在多因素实验中,每种因素单独作用都可能对实验结果产生一定影响,但若数个因素联合作用时,不能将所获结果视为各种因素单独作用效果的简单叠加,而应考虑各因素间是否存在复杂的交互作用。

三、处理因素与非处理因素

科学研究中除处理因素外,其他能影响实验结果的因素称为非处理因素,某些非处理因素也可产生与处理因素相似的效应,从而可能掩盖或混淆处理因素的作用。例如,拟研究雌、孕激素对妊娠早期子宫自然杀伤细胞(uterine natural killer cell, uNK)趋化因子产生的影响,此研究中处理因素为雌激素和孕激素,受试对象为孕妇,对实验结果造成干扰的因素除年龄、营养、健康状况外,还包括实验操作因素(如细胞分离时间、方法等)。此外,培养液中常用的酚红指示剂具有雌激素样作用,可对上述实验处理因素造成干扰,故应选用无酚红培养基进行该实验研究。再如,研究某种传统药物与化学药物治疗再生障碍性贫血患者的疗效,应考虑的非处理因素有年龄、性别、营养状况等,如果两种主要处理因素下的两组患者的年龄、性别、营养等差异过大,则可能影响药物疗效的比较。

对非处理因素的控制一般通过设立对照组而实现。对照的作用是可甄别和控制处理因素与非处理因素之间的差异,确认处理因素效应的真实性。以上述"美托康对大鼠脑缺血再灌注损伤保护作用"研究为例,针对处理因素 A(脑缺血再灌注)和处理因素 B(美托康处理)应设立假手术及美托康处理对照、单纯脑缺血再灌注对照、假手术对照及空白对照,以分别排除美托康、脑缺血再灌注、手术及其他因素的影响。一般而言,每种处理因素均须设相应对照,实验组与对照组间除处理因素不同外,其他条件须尽量一致,以排除非处理因素产生的效应,缩小误差。因此,医学研究中对照组的设置应遵循对等(除处理因素外,对照组要具备与实验组对等的非处理因素)、同步(在整个研究进程中对照组与实验组始终处于同一空间和同一时间)及专设(任何一个对照组均为相应实验组而专门设立)三原则,不能借用以往的结果或其他研究资料作为本次研究对照。准确找出非处理因素才能设计好实验对照组,合理均衡的对照可使组间的非处理因素处于相等或相互抵消的状态,使组间基线特征具有均衡性或可比性,从而提高实验结果的真实性和可靠性。

四、处理因素的标准化

施加于受试对象的处理因素须在整个实验过程中保持不变,全部实验条件须一致,故在实验开始前,须对处理因素制定统一标准,保证处理因素在整个实验过程中恒定,如处理因素的施加方法、强度、频率和持续时间等,均须通过查阅文献或在预备实验中找出各自的合理条件,予以标准化,以保证每个实验都按照统一标准进行,减少因标准不一致造成的失败或误差。

例如,为观察某细胞因子对肿瘤细胞生物学行为的影响,应尽量统一所用细胞因子的厂家、批号、配制分装及储存方法,对选定的实验指标如侵袭、凋亡等应确定实验方法,并建立标准统一的操作流程,全部实验条件须保持一致。处理因素若是药品,则应规定药品的名称、性质、成分、批号、出厂日期、保存方法、溶剂及配方等。

又如,为研究接触粉尘量与肺尘埃沉着症(尘肺)发病时间的关系,对接触粉尘量这个因素可标准化为车间粉尘平均浓度乘以接触时间;若处理因素是针灸,须规定所用针具的型号、针刺使用的手法、留针时间、行针时间和次数、穴位、每日针一次或隔日针一次、针几次一个疗程等;研究中如检测临床标本,须首先制定标本采集、处理和存放的标准,如取血及组织的时间、分离方法、存放条件等,避免由于标本处理条件不一致所导致的误差。

易犯的错误是:在研究过程中对处理因素的标准化不够重视,研究中经常更换不同厂家生产的细胞因子或单克隆抗体(生产厂家、批号不一致,生物制剂的活性可能各异);临床标本的采集与处理、实验流程等缺乏标准化的概念,导致实验数据混乱,难以判断是操作不规范对实验结果的影响,抑或处理因素所致的实验效应。

第五节 实 验 效 应

实验效应是处理因素作用于受试对象所致的反应和结果,是医学研究的核心内容。实验效应必须通过具体检测指标而表达。检测指标指可被仪器检测或研究者感知的特征或现象,可通过定性或定量方式体现处理因素作用前后受试对象某些生理、病理或生化指标的变化。正确选择检测指标对评价实验效应至关重要。合理的指标选择可体现实验设计的科学性和实验结果的准确性、特异性和客观性。

一、指标选择的原则

检测指标的选择是实验能否成功的关键因素,应根据实验内容和目的而确定所选检测指标的多少和种类。某些效应采用单一指标检测判断结果其可信度不足,往往采用至少两种以上方法(如检测细胞凋亡)。研究者应根据研究目的和拟揭示问题的角度,选择能说明问题的指标。另外,还须注意指标间的关联性,避免相似指标的堆积,造成不必要的时间、精力和财力的浪费。检测指标选择时要遵循的原则概括如下。

(一)指标的客观性

选用指标要尽量客观,主要有两方面的含义:一是尽量选择客观性指标;二是要注意主观指标的客观化。客观指标的数据来源于设备或仪器测定,不易受主观因素的影响,如应用流式细胞仪检测膜表面蛋白表达、电生理和大多数临床化验数据(如血糖、胆固醇等)等。而主观指标的数据来源于观察者或受试者对主观感觉的判断或感受,如患者眩晕程度的判断、痛觉检查等。主观指标易受观察者或受试对象心理状态、暗示作用及外界环境因素干扰,从而影响对实验效果的判断,故医学科研中应该尽量少用主观指标,而尽可能选用客观指标。

如果研究中不可避免要使用到主观指标,就要采取措施以减少或消除主观因素的影响。对患者的主述,研究者应减少暗示;对医生或研究者的主观判断,可采取多人、多次检查以及盲(单、双、三)

法、交叉法、积分法等使之尽量客观化。例如临床CT读片时,虽照片本身是通过仪器而获得,但对结果的判断须凭借观察者肉眼进行,仍属主观指标。对此类指标,一般多采用多人多次读片的方式,并制定统一的评判标准,最后通过加权平均值法进行统计分析,以尽可能地消除主观因素的影响。另外,临床和实验研究中为避免产生偏差,还常用双盲法,即研究者不让观察者和受试者知道实验目的和内容所进行的观察。

(二)指标的灵敏度和特异性

指标灵敏度指处理因素的作用水平发生变化时,指标效应量的增减幅度,即反映指标鉴别真阳性的能力。指标特异性指某处理因素不存在时,所选择的检测指标不显示处理效应的程度,即反映指标鉴别真阴性的能力。

灵敏度大小一般由检测指标所能正确反映的最小数量级或水平而确定。灵敏度高的指标对外界反应灵敏,能显示处理因素的微小效应,从而减少假阴性发生率,医学科研中常用的聚合酶链反应法、放射免疫分析法等均具有很高灵敏度。灵敏度低的指标则难以正确反映处理因素的效应,易造成假阴性,故应尽量选择高灵敏性的指标。例如,临床研究某种治疗贫血药物的疗效,可选择多种指标(包括临床症状、体征、血红蛋白含量、血清铁蛋白含量等),但临床症状、体征和血红蛋白含量等指标仅在贫血较为严重时才发生变化,其敏感性较低,不能很好反映药物疗效,而血清铁蛋白含量在贫血程度改善时会出现明显变化,是反映疗效的敏感指标,故选用该检测指标可充分显示处理因素的效应。

指标的特异性越高,不易受混杂因素的干扰,即越能体现处理因素的作用效果。例如,在糖尿病研究中,选择血糖比选择尿糖作为测定指标的特异性高,且能更好揭示处理因素的作用。又如,研究某疗法或某药物治疗高血压的疗效,用血压计测量血压这一指标具有特异性,而头痛、头昏以及血脂、眼底改变等则为非特异性或特异性差的指标。某些指标在一般情况下为非特异性,但对某一现象、某一器官可能具有特异性。例如,尿中低分子蛋白是临床化验的一个非特异性指标,但在研究镉污染对人群健康的影响时,结合镉的环境流行病学调查,通过对比污染区与非污染区居民,该指标即具有特异性,对阐明镉污染对人群健康的影响有很大意义,也可用于探讨镉对肾脏的影响及研究累及肾近曲小管的机制。

选择灵敏度和特异度高的指标能够很好地体现处理因素的效应结果。此外,还应注意指标的特异性与灵敏性常相互矛盾,提高灵敏度会导致特异性降低,而高特异性的指标其灵敏度往往较低,故在医学科研实践中,须根据研究目的、实验条件等合理平衡二者的关系,使所选择的检测指标既能特异性反映处理因素的作用,又具有一定的灵敏性。

(三) 指标的精确性和准确性

指标的精确性包括精密度和准确度两重含义。精密度,指同一现象重复观察时,各次测定值与平均值的接近程度,即检测指标的可重复性,精密度常用变异系数或标准差表示,反映随机误差的大小。准确度,指测定值与真实值接近的程度,体现所观察结果的真实程度,主要受系统误差影响。理想的实验指标应既准确又精密,而首先保证准确、可靠。科研实践中,由于实验目的的不同,对指标精确性的要求也不尽相同,例如,临床生化指标检测要求具有极高的精确性,故常用日内误差和日间误差评价指标的精密度,用标准曲线对其准确度进行校正。另外应注意,检测指标精确性的影响因素除实验所使用的仪器、设备及试剂外,还与操作者技能水平相关,故开展正式实验前,操作者应通过预实验熟练掌握相关实验技能。

(四) 指标的关联性

选择检测指标时,还应注意指标的关联性,即检测指标与实验目的应具有本质的相关性,能正确反映处理因素的效应。为使所选检测指标具有关联性,研究者须充分了解和熟练掌握相关领域的背景知识,分析事物间相关程度,从而选择关联性高的检测指标。例如,研究影响肿瘤细胞转移行为的因素时,应选择参与细胞迁移的基因或蛋白的变化作为检测指标,如基质金属蛋白酶、趋化因子及其受体等,而不应选择细胞增殖能力等作为观察指标。

二、指标的种类

医学科研所采用的检测指标繁多,应用时须根据实验目的、指标性质和实验条件进行选择。根据不同的分类标准可以将指标分为不同的类型。下面按照两种分类依据介绍医学科学研究中检测指标的分类。

(一) 根据统计学性质分类

根据指标的统计学性质,将其分为数值变量指标和分类变量指标。在做统计分析时,无论是统计描述,还是统计推断,均需考虑指标类型及其分布特征。资料的类型及分布不同,其描述指标和分析方法不同。在进行数据统计分析前,必须明确指标的统计学性质。

1. 数值变量(numerical variable)指标 也称定量变量指标,其变量值是定量的,表现为数值的大小,通常是使用仪器或某种尺度测定出来的数据资料,多有度量衡单位。例如年龄、身高、体重、血压、心率、住院天数、血脂水平、肿瘤大小、肺活量大小、白细胞计数和细菌数等。根据变量的可能取值之间有无"缝隙",可将定量变量分为离散型变量和连续型变量。可以在某一区间内取任何值的变量就是连续变量,如年龄、身高和体重。数据之间存在"缝隙"的变量就是离散变量,如家庭人口数、儿童口腔中龋齿的个数等,离散型变量只能取有限的几个值。另外要注意,有些数值变量指标的测定值只是正整数,如心率、白细胞计数等,在医学科研中也把它们视为连续型变量。

2. 分类变量(categorical variable)指标 亦称定性变量指标,表现为互补相容的类别或属性。根据变量类别之间是否有顺序、等级、大小关系,分类变量可以分为有序与无序两类。

(1) 无序分类变量(unordered categorical variable)指标:是指所分类别或属性之间无程度或顺序上的差别,如性别(男、女)、血型(O、A、B、AB)等。分析无序分类变量时,应先按类别分组,计各组的观察单位数,所得资料即是无序分类变量资料或计数资料。

(2) 有序分类变量(ordinal categorical variable)指标:是指所分类别或属性之间有程度或顺序上的差别,如疗效评价(治愈、好转和无效)、疾病严重程度(轻、中、重)、尿糖化验结果(−、±、+、++、+++)。分析有序分类变量时,应先按等级顺序分组,计各组的观察单位数,所得资料称为有序分类变量资料或等级资料。

变量的指标类型并非一成不变,可根据统计分析的需要进行转化。例如,白细胞计数原属数值变量指标,若按正常、异常分组,则为无序分类变量指标;若按过低(<4000)、正常($4000 \sim 10\,000$)、过高($>10\,000$)分组,则为有序分类变量指标。分类变量也可数量化,如可将尿糖化验结果以 0、1、2、3、4 表示。

(二) 根据形态功能分类

根据指标所能反映的机体基本特征,可分为形态学、生物化学、生理学、免疫学等指标。熟悉这一指标分类内容,有助于从多个角度(如形态学特征、生理功能改变、生物化学变化等)选择检测指标,全面地阐述实验效应。

1. 形态学指标　通过肉眼或借助仪器设备观察受试对象形态学改变而获得的结果,包括解剖学、组织学、病理学、医学影像学等指标。形态学指标能直观测定受试对象大体水平、组织水平及细胞、亚细胞水平的变化,包括肿瘤瘤体大小、转移灶多少、细胞凋亡及转化、蛋白质分子的功能定位及组织与病理学改变等。随着形态学研究新技术(如免疫组化、共聚焦显微技术等)不断问世,在分子水平实现了可视化。形态学指标在定量阐明组织的二维和三维结构、准确地揭示形态结构与效应变化的定量关系上,具有最直观的特点。一些研究者不注意受试对象形态学的观察研究,如未及时发现受试细胞株已发生形态变化,从而导致实验结果的不可信或失败。因此,研究者应充分了解在整个课题研究指标的设计中形态学指标的特点和重要性。

2. 生化指标　一般指机体的肝功能、肾功能、电解质、血糖、血脂、蛋白质及各种酶类等的检测。受试对象生化指标改变代表其相应组织或细胞功能状态的变化,如转氨酶测定与肝功能的关系、肌酐和尿素氮水平与肾功能的关系等。实验研究中须根据研究目的和受试对象不同而选择相应生化指标进行效应测定。例如,确定肿瘤建系或建株是否成功,须检测细胞的生化指标(如同工酶特性、多态酶表型差异性等),这些是判断受试对象功能变化的经典指标。再如,人工制备药物性糖尿病小鼠模型,给药后一定时间须检测血糖变化,以判断模型成功与否。随着生化指标检测仪器及技术的发展,目前相应检测指标的种类及灵敏性和准确性明显提高。

3. 生物物理学指标　细胞生物物理学变化(如细胞电泳率、渗透脆性、膜流动性等)能反映细胞生物学特性的变化。例如细胞恶变时,其质膜、表面电荷及膜流动性等性状可发生明显变化;又如受试细胞迁移过程中,黏附、解黏附过程的力学变化是影响细胞迁移特性的重要因素。生物物理学检测指标通过检测细胞质膜、表面电荷、膜流动性、渗透脆性及最大变形能力等特性,可定量分析受试对象的特性改变及其机制。常用的研究技术包括磁共振成像、细胞电泳及荧光分析等。

4. 免疫学指标　指基于抗原-抗体反应而衍生的一系列检测指标(如 ELISA、放射免疫、ELISPOT 试验等),其特点是特异性及灵敏度高。此外,免疫学指标还包括诸多细胞免疫学检测指标(如 CTL 功能检测等)。根据受试对象及研究目的不同,可选择相应免疫学检测指标(如抗体、细胞因子分泌水平、免疫细胞表型及功能等)。不同细胞或处于不同分化阶段的细胞其表面分子的表达各异,基于标志性表面分子的变化可判断细胞功能及状态(如静止或活化、成熟与未成熟等)。不同免疫学指标可从不同角度反映受试对象的免疫功能状态及应答类型,例如检测自身抗体(抗新磷脂抗体、抗核抗体、ENA 多肽抗体谱等)是研究自身免疫病的重要指标。流式细胞技术已广泛应用于检测细胞表面抗原表达、胞内离子、pH、细胞周期、细胞凋亡、细胞因子表达和细胞来源等。

5. 生理指标　生理指标种类较多,包括体温、脉搏、呼吸、血压和肺活量等。检测生理学指标是揭示人体和动物生理及病理现象的重要手段。人或动物常用的一般生理指标包括体温、呼吸频率、潮气量、氧分压、二氧化碳分压、心率、心排出量、血压及总血量等。此外,若研究某些生理功能(如听觉、视觉、痛觉、记忆及抗疲劳等变化)时应注意选择相应敏感的指标。例如痛觉测定通常选用甩尾痛觉测试仪测定甩尾次数判断痛觉变化;记忆功能研究通常选取一组行为学测试指标(如水迷宫试验、跳台试验、避暗试验等)。

根据处理因素作用于受试对象所产生的效应而选择检测指标,通常须与研究目的紧密关联,仅选一个指标并不能确认相应的受试效应,往往需要不同指标的结合。

三、处理与效应的关系

处理因素指研究者根据实验目的施加给受试对象的特定实验措施,而实验效应指处理因素作用于受试对象后所引起的反应,故处理因素和实验效应间存在一定联系。处理因素水平的变化往往引起实验效应指标的改变,例如研究细胞因子的作用时,处理与效应间常出现"S"形关系,即细胞因子浓度低于某一剂量即不引起可检出的效应,随细胞因子浓度增加,所检出的指标也随之变化并逐渐达到最高峰,此后若继续增加细胞因子浓度,则检出的效应指标将不再随之改变。可见,仅在两个阈值之间,处理因素和效果反应间才存在剂量依赖性关系。临床试验进行新药疗效评价时,也须确定剂量与效应间的关系。根据研究目的的不同,在最小有效剂量与最大安全剂量范围内,剂量选择也应有所不同。若实验的目的是为了研究影响药物作用的因素,一般应选用半数有效量,因为在这个水平药效曲线的斜率最大,可灵敏地反映出所研究因素对药效的影响;若进行药效筛选实验,应选择最大安全剂量,通常采用半数致死量的 1/10 左右;但若进行药物毒性检测,则应选择超过最大安全量的不同剂量,以确定半数致死量和最大致死量。由此可见,研究者须正确处理处理因素与效应间的关系,才能保证实验结果的科学合理性。在医学科学实验中,研究者须通过查阅文献及进行预实验以确定处理因素的合理用量。

第六节 误差及误差的控制

在医学科研实践中,由于各种非处理因素的影响,实验所获结果往往会偏离客观事实,即测量值与真实值间存在一定差异,称为实验误差(error)。若将实验误差控制在一定范围内,所获实验结果仍可反映客观事实。因此,在实验过程中须清楚地了解非处理因素产生的原因及过程,并采取相应措施减少误差产生,以保证结果的真实性和可靠性。

一、误差的意义及其性质

实验误差难以避免,若其超过一定限度,所获测量值与真实值间的差异增大,可造成实验假象,最终导致错误的结论。因此,医学研究中须意识到误差的存在,并采取有效措施控制误差,避免错误结论的产生。

根据误差产生的原因和性质,可将误差分为如下两类:

1. 随机误差(random error) 又称偶然误差(accidental error),是一类由随机因素所致的误差。医学科研中随机误差不可避免,具有随机、变化、不恒定的性质,即使排除系统误差后仍然存在,主要表现为抽样误差。随机误差产生的原因为:①个体之间存在差异;②存在某些无法预知和控制的微小因素或未知因素。随机误差可通过正确的实验设计及增加实验次数而减少。单一实验检测中,随机误差大小与方向变化无规律,但在同一条件下多次测量同一指标,随机误差具有统计规律性,呈正态分布,可通过统计学方法对其进行分析和判断。

2. 系统误差(systematic error) 又称可测误差,指在一定实验条件下,所呈现一定规律的误差,其产生原因通常可知。系统误差属恒定误差,具有方向性、系统性、规律性,其产生原因为:①仪器、试剂因素,即仪器未作校正或所测指标的数值超出仪器所设定的测量范围,试剂纯度、批号、生产厂家等不同;②方法因素,即所选择的实验方法不当或方法本身有缺陷;③条件因素,即进行实验的条件不同,如实验室温度、湿度、通风等不同;④人为因素,研究者未按标准操作规程操作。另外,不同研究者的技术水平、经验、操作习惯及标准掌握各异,也可能导致误差的产生。系统误差对测定结果的影响较恒定,有一定规律,其大小和方向从理论上可测量。实验进行过程中,应设法消除系统误差的影响,对不能排除的系统误差,研究者应对其进行详细记录,估计其影响程度,以供结果分析时参考。

例如,临床上应用常规酶联免疫吸附方法(enzyme-linked immunosorbent assay, ELISA)检测乙型肝炎表面抗原(HBsAg),而实验材料和操作(如酶标板的包被、单克隆抗体制备、酶标记物制备等)可导致所测量结果的误差,出现假阳性或假阴性。这种误差可测量,对结果的影响较恒定,可通过严格排查而搞清产生的原因,属系统误差。实验过程中,ELISA 技术极易受多因素(如孔与孔间交叉污染、加试剂的不均一性、实验程序以及仪器故障等)的影响,而出现假阳性结果。这种误差随机出现,不可预测,属随机误差。

随机误差与系统误差并非截然分开、固定不变,二者在一定条件下可相互转换。例如,某厂生产的一批 sysmex K-4500 血液分析仪,若其中一台仪器所测得的白细胞数值偏低,对于这一批血液分析仪来说,此现象属随机误差;但若研究者使用这台仪器进行大量样本血常规检测,所获白细胞数值大部分偏低,这一误差则属系统误差。实验过程中若发现系统误差大于随机误差,应分析误差产生的原因,予以降低或消除,并采取一定措施预防之。若系统误差很小,可按随机误差处理。

二、误差的表现形式

实验中常会出现各种各样的误差,若不加控制,则难以突出研究本身所寻求的差异。医学科学研究中,误差常表现为抽样误差、非均匀性误差、条件误差、顺序误差、估计误差、感官误差以及过失误差等形式。

1. 抽样误差(sampling error) 由于受试对象本身存在个体差异,研究时所抽取的样本仅是总体观察对象的一小部分,故样本统计量与总体参数间或各样本统计量间存在一定差异,这种由于个体差异所致的误差称为抽样误差。生物间个体差异所引起的误差有的难以控制,不可避免。即使抽取同龄、同性别的不同个体测量其血糖变化,所得测量值间必然存在一定差异。但某些个体差异可以受到控制,如品种、年龄、身高、性别等生理特征。实验中,抽样误差对实验结果有较大影响。例如,为了解某市中学青少年的肥胖情况,研究者随机抽取100名年龄为13岁男中学生,测量其体重,计算平均体重为37.5kg;若再从该市中学随机抽取100名13岁男中学生,则测得的平均体重未必等于37.5kg,也不一定恰好等于该城市所有13岁中学生体重的总体均数。这种由于抽样所致的样本与总体间的误差,即随机误差。

2. 非均匀性误差(heterogenicity error) 指由于抽样不均匀所致的误差。医学研究中,应按照随机原则对每个观察对象进行抽样。若违反此原则,所获实验结果即易出现偏差。例如,研究两种降压药物对高血压患者的治疗效果,选取某一时段门诊和住院的高血压病患者作为受试对象,若将其任意分配到两组,其中一组门诊患者占多数,而另一组住院患者占多数。由于住院患者病情偏重,可能影响所在组的整体疗效,所获治疗效果很难反映真实疗效。为此,可采用分层抽样法对非均匀性误差加以控制,先将性质相同的受试对象分为一组,即一层,然后再对每一层中的受试对象进行随机抽样。

3. 条件误差(conditional error) 指实验过程中由于组间或组内不同个体间实验条件不同而引起的误差。医学实验过程中除处理因素外,还常受许多非处理因素的影响,如时间、季节、室内温度及湿度、仪器设置、操作用具、光照、营养、心理状态、饲养动物的条件等。这些因素在组间或组内的不同均可引起条件误差,若实验过程中未正确控制、合理消除这些非处理因素的影响,则会导致实验结果判断偏差。例如,研究者为观察不同剂量链脲佐菌素(STZ)对SD大鼠糖尿病肾病模型形成的影响,随机将50只雄性SD大鼠分为5组,1组为对照组,另外4组为实验组(模型组);实验组大鼠腹腔一次性注射不同剂量STZ,对照组未采取任何处理措施,然后检测不同剂量STZ处理各组动物相应指标的变化,以此判断STZ对SD大鼠糖尿病肾病模型形成的影响。此实验中,在制备大鼠模型时仅考虑了给实验组注射STZ,而忽视了STZ系用柠檬酸缓冲液配制。因此,在对实验组施加处理因素的同时,应给对照组注射柠檬酸缓冲液,消除柠檬酸缓冲液对结果的干扰,由此得出的结论才具科学合理性。

4. 顺序误差(sequence error) 指总是按照固定的顺序(时间/次序)进行实验而引起的误差。顺序误差易被人们忽视,但在某些情况下它也可对实验结果造成一定影响。例如,采用刮痧治疗A、B、C、D四组不同疾病的患者,检测相关生理代谢指标变化。若研究者始终按A、B、C、D的顺序,且操作者的手法始终由重到轻,则难以区分最终结果的差异是因疾病不同所致,还是因顺序关系导致手法轻重不同所致。为控制顺序误差,研究者须在实验时采用随机方法决定各组顺序。

5. 估计误差(error of estimate) 指研究者对实验结果进行分析和评价时产生的误差,主要由于研究者心理偏性或对实验结果的分析和评价能力不同所致。研究者往往具有使实验结果与预期结果相符的倾向,故当研究结果和预期结果出现差异时,研究者会在心理上出现偏向性,从主观上找出很多理由以维护自己期望的结果。另外,由于对实验结果的分析和评价能力不同造成的估计误差也普遍存在。例如,研究者采用外周血涂片法观察慢性放射线照射人群淋巴细胞转化率时,由于研究者本身知识和经验水平不同,或技术问题,或个人的判断标准有所偏差,可导致不同人对同一张涂片的计数结果产生差异。

6. 感官误差 指通过视觉、嗅觉、触觉和听觉等感官来判定某项指标时所引起的误差。例如,用pH试纸比色确定所配制缓冲溶液的pH时,由于研究者视觉差异而致判断pH的大小可能不同。

7. 过失误差(gross error) 指由于研究者失

误所致的误差。能导致过失误差的原因很多,例如研究者未通过查阅文献等方式充分了解实验的背景,即可能导致实验设计时主观片面,考虑不周;或由于实验者进行数据记录时马虎大意,也会产生过失误差。

另外,还应区分实验误差和实验中发生的错误,两者是不同的。例如,由于仪器故障、操作错误等造成的实验错误可通过认真检查、仔细操作而得到完全控制和消除,但实验误差则不可避免,故实验中应尽量采取有效措施以降低和控制误差。

三、误差的控制

误差是测量值与真实值之间的差异,误差越小,所获实验结果越能反映实验效应的真实性。然而在医学科学研究中,不可避免地出现不同程度的误差。因此,控制和减少误差是实验设计和实验实施过程中研究者应考虑的主要问题之一。为使实验误差减小到最低,以达到预期效果,须在实验各个环节均加以控制,对研究实施规范化管理。实践中可采取如下措施以控制误差。

1. 严格按随机化原则抽样和分组 医学科学研究中,由于非处理因素造成的误差在所难免,故在实验过程中须采用随机化方法,使受试对象随机均匀地分配到各个处理组及对照组,以避免各种非处理因素对实验结果造成的影响。常用的随机抽样和分组方法包括单纯随机法和分层随机法,研究者应根据实验目的和受试对象的数目和特点采用合适的随机方法。只有做到真正随机化才能达到预期的实验目的。例如,在以患者作为受试对象进行药物疗效观察时,须遵循随机化分组原则,将门诊和住院患者随机分配到各组,避免由于门诊和住院患者病情不同而产生误差。但应注意的是,随机并非等于随便或随意。例如,动物实验中,将先抓到的动物放在一组,而将后抓到的动物放在另一组,表面上看来是按照随机原则进行分组,但由于不同时间被抓到的动物可能存在反应能力及性别的差异,往往导致实验结果产生误差。

2. 合理设置对照组 设置对照是为了最大限度地消除非处理因素的干扰及其造成实验误差的最重要手段之一。在确定应用处理因素的实验组时,应同时设立不施加处理因素的对照组,保证各组间除处理因素外,其他条件基本一致,以更好显示处理因素的作用。对照存在多种形式(如空白对照、标准对照、自身对照等),研究者可根据实验内容和目的合理设置对照组。例如,医学免疫学常用的混合淋巴细胞反应实验,除实验组(即淋巴细胞和刺激细胞混合培养组)外,须设置空白对照组(仅在 96 孔板中加入细胞培养液)、阳性对照组(淋巴细胞中加入已知激活剂,如 PHA)、自身对照组(仅有单独的淋巴细胞或刺激细胞)。另外,设置对照组时须注意一致性原则,即对照组与实验组间除处理因素外,其他条件尽量保持一致,从而使实验结果能更好地反映处理因素的效应,减少非处理因素的影响。

3. 保持组间均衡 组间均衡是指各组受试对象除处理因素不同外,其他基础参数、实验条件等应均衡一致,这样各组所获实验结果才具有可比性,才能正确反映处理因素的作用,使结论具有说服力。当样本含量很大时,通过采用随机化分组原则,可做到组间大体均衡。当样本含量很小时,若单纯采用随机化分组方法,不一定能保证组间非处理因素的均衡性,此时须对受试对象规定严格的选择条件,提高样本的均一性。尤其在临床试验中,由于受试对象样本量受到一定限制,故选择受试对象时,须制定详细的纳入标准,如对受试者的种族、年龄、性别、病种、病程以及病情的严重程度等均应作出明确规定。另外,随机分组时还可采用配对或多层分配的方法,以保持各组在实验条件方面的均衡。例如,研究某药对卵巢癌患者的疗效,由于临床上卵巢癌存在不同类型,故应该采用多层分配方法,先按照卵巢癌类型进行分层,再对每一层中的受试对象进行随机分组,以保持组间均衡。

4. 交叉的原则 交叉的原则也是控制误差的方法。例如,建立大鼠糖尿病模型时,须对实验组大鼠尾静脉注射用柠檬酸缓冲液配制的链脲佐菌素(STZ),而对照组则须尾静脉注射柠檬酸缓冲液。若大鼠数量较多,通常需要两个人同时进行注射。但在进行注射时,两人应交叉进行,如各负责实验组的一半和对照组的一半,避免由于个人注射技术的差异所致的实验误差。

5. 实验结果的重复验证 实验结果的重复验证指通过在相同实验条件下对同一实验进行独立的多次重复,以验证所得结果的准确性和可重复性。由于实验中的随机误差和系统误差不可避免,若仅进行一次测量,则结果不能反映真实客观情况,所产生误差也较大。随测量次数增多,有一部分误差可相互抵消。例如,测量血压时须反复测量数次,取平均值。另外,根据多次重复获得的实验数据可计算出误差大小,在进行结果分析时就能更好反映客观事实。重复实验也可很好地消除过失误差,因为重复实验中过失误差再次发生的几率很小。进行重复实验时也要求受试对象具有一定的样本量,若样本量很少,即使进行重复实验,也无实际意义。例如,比较重量法和气-质联用(GC-MS)法测定血苯-白蛋白加合物,研究者对同一样本用 GC-MS 法测 3 次,重量法测 7 次,所获结果经分析分别为(1.9mg/ml ± 0.1mg/ml)和(2.0mg/ml ± 0.1mg/ml),采用 t 检验,证明无显著性差异($P>0.05$),提示两种方法用于测量血苯-白蛋白加合物无差别。本研究中,研究者仅在一个样本的基础上进行重复取样、检测。虽获得 10 个数据,但结果均来自同一样本,故不能以此为依据来比较两种方法的优劣,只能说明这一个样本经多次取样后所得结果的准确性。

6. 选择合适的样本含量　选择合适的样本含量是保证实验顺利进行和实验结果可靠的重要因素之一。理论上,扩大样本含量可减少抽样误差,但若实验设计中片面追求增加样本例数,不仅实施困难很大,造成人力、物力和时间上的浪费,且可能引入更多混杂因素,使非处理因素在各组间分布不均衡,产生误差,从而对结果造成影响。反之,若样本含量过少,易导致抽样误差,受试对象间的均一性也会受到限制,选择的样本无代表性,不能反映真实情况。因此,实验研究中应根据研究目的、检测指标的性质等对所需的样本含量进行准确估计。

7. 实验方法和操作流程的标准化　实验过程中,应对实验涉及的方法和流程进行具体规定,制定明确标准。如在选择受试对象时,应规定严格的纳入、排除标准;处理因素在整个实验过程中应保持不变;样本收集及处理流程、试剂选用和配制、仪器使用标准和操作方法、实验结果的分析和评价等,均应有具体规定,并在实验全过程中严格遵守,不能自行更改。

四、患者的心理导向

(一)患者的心理导向

临床试验常以患者作为受试对象,比较试验组与对照组所显示的效应及其临床价值,故患者心理状态可明显影响试验结果的正确性。影响患者心理导向的主要因素为:

1. 研究者的主观愿望　研究者在实验中往往非常关心实验组的结果,尤其是实验结果是否与预期结果一致。为此,研究者常会有意识或无意识地对受试对象进行心理暗示或诱导,使试验向自己预期的结果发展,从而可能使患者为迎合研究者而掩盖某些真实情况,导致出现误差,甚至得出错误结论。

2. 患者的自身心理状态　在施加处理因素的过程中,患者对实验效应的反应也受自身心理状态的影响,如在心情较好时,会使某些反应的感应阈值发生改变,从而影响患者的主观判断。另外,医院的级别、规模、研究者的态度等均会对患者心理状态产生一定影响,导致实验结果产生偏倚。

(二)临床科研的质量控制

临床科研的特点是以人体作为受试对象,观察处理因素显示的效果及其临床价值。因而要尽量避免影响患者心理导向,保证结果真实客观。由于研究者并不能完全支配患者的行为,许多条件难以控制,故只能在伦理学原则前提下尽量避免某些因素的干扰,以减少误差产生。为保证获得的研究结果具有真实性和可靠性,可从下列角度进行严格的质量控制。

1. 机遇(chance)　是由随机变异引起的误差,一般通过对实验数据进行正确的统计学处理估计机遇对研究结果的影响。

2. 偏倚(bias)　指在医学研究中,由于未对某些非处理因素加以控制,从而使非处理因素对实验结果产生影响,结果与真实值之间产生误差。偏倚实际上是一种系统误差,只能控制,不能避免。由于临床研究的对象是人,难以完全控制影响因素,故临床研究特别容易产生偏倚。按照偏倚的性质,可将其分为 3 类,它们分别产生于实验的设计阶段、测量阶段和分析阶段。

(1) 选择性偏倚(selection bias):指由于研究者对受试对象的纳入和排除标准不明确,导致被选受试对象的个体不具有代表性所产生的偏倚。实验研究中常采用以下措施控制选择性偏倚:①了解试验各个环节,在临床试验设计阶段能正确预见或估计可能出现哪些偏倚,以便采取适当措施,防止各种选择性偏倚的产生;②根据研究目的,严格规定研究对象的纳入与排除标准;③严格按照随机分配原则对研究对象分组,使各组间除处理因素不同外,其他基本情况应均衡,即具有可比性;④正确设立对照组,尽可能使试验组和对照组的研究对象所受的非影响因素保持平衡。

(2)测量性偏倚(measurement bias):指在对研究对象的观察或测量阶段,由于研究者和受试对象的主客观原因,导致实验效应指标观察和测量产生偏倚。其常见原因为:①沾染,即对照组也接受了处理措施,使两组间的差异缩小;②受试对象由于各种原因产生的不依从性;③某些非处理因素的干扰;④失访,即受试对象在试验中途退出;⑤检查与诊断结果不一致;⑥研究者观察记录失误。

常采用以下措施控制测量性偏倚:①盲法,临床试验常用双盲法防止测量性偏倚的产生;②制定详细、严格的资料收集和质量控制的方法,并在研究中严格执行;③尽量采用客观指标;④取得研究对象合作,提高其依从性,以减少无应答、失访。

(3)混杂性偏倚(confounding bias):其主要发生在资料分析阶段。在研究某个因素与疾病之间是否存在联系时,应考虑外界因素的干扰,若外界因素为研究中的病因或危险因素,同时又与所研究的因素有联系,则这个外界因素称为混杂因素(confounding factor)或混杂变量(confounding variable),包括年龄、性别、种族、职业等指标。观察结果时,由于一个或多个混杂因素的影响,使得所研究的因素与疾病的联系被夸大或缩小,从而产生的偏倚称为混杂性偏倚。

常采用以下措施控制混杂性偏倚:①随机,指严格遵循随机化分组的原则,使各组间的非处理因素保持均衡,防止产生混杂偏倚;②匹配,指对照组常见的混杂因素分布与试验组相同;③限定研究对象,即对研究对象的选择条件加以限定,以消除某一混杂因素;④采用适当的统计分析方法,如采用标准化方法、分层分析和多因素分析等控制混杂偏倚。

3. 依从性(compliance) 指临床研究中,患者对试验措施的接受和执行程度,是影响临床研究结果质量的因素之一。依从性既包括试验开始患者是否同意合作,也包括试验过程中患者的合作。由于临床研究的主要对象是患者,而患者总会由于种种原因而使其依从性受到影响。例如在口服药物时,患者常由于各种原因不能按规定服药,某些患者甚至忘记服药,某些患者自觉病情好转,未经研究者同意而擅自减量或停药。这些情况都会影

响试验结果,若不提高患者依从性,可能导致错误的结论。因此,研究者在试验前后及试验中应加强与患者沟通,对患者进行教育,使其了解试验目的、过程,从而提高依从性。此外,还须加强监督检查制度,以确保患者的依从性。

4. 盲法(blind method) 临床研究中使一方或多方不知道受试者治疗分配的程序称为设盲。盲法是试验中防止测量性偏倚产生的重要措施,系指按试验方案的规定,在试验结束前,参与研究的受试者、研究者或其他相关人员均不知道受试者被分配在何组(试验组或对照组),接受何种处理。应用盲法的原因是:临床试验中,患者对治疗的反应除治疗因素的作用外,患者心理状态也有很大影响。若患者知道自己接受了何种处理(被分配入试验组或对照组),会产生各种心理反应,从而使受试者可能产生某些非特异性反应而影响试验结果。另外,研究者或其他相关工作人员若知晓受试者分组情况,可能因他们的主观成见或不自觉偏性而影响对结果的判断,出现较大的估计误差。例如,研究者若知道受试者接受试验组处理,可能有意、无意地比对照组更关心,并影响受试者的态度,从而产生偏性。为消除以上偏倚,可采用盲法,盲态应自始至终地贯穿于整个实验。盲法可分为单盲、双盲和三盲法。

(1)单盲法:指受试对象不知道自己接受的是什么处理,而观察者知道,称单盲法。其优点是可避免研究对象的主观因素所致偏差。单盲还保留非盲法的优点,其实施容易,在研究对象出现任何变化时,担任观察任务的研究人员易判断其原因,并决定是否终止试验或改变方案,以保证处理因素使用的安全性。其缺点是,难以避免研究人员主观因素所产生的偏倚,故单盲获得结论的客观性和可信度低于双盲法。用于对照的药物既可是安慰剂,也可是有效药物或标准治疗。例如,进行某种药物治疗2型糖尿病的疗效观察时,研究者在试验前委托厂家将新药和常规药物制成外观、味觉等方面无明显差别的制剂,并且编成一、二号。在资料处理完后再揭盲。

(2)双盲法:指受试者和承担观察任务的研究人员均不知道每个受试对象的分组和接受处理的情况,可避免来自受试对象的主观偏差,同时又避免研究者的人为偏差。为避免偏倚,在临床研究中,若反映疗效和安全性的主要指标属主观、定性

的,或虽是定量指标,但易受心理、精神因素影响的,均应采用双盲设计。新的新药评审办法中,化学药品第一、二、三类药物、五类药物中,凡需延长用药周期和(或)降低剂量的药物拟进行Ⅱ期临床试验时,均须用双盲法。双盲法较为复杂,实际执行起来困难较大。研究过程中,由于种种原因易致盲底泄露,称为破盲。执行双盲法时,也可能因病情变化而不能准确判断并及时处理。

鉴于双盲法的上述缺陷,其用于临床试验中应注意如下问题:①严格随机分组,认真、客观填写病例报告表。②实验组与对照组所用药物的外观、形状、剂型等须高度一致。③建立完善的盲法编码执行制度,受试对象的所有记录、请求单、回报单等全采用代号制。④每个盲法试验应指定第三者作为统筹负责和监督整个研究工作的监视员,其职责是监督盲法执行,保证结果可靠性,保证受试对象安全,分发应急信件,保管盲底,试验终末揭盲等。⑤设有应急信件和紧急情况下个别病例揭盲的规定。临床试验须符合科学和道德伦理原则,为防止试验中出现紧急情况贻误患者治疗,应为每一编盲号设置一个应急信件(内容为病例用药编号、药名),以便在紧急情况时对个别病例进行揭盲抢救

治疗。⑥盲态核查,指最后一例受试者的最后一次观察完成后,数据管理员将病历报告表输入数据库,并经复核,直到数据锁定,上述在第一次揭盲前对数据的核查和评价等所做的全部工作,统称盲态核查。双盲临床实验中,盲态核查是标准操作规范的一个必要环节,须严格实施。

(3)三盲法:其为双盲法的扩展,即受试对象、研究人员和资料分析人员均不知道受试对象的分组和处理情况。这种方法在理论上可减少资料分析上的偏差,但在分析时减弱了对整个研究工作的全局了解,对研究的安全性要求较高,执行时较严密,难度较大。

5. 安慰剂(placebo) 安慰剂常用于药物临床试验,是一种外观、气味、重量等方面与试验药物完全相同,但无药理活性的模拟药物(如乳糖、淀粉等)。其主要在试验中用于对照组作为阴性对照。由于患者心理因素会对病情变化、药物疗效产生较大影响,使用安慰剂能使研究者更好地控制试验条件。使用安慰剂时应注意如下问题:①伦理问题;②使用安慰剂不致延误病情和治疗。

(曲　迅)

第四章 科研设计的基本原则

科学、合理地设计科研方案,是实现研究目标的重要前提和保证。科研设计的质量直接影响实验结果的准确性、可靠性、严密性和代表性,是实验数据处理的前提,决定科研的成败。医学科研设计主要涉及在医学科学研究中如何科学、合理地安排实验因素,提高实验效应,及如何排除非处理因素的影响。考虑周全、设计合理的研究方案可收到事半功倍的效果,而设计不佳的研究方案常招致失败及时间、经费的浪费。初入科研的研究人员要学习和熟悉与设计相关的各种知识,虚心向有经验的同行请教,以免因设计缺陷而导致研究失败或无法获得理想的结果,并通过研究实践逐步积累经验,提高和完善自己的研究水平。

第一节 科研设计的定义及一般原则

一、科研设计的定义

科研规划(research project)又称科研计划(research plan),是针对某一科学领域拟解决的长远重大战略问题或研究主题所制订的规模较大和周期较长的攻关计划,包括近期、远期的总设想、总部署。如我国所制订的"973"计划、"863"计划、"国家攻关"计划、"星火计划"、"火炬计划"等。科研设计(research design)则是针对科学研究的具体内容和研究方法的设计和计划安排,是对科研总规划中某一具体分题的近期实验观察内容的具体设想和安排。

科学研究是在一般认识的指导下,对尚未研究过或尚未深入研究过的事物进行研究。研究的目的在于揭示事物矛盾的内在联系,正确回答和解决所提出的问题。例如,临床研究中草药与西药对慢性支气管炎患者的疗效,其研究目的在于回答中草药是否确实有效,是否比西药疗效好。为此,首先要在已被实践证明正确的有关慢性支气管炎的专业理论知识(一般认识)指导下,制定慢性支气管炎

的诊断标准、治疗方法、疗效观察指标和疗效标准等。若所制定的标准合乎慢性支气管炎的客观实际,所得临床治疗结果才能被用于回答上述问题,才能保障结果的"有用性"。其次,在试验对象中所获得的结果或结论,是否可被推广应用到所有其他慢性支气管炎患者,还有待推广应用中的重复实践加以检验。若能按照科学的方法(如随机抽样法)从慢性支气管炎患者的总体(全体)中抽取若干病例(样本),以保证试验组对总体具有较好代表性,那么由试验组所获的结论,能经受在总体中其他患者身上重复治疗实践的验证,即在其他多批慢性支气管炎患者中也取得与该批病例相似的疗效,在统计学上则称为保证精确性前提下的"可重复性"。再次,临床疗效观察需耗费大量人力、物力和时间,若样本数过多,既无必要也会造成浪费,样本数过少则无代表性,结果不能推广应用。借助统计学的样本含量设计法,可计算出最低要求的病例数,与分组设计法一起以较少的例数获得最多、最可靠的结果和结论,从而保证了"经济性"(统计学上叫作"高效性")。

为使科研结果可创造性地回答所提出的专业问题(有用性和创造性),科研人员须从专业理论知识和技术的角度进行设计。为保证科研结果的可重复性并符合经济原则,科研人员须学会利用统计学方法进行设计,以保证样本的代表性、可比性、实验观察的准确性和实验观察安排(分组)的高效率性(经济性)。

综上所述,科研设计须保证科研(实验、观察)结果符合如下特性,即有用性和目的性(也包括可行性)、独创性(先进性)、在减少或排除系统误差前提下的可重复性、经济性。据此,科研设计须设计安排有关研究的流程、步骤及实验方案,使在实施研究中搜集到的数据资料能用以进行相应的统计分析和专业理论分析,验证假说,从而达到该项研究的目的。

科研设计依据研究的类型分为调查设计和实验设计。任何科研设计均涉及专业设计和统计学

设计,二者紧密结合、相辅相成、缺一不可。

1. 专业设计 指运用专业理论知识和技术进行设计,主要是解决研究结果的有用性和独创性,以回答、解决科学问题,验证专业假说,作为该研究是否有用和先进的前提。

例如,苏联一神经论权威设计了免疫抗体形成的神经反射机制的实验,他将动物后肢与躯体分离,仅保留由肢体传入躯体的神经干,然后在"离体"后肢注射抗原,不久将该神经干切断。过些时候动物血中出现特异性抗体。该权威认为特异性抗体是由于抗原作用于神经感受器经反射而形成的。这个专业设计存在严重缺陷,因为神经干存在内淋巴组织结构。后有人用核素示踪研究证实,注入"离体"后肢的抗原可经神经干的内淋巴直接进入体内,从而否定了该权威的错误结论,而该结论则是由于错误的专业设计导致的。

2. 统计学设计 统计学是研究数据资料收集、整理、分析、判断假说的科学,是科研设计与评估不可缺少的重要手段。统计学设计是运用数理统计学理论和方法进行设计,包括资料的收集、整理、分析全过程的统计学设想和科学安排,以保证样本的代表性和样本间的可比性,以最少的调查、实验观察例数进行高效率的统计分析,得出准确的结果和可靠的结论。故统计学设计是科研结果可靠性和经济性的保证。

二、科研设计的一般原则

1. 科学性 科研设计应符合科学性原则。因此,应在理论学习、技能掌握、文献调研、研究积累的基础上提出假说,设计新的实验或试验。研究过程中,须不断发现新的现象,作出合理推论,并不断修正和调整研究计划或内容,使之更切合实际并能获得更理想的结果。

2. 创新性 创新性是科学的灵魂。要注意尽可能在研究中采用新的观点、方法及步骤,尤其要注意提出自己的见解。同时,对所提出的观点和方法,应进行充分的科学性论证和反复推敲,以保证更有把握地展开创新性研究。切勿未经深思熟虑而随意地付诸实施,否则往往导致失败或造成时间和经费的浪费。

对各种技术和方法的原理和适应范围,应有明确的认识,以在研究中准确、有效地应用。一种新发现、新观点的形成,往往取决于应用方法的适当,故科学地掌握研究方法同样重要。在采用已有方法的同时,还须根据本实验室的实际条件,开发新的方法系统,以有效地开展有特色的研究。创新的方法需要与原有方法进行充分比较和实验考证,以证明新方法的可靠性和适用性,也可发现该方法的优点和缺点所在。

3. 规范性 在制订及实施研究计划时,要严格按照质量管理范围进行,以减少差错和遗漏,使研究结果客观、真实、可靠、可信,并使科研与国际水平相适应。基础研究应参照国家《药品非临床研究质量管理规定》(Good Laboratory Practice,GLP),临床研究应参照国家《药品临床实验管理规范》(Good Clinical Practice,GCP)。

第二节 科研设计的基本步骤

生物学和医学领域包括众多分支学科,从微观的分子生物学到宏观的生态学和环境科学,从基因工程到流行病学,观察方法和实验技术更是极其多样,并不存在一种普遍适用的科研设计模式。概括地说,好的科研设计应符合如下标准:目的明确,依据充分,思路清晰,指标具体,措施有力,进退有序,认真踏实,负责到底,使科学研究少走弯路,确保有价值的数据和成果的获取。

一、科研设计的基本步骤

科学假说的验证是通过科学实践,主要是实验和观察(直接或间接观察)。实验观察内容的安排、实验手段和方案的设计首先要从专业理论技术角度考虑(专业设计),然后才从数理统计学角度考虑(统计设计),二者互相配合,才能保证研究方案的科学性、可行性和有效性,并保证验证假说的结果和结论确实可靠。以下为科研设计的基本步骤。

1. 明确研究目的 明确科研目的包含两层意思:科研攻关如同作战,每一课题等同一个大战役,其分题和小题相当于大大小小的战斗,科研设计如同具体的作战计划,其服务于攻关全局。因此,每个科研设计均须与实验目的和验证假说紧密相连,不可脱离全局。其次,科研设计者及其合作者应清楚地把握本科研拟达到的目的和解决的问题。一般而言,一个科研设计宜针对整个科研的一个环节,突出一个重点,要明确本设计主要解决什么问题和达到什么目的,不宜包罗万象或模棱两可。

2. 依据充分 指科研设计须从实际出发:首先,从课题现状出发,根据前段科研工作进展,确实需要开展本实验;其次,根据国内外进展的现状,开展本实验有意义也有完成的可能;再次,根据当前人力、物力条件,有可能开展并完成本实验。归纳之,科研设计是立足于现实基础。必要的前期工作可决定科研设计的成败,例如细致周密的调查,包括查阅国内外文献;向相关专家请教;开展必要的探索性试验等。经常发生下列情况,由于事先调查欠充分,实验实施或即将总结时才发现,该问题已被他人解决,由此造成人力、物力和时间的浪费。

3. 研究目标与研究内容　最有成就的科学家均事先对课题加以周密思考,并将课题分成若干关键问题,然后精心设计为这些问题提供答案的实验,一个关键性实验应能获得符合一种假说而不符合另一种假说的结果。

因此,宜根据实验目的和假说,将课题分解为若干关键问题(即研究内容),针对每一关键问题设计实验方案,以达到一个分目标或阶段性目标,通过实现所有的阶段性目标而达到最终目标。确立分目标时,切记应紧扣总目标和围绕验证假说;勿将目标定得过大或过多,勿将分目标定得游离于主题之外。分目标与分目标间相辅相成,分目标与总目标间密切相连。总之,务必目标明确,内容具体,十分清楚地界定阶段性研究任务和总的研究目标。

例如,Doll 和 Hill 提出"吸烟可致肺癌"的假说,为验证该假说,他们运用演绎推理,确定如下调查内容:①烟草发行量与肺癌发病率关联;②肺癌与非肺癌患者配对调查,前一组吸烟者应比后一组多,吸烟史长,此为由果及因的回顾性调查;③多年配对跟踪吸烟与非吸烟医生,前一组肺癌发病率比后一组高,即由因及果的前瞻性调查;④肺癌死亡率高低与吸烟量多少呈正相关;⑤戒烟后医生中肺癌死亡率应低于不戒烟者。根据推理,Doll 和 Hill 安排上述多组调查内容的实验设计,获得成功。

4. 研究方案　这是科研设计中重要的核心部分,全部内容均旨在说明"如何具体地进行研究",故此内容实际上即实验设计。实验设计是指导整个实验过程的重要依据,是达到研究目的的重要保证。实验设计要为验证假说选择最佳研究方案,即以较少的人力、物力和时间,获得最大的科学研究成果。在正确的实验设计指导下,可使实验误差降到最低限度,保证实验结果的可靠性。

针对目标与分目标,根据专业理论知识设计实验方案,以回答某关键问题。例如,澳洲西部出现一种羊群的神经性疾病,原因多年不明。根据某种理由,H. W. Bennetts 怀疑该病乃铅中毒所致。为证实该假说,他根据专业知识设计用抗铅毒剂(氯化铵)治疗羊群。第一次试验效果很好,但后来却不能被重复。他意识到第一次所用氯化铵中可能混有少量物质是羊缺乏的,根据这一线索他很快发现该病是由缺铜所致。

研究方案分为多种类型,哪种方案最佳,主要取决于研究内容与目的。不论采用哪种方案,均须依据实验的三大要素,重点说明如下内容:受试对象的种类、选用标准、抽样方法、样本含量、对照分组;处理因素的性质、质量、强度、施加方法;效应观察的项目或指标、检测方法、判断标准;数据资料的收集方法和统计学处理方法等。

(1) 处理因素的设计:在研究复杂的生物学现象中,设计实验时一次仅变化一个处理因素,以排除其他因素的干扰,也利于观察和判断该因素本身的作用,从而使复杂的现象简单化。对于初入门者,这是可取的方案。但是,孤立处理单一因素的传统方法通常太局限,过于简化的条件下进行实验,常意味着对该因素的限定过于主观武断,并不能仿真。随着生物统计学和医学统计学发展,能使一个实验包括若干变量,使多因素实验的设计更为科学化,更具有可行性。在部署实验时,同时检测几个变数有显著好处,不仅能节省时间和精力,且比分开处理每个变数能提供更多资料。因为每个因素均从不同角度受到考察,且可观察到各因素间的相互作用,使实验条件更接近实际。

(2) 受试对象的设计:须根据课题目的设计受试对象,涉及使用动物的种属、品系,是否适合研究的病理模型,每次实验样本数及其年龄、体重、窝别、营养状态、活动情况等;受试对象若是人,则应考虑病例选择、诊断标准、入选标准等,在设计中尽量排除影响受试者的多种非处理因素的干扰。实验设计对象若是细胞和分子,应考虑将体外实验的研究结果通过体内实验验证,因为体外实验过于简单化,并不能反映体内复杂的生物学反应和网络反应。

(3) 观察指标的设计:在方法正确的前提下,指标的设计直接决定科研结果有无说服力。在设计观察指标时,须考虑如下因素:①该指标须反映所研究题目的本质和所要阐明的问题,即选择的指标与研究问题要有本质上的相关性;②尽可能选用客观指标,以避免偏性,尽可能选用特异性指标,例如直接检测普氏立克次体是特异性诊断流行性斑疹伤寒的病原体证据,而白细胞及中性粒细胞变化仅为辅佐性、非特异性指标;③指标的灵敏性以及精确性(详见第三章第五节)。

此外,科研设计须明确规定哪些数据取生物学指标或取理化指标;哪些数据取数字记录或取图像记录,或兼有图像和数字测量记录;哪些数据取绝对数或取相对数等。若某些指标暂时不能确定,也应通过预备试验及早明确。常规操作确定后,应及早确定有关数据的计算公式和试验表格,记录表格应如实记录必要的实验条件和全部观察项目的原始数据,严谨地设计原始记录表格,可对科研起到有力的监督管理作用,给工作带来很大的方便。

5. 计划进度安排 科研设计应有计划进度和进度指标的具体安排,其涉及:①完成全部研究课题所需时间;②主要工作的具体进度计划(各研究阶段拟达到的目标和所需时间)。由此,便于随时进行检查,也有利于研究组成员按计划开展工作,并督促课题如期完成。

较大的研究课题,则应以分题或阶段为单位制订出明确的进度计划,包括试验准备、人员培训、实验观察、整理资料、阶段性交流、年度小结、成果报告等,均应作出具体安排。交叉项目较多的进度计划,可采用"进度显示表"加以表示。显示表左侧纵列为"工作项目",顶端横栏为科研周期的年度,每一年度下再分为 12 个月或者 4 个季度,表体中用起止符号标明各项工作开始与完成的时间,如此可避免文字的赘述。

综上所述,科研设计主要反映该研究具体的实施方案及该课题研究的科学性和可行性。医学研究课题确定后,严格按科研设计要求开展实验,是能否取得预期成果的关键。科研设计的基本原则是:充分运用固定、排除、暴露、比较等方法,使科研观察的对象相对稳定;有关影响因素得到排除;本质的东西得到暴露;水平高低、真假、优劣得到比较区别。现代医学把"对照、随机、重复"三大原则应用于医学基础与临床研究,使科研设计进一步精确化。

二、科研设计的几个问题

1. 确定主攻方向和主攻目标 科研课题确定后,涉及的问题往往较多,不可能全部都得到解决,须抓住主要矛盾,选择可能的突破口,确定主攻方向。科研设计时,还须明确从何入手,以便逐个击破,最后取得成果。一般而言,先抓住全课题的主要矛盾或本质性问题(同时是最薄弱环节),再制定明确具体的阶段目标,就有可能为该课题的深入研究创造条件或打开缺口。

2. 思路清晰和进退有序 研究者对课题的技术关键和影响关键问题的相关因素须全面分析,进行通盘考虑后作出全面部署,在头绪纷繁、因素较多时,须将问题和因素进行排队分析,通过调查摸底获得信息,在全局权衡的基础上,选好研究的突破口,从而形成攻关方案。

不宜在研究的初始阶段就开展复杂的试验,试图对所有问题作出全面回答,如此难以获得理想结果。将研究工作分阶段逐步进展,因为后面的实验可能要根据前面的实验结果加以修订。研究工作要在每一步确定无疑后才能进展到下一步,否则全部工作可能因为建立在草率马虎的基础上而毫无意义。应组织课题组全体人员深入、充分地讨论设计方案,集中合理的意见,反复修改设计,使之更加完善。执行设计的过程中若遇到重要难关,还可再加讨论和修改;此外,对本课题的成败进退均有一定的估计与对策,以保证攻关方案的顺利实施。

3. 观察对象的条件力求一致 基础科研常以动物为对象,各种条件较容易控制,而临床研究一般以患者为对象,其病种繁多,同一病种其病情轻重程度、类型各异,条件很不一致,若无选择地都作为观察对象,往往难以获得科学结论。因此,须根据科研设计思路,按照诊断标准,严格选择病种、类型,其原则是:①选择诊断明确的病种,目前诊断尚未明确的病种不宜作为研究对象;②疾病的诊断、分型、分期、中医"证"的分类等均应按国家统一标准,或为学术界所承认或接受的标准;③若医疗任务不允许按科研要求选择研究对象,可按临床所收病种的实际情况进行科研设计,但应力争使所观察的病种诊断、分类、分期、中医辨证等标准明确、具体、统一,最后按不同条件的对象,分别进行观察、统计、分析、处理。

4. 实验和治疗方法相对固定 欲回答实验与治疗方法的效果如何,所采用的技术方法须相对固定,不能多变,否则难以获得明确结论。

5. 建立客观观察指标 客观观察指标如同一把"尺"或"证人",没有它就难以判断实验效果和临床疗效,也难以区别真伪和优劣。因此,寻找和建立客观指标是科学工作中重要的一环。客观指标须具有特异性和先进性,才能说明问题和体现水平。若暂时尚无较特异性的先进指标,可选择学术界所公认的普通常用指标。某些客观指标在技术上很先进,但无特异性,则并不能说明所要探讨的问题。中医科研设计中,若过分追求客观指标的先进性而忽视其特异性,可能偏离中医科研的主题。

6. 对照比较法 事物均存在相对性,无比较即无鉴别。科学研究设对照组是区别事物的重要方法,切勿忽视。以动物为研究对象,较易设立对照组,并可严格控制。临床研究则较难设立对照组,且有时不够严谨。根据临床科研实践,一般可采用4种对照比较方法:①自身对比,即对某一病种的临床症状、体征、辨证、实验诊断和指标做治疗前、后较为系统的观察对比,通过逐个积累病例至一定数量后,再进行统计分析,作出结论或总结;②不同处理对比,即有目的、有计划、有选择地选择同一病种或同一类型,采用多样实验指标,做不同治疗方法的对比观察;③回顾性对比,即在前一种观察结果的基础上,与过去同一病种采用不同治疗方法作回顾性对比分析总结;④与空白对比,即一组服药,一组不用任何药物或有治疗作用的方法处理(空白对照组)。这种对照比较法可排除患者心理因素和医生主观因素,其科学性较强,但在临床上可行性较差,难以实现。若科研设计严密,方法可靠,例数足够统计学分析,其研究结果具有可信性;相反,即使病例数很多,而科研设计和观察方法不严密,则难以获得可靠的结果并得出正确的结论。

7. 评价标准 要根据科研的主要内容、观察项目和目的的不同,而设计评价标准。若实验研究标准,可通过实验结果观察其定性、定位、定量及其动态变化过程,常以图和数字显示之,其标准显而易见,严谨精确;若系观察某一治疗方法的疗效,应设疗效标准;若已有国际、国内的统一评价标准,应尽可能按此统一标准评价。若无,或虽然有但不完全符合本课题研究内容,也可自定标准,或根据统一标准适当增补某些项目或内容。除针对"病"的评价标准外,须重视设计针对中医"证"的评价标准,以真正反映中医的研究成果。评价标准一定要有客观性,具有数量和质量指标,可资衡量。不能仅列举某些抽象概念(如"痊愈"、"好转"、"无效"等),使人难以具体掌握和判断,须对症状、体征、中医"证"等均进行具体描述。另外,实验室检查和物理检查指标的改变可准确反映客观变化,且二者界限清楚,不易混淆交叉,从而具有说服力和可信性。

8. 专题记录表格的设计 基础和临床研究均需设计好科研项目的记录表格。此对临床科研更为重要,除加强一般临床常规病史、病程记录外,还须根据科研课题的设计要求,制作专门的观察记录表格,以资补充一般病史的不足。观察记录表格的内容、项目须围绕主题,尽可能全面地列入所涉及的相关问题(指标),以利于通过观察记录,分析统计,达到比较、排除、区分的目的,从而揭示问题的

本质。为此,研究者须充分构思并展开讨论,根据已确定的研究主题和思路,设计专题观察记录表格所列的内容、项目和要求,做到文字概念清楚、具体、明确,使之在填写资料时,不致发生一词多义,造成概念模糊不清、记录不一致或相互矛盾。

9. 随访观察远期结果 随访是观察效果的重要方法,就临床研究而言,尤其对慢性病,若无较长时间的随访观察和积累资料,难以作出科学的结论。随访大体有3种:①建立科研专科(或专病)随访门诊,按需要观察的项目、内容,通过随访观察记录表格;可要求患者定期来门诊,由研究人员亲自做随访复查观察,或做继续门诊治疗观察;②通信随访,根据一般患者能够回答的内容、项目,设计随访书或表格,由患者或家属填写邮复,此法适用于路途较远的患者;③上门访问,针对来门诊不便的患者,且信访中患者或家属不能清楚回答有关问题,需研究人员直接去患者家中随访,此法虽麻烦,但能取得直接资料,可靠性较强,受到患者和家属的欢迎。

第三节 对照的原则

实验设计是医学科研中至关重要的环节,除须注意其科学性、创新性、逻辑性、规范性、伦理性等一般原则外,从统计学角度还须做到对照、随机、重复以及盲法原则,以期用较少的人力、物力和时间,获得相对较多的信息,最大限度地减少误差,保证实验的科学性、可靠性和诚信度,从而达到高效、快速、经济的目的。

对照(control)是在实验中所设置可与实验组相互比较的组别,设立对照时要求"组间一致"性,对照组与实验组间均衡性好,即除观察研究的处理因素外,实验组与对照组的一切条件均应尽量一致,均衡一致性越好,二者的可比性就越强,从而消除非处理因素所致误差,对试验观察的项目得出正确的科学结论。因此,对照的原则应贯穿于所有试验和每个试验的各步骤。

一、对照的意义与要求

1. 意义 任何事物间的差异均通过比较而显示,无比较即无鉴别。设置对照即为消除非处理因素的干扰和影响,使实验更具可比性、可靠性和说服力。其主要意义如下:

(1)鉴别处理因素与非处理因素的差异:非处理因素指处理因素以外的其他所有能影响受试对象效应评价指标的因素。处理因素的效应大小仅

通过对比才能得到结论。临床上许多疾病（如感冒、气管炎、早期高血压等）不经药物治疗也可自愈，故只有通过对照才能鉴别处理因素与非处理因素的差异。对照的关键在于实验组与对照组的非处理因素相等或接近。

（2）消除和减少实验误差：医学研究的对象主要是人，人的生命现象和疾病规律极其复杂，不仅受自然环境、实验条件、社会、经济、文化等外在因素影响，还受遗传、营养、健康素质、心理因素及某些未知因素的影响。对照是使实验组和对照组的这些非处理因素处于相等状态，以使实验误差得到相应的抵消或减少。

2. 要求　医学研究中对照组的设置须满足如下要求：①对等，即除处理因素外，对照组须具备与实验组对等的非处理因素；②同步，即对照组与实验组设立后，在整个研究进程中始终处于同一空间和同一时间；③专设，即任何一个对照组均为相应的实验组而专门设立，不得借用文献记载、以往结果或其他研究资料作为本研究对照。

二、对照的形式

1. 空白对照　指对照组在不给予任何处理或干预措施的"空白"条件下进行观察的对照。例如，研究某疫苗预防传染病效果，须比较接种疫苗的人群与未给予任何预防措施人群（空白对照组）的血清学和流行病学指标。采用空白对照的前提是：不延误对照患者的诊断；不影响对照患者的治疗和康复。

2. 实验对照　在某种实验条件下（与实验组操作条件一致的前提下）进行观察的对照。如采用烟熏剂作病房空气消毒试验，需用不加药的单纯烟熏对照，以排除烟熏本身的抑菌作用。这种采用与实验组操作条件一致的干预措施，称为实验对照。凡是可能对实验结果产生影响的操作、溶媒、试剂等，均应设立实验对照。

3. 安慰剂对照　安慰剂是指外观与受试药物相同且无药理活性的物质，在临床研究中用于代替受试药物，以排除精神心理等非药物因素的影响。安慰剂能产生主观感觉和客观指标的变化，例如心率加快、血压升高、皮疹、胃酸降低、白细胞升高等。安慰剂对照的设立须慎重，应限制在一定范围内使用，其原则是以不损害患者健康为前提：①仅在无其他治疗方法可供采用时，安慰剂才可在临床试验中作为对照；②安慰剂仅适于慢性疾病且病情稳定的患者，不会因使用安慰剂而延误病情；对于危重患者、病情发展迅速的患者，不得使用安慰剂；③对

受精神因素影响较大的慢性疾病，应尽量采用安慰剂对照。

安慰剂对照常用于如下情况：①新药和老药新用治疗慢性病的临床试验；②轻度精神忧郁、癔症，安慰剂可作为心理治疗的一部分；③诊断已确定、无须药物治疗的患者。

4. 标准对照　指以现有标准值或正常值作为对照，以及在所谓标准的条件下进行观察的对照。在评价某种药物或新疗法治疗急、慢性疾病时，若已有较好疗法，或治疗危重疾病时，不能用安慰剂对照，但可用公认的标准疗法（或常规疗法）作对照。应用标准治疗作对照时，须选择疗效被公认或肯定的药物或疗法，且与所试验的药物或疗法属同一类型，不得选用疗效差的药物或减少剂量、缩短疗程作为对照疗法。

5. 历史对照与正常值对照　历史对照是将研究者以往的研究结果或他人文献上的研究结果与本次研究结果作对照。这种对照缺乏齐同对比的前提条件。因为不同时间的发病率、致病因素特性、诊断标准、治疗方案、操作条件、技术水平、患者的病情、实验室条件等均有变化，即使同一实验室也难以均衡，其可比性差，一般不主张采用。但若考核时间因素所致变化，则可采用历史对照。例如，研究我国1992 年至 2002 年间 12 岁男女儿童身高的变化。

6. 阴性对照与阳性对照　在基础医学、预防医学与临床医学中，通常要设立阴性对照与阳性对照组，如毒理学的致畸、致突变和致癌试验。研究某化合物是否致癌的长期动物实验中，阴性对照组不用受试物染毒，仅作实验操作对照，阳性对照组用已知致癌物染毒，若阴性对照组也发生少量癌症，说明所用动物具有癌症自发性倾向，分析时须减去自发率；若染毒实验组不发生癌症而阳性对照组发生癌症，可认为该毒物对这种动物无致癌作用；若实验组与阳性对照组均未发生癌症，其原因可为所选动物对这类毒物不敏感，也可能是染毒的途径、方法、剂量等条件不当所致。

三、对照设置的方法

实际研究中，对照的设置可根据情况采用不同对照方案，如配对对照法、交叉对照法、组间对照法等。

1. 配对对照法　配对对照包括同源配对与异体配对两种，其可节省样本数，故有条件时应优先选用。配对对照的抽样误差最小，其统计学效率最高。

（1）自体配对：指在同一个体比较处理前后不

同时间结果的差异,或同一个体左右两部位或器官(如眼睛、肢体)分别作为对照组和处理组,比较两组间差异。由于是在同一个体进行试验,个体差异为零,可最大限度减少个体抽样误差。但对有短期自愈倾向(如感冒)或有周期性发作倾向的疾病,则不可采用同一个体处理前后对照比较,否则会将疾病自愈或周期性发作误为处理的效果。

(2)异体配对:选择同窝,性别、体重一致的动物,或相同疾病、性别、年龄、病情等相当的患者配对,在每个对子内部随机分至对照组和实验组,比较两组间差异。由于所有研究对象均通过细致配对,较组间对照法的抽样误差小。若研究对象为人,最理想的异体配对是选用同卵双胎者;若为小鼠,最好选择纯系小鼠。上述两种情况下,配对的组别间遗传基因完全相同,生活环境一致,不同个体从外表到体内代谢、甚至对疾病易感性都基本相同,药动学表现也相差无几,甚至可视为同一个体的配对分组。

2. 组间对照法　组间对照是将条件基本一致的不同个体随机分组,分别接受对照处理与实验处理,比较两组或几组间差异。因各组间同时进行,又称为平行对照,适用于不能应用配对对照的情况。其缺点是:由于存在个体差异,尽管所选定的受试对象基本条件一致,仍然存在抽样误差,此法得到统计学显著性所需样本数较多。其中随机对照试验(randomized controlled trial,RCT)是国际公认的临床疗效评价的"金标准",其原理是通过随机分组,使受试者有均等的机会被分配到不同的研究组,这是实现组间可比性的重要因素。随机分组的方法主要有:

(1)简单随机法:即采用抛硬币、抽签、掷骰子、使用随机数字表进行分组的方法;

(2)分层随机法:即先将研究对象按某一特征进行分层,如疾病的轻中重程度、中医证候类型、或性别、年龄等,然后在各层中采用简单随机分配的方法将受试对象分到试验组或对照组,最后将各层试验与对照对象合在一起进行亚组分析。

(3)区组随机法:将研究对象分为一定数量的区组,在临床研究时完成一个区组再进入到下一个区组,直至完成全部观察病例。无论简单随机还是分层随机,往往要完成全部观察病例入组后才能保证各组受试者的人数均等,对于一些易受季节影响的疾病,或者一些中途可能停止观察需要进行统计处理的临床研究就不适合,因此使用区组随机法较为方便。多中心临床研究中普遍采用的方法是中心分层,然后在各中心进行区组随机,即分层的区组随机化,是一种较为理想的随机化方法。

随机对照试验虽然被公认为最佳的治疗性研究设计方案,但是并不能用于诊断性研究、病因学研究、疾病预后的研究等。

3. 交叉对照法　即先接受对照处理的个体随后接受试验处理,先接受试验处理的个体随后接受对照处理,通过交叉而减少个体差异。交叉法适合于实验对照,不宜设置空白对照。用同一批动物或人做两种甚至两种以上处理,适合比较短期作用的药物,且两次用药须间隔足够时间(洗脱期),以避免前一阶段的处理效应影响后一阶段。病情等条件须基本不变,否则即失去可比性。

四、处理因素与对照

一般而言,每种处理因素均应有相应对照,除处理因素外,对照组与处理组其他因素应保持一致或基本一致,即保持可比性。研究往往须比较多种处理因素和(或)多种处理水平,且对各种处理和水平均应有相应对照,同时还需无任何处理的正常(或空白)对照,见以下的例子。

1. 单一因素单一水平对照的设置(表4-1)

表4-1　单因素单水平对照设置

组别	目　的
处理组	施加处理因素,观察处理引起的变化
对照组	不加处理,其他条件一致,以排除条件因素引起的变化

2. 单一因素多种水平对照的设置　例如,电刺激迷走神经对气道阻力的影响(处理因素);刺激强度为0V、5V、10V、20V、50V(处理水平)(表4-2)。

表4-2　单因素多水平对照设置

组别	目　的
处理组	
0V	空白对照
5V	
10V	观察不同刺激强度对气道阻力的影响
20V	
50V	
对照组	
5V	
10V	刺激无关的神经或部位
20V	排除电刺激本身对气道阻力的影响
50V	

3. 两种因素单一水平对照的设置　例如,诱导脑缺血(处理因素 A);低温处理(处理因素 B)(表4-3)。

4. 三种因素和一种因素的三种水平对照的设置　例如,以卵白蛋白(OA)致敏动物(处理因素 A);OA 气雾吸入(处理因素 B);药物(处理因素 C):腹腔注射地塞米松 0.1mg/kg、0.5mg/kg、1.0mg/kg(每天 1 次,共 3 次)(表4-4)。

表4-3　两因素单水平对照设置

组别	因素 A(脑缺血)	因素 B(低温)	目　　的
处理组	+	+	观察低温对脑缺血的保护作用
对照组 A	-(假手术)	+	排除低温所致影响
对照组 B	+	-(常温)	排除脑缺血变化所致影响
对照组 C	-(假手术)	-(常温)	排除手术因素的影响
对照组 D	不作手术	常温	正常对照,仅予麻醉、固定等处理

表4-4　多因素多水平对照设置

组别	因素 A (致敏)	因素 B (OA 吸入)	因素 C (药物)	目　　的
处理组	+	+	0.1mg/kg 0.5mg/kg 1.0mg/kg	评价地塞米松对致敏动物吸入 OA 后气道炎症变化的抑制作用
对照组 A	+	+	−	观察致敏动物吸入 OA 后气道炎症变化
对照组 B	+	−	−	排除致敏所致影响
对照组 C	−	+	−	排除吸入 OA 所致影响
对照组 D	−	−	0.1mg/kg 0.5mg/kg 1.0mg/kg	排除药物本身的影响
对照组 E	+	−	0.1mg/kg 0.5mg/kg 1.0mg/kg	排除药物对致敏动物的作用
对照组 F	−	+	0.1mg/kg 0.5mg/kg 1.0mg/kg	排除药物对吸入 OA 后的影响
对照组 G	−	−	−	正常对照,排除其他因素的影响

在多因素水平研究中,所设置的组数相当多,上例中包含16组,若新增加一种药物,还将增加16组,故耗费的时间、经费和动物相当多,具体实施时困难较大,对策为:①进行预实验,确定哪些因素影响很小或无影响,从而省略相应对照;②若药物效应有剂量依赖关系,可在各对照组仅用大剂量;③若有相同条件实验的文献报告(包括本实验室的工作)作为可靠依据,可省略其中某些对照。但是,为保证研究的科学性,上述因素须在设计时加以考虑,拟省略的对照须有充分理由和依据。

五、常见不当对照

以下为常见的不当对照:

1. 未设对照　若不设对照组,则无法排斥许多非观察因素对实验结果的影响,其研究结果缺乏可信性及临床应用价值。例如,某种新药、新疗法、新仪器在临床应用多例,结果优良率较高,建议临床推广应用。但若未排除个体差异、并发症等因素,难以肯定其疗效。

2. 对照不当　虽有对照组,但与实验组在非实验因素上未达到齐同,以致非处理因素干扰了处理因素的作用。例如,有人应用依那普利,观察对46~75岁高血压患者(100例)降压的疗效,以同样例数31~45岁的健康人作为对照,得出年轻人降压效果较优的结论。但是,血压与动脉硬化关系密切,而年轻人与老年人血管硬化程度不同,两组年龄差别太大,缺乏可比性,故该结论缺乏可信性。

3. 对照不足

(1) 对照设置不足:对照不足指已设对照组,但不足以说明问题,还应补加对照。例如,有人设计某农药对粮食污染的动物实验,观察污染因素对某些指标是否有不利影响,设计分三组,即污染米饲料组、污染糠饲料组、非污染米饲料组(对照组)。在这一科研设计中,若不补充"非污染糠饲料对照组",难以判断实验结果是污染因素所致,还是食用糠饲料造成营养不良所致。

(2) 对照组样本太小:实验组与对照组须有统计学认可的足够样本数,才对总体具有代表性。例如,用中草药治疗急性阑尾炎60例与用某抗生素治疗阑尾炎4例作对照比较,结果中草药组治愈率70%(42/60)、抗生素组为75%(3/4),得出两组间差异无显著的结论。由于对照样本数太少,不能反映其差异的显著性。

4. 配对过头 如为探讨高血压病病因,有人检测已确诊的高血压患者24小时尿钠排出量,为了齐同,作者把对照组健康人群控制在住院条件下,结果发现两组间24小时尿钠排出量无任何差异。导致这一结果的可能性之一是:两组均在住院条件下,饮食相同,其摄钠量亦相同,故排出量相同,从而掩盖了平时饮食习惯中高钠摄入在其高血压形成中的病因作用。

5. 对照重叠 如观察有毒物质对生产工人的影响,设置了接触毒物前后的自身对照以及非接触工人(其他车间工人)的对照,该设计共有两次对照,即属对照重叠。

6. 多余对照 例如,已知甲、乙两种降压药物皆有效,现欲比较二者疗效大小,此时仅设甲、乙两种降压药相互对照即可,若再设无处理对照组即属多余对照。

第四节 随机的原则

一、随机化的意义

随机化指在对某研究总体的抽样或实验研究过程中,使总体中每一个研究对象(观察单位)都以概率均等的原则被随机地分配到实验组和对照组,或有同等机会被抽到研究样本中去。随机化是实验分组和抽样研究时须贯彻的重要原则。

随机化的意义是为避免研究人员在对实验对象分组时,由于主观选择实验对象,导致已知或未知影响因素产生的偏性所引起组间的不均衡,进而影响实验结果的真实性。因此,随机化原则是实验研究中保证取得无偏估计的重要措施。同样,从总体中进行抽样研究,其目的是用抽样结果去估计总体的情况,为使样本对总体有较好代表性,常采用随机抽样方法,其意义和特点在于能客观计算抽样结果的可靠程度和评价抽样结果的精确度。

此外,获得统计结论所用的各种数理统计方法(如抽样误差的估计、统计推断中的假设检验等),均以所计算或比较统计量的样本是从总体中随机抽取或随机分配这一假设为前提的。只有用遵循随机化原则抽取的样本资料经统计学分析,所获得的结论才符合客观事实,才具有科学性。

随机化的实际含意指在实验对象的抽样、分组和实施过程中均应随机化。具体体现在如下方面:①抽样随机,即每个符合条件的实验对象参加实验的机会相同,即总体中每个个体都有相同机会被抽到样本中,从而保证所获样本具有代表性,使实验结果具有普遍意义;②分组随机,即每个实验对象分到处理组和对照组的机会相同,以保证各处理组间实验对象尽可能均衡一致,以提高各组间的可比性;③实验顺序随机,即每个实验对象接受处理先后的机会相同,以消除不平衡的实验顺序所产生的偏差。

随机并非随便。例如,动物分组时将先抓到的小鼠放在一笼,后抓到的放在另一笼,表面上未进行挑选,但实际上先抓到的多为不活泼的或雌性鼠,而后抓到的多为活泼的或雄性鼠。这不是随机,而是随意,随意往往导致系统误差。患者分组时,若为突出被试因素的效果,将轻患者安排在实验组,重患者安排在对照组,这是故意弄虚作假,应当坚决杜绝。

二、随机化的方法

随机化的方法很多,最初采取抽签、掷币、抓阄等,后采取随机数字表、随机排列表和用计算机产生随机数。用于医学科研抽样研究和实验对象的分组中,以随机数字表和随机排列表较为方便。它们均根据数理统计学中等概率原理随机抽样编制工具表,其结果比抽签、掷币等更理想。使试验对象随机而均匀地进入各处理组(各对照组和试验组),以避免各种不同客观因素对试验结果的干扰。试验对象例数越多,随机的优势越大;但试验中例数并不在多,应根据试验特点采用不同的随机方法。以下介绍常用的随机方法。

1. 抽签法 该法简便易行。例如,将12只动物分为两组,先将动物编号1、2、3、……、12,同时制作数字为1~12的标签,标签充分混匀后,按预先规定抽取6个签号,将动物对号入座分到第1组,余下6个标签号的动物即分至第2组。

2. 随机数字表法 随机数字表是根据随机抽样原理编制而成,除可用于随机分配外,还可用于随机抽样。表中各数字均彼此独立,无论从横向、纵向或斜向的顺序,数字均随机出现,故可在任意一方向、从任意一处开始按顺序取用随机数。举例说明如下:

(1)分两组方法:预定观察20例(编号1~20)胃溃疡患者,一组以雷尼替丁作为有效药对照,试验组给予百合汤;查随机数字表产生20个两位数的随机数,将随机数从小到大排列后得序号R,并规定R=1~10为A组,R=11~20者为B组,分组结果见表4-5。

(2)三组以上随机化分组:将15只动物随机分为A、B、C三组,先将动物编号1~15号。查随机数字表产生15个两位数的随机数,将随机数从小到大排列后得序号R,并规定R=1~5者为A组,R=6~10者为B组,R=11~15者为C组。分组结果见表4-6。

表4-5 20例患者随机分组结果

患者编号	1	2	3	4	5	6	7	8	9	10	11	12	13	14	15	16	17	18	19	20
随机数	93	22	53	64	39	07	10	63	76	35	87	03	04	79	88	08	13	85	51	34
序号R	20	7	12	14	10	3	5	13	15	9	18	1	2	16	19	4	6	17	11	8
分组	B	A	B	B	A	A	A	B	B	A	B	A	A	B	B	A	A	B	B	A

表4-6 15只动物随机化分组

动物编号	1	2	3	4	5	6	7	8	9	10	11	12	13	14	15
随机数字	33	35	72	67	47	77	34	55	45	70	08	18	27	38	90
序号R	4	6	13	11	9	14	5	10	8	12	1	2	3	7	15
分组	A	B	C	C	B	C	A	B	B	C	A	A	A	B	C

三、随机化中常见的问题

随机化指在实验研究中,设计模型的要求、受试对象的分组及施于受试对象的实验顺序等,均须符合概率要求。简言之,每个实验单位分入各处理组的机会需均等。若违背随机化原则,不论是有意或无意,都将人为夸大或缩小组间差别,导致实验结果的偏性。以下为随机化中常见的问题。

1. 随便分组 如前所述,随机并非随便。实践中,"视随机等同于随便"的分组者不乏其人。举数例如下:

(1)忽略动物个体差异:实验者任意将先抓到的动物放在第1笼,余下者放第2笼。看似未进行挑选,但实际上先抓到的多为不活泼者,而后抓到的多系活泼者,这实际上忽视了个体差异(健康状况)。

(2)忽略标本搁置时间:将送检的20份标本分到甲、乙两组。把先送的10份归入甲组,后送的10份放入乙组,两组测定结果就存在时间因素的差异。

(3)忽略样本采集的季节和温度:如治疗神经痛60例,1~4月份治疗30例归为A组,5~8月份治疗30例划分为B组,统计治疗效果时存在温度、时间因素的差异,既无统计学意义,更为非随机化分组。

2. 分组不合理 分组须按随机化原则进行,使已知因素(非观察因素)和未知因素(观察因素)均匀地分布于各组间,以防止选择偏差并增强可比性。下举分组不合理的例子:有人用口疮宁膜治疗569例口腔溃疡,随机选择其中150例为对照组,其中116例为口疮患者,34例为非口疮患者;治疗组中326例为口疮患者,93例为非口疮患者;对照组用空白药膜或传统方法治疗,1周后,其中117例编入治疗组,改用口疮宁膜治疗。其疗效经过显著性检验,得出口疮组和非口疮组患者与其对照组比较差异有非常显著性意义($P<0.01$)。

上述分组不合理之处在于:①各组中样本数差异较大;②对照组选用两种疗法,难以判断是与哪种疗法比较才使$P<0.01$;③对照组117例1周后编入治疗组,使两组样本均不纯,不但影响可比性,还人为造成两组样本总数的混乱。

3. 未作均衡检查 对照组的设立可使非观察因素达到齐同而充分暴露观察因素的作用,但医学研究设计中常难达到非观察因素的齐同。因此,还须作均衡检查。其方法是:把非观察因素逐个进行显著性检验,若差异不显著即为均衡,差异显著则需改进使之达到均衡,如此才具可比性。

例如,有人用CCQ牙髓治疗剂根管充填治疗牙髓病和根尖周病,选择该病304例作观察组,随意取190例用国内常用根充料牙胶尖和牙胶氯仿糊作对照,40例以国外优良根充料FR作对照。牙胶尖组观察为13.5个月,FR组8个月,CCQ组14.5个月。本研究不均衡因素为:①"随意"选取对照组,而非"随机"选取病例,使病情条件不一;②三组观察时间不同;③三组中样本差别较大。上述因素均可影响疗效判断及其统计学意义。

第五节 重复的原则

通过对照和随机原则,能在很大程度上抵消非特异性因素对试验结果所造成的偏性,但还不能完全消除其影响。因此,重复又是一个很重要的原则。因为在实验过程中,很难排除偶然因素的影响。例如苏格兰外科医生亨特(John Hunter)故意让自己染上淋病,以观察淋病是否是一种与梅毒有显著区别的疾病。但是,他用以接种的物质同时含有梅毒螺旋体,以致他感染了两种疾病,从而长时间内形成一种错误概念:二者都是同一疾病的表象。此乃偶然因素影响实验结果的典型例子,要避免类似错误的发生,须独立地重复相同的实验,以排除偶然因素的影响。

一、重复的意义

重复(replication)有两层含义:①指实验的样本量须足够大,在相同实验条件下要有足够的重复观察次数,以避免实验结果的偶然性,突出表现其必然规律;②指任何实验结果的可靠性应经得起独立实验重复的考验,重复实验是检查实验结果可靠性的唯一方法。一个不可重复的研究即无

科学性。在此重点讨论第一层含义。重复的目的有两个:一是稳定标准差,获得实验误差估计值;二是可使均值接近真实值,从而准确地显露实验组与对照组的差异。在正确估计实验误差和了解组间差异的基础上,便可科学地作出统计推断,结论较为可靠。

二、样本大小的影响因素

1. 允许误差(δ) 指两个样本均数或两个率比较时,两个总体均数或率的差值($\delta=|\mu_1-\mu_2|$,$\delta=|\pi_1-\pi_2|$)。δ越大,说明差异越明显,所需样本含量就越小。允许误差δ可根据预备实验所得两样本均数或样本率间的差异进行估计。

2. 实验误差 实验误差越小,所需样本越小;反之,所需样本就越大。

3. 检验水准 实验所需样本数与实验设计规定的检验水准呈反比,检验水准α愈低,所需样本含量愈大。例如,$\alpha=0.01$所需样本数大于$\alpha=0.05$所需样本数。

4. 检验效能 检验效能($1-\beta$)指当两总体确有差别时,按检验水准发现这一差别的能力。检验效能由β(第Ⅱ类错误的概率)大小所决定,当$\beta=0.1$和$\beta=0.2$时,相应的检验效能为0.9和0.8。检验效能越大,所需要的样本含量也越大。

5. 资料性质 一般来说,在同等情况下,数值变量资料所需样本量少于分类变量。数值变量需较少样本含量即可达到统计学的显著性,而分类变量需较大样本含量才能达到统计学的显著性。但若分类变量各组结果相差悬殊,对照组全为阴性,实验组全为阳性,则小样本也可达到统计学的显著性。

6. 实验结果的可能性 双向结果(存在$A \geq B$或$A \leq B$两种可能性)所需样本较大,单向结果(只存在$A \geq B$或$A \leq B$一种可能性)所需样本较小。

7. 实验设计的类型 从常用实验设计来看,完全随机实验设计所需样本较大,配对设计与随机区组设计所需样本较小,拉丁方实验设计所需样本更小。与常用实验设计相比,序贯实验设计所需样本含量又可减少30%~50%。在以上影响因素中,实验误差起决定性作用,但其他因素也应考虑。

三、样本大小的估计方法

所谓样本含量估计,指在保证研究结论具有一定可靠性的条件下,确定最少的实验单位数。样本

含量越大或重复次数越多,越能反映变异的客观真实情况。但若样本含量过大,这时的抽样误差比样本含量恰好满足统计学需要时的抽样误差有所降低,但与其成本相比是得不偿失,可造成不必要浪费,且延长研究周期。若样本含量过小,即使有专业意义的差异,也可能没有统计学意义,造成假阴性错误。因此,正式实验观察前,须预先恰当地估计样本大小。

(一)确定样本含量时常用的统计学词汇

1. 零假设(null hypothesis) 是关于总体参数值的一种假定,一般用 H_0 表示。例如,$H_0 : \mu_1 = \mu_2$,表示假定某两个总体的均值相同。换言之,即假定样本估计值之间的差异并非本质差异,而仅是由于抽样误差所致。因此,对零假设的检验也常称为(差异的)显著性检验。

2. 备选假设(alternative hypothesis) 指与零假设相对立的假设,一般用 H_1 表示。当假设检验导致拒绝 H_0 时,即认为备选假设合理,可接受。根据问题的不同性质,备选假设又可分为单侧和双侧。例如,当零假设为 $H_0 : \mu_1 = \mu_2$ 时,如果与之相对立的假设是 $\mu_1 > \mu_2$(或 $\mu_1 < \mu_2$)时,H_1 为单侧的备选假设。若与之对立的假设为 $\mu_1 \neq \mu_2$ 时,则 H_1 为双侧的备选假设。

3. 单侧检验(one-side test) 当备选假设是单侧假设时,相应的检验叫作单侧检验。当研究者企图作出"大于"、"小于"、"好于"、"差于"、"至少"、"至多"这样一类断言时,应采用单侧检验。

4. 双侧检验(two-side test) 当备选假设是双侧假设时,相应的检验称为双侧检验。当研究者企图作出"不同于"、"不相等"、"可能更好或更差"这一类断言时,应采用双侧检验。

5. 显著性水平(significance level) 指当零假设为真时,错误地拒绝零假设的概率称作第Ⅰ类错误(或假阳性)率,通常用 α 表示。

6. 置信水平(confidence level) 表示总体参数落入以其估计值为中心的某一区间之内的概率,该区间叫作置信区间,置信水平通常用 $1-\alpha$ 表示。

7. 检验的把握度(power of a test) 指当零假设非真时,拒绝零假设的概率叫作检验功效,通常用 $1-\beta$ 表示。其中 β 为第Ⅱ类错误(或假阴性)率,故 $1-\beta$ 即不犯第Ⅱ类错误的把握度。

8. 相对危险比(relative risk) 指暴露于某种可能致病的危险因素,其发病率与未暴露于该因素的发病率之比,通常用 RR 表示。其值愈大,表示该因素可能致病的危险性愈大。例如研究吸烟对肺癌的危险性时,RR = 吸烟者中的发病率/不吸烟者中的发病率。

9. 优势比(odds ratio) 表示疾病与暴露因素的 2×2 列联表中,两条对角线上元素乘积之比,通常用 OR 表示。已有资料说明,多数情况下,优势比 OR 都是相对危险度 RR 的很实用的估计。

10. 精确度(precision) 指衡量参数估计或假设检验的精确度的一种度量。一般在设计方案时就须由研究者确定。通常表示为最大允许绝对误差或最大允许相对误差。绝对误差指总体参数值与其估计值之差的绝对量。相对误差是绝对误差与估计值之比。

11. 简单随机抽样(simple random sampling) 从含 N 个单元(个体)的总体中抽取含量为 n 个单元的样本,共有 C_N^n 种可能结果,若每个单元被抽到的机会都相等,则称为简单随机抽样。简单随机抽样指有限总体的无放回抽样。无限总体的无放回抽样或有限总体的有放回抽样,称为非简单随机抽样,它允许有重复地抽取。以下介绍的各种确定最小样本含量的方法以及所提供的图表,均要求以简单随机抽样为前提,对非简单随机抽样不适用。

(二)确定样本含量大小时应考虑的因素

1. 研究目的须明确 是为了估计总体的参数,还是为了对某种因素的效应作显著性检验,或是二者兼有,但以其一为主。一般来说,估计总体参数时,仅需考虑所允许的误差和置信度 $(1-\alpha)$;在作显著性检验时,还须考虑检验的把握度 $(1-\beta)$,即后者需同时兼顾两种类型的错误率(α 和 β)。

2. 精度 即最大允许绝对误差或相对误差的大小。所允许的误差愈小,精确度就愈高,所需样本含量即愈大。

3. 置信度 要求的置信度愈高(此时犯Ⅰ类错误的概率 α 就愈小),所需样本量愈大。样本含量保持不变时,高置信度必然导致低精度,反之亦然。因此,一般情况下不能单纯追求高置信度或高精度,而须同时兼顾矛盾的双方。

4. 检验的把握度 对检验把握度的要求愈高(此时犯Ⅱ类错误的概率 β 就愈小),所需样本量愈大。样本含量保持不变时,减小 β 将导致增加 α,反之亦然。因此,此两类不同性质的错误也是矛盾的双方,须同时兼顾。

5. 抽样方法 在对精度和置信(以及检验

把握度)要求不变的情况下,不同抽样方法所需样本含量不同。例如整群抽样时,所需样本含量应扩大到完全随机抽样时样本含量的若干倍数,该倍数称为设计效应(design effect),缩写为 deff。

6. 总体的相关信息 如均数比较时需了解个体变异大小即总体标准差 σ,率的比较需要了解总体率 π 的大小,相关分析时需了解总体相关系数 ρ 的大小。σ 愈大,所需样本含量愈多,总体率 π 越接近于 0.50,则所需样本含量愈多;ρ 愈小,所需样本含量愈多。σ、π、ρ 一般未知,通常以样本的 s、p、r 作为估计值,多由预实验、查阅文献、经验估计而获得。

7. 研究方案 若须分别用样本中的子样对总体的不同层次进行参数估计或假设检验,所需样本量也将增大。

8. 其他因素 经费情况、完成时间等其他因素的限制也将影响取样大小。

(三)估计总体参数时样本含量的确定

设在置信度 $1-\alpha$ 下,用样本含量的均值 $\bar{x}$ 估计总体均值 μ 以及用样本比率 p 估计总体比率 π 时,最大允许绝对误差分别为 $\Delta\bar{x}$ 和 Δp,最大相对误差分别为 $\gamma_{\bar{x}}$ 和 γ_p。其中

$$\Delta\bar{x} \geq |\mu - \bar{x}|; \Delta p \geq |\pi - P| \quad (4\text{-}1)$$

$$\gamma_{\bar{x}} = \frac{\Delta\bar{x}}{\bar{x}} \geq \frac{|\mu - \bar{x}|}{\bar{x}}; \gamma_p = \frac{\Delta p}{p} \geq \frac{|\pi - p|}{p} \quad (4\text{-}2)$$

用 n_0 和 n 分别表示按置信度和精度要求在非简单随机抽样下所需的最小样本含量。估计总体均值时,若按最大允许绝对误差计算,由

$$\Delta_{\bar{x}} = z_{\alpha/2}\frac{\sigma}{\sqrt{n_0}}$$

得

$$n_0 = \left(\frac{\sigma \cdot z_{\alpha/2}}{\Delta_{\bar{x}}}\right) \quad (4\text{-}3)$$

若按最大允许相对误差计算,由

$$\bar{x}\gamma_{\bar{x}} = z_{\alpha/2}\frac{\sigma}{\sqrt{n_0}}$$

得

$$n_0 = \left(\frac{\sigma \cdot z_{\alpha/2}}{\bar{x}\gamma_{\bar{x}}}\right)^2 \quad (4\text{-}4)$$

而

$$n = \frac{n_0}{1 + n_0/N} \quad (4\text{-}5)$$

其中 σ 为总体标准差,在未知情况下可用试调查时的样本标准差 s 近似代替;N 为总体中的全部个体数;$z_{\alpha/2}$ 为标准正态分布中对应于右侧尾部概率等于 $\alpha/2$ 处的临界值,可从正态分布表中查得。

一般情况下 $\quad n < n_0 \quad (4\text{-}6)$

但当总体很大时(N 很大),n_0/N 很小,则 $n \approx n_0$,即此时简单随机抽样与非简单随机抽样在规定的置信度和精度下,所需最小样本含量近似相等。为计算简单起见,常按公式(4-3)或(4-4)求 n_0,并将 n_0 作为简单随机样本所需样本含量 n,这是一种较保守的做法,但由于计算简单,在实际调查中常被采用。

例 4-1 假定某大学男生约 1000 人,现拟估计该校男生身高平均值 μ,要求置信度为 95%:①最大允许绝对误差不超过 1cm;②最大允许相对误差不超过 1%。假定试调查($n=20$ 人的简单随机样本)的结果是均值 $\bar{x}=172\text{cm}$,标准差 $s=8\text{cm}$。

问:为达到以上要求,所需最小样本含量分别是多少?

(1)已知:$1-\alpha=95\%$,$\Delta\bar{x}=1$,$s\approx\sigma=8$,$N=1000$,$\alpha=0.05$,由正态分布表知,$z_{\alpha/2}=z_{0.025}=1.96$。

按(4-3)式,求得 $n_0=\left(\frac{1.96\times8}{1}\right)^2=246$(人)

由(4-5)式,求得 $n=\frac{246}{1+246/1000}=197$(人)

(2)已知:$1-\alpha=95\%$,$\gamma_{\bar{x}}=1$,$\bar{x}=172$,$s\approx\sigma=8$,

按(4-4)式,求得 $n_0=\left(\frac{1.96\times8}{172\times0.01}\right)^2=83$(人)

由(4-5)式,求得 $n=\frac{83}{1+83/1000}=77$(人)

在这一例题中,已知的有限总体小,所含个体数 $N=1000$ 人。因此,利用(4-3)或(4-4)式求出的 n_0 与用(4-5)式求出的 n 有较大差别。若总体很大,例如 $N=1\,000\,000$ 的情况,在①中,可求得 $n=\frac{246}{1+246/1\,000\,000}=245.9\approx246=n_0$,这时,$n$ 与 n_0 几乎相同。

当要估计的是总体的某种比率,例如某种疾病的患病率、治愈率、死亡率等,可按下列公式或表格确定所需的最小样本含量。

注意到总体标准差 σ 与总体比率 π 有如下关系:

$$\sigma = \sqrt{\pi(1-\pi)} \quad (4\text{-}7)$$

因此,当按最大允许绝对误差 Δ 计算时,由前面得知:

$$\Delta = z\frac{\sigma}{\sqrt{n_0}} = z\sqrt{\frac{\pi(1-\pi)}{n_0}},\text{得}\ n_0 = \left(\frac{z}{\Delta}\right)^2\pi(1-\pi)$$

$$(4\text{-}8)$$

其中 Δ 与 z 的下标均已省略,下同。

由于总体比率 π 是未知的,实际应用时就以样本比率 p 近似代替,即

$$n_0 = \left(\frac{z}{\Delta}\right)^2 p(1-p) \qquad (4-9)$$

当按最大允许相对误差计算时,由 $\Delta = p\gamma$ 得

$$n_0 = \left(\frac{z}{p\gamma}\right)^2 p(1-p) = \left(\frac{z}{\gamma}\right)^2 \frac{1-p}{p} \qquad (4-10)$$

最后,有

$$n = \left(\frac{n_0}{1+n_0/N}\right) \qquad (4-11)$$

在实际现场调查中,常采用下列方法:

(1)由于一般情况下要调查的总体很大,故不必区分 n_0 和 n。若无特殊说明,下文统一用 n 表示简单(和非简单)随机抽样所需最小样本含量。

(2)现场调查所采用的方案一般都不是简单随机抽样。因此,为获得相同的精度,实际所采用的样本含量 $n_{实}$ 就须大于利用简单随机抽样公式所计算的样本含量 $n_{简}$,即须考虑"设计效应" deff（deff>1）,

使

$$n_{实} = \text{deff} \cdot n_{简} \qquad (4-12)$$

例如,采用整群抽样方案时,一般令 deff = 2~3。

(3)利用公式(4-9)和公式(4-10),将常用计算结果制成表,可供现场调查时快速查出所需的最小样本含量,可不必再作计算。

从表4-7、表4-8可见,若最大允许绝对误差和置信度的要求不变,当 $P = 0.50$ 时,所需样本含量最大。因此,当无法预先估计 P 的大小时,常选择与 $P = 0.50$ 对应的样本含量。这是一种最保守的做法,因而也是"最安全"的做法,在现场调查中常被采用。从表4-9可见,若最大允许相对误差和置信度的要求不变,则当 P 值减小,所需样本含量急速增加。这说明所要调查估计的比率很小时(例如艾滋病、骨恶性肿瘤的发病率等),所需样本含量十分巨大,在现场调查中往往不可能实现。

表 4-7　以绝对误差 Δ 估计总体率所需样本含量(置信度 95%)

Δ	P									
	0.05 或 0.95	0.10 或 0.90	0.15 或 0.85	0.20 或 0.80	0.25 或 0.75	0.30 或 0.70	0.35 或 0.65	0.40 或 0.60	0.45 或 0.55	0.50
0.01	1825	3457	4898	6147	7203	8067	8740	9220	9508	9604
0.02	456	864	1225	1537	1801	2017	2185	2305	2377	2401
0.03	203	384	544	683	800	896	971	1024	1056	1067
0.04	114	216	306	384	450	504	546	576	594	600
0.05	73	138	196	246	288	323	350	369	380	384
0.06	51	96	136	171	200	224	243	256	264	267
0.07	37	71	100	125	147	165	178	188	194	196
0.08	29	54	77	96	113	126	137	144	149	150
0.09	23	43	60	76	89	100	108	114	117	119
0.10	18	35	49	61	72	81	87	92	95	96
0.11	15	29	40	51	60	67	72	76	79	79
0.12	13	24	34	43	50	56	61	64	66	67
0.13	11	20	29	36	43	48	52	55	56	57
0.14	9	18	25	31	37	41	45	47	49	49
0.15	8	15	22	27	32	36	39	41	42	43
0.20	5	9	12	15	18	20	22	23	24	24

表 4-8 以绝对误差 Δ 估计总体率所需样本含量（置信度 90%）

Δ	0.05 或0.95	0.10 或0.90	0.15 或0.85	0.20 或0.80	0.25 或0.75	0.30 或0.70	0.35 或0.65	0.40 或0.60	0.45 或0.55	0.50
0.01	1285	2435	3450	4330	5074	5683	6156	6494	6697	6765
0.02	321	609	863	1082	1268	1421	1539	1624	1674	1691
0.03	143	271	383	481	564	631	684	722	744	752
0.04	80	152	216	271	317	355	385	406	419	423
0.05	51	97	138	173	203	227	246	260	268	271
0.06	36	68	96	120	141	158	171	180	186	188
0.07	26	50	70	88	104	116	126	133	137	138
0.08	20	38	54	68	79	89	96	101	105	106
0.09	16	30	43	53	63	70	76	80	83	84
0.10	13	24	35	43	51	57	62	65	67	68
0.11	11	20	29	36	42	47	51	54	55	56
0.12	9	17	24	30	35	39	43	45	47	47
0.13	8	14	20	26	30	34	36	38	40	40
0.14	7	12	18	22	26	29	31	33	34	35
0.15	6	11	15	19	23	25	27	29	30	30
0.20		6	9	11	13	14	15	16	17	17

表 4-9 以相对误差 γ 估计总体率所需样本含量（置信度 95%）

P	0.01	0.02	0.03	0.04	0.05	0.06	0.07	0.08	0.09	0.10	0.15	0.20	0.25
0.05	729904	182476	81100	45619	29196	20275	14896	11405	9011	7299	3244	1825	1168
0.10	345744	86436	3846	21609	13830	9604	7056	5402	4268	3457	1537	864	553
0.15	217691	54423	24188	13606	8708	6047	4443	3401	2688	2177	968	544	348
0.20	153664	38416	17074	9604	6147	4268	3136	2401	1897	1537	683	384	246
0.25	115248	28812	12805	7203	4610	3201	2352	1801	1423	1152	512	288	184
0.30	89637	22409	9960	5602	3585	2490	1829	1401	1107	896	398	224	143
0.35	71344	17836	7927	4459	2854	1982	1456	1115	881	713	317	178	114
0.40	57624	14406	6403	3602	2305	1601	1176	900	711	576	256	144	92
0.45	46953	11738	5217	2935	1878	1304	958	734	580	470	209	117	75
0.50	38416	9604	4268	2401	1537	1067	784	600	474	384	171	96	61
0.55	31431	7858	3492	1964	1257	873	641	491	388	314	140	79	50
0.60	25611	6403	2846	1601	1024	711	523	400	316	256	114	64	41
0.65	20686	5171	2298	1293	827	575	422	323	255	207	92	52	33
0.70	16464	4116	1829	1029	659	457	336	257	203	165	73	41	26
0.75	12805	3201	1423	800	512	356	261	200	158	128	57	32	20
0.80	9604	2401	1067	600	384	267	196	150	119	96	43	24	15
0.85	6779	1695	753	424	271	188	138	106	84	68	30	17	11
0.90	4268	1067	474	267	171	119	87	67	53	43	19	11	7
0.95	2022	505	225	126	81	56	41	32	25	20	9	5	

例 4-2 拟估计某市 40 岁以上男子冠心病患病率。根据过去资料及外地调查结果,初步推测真实患病率可能在 10% 左右。若希望置信度为 95%,最大允许绝对误差为 2%,问需抽查多少人才能达到所要求的精度?

解: 此题的 $P=0.10$, $\Delta=0.02$,置信度 $=95\%$,查表 4-7,所需最小样本含量为 864 人。若经费不允许调查如此大样本,可适当降低置信度,如降到 90%,查表 4-8,求得在这种情况下,所需最小样本含量为 609 人。

另一个减少样本含量的方法就是放宽允许误差(表 4-9)。

例 4-3 某市计划生育中心拟估计该市育龄妇女中已采取绝育措施的比率。要求置信度为 95%,最大允许绝对误差为 5%,问需要调查多少妇女?

解: 此题中的 P 未知,故可采取最保守的做法,即查表 4-7,对应于 $P=0.50$, $\Delta=0.05$ 的样本含量,求得 $n=384$ 人。

例 4-4 拟估计儿童接种某种疫苗的比率,要求所得估计量的置信度为 95%,最大允许相对误差不超过 5%,问应调查多少儿童(预计接种比率不低于 60%)?

解: 查表 4-9,对应于 $P=0.60$, $\gamma=0.05$ 处的样本含量,求得 $n=1024$ 人。如经抽样调查得到接种疫苗的比率 $P=0.62$,则以 95% 的置信度,认为儿童接种该疫苗的比率 π 的范围是: $\pi=0.62\pm0.62\times0.05=0.62\pm0.031$(即接种的比率在 59% ~65% 之间)。

例 4-5 为调查某市初中男生的抽烟比率,估计该比率可能在 30% ~40% 间,要求估计的置信度为 95%,最大允许相对误差不超过 10%,问需要调查多少名男生?

解: $\gamma=0.10$, $0.30\leqslant P\leqslant0.40$,查表 4-9,所需样本含量 n 应在 576 ~896 之间。因此,应设计抽取 896 人的样本才能保证所要求的精度和置信度。

若实际调查时采取整群抽样的方法(例如随机抽取若干个班组,对这些班组的全部男生进行调查),则所需最小样本含量应大约等于简单随机抽样所需样本含量的 2 倍(取设计效应 deff $=2$),即: $n_\text{实}=2n_\text{简}=2\times896=1792$(人)。

(四) 求两个总体比率之差的置信限

若拟估计(和检验)两个总体的某种比率之差,例如要衡量某市脑力劳动者和体力劳动者心血管病的发病率之差,设计从每个总体中至少须抽取含量为 n 的样本,并设从两个样本所得到的

总体比率的估计值分别是 p_1 和 p_2,则当最大容许绝对误差为 Δ 时,根据正态分布原理,令

$$\Delta = z\sqrt{\frac{p_1(1-p_1)+p_2(1-p_2)}{n}}$$

不难推得

$$n = \left(\frac{z}{\Delta}\right)^2 \left[p_1(1-p_1)+p_2(1-p_2)\right] \quad (4\text{-}13)$$

其中 z 为标准正态分布界值,取决于置信水准 $1-\alpha$ 中的 α(即显著性水准)。用 x 表示 p_1 和 $(1-p_1)$ 中较小者; y 表示 p_2 和 $(1-p_2)$ 中较小者。即

$$x = min\left[p_1,(1-p_1)\right] \quad (4\text{-}14)$$
$$y = min\left[p_2,(1-p_2)\right] \quad (4\text{-}15)$$

又令

$$V = p_1(1-p_1)+p_2(1-p_2) \quad (4\text{-}16)$$

则可根据预调查或经验估计的 p_1、p_2 值,先求出 x 和 y,然后由表 4-10(a)查出对应的 V 值,再由表 4-10(b)查出对应于置信度 95% 以及对应于给定最大允许绝对误差 Δ 时每个样本所需的最小含量 n。

如 p_1 和 p_2 的值无法事先估计,则只能采取最保守做法,即取 $V=0.50$ 时的对应样本含量,即表 4-10(b)的最后一行。此处所需样本含量最大。

例 4-6 用两种剂量电离辐射分别照射 2 组小白鼠。第 1 组 25 只,照射后 2 周内死亡 14 只;第 2 组 18 只,照射后同期内死亡 4 只。现拟进行进一步研究,希望以 95% 的置信度估计这两种剂量对小白鼠致死率之差,要求其绝对误差不超过 0.10。问用两种剂量处理的小白鼠各需多少只?

解: 在此例中, $p_1=\dfrac{14}{25}=0.56$

$$p_2=\frac{4}{18}=0.28$$
$$1-p_1=0.44$$
$$1-p_2=0.72$$

因此, $x=min(0.56,0.44)=0.44$
$y=min(0.28,0.72)=0.28$

查表 4-10(a)得 $V=0.45$(表中没有对应 $x=0.44$ 的行,因此取 $x=0.45$ 的那一行作为近似),由题意,置信度 $=95\%$, $\Delta=0.10$。

查表 4-10(b)得 $n=177$(表中无对应 $V=0.45$ 的行,故取 $x=0.46$ 的那一行作为近似),即每组各需 177 只小白鼠作为试验样本。

例 4-7 拟估计某市脑力劳动者与体力劳动

表 4-10(a)　$V=p_1(1-p_1)+p_2(1-p_2)$ 的值

X	y													
	0.01	0.02	0.03	0.04	0.05	0.1	0.15	0.2	0.25	0.3	0.35	0.4	0.45	0.5
0.01	0.02	0.03	0.04	0.05	0.06	0.1	0.14	0.17	0.2	0.22	0.24	0.25	0.26	0.26
0.02	0.03	0.04	0.05	0.06	0.07	0.11	0.15	0.18	0.21	0.23	0.25	0.26	0.27	0.27
0.03	0.04	0.05	0.06	0.07	0.08	0.12	0.16	0.19	0.22	0.24	0.26	0.27	0.28	0.28
0.04	0.05	0.06	0.07	0.08	0.09	0.13	0.17	0.2	0.23	0.25	0.27	0.28	0.29	0.29
0.05	0.06	0.07	0.08	0.09	0.1	0.14	0.18	0.21	0.24	0.26	0.28	0.29	0.3	0.3
0.06	0.07	0.08	0.09	0.09	0.1	0.15	0.18	0.22	0.24	0.27	0.28	0.3	0.3	0.31
0.07	0.08	0.09	0.09	0.1	0.11	0.16	0.19	0.23	0.25	0.28	0.29	0.31	0.31	0.32
0.08	0.08	0.09	0.1	0.11	0.12	0.16	0.2	0.23	0.26	0.28	0.3	0.31	0.32	0.32
0.09	0.09	0.1	0.11	0.12	0.13	0.17	0.21	0.24	0.27	0.29	0.31	0.32	0.33	0.33
0.1	0.1	0.11	0.12	0.13	0.14	0.18	0.22	0.25	0.28	0.3	0.32	0.33	0.34	0.34
0.12	0.12	0.13	0.13	0.14	0.15	0.2	0.23	0.27	0.29	0.32	0.33	0.35	0.35	0.36
0.14	0.13	0.14	0.15	0.16	0.17	0.21	0.25	0.28	0.31	0.33	0.35	0.36	0.37	0.37
0.16	0.14	0.15	0.16	0.17	0.18	0.22	0.26	0.29	0.32	0.34	0.36	0.37	0.38	0.38
0.18	0.16	0.17	0.16	0.19	0.2	0.24	0.28	0.31	0.34	0.36	0.38	0.39	0.4	0.4
0.2	0.17	0.18	0.19	0.2	0.21	0.25	0.29	0.32	0.35	0.37	0.39	0.4	0.41	0.41
0.22	0.18	0.19	0.2	0.21	0.22	0.26	0.3	0.33	0.36	0.38	0.4	0.41	0.42	0.42
0.24	0.19	0.2	0.21	0.22	0.23	0.27	0.31	0.34	0.37	0.39	0.41	0.42	0.43	0.43
0.26	0.2	0.21	0.22	0.23	0.24	0.28	0.32	0.35	0.38	0.4	0.42	0.43	0.44	0.44
0.28	0.21	0.22	0.23	0.24	0.25	0.29	0.33	0.36	0.39	0.41	0.43	0.44	0.45	0.45
0.3	0.22	0.23	0.24	0.25	0.26	0.3	0.34	0.37	0.4	0.42	0.44	0.45	0.46	0.46
0.32	0.23	0.24	0.25	0.26	0.27	0.31	0.35	0.38	0.41	0.43	0.35	0.46	0.47	0.47
0.34	0.23	0.24	0.25	0.26	0.27	0.31	0.35	0.38	0.41	0.43	0.45	0.46	0.47	0.47
0.36	0.24	0.25	0.26	0.27	0.28	0.32	0.36	0.39	0.42	0.44	0.46	0.47	0.48	0.48
0.38	0.25	0.26	0.26	0.27	0.28	0.33	0.36	0.4	0.42	0.45	0.46	0.48	0.48	0.49
0.4	0.25	0.26	0.27	0.28	0.29	0.33	0.37	0.4	0.43	0.45	0.47	0.48	0.49	0.49
0.42	0.25	0.26	0.27	0.28	0.29	0.33	0.37	0.4	0.43	0.45	0.47	0.48	0.49	0.49
0.44	0.26	0.27	0.28	0.28	0.29	0.34	0.37	0.41	0.43	0.46	0.47	0.49	0.49	0.5
0.46	0.26	0.27	0.28	0.29	0.3	0.34	0.38	0.41	0.44	0.46	0.48	0.49	0.5	0.5
0.48	0.26	0.27	0.28	0.29	0.3	0.34	0.38	0.41	0.44	0.46	0.48	0.49	0.5	0.5
0.5	0.26	0.27	0.28	0.29	0.3	0.34	0.38	0.41	0.44	0.46	0.48	0.49	0.5	0.5

$x=min[p_1,(1-p_1)]$　　$y=min[p_2,(1-p_2)]$

表 4-10(b)　置信水准为 95% 时的样本含量

V	Δ									
	0.01	0.02	0.03	0.04	0.05	0.10	0.15	0.20	0.25	0.30
0.01	3842	961	427	241	154	39	18	10	7	5
0.12	4610	1153	513	289	185	47	21	12	8	6
0.14	5379	1345	598	337	216	54	24	14	9	6
0.16	6147	1537	683	385	246	62	28	16	10	7
0.18	6915	1729	769	433	277	70	31	18	12	8

续表

V	Δ									
	0.01	0.02	0.03	0.04	0.05	0.10	0.15	0.20	0.25	0.30
0.20	7684	1921	854	481	308	77	35	20	13	9
0.22	8452	2113	940	529	339	85	38	22	14	10
0.24	9220	2305	1025	577	369	93	41	24	15	11
0.26	9989	2498	1110	625	400	100	45	25	16	12
0.28	10757	2690	1196	673	431	108	48	27	18	12
0.30	11525	2882	1281	721	461	116	52	29	19	13
0.32	12294	3074	1366	769	492	123	55	31	31	20
0.34	13062	3266	1452	817	523	131	59	33	21	15
0.36	13830	3458	1537	865	554	139	62	35	23	16
0.38	14599	3650	1623	913	584	146	65	37	24	17
0.40	15367	3842	1708	961	615	154	69	39	25	18
0.42	16135	4034	1793	1009	646	162	72	41	26	18
0.44	16904	4226	1879	1057	677	170	76	43	28	19
0.46	17672	4418	1964	1105	707	177	79	45	29	20
0.48	18440	4610	2049	1153	738	185	82	47	30	21
0.50	19209	4803	2135	1201	769	193	86	49	31	22

Δ:绝对误差;V:从表4-10(a)查得

者心血管发病率之差异,要求置信度为95%,最大允许绝对误差为0.05,问应分别从脑力劳动者总体和体力劳动者总体中各抽取多大含量的标本?

解: 由于p_1与p_2未知,故可按最保守做法,取$V=0.50$,对置信95%,$\Delta=0.05$,可查表4-10(b),得知从每一总体中各需抽取含量为769人的样本。

（五）估计相对危险性

假定怀疑某病的发病与暴露于某因素有关,为研究这一问题,常须估计该因素致病的危险性。假定在某总体(例如某居民区、某市、某国家等)中,是否暴露于某因素与是否发病的2×2列联表见表4-11:

表4-11　2×2列联表

某疾病	危险因素	
	+	-
+	a	b
-	c	d

那么,暴露于该因素的人群发病率 $p_1=\dfrac{a}{a+c}$

未暴露于该因素的人群发病率 $p_2=\dfrac{b}{b+d}$

该因素致病的相对危险性$\dfrac{p_1}{p_2}=\dfrac{a(b+d)}{(a+c)b}$ （4-17）

在调查研究中只能从该总体中抽取有关样本,由样本所得的列联表对RR进行估计。当置信度要求为$1-\alpha$,最大容许相对误差为γ时,暴露组和非暴露组各组所需最小样本含量

$$n=\left(\frac{z}{In(1-\gamma)}\right)^2\left(\frac{1-p_1}{p_1}+\frac{1-p_2}{p_2}\right)$$ （4-18）

现场调查中,对未暴露于所研究因素人群中的发病率p_2以及相对危险性RR,它们的近似估计值一般已知(可通过预调查或根据以往资料和调查结果)。因此,可由(4-18)式估计暴露于该因素的人群发病率

$$p_1=p_2\cdot RR$$ （4-19）

然后按照(4-18)式确定各组所需样本含量。根据上述步骤,将常用结果制成表4-12,以供现场调查中快速确定样本含量。

在一般情况下,当

$$1\leqslant RR=\frac{p_1}{p_2}\leqslant\frac{1}{p_2}$$ （4-20）

且当所要求的置信度为95%,最大容许相对误差γ为10%时,由RR和p_2的估计值可直接查表4-12求出所需样本含量。

表 4-12　置信度95%,相对误差10%时,估计 *RR* 所需样本含量

p_1	RR																
	1.00	1.25	1.50	1.75	2.00	2.25	2.50	2.75	3.00	3.25	3.50	3.75	4.00	4.25	4.50	4.75	5.00
0.01	68521	61600	56986	53690	51218	49295	47757	46499	45450	44563	43802	43143	42566	42057	41605	41200	40836
0.02	33915	30454	28147	26499	25263	24302	23533	22904	22379	21936	21555	21226	20937	20683	20457	20254	20072
0.03	22379	20072	18534	17436	16612	15971	15458	15039	14689	14393	14140	13920	13728	13558	13407	13272	13151
0.04	16612	14881	13728	12904	12286	11805	11421	1106	10844	10622	10432	10267	10123	9996	9883	9781	9690
0.05	13151	11767	10844	10185	9690	9306	8998	8746	8537	8359	8207	8075	7960	7858	7768	7687	7614
0.10	6230	5538	5076	4747	4499	4307	4153	4027	3923	3834	3758	3692	3634	3583	3538	3498	3461
0.15	3923	3461	3154	2934	2769	2641	2538	2454	2384	2325	2275	2231	2192	2158	2128	2101	2077
0.20	2769	2423	2192	2027	1904	1808	1731	1668	1615	1571	1533	1500	1471	1446	1423	1403	1385
0.25	2077	1800	1615	1484	1385	1306	1246	1196	1154	1119	1088	1062	1039				
0.30	1615	1385	1231	1121	1039	975	923	881	846	871							
0.35	1286	1088	956	862	792	737	693	657									
0.40	1039	866	750	668	606	558	520										
0.45	846	693	590	517	462												
0.50	693	554	462	396	347												
0.55	567	441	357	197													
0.60	462	347	270														
0.70	297	198															
0.80	174	87															
0.90	77																

（六）估计优势比

进行病例对照研究时,常须计算优势比(odds ratio,*OR*,亦称比数比)。假定病例组和对照组是否暴露于某危险因素的列联表见表 4-13：

表 4-13　病例组与对照组暴露于某危险因素的列联表

	危险因素	
	+	−
病例组	a	b
对照组	c	d

那么,病例组中暴露于该因素的比率为

$$p_1 = \frac{a}{a+b}$$

对照组中暴露于该因素的比率为

$$p_2 = \frac{c}{c+d}$$

优势比定义为

$$OR = \frac{p_1}{1-p_1} \bigg/ \frac{p_2}{1-p_2} = \frac{p_1(1-p_2)}{(1-p_1)p_2} = \frac{ad}{bc} \quad (4\text{-}21)$$

显然,当总体中有病者的比例很小时,有 $\frac{c}{a+c} \approx 1$, $\frac{d}{b+d} \approx 1$　　因此,

$$OR = \frac{ad}{bc} \approx \frac{a(b+d)}{b(a+c)} = RR \quad (4\text{-}22)$$

这时优势比 *OR* 是相对于危险性 *RR* 的极好估计。并且,无病者暴露于该因素的比率 p_2 也就近似的等于总体中暴露于该因素的人数的比率,即

$$p_2 = \frac{c}{c+d} \approx \frac{a+c}{a+b+c+d} \quad (4\text{-}23)$$

在一般情况下(已有资料说明),*OR* 也可以用作 *RR* 的近似估计。

在估计对应某危险因素的优势比时,注意到优势比的自然对数 ln *OR* 的方差

$$\operatorname{var}(\ln OR) = \frac{1}{a} + \frac{1}{b} + \frac{1}{c} + \frac{1}{d} \quad (4\text{-}24)$$

病例组与对照组是配对关系,即 $a+b=c+d=n$,那么如果置信度要求为 $1-\alpha$,最大允许相对误差为

γ，可以推导出病例组和对照组各组所需要的最小样本含量

$$n=\left[\frac{z}{\ln(1-\gamma)}\right]^2\left[\frac{1}{p_1(1-p_1)}+\frac{1}{p_2(1-p_2)}\right]$$

(4-25)

z 即前文中 $z_{\alpha/2}$ 的简写形式，表示标准正态分布的临界值。根据优势比的粗略估计值 OR 以及对照组中暴露于危险因素的比率 p_2，可估算病例组中暴露于危险因素的比率

$$p_1=\frac{OR\cdot p_2}{(OR-1)p_2+1}$$

(4-26)

再按公式（4-25）即可求出对应于某种置信度（95%）和最大允许相对误差（10%，20%）下的最小样本含量 n。为便于现场调查，常用的计算结果已制成表（见表4-14和表4-15）。

当 $OR\geq 1$ 时，可根据 p_2 和 OR 的值以及 $1-\alpha$ 和 γ 的值直接从表中查找。

当 $OR<1$ 时，则可将表中 p_2 和 OR 用 p_1 和 $\frac{1}{OR}$ 代替后再查出所需最小样本含量。

例4-8 某地疟疾成为社会关注的问题，据了解约35%的人常被蚊虫叮咬。卫生部门决定采用病例对照方式研究该地区疟疾发病与被蚊虫叮咬间的关系。估计优势比约为2.50，希望估计值的相对误差不超过20%，要求置信度为95%。问疟疾患者组和非疟疾患者对照组需多大样本？

解： 已知总体中暴露于危险因素（蚊虫叮咬）的比率为35%，故可认为对照组暴露于该因素的比率 $p_1\approx 35\%$。

又已知 $OR=2.50$，置信度 $=95\%$，$\gamma=20\%$。查表4-14 的 $n=655$，即每组所需最小样本含量为655人。

若要求提高估计量的精度，譬如令最大允许相对误差 $\gamma=10\%$，其他条件均保持不变，则查表4-15可知每组所需最小样本含量将增至 $n=2937$ 人。

表4-14 当相对精度 $\gamma=20\%$，置信度 $=95\%$ 时，估计优势比所需样本含量

p_1	OR								
	1.00	1.50	2.00	2.50	3.00	3.50	4.00	4.50	5.00
0.01	15587	13041	11768	11005	10496	10133	9860	9649	9479
0.02	7873	6614	5984	5607	5356	5177	5042	4938	4855
0.03	5303	4473	4058	3810	3645	3527	3439	3371	3317
0.04	4019	3403	3096	2913	2791	2704	2640	2590	2550
0.05	3249	2762	3520	2376	2280	2212	2162	2123	2093
0.10	1715	1488	1376	1311	1269	1240	1220	1205	1194
0.15	1211	1072	1006	969	946	932	924	918	915
0.20	965	872	830	809	798	793	791	792	795
0.25	823	759	733	723	721	722	727	733	741
0.30	735	692	678	677	681	689	699	711	724
0.35	679	652	649	655	666	680	696	713	730
0.40	643	631	637	651	669	689	711	733	757
0.45	624	624	640	662	687	714	743	772	801
0.50	618	631	656	687	721	755	791	828	865
0.55	624	650	687	728	770	815	859	905	951
0.60	643	684	733	786	841	896	952	1008	1065
0.70	735	814	899	985	1073	1162	1251	1340	1429
0.80	965	1113	1264	1416	1569	1723	1876	2030	2184
0.90	1715	2059	2405	2751	3098	3445	3792	4139	4486

表4-15 当相对精度 $\gamma=10\%$，置信度 $=95\%$ 时，估计优势比所需样本含量

p_1	OR								
	1.00	1.50	2.00	2.50	3.00	3.50	4.00	4.50	5.00
0.01	69912	58494	52786	49361	47079	45449	44228	43278	42518
0.02	35313	29664	26842	25149	24023	23219	22616	22149	21776
0.03	23785	20061	18201	17087	16347	15819	15425	15120	14876
0.04	18025	15263	13886	13063	12516	12128	11839	11615	11438
0.05	14572	12389	11302	10654	10225	9921	9695	9521	9384
0.10	7691	6672	6172	5880	5691	5562	5470	5403	5353
0.15	5429	4806	4510	4344	4244	4181	4141	4117	4104
0.20	4362	3908	3721	3626	3576	3554	3548	3552	3565
0.25	3692	3403	3288	3242	3230	3239	3259	3288	3323
0.30	3296	3101	3041	3034	3055	3090	3136	3187	3244
0.35	3043	2922	2908	2937	2987	3050	3120	3195	3274
0.40	2884	2827	2856	2919	3000	3090	3187	3288	3392
0.45	2797	2798	2869	2968	3081	3203	3329	3459	3591
0.50	2769	2827	2942	3080	3230	3387	3548	3711	3876
0.55	2796	2914	3078	3262	3454	3652	3854	4057	4262
0.60	2884	3067	3288	3525	3769	4017	4269	4522	4776
0.70	3296	3651	4030	4419	4812	5209	5608	6007	6408
0.80	4326	4990	5667	6351	7037	7725	8414	9104	9794
0.90	7691	9235	10786	12340	13894	15450	17006	18526	20118

若 $RR<1$，那么 $1<\dfrac{1}{RR}=\dfrac{p_2}{p_1}\leqslant\dfrac{1}{p_1}$

这时可将表4-12中的 RR 和 p_2 分别用 $\dfrac{1}{RR}$ 和 p_1 代替，再查出所需样本含量 n。

例4-9 某国家拟调查研究某病与直接或间接饮用受某一工厂排放物污染的河水的关系。估计污染河水致病的相对危险性约为2，未饮用该河水的人群中该病发病率为25%。若要求估计的置信度95%，最大允许相对误差为10%，问从饮用和未饮用该河水的人群中各需抽取多大含量的样本？

解： 此例中 $RR\approx2$，$p_1\approx0.25$，置信度 $=95\%$，$\gamma=0.10$

查表4-15，得 $n=3288$，即每组所需最小样本含量为3288人。

（七）利用软件估计样本含量的方法

一般来说，样本量的估计用 SAS、SPSS、STATA、R 等统计软件均可以实现。除此之外，还有一些专门的样本量计算软件，如 PASS（收费）、nQUERY Advisor（收费）等。下面以样本量估计专业软件 nQUERY Advisor 7.0 为依据（被国际上公认为样本量估计的权威软件之一，得到美国 FDA 认可），系统介绍样本量估计方法，给出计算公式及其权威出处，通过实例加以说明，并与 SAS 9.2 软件进行比较。同时，对 PASS 的使用方法也举例说明。因篇幅所限，对于各种统计学情况下的样本含量估计的软件使用详见所附的参考文献。

凡公式中出现的相同符号统一定义如下：

α：检验水准；

$1-\beta$：检验效能；

s：取1代表单侧检验，取2代表双侧检验；

MSE：均方差；

CV：变异系数；

各类参数：如 μ（总体均数）、σ（总体标准差）等，这些参数一般未知，通常根据优先顺序：预试验结果、他人研究结果、假设三种方式进行估计。

1. 采用 nQuery Advisor 7.0 以及 SAS 9.2 软件实现　[参考吕朵,段重阳,陈平雁. 样本量估计及其在 nQuery 和 SAS 软件上的实现——均数比较(一). 中国卫生统计,2012,29(1):127-131]

下面以单样本均数比较 t 检验来举例说明。

方法:O'Brien 和 Muller(1993)给出的单样本 t 检验的样本量估计是建立在自由度为 $n-1$,非中心参数为 $\sqrt{n}\left(\frac{|\mu_1-\mu_0|}{\sigma}\right)$ 的非中心 t 分布基础上。其检验效能的计算公式 $1-\beta = 1-\mathrm{Prob}t\left(t_{1-\alpha/s}, n-1, \sqrt{n}\left(\frac{|\mu_1-\mu_0|}{\sigma}\right)\right)$ (4-26) 中,μ_1 为预期总体均数;μ_0 为已知总体均数;σ 为预期的总体标准差。在计算样本量时,一般先设定样本量初始值,然后迭代样本量直到所得的检验效能满足条件为止。此时的样本量,即研究所需的样本量。

例 4-10　某研究欲验证从事铅作业男性工人的血红蛋白含量是否与正常成年男性平均值(140μg/L)有差异。预试验测得从事铅作业男性工人的血红蛋白含量均值 130.83μg/L,标准差 25.74μg/L。如果设定 α 为 5% 水平,检验效能为 85%,双侧检验,统计分析采用单样本 t 检验,试估计样本量。

(1)采用 nQuery Advisor 7.0 实现:设定检验水准 α=0.05;双侧检验,即 $s=2$;检验效能取 $1-\beta=85\%$。依据上述基础数据可知,$\mu_1=130.83$,$\mu_0=140$,$\sigma=25.74$。在 nQuery Advisor 7.0 主菜单选择:

Goal:Make Conclusion Using:⊙Means

Number of Groups:⊙One

Analysis Method:⊙Test

方法框中选择:One group t-test for difference in means

在弹出的样本量计算窗口将各参数键入,结果为 $n=73$,即本试验的最少样本量为 73 例。

(2)采用 SAS 9.2 软件实现:

```
proc IML;
start MOT0 (a,s,mean1,mean2,sd,power);
error=0;
if(a>1 a<0)then do;error=1;print"error"
"Test significance level must be in 0-1";end;
if (s^=1 & s^=2)then do;error=1;print"error"
"s=1 or 2";end;
if (sd<0)then do;error=1;print"error..."
'standard deviation
must be >=0";end;
```

```
if (power>100|power<1)then do;error=1;
print "error" "Power(%)must be in 1-100";
end;
if (error=1)then stop;
if (error=0)then do;
n=2;
do until (pw>=power/100);
df=n-1;
es=abs(mean1-mean2)/sd;
ncp=sqrt(n)#es;
if (s=1)then do;
t=tinv(1-a,df);
pw=1-probt (t,df,ncp);
end;
if (s=2)then do;
t1=tinv (1-a/2,df);
t2=tinv (a/2,df);
pw=1-probt (t1,df,ncp)+probt (t2,df,ncp);
end;
n=n+0.01;
end;
n=ceil(n-0.01);
print a [label="Test Significance level"]
s [label="1-2 sided test"]
mean1 [label="Null hypothesis mean"]
mean2 [label="Alternative mean"]
sd [label="Standard deviation of differences"]
es [label="Effect size"]
power [label="Power(%)"]
n [label="n"];
end;
finish MOT0;
run MOT0 (0.05,2,140,130,83,25,74,85);
quit;
```

SAS 运行结果同样为 73 例,检验效能为 85%。

2. PASS(Power Analysis and Sample Size)是用于效能分析和样本量估计的统计软件包,是市场研究中最好的效能检验的软件。它能对数十种统计学检验条件下的检验效能和样本含量进行估计,主要包括区间估计、均数比较、率的比较、相关与回归分析和病例随访资料分析等情形。该软件界面友好,功能齐全,操作简便。用户不需要精通统计学知识,只要确定医学研究设计方案,并提供相关信息,就可通过简单的菜单操作,估计出检验效能和样本含量。

采用 PASS V08.0.3 版本操作(参考胡良平. 统计学三型理论在实验设计中的应用. 北京:人民军医出版社,2006;吕筠. 计算机程序包在流行病学中的应用. Copyright © 2009 GDHE LinFeng)。

估计总体均数时样本量估计:

例4-11 已知某地成年男子身高的标准差是 6.03cm,现在想进一步了解该地区成年男子身高的总体平均水平,若规定误差 δ 不超过 0.5cm,取 $\alpha = 0.05$,试估计需要调查多少人?

公式:σ 已知:$n = \left(\dfrac{\mu_\alpha \sigma}{\delta}\right)^2$ (4-27)

σ 未知:$n = \left(\dfrac{t_\alpha s}{\delta}\right)^2$ (4-28)

其中,n、δ、σ、s 分别为样本含量、允许误差、总体标准差和样本标准差。

PASS 操作图 4-1。

结果:需要调查 562 人(图 4-2)。

四、重复原则中注意的问题

重复是指各处理组(包括对照)的样本均应有一定的数量。样本太小,难以显示应有的差别并获得正确、可靠的研究结果,结论亦缺乏充分依据;样本太大,会增加实际工作困难,造成人力、物力、时间浪费。因此,在设计实验时须预计合适的样本含量。

1. **样本与研究问题有关** 例如,拟鉴定一种新抗癌药物,若通过动物实验测定该药毒性至少需数十只实验动物;而后进行临床试验,则需观察数百至数千例。

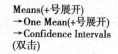
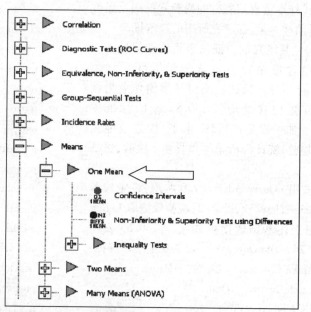
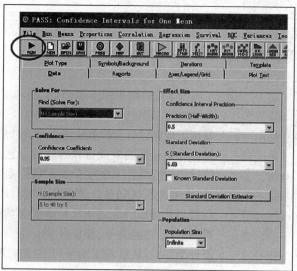

图 4-1 PASS 操作

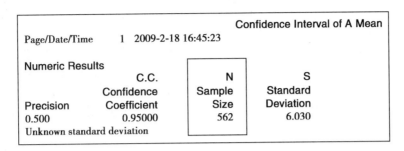

图 4-2 结果

2. 样本与研究对象有关 某一观察项目,各动物间个体差异大,所需例数即多;个体差异小,所需例数即少。决定样本含量,须事先明确某些条件与要求:①实验单位具有较好同质性,各组数量最好相等,不可相差悬殊;②事先了解某些数据,计数资料须了解百分数或率,计量资料须了解平均数及标准差;③须确定希望发现多大的差异,小于该差异称为容许误差;④确定要有百分之几的机会能发现这样的差异;⑤希望在 $\alpha = 0.05$ 水准处,抑或 $\alpha = 0.01$ 水准处发现差异的显著性。

一个周密的实验设计,能合理安排各项实验因素,正确估计样本含量大小,严格控制实验误差,从而用较少的人力、物力、时间,最大限度地获得丰富而可靠的资料。反之,若实验设计存在缺点,即可能造成不应有的浪费,且降低研究结果的价值。因此,制订研究计划时须科学地进行实验设计。由于实验研究使用的指标及其影响因素越来越复杂多样,故对科研设计的要求也越来越高。

第六节　均衡的原则

一、均衡的原则

实验组和对照组或各实验组间,除所观察的受试因素外,其他一切条件应尽可能相同或一致,例如动物的种属、品系、窝别、年龄、性别、体重、健康状况、生理条件、饲养环境等要保持一致;若受试对象是患者,则要求病种、病期、病型、病程、年龄、性别、生活、社会、心理等因素保持均衡一致。

均衡(balance)原则的作用是使受试对象受到的非实验因素的影响完全平衡,确保实验因素在各组间不受其他因素或重要的非实验因素不平衡的干扰和影响,从而真实地显现所考察的实验因素在不同条件下对观察效应的影响。均衡原则与实验设计的随机化、对照、重复和盲法原则密切相关,且均衡原则是核心,其贯穿于随机化、重复和对照原则中,并与之相辅相成,相互补充。

二、均衡的方法

一般来讲,通过随机化、对照、重复等原则,可使实验组与对照组间各种影响因素分布均衡。但这并非绝对,即使在大样本情况下,也不能保证实验组与对照组基线的一致,究其原因即忽视均衡原则所致。在此介绍两种均衡的实施方法。

1. 交叉均衡法 交叉均衡是在各实验组中又各设立实验和对照的方法,以使两组的非处理因素均衡一致。

例如,某研究者拟说明 A 药物治疗儿童轻度缺铁性贫血的疗效,其设计在甲小学观察 30 名确诊为轻度缺铁性贫血的儿童,服用 A 药作为实验组;在乙小学观察 30 名确诊为轻度缺铁性贫血的儿童,未服用 A 药作为对照;观察指标是血红蛋白含量。结果发现:甲小学观察对象血红蛋白均值明显上升,乙小学观察对象血红蛋白略有提高,但较甲小学低。由此得出结论:A 药有升血红蛋白的作用,用于治疗缺铁性贫血有效。这一设计和结论,逻辑上似乎合情合理:其已设置对照组,且两组间年龄、性别和其他条件基本一致,但仔细推敲,此设计的致命缺陷是存在不均衡,即不清楚两所小学儿童的家庭经济条件、地理位置、儿童饮食习惯、营养条件是否相同或相近。因影响血红蛋白含量的因素除药物外,也可能是儿童营养条件不同所致,不能将血红蛋白量升高这一结果完全归之于 A 药的疗效。

在实验中,影响实验效应最主要的非处理因素称为混杂因素。本实验的混杂因素是饮食习惯和营养条件。这个混杂因素得不到控制,就不能作出上述结论。但要通过改变儿童饮食习惯和营养条件来控制这个混杂因素比较困难,可通过交叉均衡设计达到均衡目的。方法为:将甲小学 30 名儿童随机分成两组,15 名服用 A 药,15 名不服药;乙小学 30 名儿童也随机分成两组,15 名服药,15 名不服药。最后将甲乙小学各 15 名服药儿童的测定结果合并,作为实验组求平均值;再将两小学各 15 名未服药儿童的测定结果合并,作为对照组求平均值。如此两组比较,经显著性检验后,实验组的血红蛋白值高于对照组,且有统计学意义,即可得出 A 药对血红蛋白有影响,并可治疗儿童轻度缺铁性贫血的结论。

又如,对甲、乙两组动物做同一针刺,一名操作者承担不了两组动物,需两人操作,此时不能每人承担一组,而应两人各自针刺甲组的一半和乙组的一半,交叉进行操作,以均衡操作者不同的混杂因素。当然,在设计时首先还要尽可能选择条件一致的两个观察单位,不能依靠交叉把所有的非处理因素都均衡掉。

2. 分层均衡法 该法是将非处理因素按不同水平划分为若干个单位组(层),然后在每个单位组(层)内安排处理因素,使各处理组条件均衡,从而达到消除非处理因素对实验结果影响之目的。如按照年龄分层,则老年人、中青年、儿童分别归为不同的层次,各层再随机进行分组,观察实验结果,从而评价年龄对结果的影响。值得注意的是,分层愈细,实施过程愈复杂,对样本的要求愈大;反之,应分层而不分层,则使组间基线不平衡,其结果的可信性会受到影响。

例如,研究药物对高血压病的疗效,因为高血压有轻度、中度、重度之分,即使完全随机分组,也可能导致有的组重度多,有的组轻度多。故应先把轻、中、重度的高血压分层(stratification),然后在每一层内再随机分组,如此才能做到组间均衡。

又如,拟研究振动作业对工人上肢甲皱皮肤微循环的影响,且要观察每天从事不同振动时间对微循环的影响。拟观察 32 人,分为 4 组,每组 8 人,即第一天检查未从事振动作业的行管人员为对照组;第二天检查每天从事振动作业 2 小时的工人为实验一组;第三天检查每天从事振动作业 4 小时的工人为实验二组;第四天检查每天从事振动作业 8 小时的工人为实验三组。若实验室不是恒温,受室外温度的影响,该设计方法不合理。因为室温影响皮肤温度变化,进而影响肢端微循环检查结果,会使处理因素与混杂因素交织在一起,得不出处理因素的效应和差别。若每天检查各处理组中 2 名受检者,使每组中均有 2 名受检者在同一室温下进行检查,从而室温这一混杂因素得到均衡。分层的要求是尽量使每一层内的变异范围减小,而充分显示层

间的差别,从而减少抽样误差。当层间差异具有显著意义时,层间变异从组内项分离出来,则误差均方减小,有利于处理间的显著性检验。

3. 人类复杂疾病关联研究中群体分层 人类复杂疾病遗传易感基因定位研究主要有连锁分析(linkage analysis)和关联分析(association study)两种方法。关联分析是在群体水平上研究某种疾病与某个特定等位基因的频率相关性,最常见的实验设计方法是病例对照研究。但是关联分析结果易受群体遗传分层(population stratification)的干扰,即某遗传标记的等位基因频率在病例和对照组间存在显著差异,但这个遗传标记并不与疾病表型相关。群体分层往往是由于遗传背景不一的亚人群混合所致,其产生机制可能与各亚人群祖先的迁移模式、婚配习惯、生殖强弱及基因组的随机突变等因素有关。群体分层对遗传关联分析的直接影响是可能导致结果偏倚,产生假阳性或假阴性的结果。

排除群体分层干扰的方法是:①加大样本量并尽可能地选择一个遗传上相对均质的群体,如出生地、年龄结构、种族、性别比例相同和人口流动性小的隔离群体。②基于家系研究的策略,即选择以受累家系为基础的内在对照组(由双亲或同胞组成),采用传递/不平衡检验(disequilibrium test, TDT)等方法进行检验。其缺陷如统计效能较低等。③基于基因组对照的研究策略,如果对照组和病例组来自遗传背景不相同的人群,根据从基因组中随机选取的中性遗传标记等位频率的差异而检测出群体分层,应用专门的软件或算法推断群体分层的程度,并对关联分析的结果进行校正。

三、均衡性检查

先按主要影响因素分层,然后在层内随机抽样,这样组间均衡性较好。但若样本分配并非采用分层随机,而是使用完全随机方法,尤其在小样本实验中则可能出现严重不平衡状态。为弥补此缺陷,应在实验样本数达到预定数 80% ~90% 时进行均衡性检查。若发现不平衡指数即影响因素差数绝对值之和(Σd_i)较大时,随后的样本分配应以如何使不平衡指数减小为原则,目标是使每次分配的结果均为各组间达到当时情况下的最好平衡程度。以比较复方青黛与白消安对慢性粒细胞白血病疗效的试验研究为例:预定观察 20 例,每组 10 例,按完全随机已收治 17 例。若性别、年龄、病情与病程是其主要影响因素,则按此进行均衡性检查(表 4-

16）［引自徐天和，王玖. 医学实验设计：第四讲均衡原则. 中国医刊，2005，40(10)：57-58，表1］。

表4-16 已有17例分层情况

	性别		年龄		病情			病程	
	男	女	中	青	轻	中	重	≤1年	>1年
复方青黛组	4	5	6	3	4	3	2	5	4
白消安组	5	3	4	4	2	3	3	3	5
组差(d_i)	1	2	2	1	2	0	1	2	1

$\Sigma d_i = 12$ 检查结果不平衡指数（$\Sigma d_i = 12$）较大，故随后继续进来的病例应以使 Σd_i 减少为原则。如新来一位符合受试条件的本病患者系男性青年，病情较重，确诊已1年半。若将此患者分至白消安组，则 Σd_i 增至16，若将其分至复方青黛组，则 Σd_i 减至8，故应将此患者分至此组。再来新患者仍按此法进行。假如有 k 个（$k \geq 2$）处理组，可将实验组分别与对照组比较，求（$k-1$）个"不平衡指数"之和，取和最小的分配方案。总之，均衡原则是实验设计原则的核心，科研工作者应高度重视。欲贯彻实验设计的原则，完善实验设计，其前提是：①研究设计者须具有丰富的专业知识和统计学知识，对拟研究课题有较好掌握；②邀请同行专家帮助修改，群策群力，以弥补个人专业知识的不足；③请统计学专家从统计的角度对实验设计方案进行把关。

（孙玉英 奚永志）

第五章　实验设计方法

医学统计学的研究对象是医学中具有不确定性结果的事物,其重要作用是透过数据的偶然性发现事物的必然性,揭示事物的内在规律性,使研究结论具有科学性和可靠性。在科研设计中需根据研究目的,结合专业要求及支撑条件选择设计方法,若考察单个处理因素的实验效应,可选择单组设计、完全随机设计、配对设计、随机区组设计、拉丁方设计或交叉设计;若考察多个处理因素的实验效应,可选择析因设计、正交设计、重复测量设计等。

第一节　医学统计学与科研设计

医学统计学(medical statistics)是应用数理统计和概率论的基本原理和方法,研究医学领域中关于收集数据、分析数据和由数据得出结论的重要工具。医学研究的结论不仅会受到个体数量及个体变异等方面的影响,还会受某些偶然因素影响,使得表现出来的现象并非是其本质的结果。借助于医学统计学方法,就能揭示出被偶然因素所掩盖的本质规律。

一、基本概念

(一) 同质与变异

同质(homogeneity)是指根据研究目的确定的观察单位的性质应相同或一致。观察单位是研究对象的基本单元,可以是特定人群、动物、组织器官、细胞和分子等。然而,由于个体差异的存在,对性质相同的观察单位观测相同医学指标时,其测量结果也不尽相同,这种差异称为变异(variation)。例如,同年龄、同性别、同民族、同地区的健康儿童,相同检测条件下其身高、体重等体格指标的测量结果会存在着一定的差异。所以在研究中尽可能使用同质性强的研究对象,如纯系动物、细胞系等;但无法避免个体差异,需要运用统计学方法从表现为偶然性的数据中分析出其中必然性的规律。

(二) 总体和样本

总体(population)是根据研究目的确定的同质观察单位的全体,包括定义范围内的所有个体观察值,样本(sample)是从研究总体中抽取的部分观察单位的个体观察值集合;描述总体特征的指标称为参数(parameter),描述样本特征的指标称为统计量(statistic)。总体依据有无时间和空间范围的限制可分为无限总体(infinite population)和有限总体(finite population)。例如研究碎石疗法对胆结石的治疗效果,总体应该是接受碎石疗法治疗的所有胆结石患者,该总体为无限总体,其全部的观察单位只是理论上存在的,个体数量是无限的;总体也可以是某时间范围内的某地区接受碎石疗法治疗的所有胆结石患者,该总体为有限总体,其同质基础是同一时间段、同一地区,个体数量是有限的、可以确定的。在实际工作中受到人力、物力等条件的制约,总体资料通常难以收集,往往得到的是样本资料,需要通过样本信息(统计量)对总体特征(参数)进行统计推断,为保证统计推断的可靠性,样本要具有代表性、随机性、可靠性和可比性。

(三) 误差

误差(error)泛指观测值与真实值之间的差别。根据误差的性质和来源可以粗分为非随机误差(nonrandom error)与随机误差(random error)两大类,前者包括系统误差(systematic error)与非系统误差(nonsystematic error),后者可分为随机测量误差(random error of measurement)和抽样误差(sampling error)。

1. **系统误差**　由于研究对象、研究者、仪器设备、研究方法、非实验因素的影响,导致结果出现偏差即偏倚(bias),其产生原因往往是已知的或可能掌握的。按研究过程偏倚可分为三类:选择性偏倚、测量性偏倚和混杂性偏倚。系统误差的大小通常恒定不变或遵循某种变化规律,有一定的方向性,通过周密的研究设计、技术手段和测量过程的标准化等措施可以消除或控制系统误差。但研究中一旦产生偏倚,事后往往无法纠正或弥补,故研究中要避免出现系统误差。

2. 非系统误差 亦称为过失误差(gross error),是指在实验过程中因研究者的偶然失误所造成的误差,例如抄错数字、点错小数点、写错单位等。可通过端正研究者的工作态度、增强研究者的责任心、认真检查核对数据等手段清除非系统误差,否则将会影响研究结果的准确性。

3. 随机测量误差 实验过程即使对测量仪器进行了校准,在同一条件下对同一测量对象反复进行测量,由于各种偶然因素的影响也会造成同一测量对象的多次测量结果不完全相同,这类大小和方向不恒定、随机变化的误差即为随机测量误差,可由多种无法控制的因素所引起,产生原因即由于存在着个体差异(生物体的自然变异)。随机测量误差不可避免,但具有一定的统计规律性(如呈现正态分布),可通过对多次测量值取平均的方式减小或控制该误差。

4. 抽样误差 由于生物体的个体差异,从总体中随机抽取样本进行研究时,样本统计量与相应的总体参数之间、样本统计量与样本统计量之间会存在着一定差异,这种由于抽样的偶然性而出现的随机误差称为抽样误差。抽样误差不可避免,但有一定的分布规律,可估计并可在一定范围内控制。一般说来,样本含量越大则抽样误差越小,个体差异越小时抽样误差也越小,样本统计量越接近总体参数。

(四) 概率

概率(probability)是描述随机事件发生可能性大小的度量。随机事件的特点是在相同条件下对随机事件独立地重复实验或观察,每次所得到的结果不完全相同,大量地重复实验或观察同一随机事件其结果会呈现出一定的统计规律性。对于随机事件 A,若在 n 次重复实验中出现 f 次,出现的频率为 $F(A)=f/n$,随着实验次数的增大,频率会稳定地趋向于概率,其概率 $P(A)$ 的取值为 $[0,1]$,即 $0 \leq P(A) \leq 1$,$P(A)$ 越接近 1 表示事件发生的可能性越大。$P(A)=1$ 表示事件必然发生,称为必然事件;$P(A)=0$ 表示事件不可能发生,称为不可能事件,这两类事件具有确定性,可视为随机事件的特例。医学的研究对象往往是随机现象,其观察结果具有不确定性,这种不确定性可以使用概率表达,若要了解观察的全部可能结果及其发生的概率,必须知道随机现象的概率分布(probability distribution)。统计分析中的很多结论是基于一定可信程度下的概率推断,习惯上将 $P \leq 0.05$ 的事件称为小

概率事件,表示在一次实验或观察中该事件发生的可能性很小,可视为不发生。在某种前提假设情况下,若小概率事件在一次实验或观察中发生了,就有理由怀疑该前提假设。例如对同种疾病的两种治疗方式的疗效差别进行抽样研究,在假设疗效无差别的前提下通过统计推断得到 $P \leq 0.05$,就可以认为疗效无差别的前提不成立,从而作出有差别的结论。

二、变量与数据

根据研究目的,对研究对象的某个或某些属性或特征进行观测,这些属性或特征(医学指标或调查项目)称为变量(variable),变量的观测值(即变量值)构成数据(data),数据也称为资料。依据变量是定量或定性的不同,可将数据具体分为定量数据(quantitative data)、定性数据(qualitative data)和有序数据(ordinal data)三种类型。

1. 定量数据 又称计量资料(measurement data)或数值变量(numerical variable)资料。其变量是定量的,变量值为数值,一般具有度量衡单位,是观测每个观察单位某项指标的数值大小所获得的数据,例如 101 个患者的年龄(岁)。根据变量值的取值特征,定量数据又可分为连续型(continuous)或离散型(discrete)两类,前者的观测值可在实数范围内任意取值,例如身高(m 或 cm)、体重(kg 或 g)、血压(mmHg 或 kPa)、血糖(mmol/L 或 mg/dl)等;后者的观测值通常只取正整数,例如某医院某月的手术人数(人/月)、脉搏次数(次/分)、呼吸次数(次/分)等。

2. 定性数据 又称计数资料(enumeration data)或无序分类变量(unordered categorical variable)资料。其变量是定性的,变量值为互不相容的属性或类别,是将观察单位按某种属性或类别进行分组,清点或汇总各组观察单位数所获得的数据,例如 101 个患者的血型分布为 23 人 A 型、39 人 B 型、31 人 O 型、8 人 AB 型。根据属性或类别的多少,定性数据又可分为两种情形:一种是二分类,例如药物治疗效果的有效和无效、尿糖检测结果的阴性和阳性、疾病家族史的有和无,两个类别间表现为相互对立、非此即彼;另外一种是无序多分类,例如人类 ABO 血型可分为 A 型、B 型、O 型、AB 型,人类的三大人种分别为白种人、黄种人、黑种人,多个类别间也表现为互不相容,没有程度或顺序的差别。

3. 有序数据 也称半定量数据(semi-quantitative data)或等级资料(ranked data)。与定性数据相比较,有序数据的变量也是定性的,但其变量值的

属性或类别之间有程度或顺序的差别,例如药物治疗效果可分为临床治愈、显效、好转、无效四级,尿糖检测结果可分为−、±、+、++、+++、++++六级,肿瘤细胞的分化程度可分为高分化、中分化、低分化和未分化四级。

数据的类型不同,其统计学处理方法也不同,即统计分析方法的选用与数据类型有密切关系。在分析数据的过程中,可以根据分析目的的需要,结合专业知识对数据的类型进行转换,以满足不同统计分析方法的要求。例如,101 个患者收缩压的测量值(mmHg)为定量数据,以 90～140mmHg 为正常、<90mmHg 或>140mmHg 为异常,按正常和异常分组后清点各组人数可将定量数据转换为定性数据;进一步定义<90mmHg 为低血压、>140mmHg 为高血压,按低血压、血压正常、高血压三个等级分组后清点各组人数可将定量数据转换为有序数据。由于定量数据可以分别向其他两种类型数据进行转换,提示在科研设计中有条件获得定量数据的前提下,尽可能将研究指标设计为定量变量,将会为分析中资料的转换提供便利。

三、统计工作的基本步骤

统计工作一般分为设计、收集数据、整理数据和分析数据四个基本步骤,四者紧密联系、不可分割,缺少或忽视任何一步都会影响其后续步骤的进行,最终导致研究结果的不可靠。

1. 设计 科研工作开始前应事先制订研究计划,即研究设计,它是影响研究能否成功的最关键环节,是提高研究质量的重要保证。研究设计有专业设计和统计设计,两者相辅相成。现代生物统计学的奠基人 Ronald A. Fisher 爵士曾指出,统计学方面的设计是医药卫生科研设计不可或缺部分。研究设计应包括选题、研究目的和意义、研究对象、研究方法与内容、可行性分析以及经费预算、研究进度和预期结果等基本内容;统计设计的内容包括对资料收集、整理和分析全过程的设想与安排,主要考虑实验分组或抽样方法、样本含量估计、对照的设置、数据管理与质量控制、拟采用的统计分析方法等问题。

2. 收集数据 收集数据是根据研究目的获取准确可靠、完整的原始数据。临床医学研究中的原始数据可来源于健康检查记录、门诊病历、住院病历等日常性工作记录,记录要做到完整准确,在分析时还要注意其局限性;也可根据研究目的而开展专题调查或实验研究。另外,医学研究中的原始数据还可以是统计报表(如医院工作报表、职业病报表、法定传染病报表等)、统计年鉴和统计数据专辑以及实验数据等。

3. 整理数据 整理数据的目的是对原始数据进行质量检查,以便为后续的分析数据打好基础。整理的过程要对原始数据进行清理、核查、纠正错误,还要录入计算机并对原始数据进行合理分组、归纳汇总等,以获取不同类型的数据,有时也要考虑数据类型的转换。尤其要注意对异常值(所谓的"过大或过小"数据)的处理,若没有充分理由认为它不合理就应保留,否则可能会破坏研究的真实性,或可能失去新发现。

4. 分析数据 分析数据又称统计分析,有统计描述(statistical description)和统计推断(statistical inference)两个方面的内容,前者是通过适当的统计指标、合适的统计图表对数据的数量特征和分布规律进行表达;后者是指在一定的可信度下利用样本信息推断总体特征,包括由样本统计指标(统计量)推断总体相应指标(参数)的参数估计(estimation of parameter)和由样本差异推断总体之间是否可能存在差异的假设检验(hypothesis test)。一定的实验设计方法决定了一定的数据分析方法,统计分析与统计设计是密不可分的。

第二节 单组与组间比较设计

单组设计和组间比较设计都是考察单个处理因素实验效应的设计方法。

一、单组设计

单组设计中只有一组受试对象。

(一) 基本概念

单组设计是指受试对象未按任何因素进行分组(即全部的受试对象都在同一个组别),未设立其他实验组或对照组的一种设计方法。由于单组设计只有一组观测值,所以这种设计条件下获得的样本资料,需与已知的总体参数(可以是理论值、标准值,或是依据大量观察所得到的稳定值)进行比较才能检验差异是否有意义。

(二) 数据统计分析

依据观察指标的变量类型及数据的条件选择合适的统计分析方法,若为数值变量的测量值即定量数据,总体服从正态分布时进行单样本的 t 检验或 z 检验,否则进行 t' 检验或 Wilcoxon 符号秩和检验;若为分类变量的测量值即定性数据,可通过计算总体率的可信区间或采用 z 检验进行统计分析。

（三）注意事项

单组设计中全部受试对象未按任何因素进行分组，研究中没有原因变量。另外，自身前后比较也是单组设计中的一种，指同一受试对象接受某种处理前后某种指标的变化，例如观察双侧颈总动脉结扎前后对大鼠学习记忆相关脑区血流量的影响，在减少个体差异的同时提高了实验效能。但处理前后比较的时间间隔不宜过长，否则可能会受到混杂因素或自身某种变化的影响，从而失去了自身比较的均衡性。

（四）案例分析

例 5-1　丙型肝炎是由丙型肝炎病毒（hepatitis C virus, HCV）引起的一种疾病。美国肝病研究学会在 2011 年 10 月更新的基因 1 型慢性丙型肝炎感染治疗指南中显示，用聚乙二醇干扰素 α（pegylated interferon α, Peg-IFNα）联合利巴韦林（ribavirin, RBV）进行 4 周标准导入期治疗后，用 HCV 的 NS3/4A 蛋白酶抑制剂博赛泼维（boceprevir, BOV）联合标准治疗 24 周，丙型肝炎基因 1 型初治患者的持续病毒学应答（sustained virologic response, SVR）率为 63%，而标准治疗的 SVR 率为 38%。若共有 80 例丙型肝炎基因 1 型初治患者参与了该项研究，能否说明有博赛泼维的三联治疗的 SVR 率不同于标准治疗？

该研究中只有一组患者，也是单组设计，总体率 $\pi = 0.38$，样本含量 $n = 80$，样本率 $p = 0.63$，np 和 $n(1-p)$ 均大于 5，单样本资料 z 检验的结果为 $z = (0.63 - 0.38)/(\sqrt{0.38 \times (1-0.38)/80}) = 4.6068$，双侧 $P < 0.0001$，差别有统计学意义，可以认为有博赛泼维的三联治疗的 SVR 率要优于标准治疗，故建议基因 1 型慢性丙型肝炎患者的优化治疗可采用有博赛泼维的三联治疗。

二、组间比较设计

组间比较设计是进行两组或多组之间比较的设计方法，通过完全随机设计（complete randomized design）实现。

（一）基本概念

完全随机设计又称简单随机设计（simple randomized design）或成组设计，是最为常见且最为简单的一种考察单因素效应的实验设计方法。这种设计方法是在一个实验中只安排一个处理因素，依据处理因素水平数的多少将同质的受试对象随机分配到各处理组进行实验观察，或是从不同总体中随机抽

样进行对比研究；若各组样本含量相等为平衡设计（balanced design），各组样本含量不等为非平衡设计（unbalanced design），在总样本含量固定的情况下平衡设计的统计效率较高，故值得推荐。

（二）设计步骤

设计中要考虑到三要素和四原则，同时也要包括数据的统计分析方法。

1.　**确定处理因素及其水平**　根据研究目的确定所研究的处理因素及其水平，处理因素的定义要具体、明确且具有可操作性；其水平数可以是两水平（相互比较的两个处理组），也可以是多水平（相互比较的多个处理组）。

2.　**确定受试对象和实验效应指标**　根据专业知识（研究问题的性质）和研究目的确定受试对象和实验效应指标，受试对象要具有较好的同质性和代表性，对处理因素敏感且反应要稳定；实验效应指标要具有较好的特异性和灵敏性，尽可能选择客观指标。

3.　**确定样本含量**　根据专业知识、文献资料或预实验结果获得的信息（如总体标准差 σ、总体率 π、容许误差 δ），按所规定的假阳性错误（即第 I 类错误）概率 α、检验效能 $1-\beta$，通过样本含量的估算公式进行计算。

4.　**随机化分组或随机抽样**　应用随机数字表或计算机软件实现随机化分组，即受试对象被随机分配到各处理组；或从不同总体中进行随机抽样（图 5-1）。

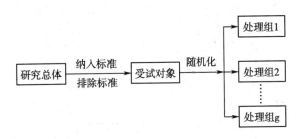

图 5-1　完全随机设计的示意图

5.　**实验（或试验）**　各处理组的受试对象分别接受处理因素的不同水平，按设计要求进行实验（或试验），为了避免偏倚常采用盲法（blind method）。

6.　**数据统计分析**　依据实验效应指标及数据的条件选择合适的统计分析方法，若实验效应指标为数值变量即数据为定量资料，服从总体正态分布和总体方差齐性时两组比较应用 t 检验或 z 检验，多组比较采用方差分析，否则可直接进行 t' 检验、秩和检验，或通过变量转换服从正态性和方差齐性后再进行 t 检验、方差分析；若实验效应指标为二

项分类变量即数据为定性资料,应用 χ^2 检验或 Fisher 确切概率法进行两个率或多个率的比较;若实验效应指标为多项有序分类变量即数据为等级资料,应用两组数据比较的 Wilcoxon 秩和检验或多组数据比较的 Kruskal-Wallis H 检验。

(三) 优缺点

完全随机设计操作简单,易于实施,设计和统计分析方法简便易行,若受试对象发生意外而出现缺失数据时仍可进行统计分析,且设计中对照组可以不止一个(如同时设立阳性对照和空白对照,或多个剂量对照等,且应同期平行进行)。完全随机设计的缺点是只能分析一个处理因素的实验效应,没有考虑受试对象个体间的差异(如病情对药物治疗效果的影响),因而要求受试对象要有较好的同质性,若是小样本可能因均衡性较差而导致抽样误差较大,故一般需较大样本含量,否则会降低结果的可靠性。

(四) 适用范围与注意事项

完全随机设计灵活易用,处理组数和各组样本量可不受限制,数据的统计分析也相对简单,故应用十分广泛。

完全随机设计应设立对照,试验组与对照组之间要具备可比性,且受试对象应随机化分组。例如,比较中西医结合治疗效果的研究,对照组采用西药常规治疗但根据病情选用药物,试验组在西药治疗基础上加某中药治疗,两组不具备可比性,因为根据病情选用西药会造成两组患者接受治疗的西药不相同,因而两组有效率的差异不能确定是中药的疗效,还是不同西药的疗效所致。临床中"2 组病例的选择采用双盲性,每 3 位患者中前 2 位为治疗组,后 1 位为对照组"或"单号患者为试验组,双号患者为对照组",这种按患者进入研究的顺序进行分组是人为规定,并非随机化分组,且难以实现双盲。

(五) 案例分析

例 5-2 妊娠期高血压是产科常见病,已有研究发现妊娠期高血压孕妇血中瘦素含量较正常孕妇有所增高,为分析不同程度妊娠期高血压孕妇血中瘦素含量是否有差异,随机抽取 2007 年 12 月到 2008 年 12 月间在某医院产科住院的妊娠期高血压孕妇 66 例(疾病的诊断和分类标准依据《妇产科学》第 5 版),平均孕周为(35.29±2.41)周。按妊娠期高血压的严重程度将孕妇分为 3 组,其中轻度患者 26 例、中度患者 22 例、重度患者 18 例,分别采集孕妇的空腹肘静脉血 2ml,用放免法测血中瘦素含量(表 5-1)。

表 5-1　三组妊娠期高血压患者血中瘦素含量

妊娠期高血压的严重程度	例数	瘦素含量($\mu g/L$)	
		测量值	测量值的对数值
轻度	26	20.05±3.33	1.30±0.07
中度	22	28.64±6.34	1.45±0.09
重度	18	41.63±11.04	1.59±0.21

该研究采用的是完全随机设计,研究中只有 1 个处理因素(妊娠期高血压的严重程度),该因素有 3 个水平(轻度、中度、重度),观察的效应为瘦素。

瘦素测量值因不满足方差齐性($F = 2.48, P = 0.0921, P < 0.10$),运用 SAS 9.1 多个独立样本均数比较的 Kruskal-Wallis H 检验进行分析,得到 $H = 40.7007, P < 0.0001$,组间差别有统计学意义;瘦素测量值的对数值因满足方差齐性($F = 1.35, P = 0.2667$),运用 SAS 9.1 进行完全随机设计资料的方差分析,得到 $F = 27.97, P < 0.0001$,组间差异同样有统计学意义,故可认为 3 组妊娠期高血压孕妇血中的瘦素含量不同;进一步采用 SNK-q 检验进行两两比较,结果显示 3 组中任意两组的组间差别都有统计学意义($P < 0.05$),表中可见妊娠期高血压越重孕妇血中瘦素含量越高,因此瘦素可能与妊娠期高血压的严重程度相关。

第三节　配对与配伍组设计

配对设计(paired design)和配伍组设计是为了控制可能存在的主要非处理因素而采用的实验设计方法,也是考察单个处理因素实验效应的设计方法。

一、配对设计

在医学研究中,配对设计有自身配对(同一受试对象分别随机地接受两种不同的处理)和异体配对两种情况,异体配对包括同源配对(同一来源的两个个体配成对子)和条件相近者配对(条件相近的两个个体配成对子)。

(一) 基本概念

配对设计是将受试对象按某些特征或条件配成对子,再将每对中的两个受试对象随机分配到两组(一个处理组和一个对照组,或是两个不同的处理组)。配对因素是影响实验效应的主要非处理因素(混杂因素),动物实验中常将种属、品系、窝别、性别、月龄或年龄、体重等作为配对条件,临床试验中常将性别、年龄、职业、病情、病程等作为配对条件。

（二）设计步骤

1. 确定处理因素与水平 配对设计仍属单因素实验设计，且研究因素只能有两个水平，需根据研究目的确定所要考察的处理因素并将其分为两个水平。

2. 确定受试对象、配对条件并配对 选取对处理因素反应敏感和稳定的受试对象，将影响实验效应的主要非研究因素作为配对条件，根据"对子间可不一致，对子内尽可能一致"的原则配成对子，从而满足组间均衡的要求。

3. 随机化分组 将每个对子中的两个受试对象或同一受试对象的两个部位随机分配到两组。

4. 实验 受试对象按设计要求进行实验。

5. 数据统计分析 若数据为定量资料，差值服从正态分布时应用配对 t 检验，差值不服从正态分布时可进行配对比较的符号秩和检验；若数据为定性资料，应用配对四格表资料的 χ^2 检验或 Fisher 确切概率法；若数据为等级资料，应用配对比较的符号秩和检验。

（三）优缺点

配对设计是为了控制可能存在的主要非处理因素而采用的一种实验设计方法，故能够很好地控制非实验因素对结果的影响。与完全随机设计相比，配对设计可增强组间均衡性、减少实验误差，实验效率较高，在缩小受试对象个体差异的同时可减少样本量。配对设计中配对条件越严格，对非研究因素的控制能力越强，配对的质量越高，但对研究对象的要求也越高，故其缺点是在临床试验中有时受试对象难以配成对子，配对条件控制不严可造成配对失败或配对欠佳，反而降低实验效率；如将与被研究因

素密切相关的中间变量作为匹配因素可歪曲真实结果等；另外，配对的过程可能将实验时间延长。

（四）适用范围与注意事项

配对设计在动物实验、现场调查和临床试验中被广泛应用，其特点是数据成对出现，每对的两个数据分别在处理因素的两个不同水平作用下测得，用其差值的大小反映两种处理之间效应之差的大小。

需要注意的是，从消除个体差异出发，常把自身前后比较视作配对设计，但也有学者指出两者是有区别的，自身前后比较是单组设计，不存在配对设计中将每个对子的两个受试对象随机化分组的过程；而且，自身前后比较要求在处理因素施加前后，重要的非处理因素（如气候、饮食、心理状态等）要相同，若无法保证前后两次测量条件的一致性，有必要设立平行对照，进行两组处理前后差值的对比分析或重复测量数据的方差分析。

（五）案例分析

例5-3 欲研究烧伤0号治疗烧伤的疗效，试验期间共收集深二度烧伤病例15例，选择患者烧伤深度基本一致且面积相近、相邻部位或对称部位的创面 A、B 进行自身对照研究。随机化方案如表5-2：首先将患者进行编号，再通过查随机数字表或运行程序分别给予每个患者随机数，定义随机数为奇数时患者的 A 区为试验药（施以烧伤0号药物）、B 区为对照药（磺胺嘧啶银膏），随机数为偶数时患者的 A 区为对照药、B 区为试验药。试验组在一般清创处理后直接喷涂烧伤0号，每隔4小时喷药一次直至创面愈合；对照组在一般清创处理后外用磺胺嘧啶银膏，隔日换药一次直至烧伤创面愈合，记录烧伤创面的愈合时间（表5-3）。

表5-2 试验药与对照药的随机化方案

编号	1	2	3	4	5	6	7	8	9	10	11	12	13	14	15
A 区	试验	对照	试验	试验	对照	试验	对照	试验	对照	试验	试验	对照	对照	试验	对照
B 区	对照	试验	对照	对照	试验	对照	试验	对照	试验	对照	对照	试验	试验	对照	试验

表5-3 深二度烧伤患者用药后烧伤创面的愈合时间 单位：天

编号	1	2	3	4	5	6	7	8	9	10	11	12	13	14	15
试验药	13	15	12	13	13	15	13	15	14	14	12	17	13	15	12
对照药	22	20	21	20	21	20	20	21	22	23	22	24	22	22	21
差值	−9	−5	−9	−7	−8	−5	−7	−6	−8	−9	−10	−7	−9	−7	−9

该研究只有1个处理因素（药物）作为分组变量，在同一受试对象的两个条件相一致的烧伤部位分别接受两种不同的处理，属于自身配对设计。

两种药物烧伤创面愈合时间的差值为（−7.67±1.54）天，差值服从正态分布（$W = 0.9114$，$P = 0.1425$），运用 SAS 9.1 进行配对 t 检验，得到 $t =$

−19.2432，$P<0.0001$，差别有统计学意义，可以认为与磺胺嘧啶银膏相比，烧伤 0 号治疗烧伤愈合时间相对较短。

例5-4 粪大肠菌群对于评价水质污染程度具有重要的卫生学意义。目前，多管发酵法是传统的粪大肠菌群检测方法，其操作步骤繁杂、检测周期长。现对多管发酵规范测定法进行改进，改进后具有简单、快捷、经济等优点，但实际效果还有待于研究。为此，采用改进方法中的 EC 培养法与国标多管发酵法同时检测相同的地表水和废水样品共 122 个，通过对比两种方法的检测结果（表5-4），为 EC 培养法的实际应用提供参考依据。

表 5-4　多管发酵法与 EC 培养法的
粪大肠杆菌检出结果

多管发酵法	EC 培养法		合计
	+	−	
+	81	7	88
−	3	31	34
合计	84	38	122

该研究对相同的一份水样分别进行多管发酵法和 EC 培养法的检测，即同一受试对象分别接受两种不同的处理，属于自身配对设计，数据为配对四格表资料。

运用 SAS 9.1 进行配对四格表资料的 χ^2 检验即 McNemar 检验，得到 $\chi^2 = 0.9000$，$P = 0.3428$，差别无统计学意义；对两种方法检测结果进行关联性检验，得到 $\chi^2 = 79.2016$，$P < 0.0001$，可认为两种方法的检测结果有关联，具有一致性；进行两种方法检测结果的一致性检验，得到一致率 $P_0 = 0.9180$，$P_e = 0.5834$，$k = 0.8031$，说明两种方法检测结果的一致性良好。由于 EC 培养法不经过初发酵，直接将水样接种于 EC 培养液进行复发酵实验，在 24 小时内即可得到检测结果，能够节省人力和时间，检测结果与多管发酵法具有良好的一致性，故认为 EC 培养法适用于地表水、地下水和废水中粪大肠菌群的检测。

例5-5 胃癌传统的开腹远端胃癌根治术（open distal gastrectomy，ODG）会造成手术创伤，腹腔镜辅助远端胃癌根治术（laparoscopic-assisted distal gastrectomy，LADG）则具有明显的微创优势。为了解后者手术的优势，按照性别、年龄、肿瘤分化程度及 TNM（tumor node metastasis）分期相近原则，对某医院 2004 年 10 月到 2007 年 10 月在普外科进行 LADG 和 ODG 手术成功的患者（所选病例手术时间前后不超过半年）进行逐一配对获得 44 对患者，比较两种术式的术中出血量（表5-5）。

表 5-5　44 对胃癌患者的术中出血量　　单位:ml

对子编号	ODG 组	LADG 组	差值	对子编号	ODG 组	LADG 组	差值
1	507	220	287	23	368	171	197
2	470	105	365	24	307	100	207
3	251	280	−29	25	237	107	130
4	225	182	43	26	190	217	−27
5	368	140	228	27	177	31	146
6	101	158	−57	28	267	126	141
7	312	88	224	29	149	315	−166
8	94	130	−36	30	441	180	261
9	70	44	26	31	465	199	266
10	77	46	31	32	196	230	−34
11	395	181	214	33	137	86	51
12	421	146	275	34	329	223	106
13	132	66	66	35	413	256	157
14	290	69	221	36	412	194	218
15	481	201	280	37	251	191	60
16	387	89	298	38	253	275	−22
17	652	143	509	39	215	127	88
18	322	64	258	40	204	240	−36
19	114	171	−57	41	133	126	7
20	442	279	163	42	461	286	175
21	161	83	78	43	499	107	392
22	278	184	94	44	131	68	63

该研究只有1个处理因素(手术方式)作为分组变量,将条件(性别、年龄、肿瘤分化程度及TNM分期)相近的两个个体配对,属于条件相近者配对设计。

两种手术方式患者术中出血量的差值为(133.21±140.90)ml,差值服从正态分布($W=0.9796$,$P=0.6169$),运用SAS 9.1进行配对t检验,得到$t=6.2711$,$P<0.0001$,差别有统计学意义,可以认为LADG组术中出血量低于ODG组。另外,该研究同时对两种手术方式的手术时间、淋巴结清扫数目、术后并发症、生存率以及癌症复发转移等方面进行对比,结果显示LADG能达到与ODG相同的治疗效果,且具有创伤小、出血少、术后恢复快、并发症少等特点。

二、配伍组设计

与配对设计一样,配伍组设计也是对影响实验结果的非处理因素进行控制,可提高组间均衡性,减少实验误差。

(一) 基本概念

配伍组设计又称随机区组设计(randomized block design),是配对设计的扩展,通常是先按影响实验效应的主要非研究因素(即区组因素或匹配条件,可为单一因素,如窝别;也可为复合因素,如同窝别、同品系、同性别、体重相近)将受试对象配成区组(block)或配伍组,每个区组的受试对象个数等于处理组数(配伍设计组数>2,而配对设计组数为2),再将每一区组的受试对象随机分配到不同处理组。因将区组因素看作是影响实验效应的非处理因素,故随机区组设计仍属于单因素设计。

(二) 设计步骤

1. 确定处理因素与水平　随机区组设计一般只安排一个处理因素,需根据研究目的确定所要研究的处理因素及其水平。

2. 确定受试对象、匹配条件并组成区组　匹配条件考虑主要的非处理因素,每个区组内受试对象数与处理组数相等。

3. 随机化分组　每个区组的受试对象随机分配到各处理组(表5-6、图5-2),各区组内按随机数从小至大,依次分到A、B、C三组中。

表5-6　15只小白鼠区组内的随机化分组结果

动物编号	1	2	3	4	5	6	7	8	9	10	11	12	13	14	15
区组	1	1	1	2	2	2	3	3	3	4	4	4	5	5	5
随机数字	68	35	26	00	99	53	93	61	38	52	70	05	48	34	56
秩次	3	2	1	1	3	2	3	2	1	2	3	1	2	1	3
处理	C	B	A	A	C	B	C	B	A	B	C	A	B	A	C

注:从随机数字表第8行第3列依次读取2位数的随机数字

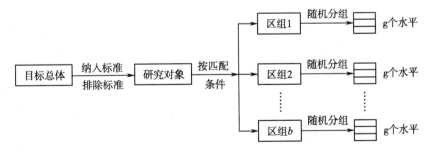

图5-2　随机区组设计的示意图

4. 实验　受试对象按设计要求进行实验。

5. 数据统计分析　若数据为定量资料,其差值服从正态分布且方差齐性,应用随机区组设计资料的方差分析,否则可直接应用秩和检验或通过变量转换服从正态分布后再进行方差分析;若数据为等级资料,可直接应用秩和检验。

(三) 优缺点

随机区组设计中每个区组内的实验对象有较好的同质性,更容易发现处理组之间的差别,较完全随机设计增大了组间均衡性,减少了随机误差,提高了实验效率。随机区组设计的缺点与配对设计类似,对研究对象的要求较高,受匹配条件的限制,有时难以将受试对象配成区组从而损失部分受试对象的信息,或因匹配过度而降低实验效率;若实验结果有缺失数据时对资料分析的影响较大。

（四）适用范围与注意事项

随机区组设计在分析处理因素效应的同时,控制了区组因素对实验结果的干扰,在实验室研究中较为常用。

随机区组设计需要注意,每个区组的受试对象都要随机分配到各处理组中,而且尽量不要有缺失数据,以避免对统计分析造成影响。

（五）案例分析

例5-6 替比夫定是一种治疗慢性乙型肝炎的药物。为研究替比夫定的生殖毒性,将80只雄性、8周龄SD大鼠按体重从轻到重排列分为20个区组,每个区组4只大鼠随机分到4个处理组:替比夫定高剂量组（30.0mg/kg）、中剂量组（15.0mg/kg）、低剂量组（7.5mg/kg）和阴性对照组（生理盐水）。各组大鼠均于交配前28天连续给药至交配后处死,测量一侧附睾精子数（表5-7）,分析替比夫定在实验剂量下对小鼠精子数的影响。

表5-7 不同剂量组雄性大鼠的一侧附睾精子数　　　　　　　　单位:×10⁶个

区组	高剂量组	中剂量组	低剂量组	阴性对照组
1	112.39	110.89	94.57	104.57
2	134.79	112.02	119.73	134.65
3	105.44	113.99	133.79	112.11
4	108.16	104.97	109.98	122.19
5	114.83	114.87	122.96	119.94
6	85.65	116.87	100.99	129.89
7	100.18	99.92	113.08	109.40
8	103.78	119.45	134.17	96.37
9	118.17	126.40	113.35	120.96
10	121.26	111.88	110.03	107.82
11	89.49	106.01	91.39	117.39
12	116.74	141.03	108.57	117.56
13	129.17	107.42	104.61	115.48
14	114.44	112.08	99.41	136.76
15	128.10	105.04	114.03	112.62
16	98.86	98.10	140.45	115.40
17	109.07	117.91	106.65	117.95
18	116.39	97.01	123.64	97.41
19	110.62	111.94	107.78	108.42
20	99.31	117.96	109.41	131.72
$\overline{X}\pm SD$	110.84±12.64	112.29±10.08	112.93±13.01	116.43±12.14

考虑到大鼠体重可能会对处理因素替比夫定的生殖毒性研究带来影响,该研究首先将80只其他条件相同的大鼠按体重分为20个区组(体重为区组因素,是单一因素),每个区组内的4只大鼠随机分配到4个处理组(4个剂量水平)中,为随机区组设计。

因服从正态分布,运用SAS 9.1进行随机区组设计资料的方差分析,处理因素和区组因素都无统计学意义（$P>0.05$,表5-8）,尚不能认为受试剂量的替比夫定对大鼠附睾精子数量有影响。另外,该研究组还对大鼠精子活动度构成比、活精子率等指标也进行了观察,结果均显示无统计学意义,从而得知受试剂量的替比夫定对大鼠精子的发生和成熟没有影响,对精子无致畸作用。

表 5-8 随机区组设计的方差分析表

变异来源	DF	SS	MS	F	P
总变异	79	10879.17			
处理间	3	337.54	112.51	0.79	0.5018
区组	19	2472.87	130.15	0.92	0.5629
误差	57	8068.76	141.56		

第四节 拉丁方设计

拉丁方设计(latin squared design)是在随机区组设计的基础上又多安排了一个对实验结果有影响的非处理因素,增加均衡性,提高了效率。拉丁方设计三个因素中只安排一个处理因素,另外两个为控制因素,故仍将其归为单因素设计方法,考察单个处理因素的实验效应。

一、基本概念

拉丁方(latin square)是用 g 个拉丁字母排列的 g 行 g 列的方阵,方阵的每行每列中每个拉丁字母只出现一次,这样的方阵称为 g 阶拉丁方或 $g×g$ 拉丁方,之所以称作拉丁方就是因为方阵最初是用拉丁字母组成的(字母的排列顺序有规律,在第 1 行字母按顺序排列好之后,依次将每 1 行字母向左移动 1 格排列),尽管后来方阵改用了阿拉伯数字或其他符号。按拉丁字母及其行、列来安排的实验设计称为拉丁方设计,故拉丁方设计有三个因素,每个因素都有 g 个水平,一般用拉丁字母表示处理因素的水平,行、列为控制因素的水平(表 5-9)。

表 5-9 常用的几个基本拉丁方

3×3			4×4				5×5					6×6					
A	B	C	A	B	C	D	A	B	C	D	E	A	B	C	D	E	F
B	C	A	B	C	D	A	B	C	D	E	A	B	C	D	E	F	A
C	A	B	C	D	A	B	C	D	E	A	B	C	D	E	F	A	B
			D	A	B	C	D	E	A	B	C	D	E	F	A	B	C
							E	A	B	C	D	E	F	A	B	C	D
												F	A	B	C	D	E

二、设计步骤

1. 确定研究因素与水平 拉丁方设计同时考虑三个因素,三因素等水平且无交互作用,需根据研究目的确定所要研究的处理因素、控制因素及其水平。

2. 确定受试对象和实验效应指标 根据专业知识(研究问题的性质)和研究目的确定同质的受试对象和实验效应指标。

3. 选择基本拉丁方并随机化 根据因素的水平数选择相应的基本拉丁方,通过行、列的重排来实现随机化,注意交换或移动时必须整行或整列进行,不能将列或行拆散。

4. 规定字母、行、列所代表的因素 每个字母代表处理因素的 1 个水平,每 1 行代表行区组因素的 1 个水平,每 1 列代表列区组因素的 1 个水平。

5. 实验与数据统计分析 受试对象按设计要求进行实验,实验结果为定量数据可进行三因素的方差分析。

三、优缺点

拉丁方中每个字母的重复次数相等,每 1 行每个字母出现且只出现 1 次,每 1 列每个字母也出现且只出现 1 次,因此处理因素的每个水平在行、列间均衡分布,无论是行间或列间出现差异时都不会影响处理因素所产生的效应,故拉丁方设计更加区组化和均衡化,减少误差,提高效率,节约样本量。拉丁方设计的缺点是要求三个因素无交互作用且每个因素的水平数必须等于拉丁方的行(列)数,有些实验不容易满足此条件;若某个观察单位实验失败出现数据缺失,信息损失的同时也增加了统计分析难度。

四、适用范围与注意事项

三因素实验各因素间无交互作用且各因素水平数相等,均可考虑拉丁方设计。实验研究中实验因素较为方便控制,故拉丁方设计有着较为广泛的应用。

拉丁方设计可以看成是双向的区组设计,要求行区组内的观察单位在列因素上同质,列区组内的观察单位在行因素上同质;除样本分配在区组内要随机化外,处理因素各水平与拉丁字母关系的确定也要随机化。虽然,拉丁方设计实际上属于多因素的设计方法,但三个因素中只安排一个处理因素,

另外两个为控制因素,故将其归为单因素设计。医学实验中为提高结论的可靠性,可应用两个或多个拉丁方进行重复实验。

五、案例分析

例 5-7 欲观察静脉注射不同浓度 NaCl 溶液对家兔血压的影响,采用拉丁方设计,选用 5 只家兔(雌雄不限,体重 2 ~ 3kg),每只家兔分别按一定顺序依次 2ml/kg 静脉注射 5 种浓度(E 为 1%、D 为 2%、C 为 4%、A 为 8%、B 为 16%)的 NaCl 溶液,注射时间为 10 秒,观察并记录每次注射前后家兔血压的最大升高值(表 5-10),分析静脉注射不同浓度 NaCl 溶液对血压升高的影响。

表 5-10 5 只家兔静脉注射 5 种不同浓度 NaCl 溶液后血压升高值 　　　　单位:kPa

家兔编号 (行区组)	静脉注射顺序(列区组)					行区组合计
	1	2	3	4	5	
1	A(2.50)	C(1.26)	D(0.87)	B(4.33)	E(0.58)	9.54
2	D(0.78)	A(2.29)	B(4.25)	E(0.83)	C(1.76)	9.91
3	B(4.63)	D(0.91)	E(0.41)	C(1.83)	A(2.29)	10.07
4	C(1.65)	E(0.61)	A(2.21)	D(0.57)	B(4.43)	9.47
5	E(0.49)	B(4.23)	C(1.16)	A(2.53)	D(0.84)	9.29
列区组合计	10.05	9.30	8.90	10.09	9.94	—
药物浓度合计	A 11.82	B 21.87	C 7.66	D 4.01	E 2.92	—

该研究中有药物浓度、家兔、注射顺序三个因素,每个因素各有 5 个水平,其中药物浓度是处理因素,家兔和注射顺序是减少实验误差的控制因素,从专业上不需要考虑因素间的交互作用,故采用拉丁方设计。

选定 5×5 基本拉丁方,经过行列变换得到随机排列的拉丁方(先进行行变换,以随机数字表第 3 行第 11 列作为起始点连续读取 5 个两位数的随机数 09、61、87、25、21,秩次依次为 1、4、5、3、2,将 1、4 行对调后再将 5、3 行对调;然后进行列变换,以第 4 行第

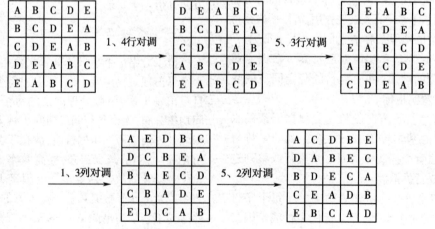

图 5-3 随机化的具体过程

11 列作为起始点连续读取 5 个两位数的随机数 20、44、90、32、64，秩次依次为 1、3、5、2、4，将 1、3 列对调后再将 5、2 列对调），规定家兔作为行区组，静脉注射顺序作为列区组，字母代表药物浓度，再将药物浓度随机分配给不同的字母（以第 5 行第 11 列作为起始点连续读取 5 个两位数的随机数 73、37、32、04、05，秩次依次为 5、4、3、1、2，故 E 为 1%、D 为 2%、C 为 4%、A 为 8%、B 为 16%），依此安排实验（图 5-3）。

运用 SAS 9.1 进行拉丁方设计资料的方差分析（表 5-11），得到家兔间、静脉注射顺序间的差别无统计学意义（P>0.05）；而药物浓度间的差别有统计学意义（P<0.0001），表现为静脉注射同体积 1%、2%、4%、8% 和 16% 浓度的 NaCl 溶液后，分别使家兔血压平均升高 0.584kPa、0.802kPa、1.532kPa、2.364kPa 和 4.374kPa，说明高浓度的 NaCl 溶液可促进家兔血压升高。

表 5-11　家兔静脉注射 5 种不同浓度 NaCl 溶液后血压升高值的方差分析

变异来源	自由度（DF）	离均差平方和（SS）	均方（MS）	F 值	P
总变异	24	47.7515			
药物浓度间	4	47.0199	11.7550	333.13	<0.0001
家兔间	4	0.0836	0.0209	0.59	0.6749
注射顺序间	4	0.2245	0.0561	1.59	0.2398
误差	12	0.4234	0.0353		

第五节　交叉设计

交叉设计（cross-over design）是一种特殊的自身前后对照设计，是将自身比较和组间比较综合应用的一种设计方法，可被视为拉丁方设计的重复观察。

一、基本概念

交叉设计是按事先设计好的实验次序，在各个阶段对受试对象先后实施各种处理，以比较处理组间的差异，因各种处理在实验过程中交叉进行，故称为交叉设计。

交叉设计中受试对象可以采用完全随机化或分层随机化方法进行安排，最简单的形式是完全随机分组的二处理、二阶段交叉设计，即 2×2 交叉设计，将 A、B 两种处理在两个阶段先后施加于同一批受试对象，随机地使一半对象先接受 A 处理后接受 B 处理，另一半对象则先接受 B 处理再接受 A 处理。同理，交叉设计还可以有三或三个以上的实验阶段，以安排更多的不同处理，如三种处理的比较可采用三阶段交叉设计，分别按照 ABC、BCA 和 CAB 的顺序安排实验，四种处理的比较可采用四阶段交叉设计，分别按照 ABCD、BCDA、CDAB 和 DABC 的顺序安排实验。两个处理的比较也可以采用三阶段交叉设计，分别按照 ABA、BAB 的顺序安排实验，即为二处理、三阶段交叉设计；另外，为提

高效率还可以使用重复处理的设计方式，如两个处理的比较也可以采用四阶段交叉设计，分别按照 ABBA、BAAB 的顺序安排实验。

二、设计步骤

1. 确定研究因素与水平　根据研究目的确定所要研究的处理因素及其水平，以 2×2 交叉设计为例，需提出比较的 A、B 两种处理。

2. 确定受试对象和实验效应指标　根据专业知识（研究问题的性质）和研究目的确定同质的受试对象和实验效应指标。

3. 受试对象的随机化与试验顺序的安排　可以采用随机化分组（表 5-12）或配对设计方式（表 5-13）将受试对象随机分为两个部分。表 5-12 中，秩次数为奇数的受试对象第一阶段接受 A 处理、第二阶段接受 B 处理，秩次数为偶数的受试对象处理顺序与其相反；表 5-13 中，随机数为奇数对子的单号受试对象第一阶段接受 A 处理、第二阶段接受 B 处理，双号观察对象则第一阶段接受 B 处理、第二阶段接受 A 处理；随机数为偶数对子的单号与双号受试对象的处理顺序与其相反。

4. 试验　按设计要求进行试验，为消除患者的心理作用或防止研究者的暗示，多采用盲法进行观察。2×2 交叉设计的实验分为 4 个时期，依次为准备期（run in period）、第一阶段处理期（treat phase）、洗脱期（washout period）和第二阶段处理期（图 5-4）。准备期是指受试对象经过一段时间未

用任何处理(即为停药期)的观察,确认已进入自然状态,可以按顺序依次在各阶段施加相应的处理;洗脱期是指在两种处理间要有适当的时间间隔不施加任何处理,确认前一阶段的处理效应已经消失,不存在残留效应即延滞作用,保证后一阶段的处理结果不受影响。药物临床实验中洗脱期至少要大于药物在体内的半衰期,一般为 5~6 个半衰期,同时还要考虑生物学作用的特点。

表5-12 10 个受试对象完全随机方式的随机化分组与处理顺序

编号	1	2	3	4	5	6	7	8	9	10
随机数	09	61	87	25	21	28	06	24	25	93
秩次	2	8	9	5	3	7	1	4	6	10
处理顺序	BA	BA	AB	AB	AB	AB	AB	BA	BA	BA

表5-13 10 个受试对象配对方式的随机化分组与处理顺序

对子号	1		2		3		4		5	
随机数	28		06		24		25		93	
编号	1	2	3	4	5	6	7	8	9	10
处理顺序	BA	AB	BA	AB	BA	AB	AB	BA	AB	BA

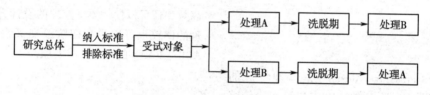

图5-4 2×2 交叉设计的示意图

5. 数据统计分析 若资料为定量数据可进行方差分析。

三、优缺点

交叉设计具有异体配对与自身配对的优点,每个受试对象先后接受不同的处理,既能平衡试验顺序对结果的影响,又考虑了个体差异对处理因素的影响,较大程度节省样本量的同时也提高了实验效率;而且每个受试对象都接受各种处理,均等地考虑了每个患者的利益。交叉设计的缺点是每个处理时间不能过长,处理不能有持久效应,否则会因处理和洗脱期过长而导致整个实验周期过长;若受试对象中断或退出试验以及受试对象的状态发生根本变化(如死亡、治愈等),后续阶段的处理将无法进行,造成数据缺失的同时增加了统计分析难度;而且也不能分析交互作用。

四、适用范围与注意事项

交叉设计不适用于具有自愈倾向或病程较短疾病的研究,主要应用于病情较稳定、短期治疗可见疗效的疾病、阶段性发作或反复发作的疾病、目前尚无特殊治疗而病情缓解的慢性病患者的对症治疗,药物制剂的生物等效性研究和临床等效性试验以及临床试验的早期阶段。

应用交叉设计时应注意:两个非处理因素(阶段、受试对象)与处理因素之间无交互作用;各种处理之间不能相互影响,每次观察时间不能过长,处理效应不能持续过久,不同阶段间要有足够的洗脱期;多采用盲法进行观察,以提高受试对象的依从性,避免出现偏倚;在慢性病观察过程中应尽量保持条件的可比性。

五、案例分析

例5-8 环孢素为强效免疫抑制剂,亲脂性强、水溶性差,体内吸收不完全且极不规则,所以药动学个体差异较大。为研究两种不同品牌的环孢素微乳化口服液在健康人体内的药动学及生物等效性,将20名25岁健康男性志愿者按体重随机分为两组,每组各10人,在Ⅰ、Ⅱ两个阶段分别交叉单次口服环孢素微乳化口服液(A 药)或其参比制剂(B 药)500mg(5ml)1周,两阶段中间有为时1周的洗脱期,对比两种环孢素微乳化口服液的体内最大浓度有无差别(表5-14)。

表 5-14　20 名受试者口服 500mg 环孢素试制剂和参比制剂的 C_{max}　　　单位:μg/ml

受试者编号	试验顺序		合计
	阶段 I	阶段 II	
1	A(2.06)	B(2.44)	4.50
2	A(2.19)	B(2.21)	4.40
3	B(2.76)	A(2.16)	4.92
4	A(1.78)	B(2.75)	4.53
5	B(2.34)	A(2.62)	4.96
6	A(1.88)	B(3.33)	5.21
7	B(2.23)	A(2.70)	4.93
8	A(2.45)	B(2.40)	4.85
9	B(3.61)	A(1.93)	5.54
10	B(2.54)	A(2.24)	4.78
11	B(2.25)	A(2.53)	4.78
12	A(2.71)	B(2.05)	4.76
13	B(2.90)	A(1.52)	4.42
14	B(2.86)	A(2.76)	5.62
15	A(2.42)	B(2.35)	4.77
16	A(3.06)	B(3.21)	6.27
17	B(2.33)	A(2.75)	5.08
18	A(1.78)	B(2.10)	3.88
19	A(3.69)	B(2.30)	5.99
20	B(2.80)	A(2.14)	4.94
试验顺序合计	$S_1 = 50.64$	$S_2 = 48.49$	99.13
A、B 合计	$T_A = 47.37$	$T_B = 51.76$	

环孢素的药动学个体差异较大,又要考虑服药顺序的影响,因此该研究在分析环孢素微乳化口服液的体内最大浓度时,采用了 2×2 交叉设计,随机使 20 名志愿者一半先服用 A 药后服用 B 药,而另一半则先服用 B 药后服用 A 药。

运用 SAS 9.1 进行交叉设计资料的方差分析,得到药物、阶段和受试者的差异都无统计学意义($P>0.05$,表 5-15)。另外,该研究组还对其他药动学参数和相对生物利用度等指标进行了分析,从而认为两种环孢素微乳化口服液具有生物等效性。

表 5-15　交叉设计方差分析表

变异来源	DF	SS	MS	F	P
总变异	39	8.9072			
A、B 处理间	1	0.4818	0.4818	1.63	0.2185
I、II 阶段间	1	0.1156	0.1156	0.39	0.5402
受试者间	19	2.9748	0.1566	0.53	0.9116
误差	18	5.3350	0.2964		

第六节　析因设计

析因设计(factorial design)是一种多因素实验设计方法,不仅可以分析每个处理因素的作用,更在于探讨因素之间的交互作用。

一、基本概念

析因设计是一种将两个或多个处理因素的各水平进行全面组合,并对所有可能的组合都进行实验的设计方法,也称为完全交叉分组实验设计(图5-5)。例如,研究 A、B 两种药物对降低胆固醇的作用,每种药物(每个因素)各有两个水平(1 为不用、2 为用),共有 2×2 四种组合(A_1B_1、A_2B_1、A_1B_2、A_2B_2,依次为两药均不用、单独用 A 药、单独用 B 药、两药均用),即为 2×2 析因设计,是形式上最为简单、分析结果最易于解释的一种析因设计。

在医学研究中,往往要分析多个处理因素对实验结果的影响,而且各因素之间互相联系或互相制约,若某个因素取不同水平可使其他因素的效应随之发生变化,称为因素间的交互作用(interaction)。因素间存在交互作用表示某个因素的水平发生变化会影响其他因素的实验效应;反之,若因素间不存在交互作用表示各因素是独立的,二者互不影响。两因素间的交互作用称为一阶交互作用,三因素的交互作用称为二阶交互作用或高阶交互作用,依此类推。其他因素的水平固定时,同一因素不同水平间的差别称为单独效应(simple effect);某一因素各水平单独效应的平均值称为主效应(main effect)。

从表 5-16 中可以看出,当 B 药不用或用时,A 药的效应分别为 $1.224 - 0.509 = 0.715$ 和 $1.914 - 0.707 = 1.207$,说明 A 药的作用与 B 药有关;反过来,当 A 药为不用或用时,B 药的效应分别为 $0.707 - 0.509 = 0.198$ 和 $1.914 - 1.224 = 0.690$,说明 B 药的作用与 A 药有关;A 药和 B 药的主效应分别为 $(0.715 + 1.207)/2 = 0.961$ 和 $(0.198 + 0.690)/2 = 0.444$;A 药和 B 药的交互作用为 $(1.207 - 0.715)/2 = (0.690 - 0.198)/2 = 0.246$。

表 5-16 A、B 两种药物治疗高脂血症患者血清总胆固醇的下降值 单位:mmol/L

A 药	B 药		$B_2 - B_1$
	B_1	B_2	
A_1	0.509	0.707	0.198
A_2	1.224	1.914	0.690
$A_2 - A_1$	0.715	1.207	

二、设计步骤

1. 确定研究因素与水平 根据研究目的和专业知识,确定所要研究的处理因素及其水平,以 2×2 析因设计为例,需提出 A、B 两因素及各因素的两水平。

2. 确定受试对象和实验效应指标 根据专业知识(研究问题的性质)和研究目的确定同质的受试对象和实验效应指标。

3. 确定实验的处理组和处理组数 实验组数等于各因素水平数的乘积,如 2×2 析因设计是二因素二水平的完全交叉分组,应有 4 个处理组(A_1B_1、A_2B_1、A_1B_2、A_2B_2)。

4. 确定各处理组的重复实验次数与受试对象的分配方法 实验中各处理组的实验次数(样本量)应按样本量估计方法来决定,要考虑受试对象的同质性与实验指标的误差等因素,可以根据完全随机设计或随机区组设计方法将受试对象分配到不同的处理组。

5. 实验与数据统计分析 受试对象按设计要求进行实验,实验结果为定量数据可进行方差分析。

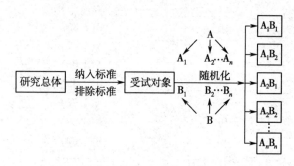

图 5-5 析因设计的示意图

三、优缺点

析因设计是一种高效率的实验设计方法,其优点在于全面、高效、均衡地对各因素的不同水平进行全面组合,分组进行实验,不仅能够分析各因素不同水平间的差别,还能探讨因素间是否存在交互作用;析因设计中每个因素是在其他因素变动的条件下进行实验,即每次实验都涉及全部因素,每个因素是同时施加的,故结论较为可靠;而且,通过比较还能寻求因素间的最佳组合,挑选出最优实验条件或其方向。虽然析因设计对因素间交互作用的分析比较完全,但作为有重复实验的全因子设计,当因素个数较多、因素的水平划分过细时,所需实验单位数、处理组数(如三因素三水平的析因设计,其处理数为 $3 \times 3 \times 3 = 3^3 = 27$,三因素四水平的处理数为 $4 \times 4 \times 4 = 4^3 = 64$,可见因素水平增多时,实验次数呈几何增长)、实验次数和方差分析的计算量剧增,实际可操作性变差,交互作用的具体解释也错综复杂,因此对有较多因素或水平数的实验,宜采用正交设计(orthogonal design),以大幅度地减少实验次数。

四、适用范围与注意事项

析因设计是一种高效率和应用十分广泛的多因素设计方法,若要分析因素间的交互作用,可考虑应用析因设计。

析因设计的实验中涉及 k 个处理因素($k \geq 2$),每个处理因素有 m 个水平($m \geq 2$),处理因素各水平的全面组合数即为处理组数,而且各处理组至少要有 2 次独立的重复实验,才能进行实验结果的方差分析,但各处理组的实验次数(样本量)应按样本量估计方法来决定。在统计分析中是将全部因素视为同等重要的,即各因素的专业地位平等。另外,实际研究中因某些组合实验失败、某些费用昂贵组合的重复次数少些、某些特别关注组合的重复次数多些,会有非平衡析因设计,进行统计分析时要注意自由度的分解和计算。

实际应用中,有人从几组受试对象而不是从几个研究因素考虑,经常将 2×2 析因设计认作完全随机设计,可出现两个方面的错误:一是受试对象的随机化分组,在动物实验中有人先按一个因素(如两种药物)将动物分为两组,然后再将每一组动物按另外一个因素(通常是时间,如服药后 2 周和 4 周,观察指标时需处死动物)再分为两组;二是采用完全随机设计方差分析进行数据的处理。二因素二水平的析因设计应将受试对象一次性随机分为 4 组,分别给予 2×2 四种组合中的一种;且只有进行析因设计的方差分析,才能同时分析两个因素的主效应及其交互作用。

五、案例分析

例 5-9　欲研究 LACK 抗原 Th2(helper T cell 2)表位多肽对小鼠关节炎的预防作用,在实验中设置处理方式和小鼠模型 2 个因素,处理方式(A 因素)的 2 个水平分别为 LACK 抗原 Th2 表位多肽处理(LACK 处理)和 PBS 缓冲液处理(空白对照)。2 种小鼠模型(B 因素)分别是胶原抗体诱导性关节炎(collagen antibody induced arthritis,CAIA)小鼠和对照小鼠;20 只雌性、8 周龄、体重近似的 BALB/c 小鼠随机等分为 4 组,每组各 5 只,2 个 LACK 处理组小鼠在左后足垫皮下注射 LACK 抗原 Th2 表位多肽(每只 25μg,0.05ml),2 个 PBS 对照组小鼠注射 0.05ml PBS 缓冲液,第 7 天又分别在小鼠右后足垫皮下加强免疫一次;第 8 天随机抽取 1 个 LACK 处理组和 1 个 PBS 对照组,将其成功诱导为 CAIA 小鼠。4 组小鼠均在第 20 天脊髓离断法处死,检测转化生长因子-β(transforming growth factor-β,TGF-β)(表 5-17)。

表 5-17　4 组小鼠的 TGF-β 检测结果　　单位:ng/L

LACK 抗原处理		PBS 缓冲液处理	
CAIA 小鼠	对照小鼠	CAIA 小鼠	对照小鼠
4.2833	14.5224	2.8333	10.3327
4.4832	14.8400	2.8452	10.4344
4.3020	14.5101	2.4299	10.3345
4.3333	13.9987	2.5512	10.2389
4.6112	14.5154	2.7888	10.3032

该研究有 2 个处理因素,每个因素各有 2 个水平,共有 4 种组合,20 只小鼠是随机分为 4 个组进行实验的,实验目的是在分析 2 个因素主效应的同时,专业上还要考虑因素间的交互作用,故采用 2×2 析因设计。

运用 SAS 9.1 进行析因设计资料的方差分析,从结果(表 5-18)中要首先看 2 个因素的交互作用,因存在着因素间的交互效应($P<0.0001$,在图 5-6 的交互作用示意图中可见两条直线相互不平行),说明 2 个因素对实验观测数据都有影响,需逐一分析 2 个因素的单独效应。

表 5-18　析因设计资料的方差分析结果

变异来源	DF	SS	MS	F	P
总变异	19	441.8339			
A 因素主效应	1	42.5211	42.5211	867.64	<0.0001
B 因素主效应	1	390.9349	390.9349	7976.99	<0.0001
AB 交互作用	1	7.5938	7.5938	154.95	<0.0001
误差	16	0.7841			

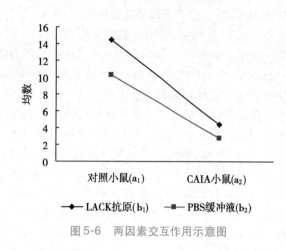

图 5-6 两因素交互作用示意图

从表 5-19 可以看到,当 B 因素固定在 B_1 水平时,A 因素的单独效应为 -1.680,即 PBS 缓冲液处理与 LACK 抗原处理相比,CAIA 小鼠的 TGF-β 检测值降低了 1.680 ng/L;B 因素固定在 B_2 水平时,A 因素的单独效应为 -4.150;同理,当 A 因素固定在 A_1 水平时,B 因素的单独效应为 10.080;A 因素固定在 A_2 水平时,B 因素的单独效应为 7.610;2 个因素的交互效应为:$AB = BA = [(A_2B_2 - A_1B_2) - (A_2B_1 - A_1B_1)]/2 = (-4.150 + 1.680)/2 = -1.235$,即对照小鼠 TGF-β 检测值在 PBS 缓冲液处理与 LACK 抗原处理之间的差异,比 CAIA 小鼠降低了 1.235ng/L。由于 TGF-β 是一种重要的负性免疫调

表 5-19 2×2 析因设计实验结果的均数差别

因素 A	因素 B		均数	$B_2 - B_1$
	CAIA 小鼠(B_1)	对照小鼠(B_2)		
LACK 抗原处理(A_1)	4.400	14.480	9.440	10.080
PBS 缓冲液处理(A_2)	2.720	10.330	6.525	7.610
均数	3.560	12.405	7.983	8.845
$A_2 - A_1$	-1.680	-4.150	-2.915	-

节因子,可抑制免疫活性细胞的增殖,故该研究认为 LACK 抗原对小鼠关节炎可能有预防作用。

第七节 正交设计

正交设计(orthogonal design)是减少多因素实验次数的有效方法,与析因设计相比,在不降低实验效率的条件下,忽略高阶交互作用,只分析重要因素间的一阶交互作用。

一、基本概念

正交设计是按照正交设计表进行的多因素、多水平的非全面实验。正交设计与析因设计相同的是,不仅可以分析每个因素的作用,还可以分析因素之间的交互作用,也能找出因素间的最佳组合。两者间的区别在于:析因设计是全面实验,g 个处理组是各因素各水平的全面组合;正交设计则非全面实验,g 个处理组是各因素各水平的部分组合,为析因设计实验的部分实施。从研究目的和专业知识出发,根据因素间的关系对必不可少的各因素各水平组合进行实验。

正交设计各因素各水平的组合方式按正交表进行设计,每个正交表的表头符号为 $L_N(m^k)$,N 表示实验次数,是正交表的行数;k 表示最多可安排的因素个数与交互作用个数,是正交表的列数;m 表示各因素的水平数,即每一列是由 $1,2,\cdots,m$ 个整数组成,每一列中 m 个数字出现的次数相同,故每个因素不同水平的实验次数也相同。常用的二水平的正交表有 $L_4(2^3)$、$L_8(2^7)$(表 5-20、表 5-21)、$L_{12}(2^{11})$、$L_{16}(2^{15})$ 等;三水平的正交表有 $L_9(3^4)$、$L_{18}(3^7)$、$L_{27}(3^{13})$ 等;四水平的正交表有 $L_{16}(4^5)$、$L_{32}(4^9)$、$L_{64}(4^{21})$ 等;五水平的正交表有 $L_{25}(5^6)$、$L_{50}(5^{11})$;混合水平的正交表有 $L_8(4 \times 2^4)$、$L_{16}(4 \times 2^{12})$、$L_{16}(4^2 \times 2^9)$、$L_{16}(4^3 \times 2^6)$、$L_{16}(4^4 \times 2^3)$ 等。

二、设计步骤

1. 确定研究因素与水平 根据研究目的和专业知识,从实际工作量考虑,确定要考察因素的水平数以及因素间的交互作用,每个因素的水平数可以相等也可以不等,重要因素的水平数可多设些,其他因素可少些。

2. 确定受试对象和实验效应指标 根据专业知识(研究问题的性质)和研究目的确定同质的受试对象和实验效应指标。

3. 选择恰当的正交表 根据因素的水平数以及因素间的交互作用个数进行正交表的选取。首

表 5-20 $L_8(2^7)$ 正交表

实验序号	列 号						
	1	2	3	4	5	6	7
1	1	1	1	1	1	1	1
2	1	1	1	2	2	2	2
3	1	2	2	1	1	2	2
4	1	2	2	2	2	1	1
5	2	1	2	1	2	1	2
6	2	1	2	2	1	2	1
7	2	2	1	1	2	2	1
8	2	2	1	2	1	1	2

表 5-21 $L_8(2^7)$ 正交表的表头设计

因素个数	实施比例*	列 号						
		1	2	3	4	5	6	7
3	1	A	B	AB	C	AC	BC	ABC
4	1/2	A	B	AB=CD	C	AC=BD	BC=AD	D

* 实施比例=1 为析因设计,3 个因素各有 2 个水平用 8 次实验;实施比例=1/2 为正交设计,4 个因素各有 2 个水平用 8 次实验

先,由实验因素的水平数选取水平数为 m 的正交表(可以是多个);其次,从多个水平数为 m 的正交表中选取列数 k 大于因素个数与交互作用个数之和的正交表(若列数 k 等于因素个数与交互作用项个数之和,需进行重复实验,否则缺少误差项);最后,依据人力、物力、时间、经费等实际条件选取实验次数为 N 的正交表,若有条件 N 可大些。

恰当正交表的选取需考虑方差分析的自由度,实验的总自由度 $N-1$ 要大于每个因素的自由度与交互作用的自由度之和,才会有方差分析的误差项。水平数相同(均为 m)的多个因素,每个因素的自由度都是 $m-1$,两个因素间一阶交互作用的自由度为 $(m-1)\times(m-1)$。

4. 进行表头设计 根据表头设计表将实验因素及交互作用安排到各列,注意至少要留有 1 个空列用于误差估计。

5. 实验 根据正交表中各因素所在列的数字安排因素水平,进行实验并获得实验数据。

6. 数据统计分析 实验结果为定量数据可进行直接分析和方差分析,建议将两种方法结合起来以获得更多的信息和更为恰当的解释。

三、优缺点

与析因设计相同,正交设计的优点也是可以同时考虑多个因素以及因素间的交互作用,但在具体操作上,正交设计比析因设计简单,当因素较多时采用正交设计可有效地减少实验次数,缩减实验周期的同时节约时间和经费。

正交设计之所以能成倍地减少实验次数,是以牺牲分析各因素的部分交互作用为代价的。因此,正交实验一般要有较充分的理由认为只有部分或少部分因素间有交互作用;否则,通过正交实验找出的各因素各水平的"最佳"组合不一定是真正的最佳组合。

四、适用范围与注意事项

在生物医学研究中,正交设计的用途相当广泛,如药物配方、生物制品的生产工艺、医疗设备参数的优化组合、生物体的培养条件等,可以选择最佳实验条件或提供各因素对实验结果更合适的实验条件方向。

正交设计靠规范化的正交表来安排实验,为计算正交设计方差分析的误差均方,所选择的正交设计表的列数至少要保留 1 个空白列作为误差项。生物医学实验中由于生物体的个体差异较大,可能的条件下通过重复试验(有重复实验时,正交设计表可不用保留空白列)会提高实验效率,或选择同水平中实验次数更多的正交表。

五、案例分析

例 5-10 黑骨藤复方具有较好的舒筋活络、祛风除湿功效,常用来治疗风湿、类风湿等疾病。某研究为优化黑骨藤复方有效成分的提取工艺进行实验(前期试验已得到延胡索、秦艽、黑骨藤的最佳配比以及 50% 乙醇提取液药效最好),将药材粉碎,准确称取粒度过 24 目筛未过 50 目筛的黑骨藤 15g,延胡索 6g,秦艽 6g,采用超声波提取法(功率 800W,超声间隙时间 5s/3s),以总生物碱提取含量为指标,对提取时间、温度、固液比(即不同倍量的 50% 乙醇)、提取次数(因素及其水平见表 5-22)进行提取条件的优选,专业上要考虑提取时间与温度、提取时间与固液比的一阶交互作用。

表 5-22　黑骨藤复方提取总生物碱条件因素与水平

因素水平	提取时间 (A 因素,分钟)	温度 (B 因素,℃)	固液比 (C 因素)	提取次数 (D 因素,次)
1	10	30	1:10	1
2	30	60	1:15	2

该研究的目的是进行黑骨藤复方提取条件的优选,设置了 4 个处理因素,每个因素各有 2 个水平,在分析 4 个因素主效应的同时,专业上还要考虑 2 个一阶交互作用,可采用正交设计。所需的正交表,每列要有 2 个水平,应至少有 6 列(4 个因素与 2 个一阶交互作用需占据 6 列),故选用 $L_8(2^7)$ 正交设计表进行正交实验,将 A、B、C、D 因素分别安排在第 1、2、4、7 列上,AB 和 AC 交互作用安排在第 3、5 列上,把第 6 列作为空列。

对总生物碱含量进行直接分析可见,提取时间(A 因素)的 2 水平(30 分钟)>1 水平(10 分钟);温度(B 因素)的 1 水平(30℃)>2 水平(60℃);固液比(C 因素)的 1 水平(1:10)>2 水平(1:15);提取次数(D 因素)的 2 水平(2 次)>1 水平(1 次),即

单因素分析结果为 $A_2B_1C_1D_2$ 组合(即 30 分钟提取时间、30℃温度、1:10 固液比、2 次提取次数)所提取的总生物碱含量较高(表 5-23)。

运用 SAS 9.1 进行正交设计资料的方差分析结果显示,总生物碱含量主要与提取时间(A 因素)、固液比(C 因素)、提取次数(D 因素)、提取时间与温度(A 因素与 B 因素)的交互作用有关($P<0.05$)(表 5-24)。

因提取时间与温度(A 因素与 B 因素)存在交互作用,需计算 A、B 两因素 4 种组合的总生物碱含量,因 A_2B_2 的总生物碱含量较高(A_2B_2 的 0.153>A_2B_1 的 0.142>A_1B_1 的 0.127>A_1B_2 的 0.096),故影响总生物碱含量的最佳提取组合应为 $A_2B_2C_1D_2$,即 30 分钟提取时间、60℃温度、1:10 固液比、2 次提取次数的组合。

表 5-23　黑骨藤复方提取总生物碱条件正交实验安排及其结果

实验序号	\($L_8(2^7)$\) 正交设计表各列							总生物碱含量 (%)
	1(A)	2(B)	3(AB)	4(C)	5(AC)	6	7(D)	
1	1	1	1	1	1	1	1	0.067
2	1	1	1	2	2	2	2	0.060
3	1	2	2	1	1	2	2	0.059
4	1	2	2	2	2	1	1	0.037
5	2	1	2	1	2	1	2	0.082
6	2	1	2	2	1	2	1	0.060
7	2	2	1	1	2	2	1	0.079
8	2	2	1	2	1	1	2	0.074
T_{1k}	0.223	0.269	0.280	0.287	0.260	0.260	0.243	0.518
T_{2k}	0.295	0.249	0.238	0.231	0.258	0.258	0.275	

表 5-24　黑骨藤复方提取总生物碱条件的 $L_8(2^7)$ 正交实验方差分析表

变异来源	SS	DF	MS	F	P
总变异	0.0014000	7			
A(提取时间)	0.0006000	1	0.0006480	1296	0.0177
B(温度)	0.0001000	1	0.0000500	100	0.0635
C(固液比)	0.0004000	1	0.0003920	784	0.0227
D(提取次数)	0.0001000	1	0.0001280	256	0.0397
AB	0.0002000	1	0.0002210	441	0.0303
AC	0.0000005	1	0.0000005	1	0.5000
误差	0.0000005	1	0.0000005		

第八节　重复测量设计

在生物学、医学研究中,不同的受试对象对相同处理的反应存在个体差异,分析处理效应随时间的变化规律,应进行重复测量设计(repeated measurement design)。

一、基本概念

重复测量设计有一个明显的特点,即给予一种或多种处理后,在不同条件下(通常是指不同时间点,有时也指不同部位或组织)对同一受试对象的同一观察指标进行多次重复测量,研究目的是分析观察指标在不同时间点上动态变化趋势的特征。在多个时间点上从同一受试对象重复获得同一观察指标的测量值,称为重复测量数据,其最简单的是只有 2 个时间点的重复测量,即前后测量设计,当前后测量的重复次数≥3 时称为重复测量设计。

二、设计步骤

1. 确定研究因素与水平　根据研究目的确定所要研究的处理因素(或施加的干预因素)及其水平,处理因素可以是单一因素,也可以是多个因素不同水平的组合。若处理因素只有 1 个水平,为单组重复测量数据,其不同时间点上观测值的变化可能是患者病程中的自然变化,而与“处理”无关;若要分析处理效应,必须设立平行对照组,即处理因素至少要有 2 个水平。

2. 确定受试对象和实验效应指标　根据专业知识(研究问题的性质)和研究目的的确定同质的受试对象和实验效应指标。

3. 受试对象的随机化和测量时间的安排　可采用完全随机分组方式将受试对象随机分配到不同的处理组或施加不同的干预,由于每个受试对象的各时间点是固定的(即不同处理组时间点的设置应一致),不能随机分配,故需根据专业知识(研究问题的性质)和研究目的进行确定。

4. 实验　按设计要求进行实验,分别在事先规定好的每个时间点进行重复测量。

5. 数据统计分析　若资料为定量数据可进行方差分析或 Hotelling T^2 检验。由于同一受试对象的重复测量值彼此不独立或不完全独立,存在一定的相关性,故进行方差分析的前提条件是要满足“球对称”(sphericity)假设,否则需进行 F 界值校正。值得注意的是,若数据的统计处理只用到最后一次测量值,会损失很多“过程”信息,不能有效地分析出测量指标的时间变化趋势。另外,没有设立对照的前后测量设计即为自身前后比较,大多数表现为第一次测量值与差值存在相关关系,并不符合配对 t 检验的前提条件,即同一对子两个受试对象的测量值分别与差值相互独立;设立对照的前后测量设计,若两组差值满足正态性和方差齐性,可进行两组差值均数比较的成组 t 检验,但若两组处理前的测量值不同,差值并不能作为比较组间差别的依据。

三、优缺点

重复测量设计是一种在生物学、医学等领域中较为常见的实验设计方法,用于分析处理效应随时间的变化规律,对同一受试对象的同一观察指标进行多次重复测量,可有效地控制个体差异,提高效率。与其他设计方法相比,重复测量设计能收集更多的“过程”信息,更有效地分析测量指标的时间变化趋势,例如一个糖尿病肾病患者,尽管每次尿肌酐的测量值都在医学参考值范围内,但持续上升的现象也应该引起足够的重视。

重复测量设计的数据缺失较为常见;重复测量设计中同一受试对象的多个测量值之间会存在一定的相关性,而且多次测量之间的两两相关性不等,测量时间间隔越近测量值的相关性越强,只有正确定义相关结构才能有效地反映数据的内在规律性。因此,重复测量数据的统计分析比较复杂。

四、适用范围与注意事项

重复测量设计符合许多生物学、医学现象本身的特点,所需实验例数较少,在医学研究中得到广泛应用。药物研究中,观察同一种药物不同剂型在不同时间的血药浓度等;临床医学中,观察患者在不同时间的某些生理、生化或病理指标的变化趋势,研究不同药物或手术方式在不同时间或疗程的治疗效果等;流行病学中,观察队列人群在不同时间的发病情况,考察不同人群在实施某种干预后不同时间的效果等;卫生学中,纵向观察儿童生长发育规律,研究不同地区的环境状况或营养状况等。

重复测量数据的方差分析若不满足"球对称"假设,需借助于统计软件对 F 值进行校正。设立平行对照的重复测量设计可以比较处理组和对照组的处理效应,但方差分析结果显示处理与时间存在交互作用时,单独分析"处理"的主效应无意义。若单组重复测量数据满足"球对称"假设,其重复测量数据的方差分析结果与随机区组设计方差分析结果等价。重复测量数据描述测量值各时间点的变化特征,若用均数曲线有时会看不出个体差异。不要重复进行各时间点组间差别比较的 t 检验,以防止增加假阳性错误。

五、案例分析

例 5-11 某研究欲了解 FGF19 在糖尿病病理生理过程中可能的作用,进行胰岛素释放试验条件下 FGF19 在 2 型糖尿病患者体内变化的观察。以 15 名未接受过口服降糖药及胰岛素治疗或用药时间不超过 1 周的 2 型糖尿病患者作为病例组,以年龄相近、性别相同的 15 名正常人作为对照组。首先在胰岛素释放试验开始前(即 0 小时时点)测量两组血清 FGF19 浓度(ng/L),随后对两组同时进行口服 75g 葡萄糖的胰岛素释放试验并在 0.5 小时、1 小时、2 小时、3 小时测量血清 FGF19 浓度,比较两组血清 FGF19 水平的差异(表 5-25)。

表 5-25 糖尿病组和正常组 FGF19 随时间的变化情况 单位:ng/L

分组	编号	观察时间点				
		0 小时	0.5 小时	1 小时	2 小时	3 小时
糖尿病组						
	1	21.884	21.985	22.697	22.980	19.597
	2	17.571	15.701	18.602	19.835	16.613
	3	11.349	10.697	11.793	11.031	12.655
	4	378.752	362.54	331.634	397.869	178.819
	5	40.195	44.273	42.896	40.103	39.738
	6	14.269	17.869	19.891	15.151	12.482
	7	332.996	537.772	571.237	600.479	235.734
	8	17.476	17.684	18.004	19.535	17.305
	9	20.005	19.989	20.186	21.284	19.738
	10	99.466	110.965	150.573	235.462	177.896
	11	286.452	259.525	241.203	286.768	262.129
	12	416.799	352.136	446.566	492.965	367.276
	13	122.289	150.784	183.237	177.666	196.128
	14	352.491	429.831	480.229	571.237	265.335
	15	12.280	17.385	14.434	18.240	15.151

续表

分组	编号	观察时间点				
		0 小时	0.5 小时	1 小时	2 小时	3 小时
正常组						
	1	190.970	248.000	202.316	244.659	150.037
	2	854.224	887.290	944.036	936.634	593.260
	3	583.363	692.025	700.531	700.531	711.954
	4	242.413	223.083	310.969	283.746	244.152
	5	686.402	800.941	788.237	737.674	718.535
	6	599.512	502.605	747.405	565.154	466.266
	7	127.290	143.493	173.064	177.574	125.366
	8	447.302	421.565	582.135	367.340	592.016
	9	19.095	20.940	20.049	21.089	20.940
	10	311.446	378.516	291.376	478.338	434.302
	11	16.089	18.296	14.901	19.607	21.990
	12	127.147	144.846	133.126	124.607	125.523
	13	146.642	148.971	152.210	165.799	173.064
	14	222.396	640.111	364.249	349.900	255.793
	15	186.454	207.087	186.809	224.391	185.587

该试验欲了解 FGF19 和 2 型糖尿病的关系,对每一个受试者分别于胰岛素释放试验前后的 0 小时、0.5 小时、1 小时、2 小时、3 小时共 5 个时间点测量血清 FGF19 浓度,是重复测量设计。处理因素有 1 个为患病情况(组别),其 2 个水平分别为患病(糖尿病组)和未患病(正常组,即对照组)。

运用 SAS 9.1 进行重复测量设计资料的方差分析结果(表 5-26,因不满足"球对称"假设,需进行 F 值校正)显示,组别和时间效应有统计学意义($F = 5.43$,$P = 0.0273$ 和 $F = 4.54$,$P_{校正} = 0.0074$),

两组血清 FGF19 浓度随时间变化都呈现出先上升后下降的趋势,5 个时间点都表现为糖尿病组血清 FGF19 浓度的平均水平低于正常组,但组别与时间的交互效应无统计学意义($F = 0.63$,$P = 0.5796$);进一步的多重比较结果(表 5-27,用方差分析中的 lsmeans 语句实现,并非各时间点两组的 t 检验)显示,释放试验前和释放试验后 0.5 小时、1 小时与 3 小时两组的组间差异有统计学意义($P<0.05$),而释放试验前、后 2 小时两组的组间差异则无统计学意义($P>0.05$)。

表 5-26 糖尿病组和正常组 FGF19 值的重复测量方差分析结果

变异来源	DF	SS	MS	F	P	G-G*
总变异	149	8857859.3470				
组别	1	1346532.4260	1346532.4260	5.43	0.0273	
组间误差	28	6949346.9580	248190.9628			
时间	4	76873.1382	19218.2845	4.54	0.0020	0.0074
组别×时间	4	10705.4031	2676.3508	0.63	0.6408	0.5796
组内误差	112	474401.4220	4235.7270			

* 因不满足"球对称"经 G-G 校正 F 值自由度后的 P 值,校正系数 $\varepsilon = 0.6710$

表 5-27 糖尿病组和正常组各时点 FGF19 值的多重比较结果（均数±标准差）

组别	0 小时	0.5 小时	1 小时	2 小时	3 小时
糖尿病组	142.95±159.53	157.94±181.61	171.55±197.03	195.37±221.83	122.44±122.55
正常组	317.38±256.44	365.18±281.49	374.09±300.37	359.80±272.82	321.25±243.18
t 值	-2.24	-2.40	-2.18	-1.81	-2.83
P 值	0.0334	0.0235	0.0375	0.0809	0.0086

上述结果仅说明 FGF19 可能参与糖代谢，其如何发挥作用还有待更深入的研究。

第九节 序贯设计

序贯设计（sequential design）是一种试验和数据分析同步进行的实验设计方法，具有减少样本含量的优点，最初用在动物的急性毒性实验中，后来应用到临床试验。

一、基本概念

序贯设计是一种边试验边对数据进行分析的实验设计方法，按照研究者事先规定的标准及观察对象进入试验的次序，每得到一例、一组或一个阶段的观察结果就进行一次统计分析，一旦得出结论试验即可停止；否则，可根据具体情况作出继续或停止试验的决定。

序贯设计是一种设计思想，包含了多种设计方法和技巧，按处理组数，序贯设计分为无对照单处理组（single arm）序贯和有对照两处理组（two arms）序贯设计；按每次纳入的受试对象数，分为一般序贯（每次纳入一个受试对象）和成组序贯设计（每次纳入一组受试对象）；按样本数有无限制，分为开放型（事先不确定最大样本数）和闭锁型（事先确定最大样本数）设计；按结局变量（实验效应指标）的性质，分为定性（质反应）序贯和定量（量反应）序贯设计；按试验方向，序贯设计分为单向（单侧）序贯和双向（双侧）序贯设计。

二、设计步骤

1. 确定试验方法和指标 试验方法常采用自身前后比较或交叉设计；试验指标应具有敏感性好、特异性高的特点，指标力求客观、明确。

2. 制定试验标准 需确定有效与无效水平、接受与拒绝水平，以及假阳性错误（即第Ⅰ类错误）概率 α 和假阴性错误（即第Ⅱ类错误）概率 β。

3. 确定试验类型 双向试验或是单向试验的选择，需根据预试验结果和专业知识进行判断，例如以与新药性质相同、作用类似的药物为对照，由于新药价格昂贵、副作用大、使用不便等，新药明显优于对照药时才可接受新药，而两种药物无差别或对照药优于新药时都要拒绝新药，即为单向；新药与无效对照比较，也为单向。定性序贯与定量序贯的确定不仅取决于试验本身以及指标的性质，还与设计者的思路有关。若有预试验结果提示两药效应的差异较为明显或差异较小时，宜选用开放型序贯试验，可比闭锁型序贯试验较早得到结论的同时也可节约样本含量；若预试验结果模糊，宜选用闭锁型序贯试验，可避免出现因得不到结论从而使试验曲线拉伸过长、样本数增大的现象。

4. 利用公式或工具绘制序贯试验图 序贯试验图中 U 代表上界，L 代表下界，M 与 M′ 代表中界，Y 为反应指标，a 与 b 为两个系数，σ 为标准差，n 为受试对象数；根据接受和拒绝水平，以及 α 与 β，求出方程中 a、b 值（通常采用查表法）代入直线方程并绘制界限线。

开放型单向序贯试验中，U 为接受水平界限，L 为拒绝水平界限；定性试验 U 的方程为 $Y=a+bn$，L 的方程为 $Y=-a+bn$；定量试验 U 的方程为 $Y=a\sigma+b\sigma n$，L 的方程为 $Y=-a\sigma+b\sigma n$。

开放型双向序贯试验中，U 为 A 优于 B 界限，L 为 B 优于 A 界限，M 与 M′ 为二者差异无显著意义的界限；定性试验 U 的方程为 $Y=a_1+bn$，L 的方程为 $Y=-a_1-bn$，M 的方程为 $Y=-a_2+bn$，M′ 的方程为 $Y=a_2-bn$；定量试验 U 的方程为 $Y=a_1\sigma+b\sigma n$，L 的方程为 $Y=-a_1\sigma-b\sigma n$，M 的方程为 $Y=-a_2\sigma+b\sigma n$，M′ 的方程为 $Y=a_2\sigma-b\sigma n$。

闭锁型序贯试验的序贯试验图与开放型不同，需先根据试验标准规定的 θ、2α、β 由试验边界坐标查得边界坐标，再由边界点坐标围成一个闭锁的序贯试验图，其特点为样本量不超过一定数量就能使实验线触及上、中、下三个界限之一。

5. 进行试验与结果分析 按设计方案逐一试验、逐一分析，并及时绘制试验曲线，依据试验曲线所触及的界限线作结论。

三、优缺点

序贯试验设计符合伦理学要求,随受试对象的加入,通过实时判断直至能作出结论为止,故可以用较少的例数得出结论;不需要通过公式估计样本例数大小,既可避免盲目加大试验样本数而造成浪费,也不会因试验样本个数少而得不到结论。序贯试验设计属于单因素实验设计,不能分析交互作用,也不能分析因素水平之间的差异,只适用于单个指标的试验。

四、适用范围与注意事项

从伦理学角度考虑,临床试验应利用尽量少的受试对象得出可靠的结论,因此序贯设计很适合于临床试验,但试验应能较快获得结果,故主要用于:非常见病、急性病或易显效病症的疗效研究;来源困难或贵重药品的疗效和毒性研究;昂贵动物或大动物的急性实验,或以小组为单位的小动物短期实验。

序贯试验能较快得出明确结论,将序贯试验与其他设计结合起来有利于复杂研究工作的进行。但进行序贯试验设计时应注意:①序贯试验不宜用于多因素研究,欲要同时比较几个指标可分别设计几个序贯试验,或将几个指标综合为一个一个指标后再进行序贯试验;②序贯试验的受试对象少于其他设计,更应注意样本的可靠性、代表性、可比性和均衡性,能配对的尽量配对;③根据专业信息与预试验结果正确选用序贯设计类型;④在临床试验中,序贯试验要求后一个病例加入试验所需的间隔时间小于获得一个试验结果所需时间,否则只节约受试对象数量却不能节约试验时间,且反应慢的过程不宜选用序贯试验(如奏效较慢的疗效比较);⑤若受试对象丰富、大样本的多中心临床试验或现场调查等不适宜用序贯试验,序贯试验也不适用于急性烈性传染病与传播速度比较快的非烈性传染病研究(因不能进行逐个试验、逐个分析)。

五、案例分析

例5-12 氯丙嗪有明显的镇静作用,止吐作用也较强,可制止多种原因引起的呕吐;吐根碱则可直接刺激延髓呕吐中枢附近的化学感受器触发呕吐反射。为研究氯丙嗪的抗呕吐效果,用家猫进行序贯实验,每只家猫先用氯丙嗪后再用吐根碱,观察家猫是否呕吐,规定抗呕吐率大于60%为有效(即接受水平),小于30%为无效(即拒绝水平)。

该研究中家猫是否呕吐能及时观察到,属于易显效病症的疗效研究,适宜采用序贯设计,事先不确定家猫数量,为开放型;实验目的仅是观察氯丙嗪的抗呕吐作用,是单向试验;每只家猫的实验结果只有呕吐或不呕吐两种情形,观察指标为二分类变量,属定性序贯设计。由 $\alpha=\beta=0.05$、$a=2.35$ 和 $b=0.45$ 得到上界(有效线)U:$Y=2.35+0.45n$,下界(无效线)L:$Y=-2.35+0.45n$。

例5-13 欲比较A、B两种中药复方对高血压的降压效果,某研究采用交叉设计方法,以两种药物血压下降值的差值($D=BPA-BPB$)作为评价指标,若 $D\geq15$ 为A药优于B药,$D<-15$ 为B药优于A药。通过对受试者测量3次服药前的血压值得到试验前血压的标准差 $\sigma_0=8.94$,设定两种药物服药前后血压下降值的标准差 $\sigma_1=\sqrt{2}\,\sigma_0=1.414\times8.94=12.64$,两种药物血压下降值差值的标准差为 $\sigma=\sqrt{2}\,\sigma_1=1.414\times12.64=18$,故 $\delta=D/\sigma=15/18=0.8$,即 $\delta\geq0.8$ 为A药优于B药的合格水平(即接受水平),$\delta\leq-0.8$ 为B药优于A药的合格水平,$\delta=0$ 为不合格水平(即拒绝水平,A药与B药差别无意义)。

该试验是研究药物的降压效果,为易显效病症的疗效研究,适宜采用序贯设计,事先不确定受试者数量,为开放型;既可以得出A药的降压效果优于B药,也可以得出B药的降压效果优于A药,是与有效对照进行比较,为双向试验;评价指标为两种药物血压下降值的差值,属定量序贯设计。由 $2\alpha=\beta=0.05$、$a_1=4.55$、$a_2=3.71$ 和 $b=0.40$ 得到A药优于B药的界线 U:$Y=81.9+7.2n$;B药优于A药的界线 L:$Y=-81.9-7.2n$;A药与B药差别无意义的界线 M:$Y=-66.8+7.2n$ 和 M':$Y=66.8-7.2n$。

例5-14 冠心宁是丹参、川芎等中药的复合制剂,可用于治疗心绞痛。为观察冠心宁对心绞痛患者的疗效,某研究采用交叉设计,用冠心宁(A药)与阳性对照药(B药)进行试验,以心绞痛次数的对比情况作为观察指标,若注射A药的心绞痛次数少于B药为SF,反之为FS,规定当得到SF的数目为FS的3倍时A药优于B药,即 $\theta=SF/(SF+FS)=3/4=0.75$。

心绞痛是易显效病症,其疗效研究适宜采用序贯设计;受试对象数量受到限制且冠心宁与阳性对照药差异方向不确定,建议用闭锁型;以阳性对照药为对照,既可以得出冠心宁优于阳性对照药,也可以得出阳性对照药优于冠心宁,为双向试验;评价指标为心绞痛次数情况(SF 或 FS),属定性序贯设计。

第十节 临床试验设计

临床试验(clinical trial)属于实验性研究范畴,因研究对象为人,其设计与分析具有特殊性。

一、临床试验

临床试验是以人(患者或健康志愿者)作为研究对象,对研究因素(药物、器械、治疗方法或干预措施等)进行的系统性研究,通过对比试验组与对照组的观察结果,证实或揭示研究因素对人体的作用与安全性,评价研究因素的效果或价值,以达到改进疾病的诊断、治疗和预防措施等目的。

(一)临床试验的特点

临床试验有伦理性、社会性和主观性的特点,具体表现为受试者的同质性差、依从性差和可控性差。

1. 与动物实验相比临床试验有特殊性 临床试验的特殊性表现为:①要遵循伦理(ethic)原则,临床试验需得到监督管理部门及研究单位伦理委员会的批准,同时还要得到受试对象或其亲属、监护人的知情同意;②人有社会性,除人的生理和疾病的自然因素作用外,受试者的心理、精神状态及社会因素的影响也会导致试验结果产生偏性;③临床试验的过程易受多种因素的影响或干扰,特别是受试者的同质性和依从性难以控制。

2. 与观察性研究有一定的区别 前瞻性的观察性研究对调查对象不施予任何干预,即在自然状态下记录观察结果,估计疾病的患病率或发病率,或分析疾病的影响因素;临床试验虽然一般是前瞻性研究,但受试者要接受治疗或给予干预,既要注意近期效果,还需追踪远期效果,才能全面、完整地评估实际效果。

3. 与临床治疗也有区别 临床治疗以治好患者为目的,对症治疗因人而异,不一定需要统一的方案;临床试验对治疗方法进行研究,目的是探索药物或处理方法的有效性和安全性,受试者需遵循共同的试验方案才能正确评估实际效果,若受试者要有一定时间的积累,即时间因素可能影响试验结果时,需将时间也作为处理因素进行研究。

(二)新药临床试验

新药在申请上市之前必须进行临床试验,目的是评估新药的有效性和安全性。新药临床试验分为Ⅰ~Ⅳ期,其中,Ⅰ期临床试验(phase Ⅰ clinical trial)是初步的临床药理学及人体安全性评价试验,观察人体对新药的耐受程度和药动学,为制订给药方案提供依据;Ⅱ期临床试验(phase Ⅱ clinical trial)是治疗作用初步评价阶段,为探索性试验,探索临床合理用药剂量和用法,初步评价新药的有效性和安全性,为进一步的验证性研究提供方案;Ⅲ期临床试验(phase Ⅲ clinical trial)是治疗作用的确证阶段,即具有足够样本量的随机盲法对照试验,对Ⅱ期临床试验提出的新药用法、用量的有效性和安全性做进一步的验证;Ⅳ期临床试验(phase Ⅳ clinical trial)为新药上市后申请人自主进行的应用研究阶段,目的是在广泛使用条件下进一步考察新药的有效性和不良反应,尤其是罕见不良反应,评价新药在普通人群或特殊人群中使用的利益与风险关系,改进给药剂量等。

(三)多中心临床试验

多中心临床试验(multi-center clinical trials)是由一位主要研究者总负责(负责指导管理全部的临床试验工作,也是各中心间的协调研究者),多个中心的多位研究者按同一个试验方案在不同国家或地区、不同医疗单位同时开始与结束的临床试验。大型的临床试验通常由多中心合作完成,新药的Ⅱ期、Ⅲ期和Ⅳ期临床试验都是多中心试验。多中心临床试验规模大且病例分布广,可在较短时间内招募到足够的病例且样本更具代表性;多位研究者合作能集思广益,提高试验设计和执行的质量,试验结果的解释更为可信。

多中心临床试验要进行质量控制,各中心的研究人员需采用相同的试验方案,试验前要进行统一培训;要有监控措施,注意各种处理、检测、评价方法的标准化以及检验方法、步骤的一致性。例如,各中心实验室的检测结果有较大差异或参考范围不同时,其应对措施可统一由某中心实验室进行检验,或通过统一培训使不同中心的检测方法与结果具有一致性。

(四)临床试验的偏倚与控制

临床试验的偏倚是指与临床试验的设计、实施、分析和结果解释等任何环节有关的,使疗效和安全性的估计偏离真值的系统误差,一般可分为选择性偏倚、观察性偏倚和混杂性偏倚三大类。

1. 选择性偏倚 即由于设计和选择的受试对象不恰当所引起的偏倚,通常发生在设计和实施阶段,可导致样本结果推广到总体时出现系统误差。常见的选择性偏倚包括入选偏倚、排除偏倚(试验方案中入选或排除标准的规定不够具体明确,或未能按标准纳入合格的受试者,因受试者不具备同质性而产生的偏倚)、分组不均衡偏倚(未进行随机化分组或在受试者例数较少时采用简单的随机分配法使得某种因素在组间不均衡)、非同期对照偏倚(观察例数较多、观察时间很长时未能做到同期对照)。消除或防止选择偏倚的有效办法是:正确规定入选和排除标准,严格按照设计方案执行,必要时采用分层随机分组,尽量使受试者同质并具备可比性,使研究因素外的其他有关条件和影响因素在组间均衡。

2. 观察性偏倚　是在试验观察的全过程中与信息收集和整理有关的偏倚,可分为调查偏倚(调查环境与条件不同,调查人员态度或调查方法与质量不同)、回忆偏倚(因受试者记忆不完整)、无应答偏倚(因受试者不应答)、试验条件偏倚(与试验场所或条件、测量仪器、测定方法及研究者的操作与判定水平有关的测量偏倚)、临床资料遗漏偏倚(临床资料中正常或阴性的临床检查结果未做记录)、不接受测量偏倚(因测量方法易造成损伤或疼痛,受试者拒绝检查)、失访偏倚(与受试者失去联系所出现的偏倚,其原因包括治疗效果不理想或治疗副作用或治疗不方便等放弃治疗、病情变化而转院治疗、自认治愈不再接受治疗、外出或迁走等)、期望性偏倚(研究者因其主观意愿造成的评价偏向),可通过试验前统一培训、盲法、校准测量仪器并严格执行标准操作规程等方法,控制观察性偏倚,提高试验质量。

3. 混杂偏倚　是在分析阶段产生的,因影响试验结果的混杂因素在各对比组中分配不均匀且未采取校正所引起的偏倚。按可预期的重要混杂因素进行分层随机设计并在试验过程中严格执行随机化方案,可使潜在的混杂因素在各组分布均衡,在统计分析时将重要的混杂因素进行分层分析或作协变量分析,可较好地控制混杂偏倚。

二、临床试验设计

临床试验属于实验研究的范畴,必须遵循实验设计的基本原则(对照、随机化、重复、均衡),还应遵循伦理原则和盲法原则。

(一)原则

1. 对照　临床试验设立具有可比性的对照组,目的是区分研究因素的效应与非处理因素的效应。对照的设立遵循同质、同步、专设的基本要求,可以采用平行对照(成组试验设计)或交叉对照(交叉试验设计)。为排除不同混杂因素的影响,同

一个临床试验可以只有一个或多个对照组。

对照的形式:①安慰剂对照,使用应注意伦理问题,若尚无有效药物或已知有毒性反应的药物,且不会延误受试者治疗时,方可使用安慰剂对照。此外,可采用在标准治疗的基础上分别给予试验药物或安慰剂,但需判断试验药物是否有单独作用。②空白对照,指未施加任何对照药物,可最大限度地减少主观因素,直接度量药物的疗效和安全性。③阳性对照,是以已知有效药物或现有的标准方法作为对照,通常采用随机双盲双模拟方式,需做等效性检验,故样本量较大。④剂量-反应对照,是将试验药物分为几个剂量组,其阳性对照药物可以有一个或多个剂量组,但大剂量可能出现较大的不良反应,其对照效率不及安慰剂对照。

2. 随机化　临床试验的随机化主要是指随机化分组,即使试验的受试者有同等机会被分配到各组,是保证组间平衡、减少偏倚的重要手段。随机化包括:①完全随机,以事先设定的恒定分组概率进行分组,不施加任何干预,但因临床试验样本含量有限,完全随机可能会使各组例数相差较大,需采用控制措施以保证组间例数相等。②分层随机,使每一层例数相等,且每一层中各组例数也相等。如将4个医院的240名受试者(按纳入顺序排列)随机分配到两组时,可先将全部受试者分为40个区组,每个区组6个人,每个区组均要实现一次随机,将其中3人分配到试验组而另外3人分配到对照组,此时医院可看作是分层因素。③协变量-动态随机,是根据受试者的分层因素情况动态调整入组概率,以有效地保证非处理因素的组间均衡性。④反应变量-动态随机,是根据研究结果及时调整分组概率,充分利用试验进程中所获得的信息,以让更多受试者接受效果更好的处理。

3. 盲法　为避免观察者和被观察者的主观期望、心理因素对试验结果的评价产生干扰的重要措施就是盲法。盲法分为:①双盲(double blind),是指由第三方产生和保存随机化分组的盲底,观察者方和被观察者方在整个试验过程中都不知道分组情况。在揭盲前因意外导致盲底泄露即为破盲(breaking blindness),若全部或大部分受试者被破盲,试验将被视为无效。②单盲(single blind),是指被观察者方处于盲态,而研究者了解分组情况。其优点是研究者可以更好地观察并及时处理可能发生的意外,保障研究对象的安全;缺点是避免不了研究者的主观偏倚,易造成组间的处理不均衡。③非盲(open label),即不设盲的开放性试验,是指

观察者方和被观察者方都知道采用何种处理,通常只有在无法设盲的情况下才进行非盲试验,但应由专门的数据评价人员(评价过程中处于盲态)对试验效应进行评价。

4. 样本含量 《药品注册管理办法(试行)》第27条规定:药物临床研究的受试例数应当根据临床研究的目的,符合相关统计学的要求和本办法所规定的最低临床研究病例数要求。罕见病、特殊病种及其他情况,要求减少临床研究病例数或者免做临床试验的,必须经国家食品药品监督管理总局审查批准。属注册分类1和2的新药应当进行临床试验,临床试验的病例数应当符合统计学要求和最小病例数要求,试验组的最小病例数要求为:Ⅰ期20~30例,Ⅱ期100例,Ⅲ期300例,Ⅳ期2000例。实际操作中,通常根据所选择的临床试验比较类型和主要指标类型,通过样本含量估算公式进行样本量估计。

(二) 设计类型

常见的临床试验设计类型有:①平行组设计,又称成组设计或完全随机设计,将受试者进行随机化分组,可为试验药设置一个或多个对照组,试验药也可按若干种剂量设组;②交叉设计,受试对象内比较的试验设计,是两种药物生物利用度和生物等效性比较研究的标准设计方法之一,控制个体间差异的同时也能减少受试者人数;③析因设计,主要用于联合用药的评价,寻找药物配伍的最佳组合,判定药物的主效应及药物之间是否有交互作用;④成组序贯设计,在每一批受试者进行试验后及时进行分析,直至可以作出统计学结论即停止试验,既可避免盲目增大样本所造成的浪费,又不会因样本过小而得不到应有的结论;⑤动态设计(adaptive design),主要用于探索性临床试验。试验开始后,根据不断累积的资料和(或)外部信息,按事先确定的方法对试验设计进行动态调整,不破坏试验的科学性和完整性,最大限度地纠正偏倚,尽可能使受试者最大程度受益,缩短研究周期,使有效药物尽早扩大应用以及早淘汰无效、疗效较差的药物。

(三) 比较类型

比较两组或多组总体参数是否相同的假设检验是差异性检验,只能得出是否有差别的结论而不能评价差别大小,因此不能满足临床试验评价疗效差别的要求。根据比较目的、对照组的设置,临床试验的比较类型可以分为:①优效性试验(test for superiority),是双侧检验,检验一种药物是否优于安慰剂或另一种药物;②等效性试验(test for equivalence),是借助两次单侧检验完成的,即双单侧检验,两种药物的疗效相差不超过一个容许的范围即为等效;③非劣效性试验(test for non-inferiority),是单侧检验,检验一种药物是否不劣于另一种药物。

(四) 统计分析

统计分析计划(statistical analysis plan,SAP)应在进行统计分析之前由统计学专业人员详细拟定,并与主要研究者商定,包含试验设计的简要描述(试验目的、设计类型、比较类型等)、统计分析集、主要指标或次要指标、统计分析方法、疗效与安全性的评价方法等,需按预期的统计分析结果列出统计表和统计图备用,旨在全面而详细地陈述数据的分析方法和表达方式,以及对统计分析结果的解释。SAP在第一次揭盲之前必须以文件形式确认,之后不能再做改动。

1. 分析集 分析集(analysis set)是指统计分析中哪些受试者应在其内,哪些受试者不在其内,应写入方案并在破盲之前完全确定:①意向治疗分析(intention to treat,ITT),是指主要分析应包括所有随机化的受试者,按其所在组别进行随访、评价和分析,不管其是否依从研究计划;②全分析集(full analysis set,FAS),是指按ITT原则,通过对所有随机化受试者的数据作最少和公正的剔除之后所得到的数据集;③符合方案集(per protocol set,PPS),是指FAS集中符合纳入标准、不符合排除标准并完成治疗方案的病例集合;④安全集(safety set,SS),应包括所有随机化后至少接受过一次治疗的受试者,用于安全性分析。

2. 缺失值 缺失值(missing data)会带来偏倚,降低随机化的效果并影响评估的精确性。对缺失值的处理方法可以忽视缺失值或进行数据填补。数据若为完全随机缺失可以忽视缺失值,适用于:①在探索性研究中,尤其是在药物研发的初期阶段;②在确证性研究中,作为次要结果的处理方法,支持性说明结论的稳健性。数据填补的适用情况是:①缺失率较小(如10%~15%);②对于所要研究的问题来说,有缺失值的变量在临床上与生物学上都有非常重要的意义;③有合理的假设和结转技术策略,一般宜遵循保守的原则;④不同填补方式产生的结论需进行敏感性分析。数据填补有单一填补和多重填补两种方法,其中单一填补是将缺失值仅按某个填补方法结转一次,包括末次访视结转(last observation carried forward,LOCF)、基线访视结转(baseline observation carried forward,BOCF)、最差病例填补（worst case imputation，WCI）、最好病例填补（best case imputation，BCI）、非条件均数填补（unconditional mean imputation，UMI）、条件均数填补（conditional mean imputation，CMI）。

3. **敏感性分析** 是比较不同分析方法对试验结果的影响，作为主要分析的辅助支持，证实所选择的特定方法分析结果的正确性。敏感性分析的实施应在研究方案和统计分析计划中有明确的叙述，若有任何调整也必须写入研究报告中，并说明其合理性。缺失值的处理过程中，如果敏感性分析的结果不稳定，必须讨论缺失信息对试验结果的影响，若缺失值可能有影响，试验结果的有效性可能就会有所降低。

4. **分析的一般原则** 临床试验中数据分析可概括为：①描述性统计分析，多用于人口学资料、基线资料和安全性资料，对指标（包括主要指标和次要指标）进行统计描述；②参数估计和假设检验，对指标进行评价，应当说明要检验的假设（要说明检验是单侧还是双侧）和所估计的处理效应（需给出置信区间并说明估计方法）、统计分析方法及统计模型。假设检验应明确；③协变量分析，是将药物作用之外的影响评价药物疗效的因素（如受试者的基线情况、不同治疗中心受试者之间的差异等）作为协变量进行分析，以正确评价药物作用。临床试验中，数据的统计分析方法和软件应是公认的。

（五）设计方案的基本格式

临床试验的设计方案包括：首页（注册号或批件号、试验名称、研究单位与申办单位、研究时间等）、方案摘要、研究背景、立题依据、试验目的和目标、试验场所、试验总体设计、适应证、入选标准和排除标准、样本含量估计、治疗方案、观察指标、药品管理制度、临床试验步骤、质量控制、不良事件、有效性评价、安全性评估、统计分析计划、伦理学要求、数据管理、资料保存、主要研究者签名和日期、参加单位主要研究者签名、附录（参考文献等）。

三、案例分析

例 5-15 激素替代疗法（hormone replacement therapy，HRT）和抗氧化维生素保健品（vitamins，Vit）应用于绝经后妇女冠心病的二级预防[已有冠心病和（或）其他动脉硬化患者，通过积极治疗危险因子，防止疾病复发，减低死亡率]，但尚无临床试验证明其效果。将依据纳入标准和剔除标准筛选进入研究的受试者随机分为 3 组，分别给予单独的 HRT 或 Vit、HRT 和 Vit 联合治疗，通过对治疗后受

试者冠状动脉造影最小管腔直径的年平均变化值进行完全随机设计资料的方差分析，3 组间的差异无统计学意义，得出 HRT 和 Vit 联合治疗对绝经后冠心病妇女的冠心病二级预防没有作用。试对该试验进行评价。

设计类型和分组：该试验有 2 个研究因素，分别是 HRT 和 Vit，2 个研究因素各有 2 水平（用和不用），要考察 HRT 和 Vit 联合治疗的效果应分析交互作用，需进行 2×2 析因设计。因此，要将受试者随机分为 4 组，在给予单独的 HRT、单独的 Vit、HRT 和 Vit 联合治疗 3 组基础上，再加入安慰剂对照组。

双盲双模拟技术：因 HRT 药物和 Vit 在外观、气味和服用量上会有所不同，临床试验中应采用双模拟技术，即分别制备 HRT 药物和 Vit 的安慰剂。4 组受试者的治疗药物分别是：安慰剂对照组给予 HRT 安慰剂和 Vit 安慰剂；HRT 组给予 HRT 药物和 Vit 安慰剂；Vit 组给予 Vit 药物和 HRT 安慰剂；HRT 和 Vit 联合组给予 HRT 药物和 Vit。真实药物及其安慰剂的外观、气味、服用方法相同，所以每个受试者所服用药物的用量和形式都是一样的，可保证双盲的实现。

统计分析与结论：对于 2×2 析因设计资料，将受试者分成 4 组，但有人常采用完全随机设计的方差分析进行析因设计的数据处理，究其原因，还是没有意识到受试对象被分为 4 组是因为有 2 个因素且每个因素各有 2 水平，是多因素研究。

这个临床试验是将 423 例符合条件的受试者随机分配到 4 组，对最小管腔直径的年平均变化值进行析因设计资料的方差分析，结果显示 4 组的组间差异无统计学意义（$P = 0.30$），交互作用也无统计学意义（$P = 0.31$），故无论是激素替代疗法还是抗氧化维生素保健品，对绝经后冠心病妇女的冠心病二级预防均无作用。

第十一节 现场调查设计

现场调查属于观察性研究中的现况研究。在观察性研究中不能主动地施加处理因素或干预措施，是观察性研究与实验性研究的根本区别。

一、观察性研究

观察性研究也称为非实验研究，是指研究者不能主动地对受试对象施加任何处理因素或干预措施，只能"被动"地观察客观存在的现象，或通过访

问方法客观地记录受试对象的状况。根据研究任务和目的,观察性研究可分为描述性研究和分析性研究。

1. 描述性研究 描述性研究又称描述流行病学(descriptive epidemiology),是分析性研究的基础,通过描述疾病或某种健康状况的分布及发生发展规律,为病因学研究提供假设和线索,或确定高危人群的特征、评价干预措施的效果等。描述性研究中,疾病暴露因素的分配不是随机的,且在研究开始时一般不设立对照组,故暴露与结局关系的因果推断有一定的局限性。描述性研究主要包括现况研究、病例报告、病例系列分析、个案研究、历史资料分析、随访研究和生态学研究。

2. 分析性研究 分析性研究又称分析流行病学(analytical epidemiology),包括队列研究和病例对照研究:①队列研究,是通过直接追踪观察是否暴露于某种可疑因素(或按暴露程度进行分组)所发生的结局,以前瞻性研究的方式探讨暴露因素与结局之间的因果联系及其关联大小,因其检验病因假设的能力较强而被广泛应用;②病例对照研究,以当前已经确诊某种疾病的患者作为病例组,选择未患该病但具有可比性的人群作为对照组,通过回顾性研究的方式比较两组暴露情况的差异,探索可能导致疾病发生的危险因素。

二、现况研究

现况研究也称为横断面研究(cross-sectional study),一项设计良好的现况研究不仅可以描述某一人群的疾病或健康状况,还可以同时分析多个暴露因素与多种疾病之间的关系。

(一)基本概念

现况研究是收集和描述特定时间或期间、特定范围内人群的疾病或健康状况信息,以及与疾病有关的因素,通常得到的指标是患病频率,故又称为患病率研究。从观察时间上来说,由于现况研究是收集特定时间内的资料,既非过去也非将来的暴露与疾病情况,故称为横断面研究。

1. 现况研究不同于其他研究的特点 主要表现为:①现况研究开始时对调查对象不进行分组,但分析时可根据特征(如暴露与否)和疾病状态(是否患病)进行分组比较;②现况研究的特定时点,不强调必须是某一特定时间(如某年某月的某一时间),而且对于每一个个体来说特定时点的具体时间也有可能不同(如疾病的诊断时间、患者的入院或出院时间),时间越集中越好,否则时间持续得太久,会对调查结果产生影响;③现况研究在确定因果联系时有局限性,主要是因为现况研究不能确定暴露等特征与疾病的时间顺序关系,若暴露因素(如性别、种族、血型、基因型等)在疾病发生之前就存在且不会因疾病的发生而改变,在排除了可能存在的偏倚后,可进行因果推断。

2. 现况研究的类型 根据研究对象范围的不同,现况研究可分为:①普查(census),即全面调查(如人口普查),是对"目标"人群中所有的观察单位都进行调查,耗费的人力、物力资源较大,虽然没有抽样误差,但易产生其他非抽样误差,故普查需要有严密的组织计划,尤其要统一调查时点和调查范围(特定时点应该较短,特定范围是指某个地区具有某种特征的人群),统一标准和方法等;②抽样调查,是从"目标"人群中随机抽取一定数量具有代表性的观察单位组成样本进行调查,通过统计由样本信息来推断总体特征,抽样调查节省时间、人力和物力资源、可获得细致和准确资料,但调查设计、实施与资料分析较普查复杂,资料的重复或遗漏也不易被发现,研究对象的变异过大或患病率太低的疾病不适合用抽样调查;③典型调查(typical survey),是指在对事物进行全面了解的基础上,有目的地选择典型的观察单位进行调查,适用于说明事物的典型特征,如调查某个新型农村合作医疗先进县的工作绩效,以推广到其他地区。

(二)设计步骤

1. 确定调查目的和指标 根据所期望解决的问题明确调查目的,如了解总体情况或分析影响因素等,根据目的和专业知识确定调查指标,注意指标的客观性、灵敏度、精确性等。

2. 确定调查对象和观察单位 根据研究目的确定调查对象,明确规定时间、地点、人物,考察可行性和代表性,观察单位可以是一个人、病例或家庭等。

3. 确定调查方法和资料收集方式 根据调查目的、调查对象范围和调查条件确定调查方法是普查还是抽样调查或是典型调查;客观指标的测量、临床检查等可通过直接观察法,其他指标可通过采访法(直接访问是指调查对象在现场,如集中填答、当面访问、开调查会等;间接访问是指调查对象不在现场,如邮寄调查、电话询问、电子邮件访问、网上调查等)或利用常规资料(如疾病报告登记、体检记录、医疗记录或其他现有的有关记录资料等)方式收集资料,资料收集方法在整个调查过程中必须前后一致,以免出现不同质性。

4. **样本含量估计和抽样方法**　根据调查目的和调查对象的特点,选择合适的抽样方法并通过样本含量估算公式估计样本含量。常用的概率抽样方法有:①单纯随机抽样,即从总体的全部观察单位中随机抽取部分个体构成样本,适用于小型调查,也是其他抽样方法的基础;②系统抽样,是按照一定顺序机械地每隔若干个观察单位抽取一个个体组成样本,易得到按比例分配的样本,适用于按抽样顺序个体随机分布的情况,否则因总体分布有周期性(如疾病分布的季节性、调查因素的周期性变化等)易产生偏性;③分层抽样,是指先按某种特征将总体分为若干个层,再在每一层内随机抽取观察单位组成样本,能保证总体中每一层都有观察单位被抽到,适用于层间差异较大的情况,且不同层可采用不同抽样方法并可独立分析;④整群抽样(cluster sampling),是将总体划分为若干个群,再随机抽取部分群组成样本,易于组织和控制调查质量,若群间差异较大则抽样误差也较大,故适用于群内变异大而群间变异小的情况,当被抽到群的全部个体作为调查对象称为单纯整群抽样,若通过再次抽样后调查部分个体则称为二阶段抽样。实际工作中,通常将几种抽样方法综合运用,形成多阶段抽样,每个阶段可使用不同的抽样方法,常用于大型调查,既可以充分利用各种抽样方法的优势,又能节省人力、物力,但应在抽样之前掌握好各级调查单位的人口资料及特点。

5. **拟定调查项目和调查表**　根据调查指标确定调查项目并设计调查表。调查项目分为分析项目(直接用于计算调查指标和分析时排除混杂因素影响的项目)和备查项目(为核查、填补和更正而设置的项目,不宜过多);将调查项目按提问的逻辑顺序排列所形成的表格即为调查表(或称问卷),调查表内容一般包括被调查者的知情通知(封面信、知情同意书)、题目、分析项目、备查项目、编码、作业证明的记载、填写说明等;应从效度、信度、可接受性等方面对调查表进行考评。

6. **制订调查的组织计划**　是对组织领导、宣传动员、时间进度、调查员培训、任务分工与联系、经费预算、调查表格和宣传资料的准备、资料检查制度等进行规划,以保证调查的速度和质量。

7. **质量控制**　在设计方案中应规定质量控制的具体措施和监督机制,即要设置组织机构(质量控制小组或监督员)、统一质量控制方法和建立监督机制。

8. **实施调查**　在调查实施中尽量争取有关部门或机构的支持,保证资料完整(调查单位无遗漏、无重复,项目填写无空缺)、正确(项目填写无误)。

9. **资料的整理与分析**　根据设计中的整理计划进行调查表的接收和核查、数据编码和录入、制订整理表并归纳汇总等;对调查指标进行统计描述(定性数据计算各种率、定量数据计算均数和标准差等)与分析(以是否暴露或是否患病为分组因素进行组间比较、危险因素与疾病关系的分析等)。

（三）优缺点

现况研究常开展的是抽样调查,随机选择一个代表性样本估计总体,研究结果的可信度较高;按是否暴露或患病进行分组比较,因有来自同一群体的同期对照组,结果具有可比性;通过问卷调查或实验室检测等方式收集研究资料,在一次调查中可同时观察多种因素,可更好地进行病因探索。现况研究对特定时点(即某一时间横断面)和特定范围进行调查,在确定因果联系时具有局限性;可得到某一时点的患病情况,却不能获得发病率资料;调查中若有人正处于疾病的潜伏期或临床前期,可能会被误定为正常人,从而低估了群体的患病水平。

（四）适用范围与注意事项

现况研究的目的和主要用途:①描述疾病或健康状况的人群分布和地理分布,探索其有关危险因素,发现病因线索;②鉴别或确定高危人群(如高血压患者是冠心病和脑卒中的高危人群),对疾病特别是慢性病的预防与控制来说,是早发现、早诊断、早治疗的首要步骤;③了解目标人群的卫生需求和疾病控制重点,评价疾病监测、预防接种等防治措施的效果,为卫生部门制定卫生政策和区域卫生规划提供依据。

现况研究中常见一些偏倚,偏倚产生的原因主要有:①选择偏倚,包括选择性偏倚(随意抽样等)、无应答偏倚(调查对象因各种原因不能参加调查导致应答率降低,应答率低于70%,调查结果难以估计总体状况)、幸存者偏倚(调查对象均为幸存者,无死亡者),产生原因是研究对象的选择不当,因样本缺乏代表性导致研究结果外推受限;②信息偏倚,包括调查偏倚(调查员对某些资料深入调查,却不重视其他资料)、回忆偏倚(调查对象回答问题不准确或遗忘了过去的暴露等情况)、测量偏倚(测量工具或检验方法的错误、检验技术操作不规范等),产生原因是收集信息的方法存在缺陷。有效的质量控制是避免或减小偏倚的关键,在调查计划中做好抽样、询问调查、检测、数据管理的质量控制;统一培训调查员,进行抽样核查,提高应答率,使用不产生偏倚的仪器等,可提高资料的可靠性。

三、案例分析

例5-16 为了解我国医院的用药情况,提高合理用药水平,某研究选择三个级别医院(一级医院3家、二级医院2家、三级医院2家)进行现场调查,收集规定的5个月(2000年9月到2001年1月)内门诊公费医疗处方,统计WHO制定的用来测评医疗单位合理用药水平的4项指标:平均用药品种数(处方用药总数/100),就诊的抗生素应用率,就诊的针剂应用率,基本药物占处方用药的百分率[陈莲珍,王淑洁,王青,等.合理用药国际指标现场调查.药物经济学,2003,14(3):156-158]。

1. 研究类型和目的 该研究调查规定时间内三个级别7家医院的门诊公费医疗处方,采用的是现场调查,对三个级别7家医院进行抽样调查,目的是了解我国医院的合理用药情况,为后续研究和下一步的干预措施提供可行策略。

2. 研究对象和样本量 调查对象是三个级别7家医院的门诊公费医疗处方,将处方按月份分类,每月按日期先后分为4份,每份再平均分为5组,每组随机抽取1张处方,即每月抽取20张处方,故5个月每家医院100张处方。

3. 资料的收集、整理与分析 采用统一表格(内容包括处方日期、患者年龄与性别、诊断、就诊时间、药品品种数、基本药物品种数、针剂使用情况及名称、抗生素使用情况及名称等)对处方进行逐一填写。可以分析患者的年龄、性别分布等情况,主要计算三个级别医院的4项指标(表5-28)。

表5-28 调研指标数据

医院水平	平均用药品种数	抗生素应用率(%)	针剂应用率(%)	基本药物百分率(%)
一级	2.72	46.43	32.90	68.33
二级	2.62	35.00	15.50	68.35
三级	2.50	28.50	6.50	72.90
平均值	2.61	36.64	18.30	69.86

4. 研究结论 将4项评价指标与其他国家进行比较,发现我国医院的平均用药品种数和抗生素应用率处于较高水平;针剂应用率相对也较高;基本药物占处方用药的百分率则处于相对较低水平。

例5-17 2011年1月,某中学(仅有高中)报告近1周流行性感冒(简称"流感")样患者数量骤然增加,该校90%以上的高中生一年前接种过甲型H1N1流感(简称"甲流")疫苗。为了解具体情况,林君芬等进行了有关情况的调查[林君芬,余向华,魏晶娇,等.一起疫苗接种后学校内甲型H1N1流行性感冒暴发的调查.中华预防医学杂志,2012,46(4):378-379]。

1. 研究目的和类型 目的是了解该校高中生流感的发病情况,查明高接种率下流感暴发的原因,采用横断面研究,因只是一所高中中学,故进行普查。

2. 研究内容 包括学校的基本情况、流行病学调查、疫苗接种率调查、抗体检测、病毒分离和基因测序。

3. 调查流程 包括4个方面:①病例调查,根据国家流感病例诊断标准对该校的所有流感样患者采用统一的调查表进行流行病学个案调查,调查患者基本情况、发病时间、主要临床症状、疫苗接种史等;②标本采集,根据甲流疫苗接种记录,采用单纯随机抽样方法,以同期(前后1周内)接种同批号甲流疫苗且1年内未出现流感样症状的53名校外健康人为对照,以47例流感样该校高中生患者为病例,分别采集血液标本5ml,再随机采集其中16例患者的咽拭子标本;③实验室检测,咽拭子标本采用荧光定量RT-PCR法检测流感病毒核酸,阳性标本进行病毒分离和基因测序,血标本血清分离后采用凝集抑制试验检测流感抗体,依据全国流感监测方案(2010年版)以抗体滴度≥1:40判为阳性;④统计学分析,对流感罹患率和抗体阳性率采用χ^2检验进行比较,检验水准为0.05。

4. 调查结果 调查结果显示:①高中生基本情况:男女生人数分别为260人和394人,654名高中生的甲流疫苗接种率为95.56%(625/654);②流行病学调查:找到了首例和末例患者,疫情持续14天,从累计发病人数计算出罹患率为16.51%(108/654);③实验室检测:16份患者咽拭子标本中流感病毒核酸阳性15份,其病毒分离培养出5株甲流病毒毒株,基因全序列鉴定与该校所在省份前年流行的甲流毒株无明显差异,病例组和对照组的抗体阳性率分别为 93.62%（44/47）和 69.81%（37/53）,抗体滴度的几何均数分别为 1∶245.39 和 1∶48.67;④统计学分析:男女生罹患率差异无统计学意义,病例组与对照组的抗体阳性率差异有统计学意义。

5. 调查结论　该校高中生在接种甲流疫苗 14 个月后,在高达 70% 抗体阳性率水平下,还无法达到有效的群体保护效果,提示不能简单地将抗体阳性率当作疫苗保护率来对待。

（刘　艳）

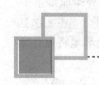

第六章 临床流行病学、循证医学与医学科学研究

一线医生每周平均会遇到约60个需要回答的问题,在当今越来越重视证据的社会,医生需要了解当前最好的相关证据,结合自身的临床经验及患者的意愿,来解决日常临床问题。循证医学就是这样一门科学。而临床流行病学是临床医学的一门基础学科,是实践循证医学的基础。

第一节 临床流行病学研究的基本方法和应用

一、临床流行病学的基本理论

临床流行病学(clinical epidemiology)是建立在临床医学的基础上,并研究临床医学的一门重要的方法学科。它是以临床医学为主体的多学科合作,在临床医学各领域引入现代流行病学、卫生统计学、社会医学和卫生经济学的相关理论和方法,对临床科研的设计、测量和评价的方法学进行革新,强化科研设计,控制各种偏倚,用宏观的群体观点及定量化指标,探讨疾病的病因、诊断、治疗和预后的规律,力求研究结果的真实性、重要性和实用性,保障提供最可靠的临床证据。临床流行病学是临床医生从事临床医学科学研究和指导临床医学实践十分有用的理论和方法学。

二、临床流行病学的研究方法(原始研究的质量控制)

临床流行病学研究的主线是依次进行临床科研设计(design)、测量(measurement)与评价(evaluation),这也是临床流行病学的主要研究内容和精华所在,通常简称为DME,最初由加拿大McMaster大学提出。其中科学严谨的科研设计是测量与评价的基础,本部分主要对临床科研设计的内容进行讲解,基本思路如下:

1. 确定研究目的和科学假设 任何临床研究课题均应有明确的研究目的,对所实施的任何研究措施可能产生的客观效应,须提供科学的假设。

2. 确定设计方案 研究课题的性质(如病因、诊断、治疗或预后)不同,其研究方法也不同,应当结合研究的实际情况去选择最佳且可行的设计方案。加拿大McMaster大学根据研究结果和结论的论证强度及研究者能否主动控制试验因素,把常用于病因学、危险因素、疾病的预防、治疗和预后等研究的设计方案分为以下4个级别:

(1)一级设计方案:为前瞻性随机研究设计方案,研究者可主动控制试验干预措施或可能影响研究结果的偏倚因素,故论证强度佳。本级设计方案包括随机对照试验(randomized controlled trial, RCT)、半随机对照试验、组群随机对照试验、交叉试验、单个体的随机对照试验。各设计方案虽同归为一级,但彼此间的论证强度有差异。

(2)二级设计方案:属前瞻性设计,但研究者不能主动控制试验干预措施,亦不能有效控制若干偏倚因素对研究观测结果的影响。本级设计方案包括队列研究及前后对照试验。

(3)三级设计方案:虽设有对照组,但研究者不能主动控制试验干预措施或影响因果效应的因素,故论证强度属于第三级。但是,新近发展的源于前瞻性队列研究特殊类型的病例对照研究,其与传统队列研究的论证强度相当。本级设计方案包括横断面研究、病例对照研究、非传统的病例对照研究以及非随机同期对照试验。

(4)四级设计方案:为叙述性研究,包括临床系列病例分析、个案总结及专家评述等,这些是非严格科研设计的产物,属于观察性的描述性评述或经验,通常来说科学论证强度较弱。

3. 确定研究对象 临床科研的对象是患者,可为医院就诊的患者,也可为社区的人群。对研究对象的选定,必须要有准确的诊断标准;为了确保研究对象相对的均衡性,避免某些临床因素过于复杂的干扰,还应设计纳入标准及排除标准;最后根据设计允许的Ⅰ型和Ⅱ型错误概率大小及试验措施效应的精确度与敏感性,估算研究所需的样本量。

4. 确定研究因素 须具备科学创新性、有效性及安全性,避免盲目性或不必要的重复试验,造成人、财、物的浪费。

5. 确定结局指标 须确切、有生物学及临床的预试验依据并可度量,以保证研究有合适的临床试验观察期。例如,终点指标是痊愈、死亡、有效、无效等,根据大多数试验对象预期达到终点所需的时间即定为试验观察期。观察过短易致假阴性结论,过长可导致资源浪费。

6. 确定质量控制措施 临床研究比基础研究更容易产生偏倚。要得到高质量的可靠的研究结果,必须对科研设计、实施和评价中的各种偏倚进行严格控制,通常的控制方法如下:

(1)设立对照组:临床研究试验通常应设立对照组。相同条件下,观测并比较试验组和对照组的效应,方能得出客观结论。

(2)随机化:①随机抽样,其在避免选择性偏倚的同时,还能反映总体的代表性,以减少误差;②随机分组,可使组间若干已知或未知的影响因素基本一致,减少偏倚因素的干扰,增强组间可比性,减少混杂偏倚。

(3)盲法:包括两方面,一是对治疗措施以盲法实施,二是对观测指标以盲法测量。

(4)配对:对性别、年龄或种族等特征进行研究对象的配对,以消除混杂因素对结果的影响。

(5)限制:要限制机遇因素对研究结果造成假阳性或假阴性的影响,设计中常限制 α 错误概率不超过 5%;β 错误概率不超过 20%,一般以 10% 为宜。

(6)提高患者依从性:临床试验中患者的失访率或退出率较高,会影响研究结果的准确测量,故提高患者依从性也是防止偏倚的有效措施之一。

(7)选择正确的统计学方法:研究设计中,根据可能的预期结果及资料类型,采用正确的统计学方法进行资料的整理与分析。

第二节 循证医学与医学科学研究

一、循证医学的基本概念

1. 循证医学(evidence-based medicine,EBM)的基本概念 EBM 是关于如何遵循证据进行医学实践的科学,是现有最佳证据、临床经验和患者价值的有机结合。具体而言,循证医学指明智、慎重地应用当前临床研究中所能获得的最新、最有力的科学证据,结合医生个人的专业技能和临床经验,并考虑患者的价值和愿望,进行医学实践的科学。

(1)现有最佳证据:指有效的、与临床相关的研究证据,是实践循证医学的关键。这些证据除来自基础医学研究,更主要是来自以患者为中心的临床研究。在研究过程中采用防止偏倚的措施,以确保试验结果的真实性和科学性,如诊断试验(包括临床试验)的准确性研究,预后标志物的把握度研究,治疗、康复和预防措施的有效性和安全性研究等。高质量的系统评价或高质量的随机对照临床试验,是循证医学最高级别的证据,并作为权威临床指南最重要的证据基础。

(2)临床医生的专业技能及临床经验:指医生利用临床技能和经验快速评价患者的健康状况、作出诊断、估计治疗措施的可能风险和效益、分析患者个体情况和期望的能力,是实践循证医学的必备条件。循证医学提倡将医生的临床实践经验与外部最佳证据相结合,从而作出最佳临床决策。

(3)患者的价值及愿望:指每个患者对其治疗的选择、关注和期望。充分考虑患者的价值及愿望是实践循证医学的关键因素。循证医学提倡临床决策力求从患者角度出发,了解患者患病过程及感受、疾病对机体与身心功能的影响、患者对治疗方案的期望与选择等,在诊治中与患者建立友好平等的关系,取得患者信任与依从,从而获得最佳治疗和预后效果。

综上所述,循证医学强调证据在决策中的重要性和必要性。但证据本身并非决策,若一项临床干预经研究被充分证明无效,证据可能成为决策的决定因素,阻止或取缔该临床干预可能是最正确的决定。然而,患者可能因为经济负担问题,拒绝采纳一项科学研究充分证明有效的治疗。因此,临床医生进行临床决策时,不仅应将个人的临床实践和经验同外部获得的最佳临床证据相结合,同时也须充分考虑每个患者的实际情况和特殊性。

2. 循证医学与传统医学(表6-1)

传统医学的特点是:①以经验医学为主,其医疗决策多依据医师的经验、直觉,高年资医师及专家的指导,教科书、医学期刊的研究报告或疾病的病理生理机制等;②证据收集上很难做到系统全面,也不重视对收集到的证据进行系统、全面的评价;③对诊断试验、治疗的有效性及预后的评价是建立在非实验性的临床经验的基础上及对发病机

表6-1 循证医学与传统医学的差异

	传 统 医 学	循 证 医 学
证据来源	动物试验、体外试验、零散临床研究、过时的教科书	临床研究
证据收集	不系统全面	系统全面
证据评价	不重视	重视
判效指标	实验室指标,仪器或影像学结果等中间指标	死亡率、重要事件发生率等终点指标
治疗依据	基础研究/动物试验的推论,医生的个人临床经验	当前可获得的最佳临床研究证据、医生的个人临床经验、患者的价值和愿望
后效评价	不重视	重视
医疗模式	疾病/医生为中心	患者为中心

制和病理生理知识的理解的基础上,专家与经验是临床实践的基础;④疗效判断指标方面,更多依据中间指标,如实验室指标、仪器或影像学结果等;⑤传统医疗模式中,医生是绝对主宰,患者多为被动地接受治疗。

循证医学的特点是:①并非否定经验,但决不盲从经验,强调将当前可获得的最佳临床证据、医师的临床经验及专业技能、来自患者的一手资料三者有效结合,是对传统医学的补充和完善;②证据集中且系统全面,建立了一整套方法和措施,以保证资料收集的严谨性,同时注重证据的严格评价,确保证据的真实性和科学性;③疗效判断指标为患者预后的终点指标,如死亡率、重要事件发生率、生存质量或卫生经济学指标等;④从根本上改变了传统的医患关系,从以医生为中心转变为以患者为中心,充分考虑患者的期望和选择。

二、循证医学的基本步骤

循证医学的实施包括三方面:找什么证据(如何提出临床问题);如何发现证据(如何决定所要寻找的资料来源及检索方法);用所获得的证据做什么(如何快速评价已找到证据的可靠性、正确性和适用性,以及如何有效用于解决临床问题)。其主要包括5个步骤。

(一)确定需要解决的问题

提出明确、可回答的临床问题是循证医学实践的第一步,也是关键的一步,它关系到是否能找到正确的证据来解决所面临的临床问题。构建一个好的问题可帮助临床医生将有限的时间集中于收集与患者需要及本人临床实践直接有关的证据上,帮助制定好的证据检索策略,快速找到恰当答案,并易于评价和应用。因此,应充分认识提出问题的重要性,并有意识地训练提出问题的能力。同时,要防止选题的范围过于宽泛或者过于狭窄。

1. 问题的来源 问题常来源于临床实践,其包括:

(1)病因问题:引起某疾病的原因可能有哪些。

(2)诊断问题:如何基于准确度、精确度、可接受性、费用及安全性等因素而选择和解释诊断试验,以便确定或排除某种诊断。

(3)治疗问题:如何为患者选择"利"大于"弊"的治疗方法。

(4)预后问题:如何估计患者可能的病程和预测可能发生的结局。

(5)预防问题:如何识别和纠正危险因素,以减少疾病发生及通过筛查而早期诊断疾病。

2. 问题的种类 临床遇到的问题大致可分为两类:①背景问题(background questions),指关于疾病的一般性知识,涉及人类健康和疾病的生物、心理及社会因素等各个方面;②前景问题(foreground questions),是关于处理、治疗患者的专门知识问题,有时也涉及与治疗及预后有关的生理、心理及社会因素等方面问题。

作为临床医生,须同时掌握背景知识和前景知识。随时间推移,两者比例随之变化。

3. 问题的构建 提出一个既有临床意义又能回答的问题并非易事,须了解构建一个好问题的策略,将问题转变为可回答的格式。背景问题的构建较简单,如"患什么病"、"为何会头痛"、"充血性心力衰竭如何引起腹水"等。针对任何疾病或健康状态、检测方法、治疗手段、干预措施或医疗实践的任何方面,均可提出此类背景问题。本节着重介绍如何构建前景问题。

前景问题的基本构成包括以下4个方面,又称为PICO模式:

P（patient/problem）——患者和（或）问题；

I（intervention）——干预；

C（comparison）——比较干预；

O（outcomes）——临床结局。

（1）患者和（或）问题：包括患者的诊断及分类。首先须描述与问题相关的患者特点（如年龄、性别、种族以及所具有的危险因素），及患者有待解决的临床问题（主要疾病、合并症及其他有临床意义的症状等）。描述应简洁并且准确，以便研究及查找文献时，较易判断相关文献是否可应用于待研究患者。比如高血压患者/2型糖尿病。

（2）干预：内容广泛，可包括某种暴露因素、诊断试验、预后因素、治疗方法、管理措施、患者感觉等。比如补充维生素A/开颅手术。

（3）比较干预：指与拟研究的干预措施进行对比的其他措施，即是否还有其他可取代当前干预措施的方案，例如有两种疗法可供选择（药物治疗或手术治疗），或有两种诊断性检验可选择。比如开颅手术与保守疗法。在某些条件下，此部分在构建问题时并非必要。

（4）临床结局：指希望实现的治疗目标是什么，此处所谓"结局"既包括干预措施的有效结局，如症状缓解或消除、功能改善及诊断改进等，也包括某些非所愿的结局，如药物或治疗的副作用和花费（时间、金钱、劳力）等。比如死亡率/发病率。

4. 临床问题构建举例 一位2周前出院的75岁男性患者来访，自述其刚经历了一次短暂性脑缺血发作（TIA），被诊断为相当严重的颈动脉狭窄，进行了颈动脉内膜切除术。其出院处方包括降压的美托洛尔（50mg，2次/日）及阿司匹林（81mg/d）。今天，患者带来一份从网络下载的文章，描述应用他汀类药物对预防脑卒中的好处，他想知道该药物是什么以及他是否能应用这种药物。上次来访时的记录显示，患者总胆固醇（TC）5mmol/L、高密度脂蛋白（HDL）2mmol/L、低密度脂蛋白（LDL）2mmol/L，体检结果无显著异常。根据前面所提方法，按PICO模式剖析问题（表6-2）。

表6-2 剖析问题

患者或问题	干预措施	比较干预	临床结局
一位具有TIA发病史和动脉内膜切除史、患有高血压、血脂正常的患者	他汀疗法	安慰剂	脑卒中

由此构建问题：对于一位具有TIA发病史和动脉内膜切除史、患高血压、血脂正常的患者，应用他汀疗法是否会降低患者发生脑卒中的风险？

（二）系统检索，全面收集证据

根据上述问题，采用各种手段（如上网、图书馆检索、会议资料及专家通信等）系统地查找与问题相关的所有证据。循证医学强调系统化和有计划地查找证据。

1. 掌握相关医学文献检索技能 良好的文献检索技能，不仅是循证医学研究者的必需技能，也是临床医生及时扩充知识能量的重要技能。掌握熟练的检索技能不但能使证据的搜集事半功倍，并且能够提高所收集证据的精准度。

2. 确定检索资源和制定检索策略 检索资源的确定须根据检索策略并结合现有条件，确定当前与待解决的临床问题最相关的数据库和基本相关的数据库，充分了解各种证据的来源，以便正确选择最佳检索资源。而为了全面查找证据，首先应确定检索证据的类型，即弄清楚所提出的问题属哪一类型，并了解回答不同类型问题的研究设计有哪些，从而根据问题类型确定最适合的研究类型。比如，为了研究他汀法是否会降低患者发生脑卒中的风险，那么应当明确其证据类型为前景问题，用于解答此类型问题的研究设计可以是临床随机对照试验。

3. 准确判断检索结果的适用性 按制定的检索策略开始检索，通过关键词、摘要、全文的阅读实现证据的收集，以及对初步检索结果的评价，必要时还应对检索策略进行修改以及再次检索，以获得最佳临床证据。

（三）严格评价及找出最佳临床研究证据

1. 严格评价的概念及其重要性 临床决策前须考虑回答如下问题：①资料提供的研究结果是否正确可靠；②结果是什么；③这些结果对处理自己的患者有无帮助，也就是对检索到的临床证据进行严格评价。严格评价（critical appraisal）指将研究证据应用于决策前，需系统地评价证据的真实性、可靠性、临床价值以及适用性，是循证医学实践过程的重要步骤。

在大量的医学信息中，由于临床研究质量的参差不齐，某些研究论文的结果并不可靠，研究的设计、实施和报告不严谨，使疗效不能得到重复和证实，其结果是某些诊断试验和治疗方法未经严格评估即进入临床常规应用，给患者带来严重危害。此外，在考虑研究结果的可应用性时，应结合诸如研究时间、地点、对象和干预措施的变异性,因为即使是真实、可靠且具有临床价值的研究证据,也不一定能直接应用于每一位患者。因此,临床医生须综合考虑临床专业知识及患者的具体情况和选择,而作相应的调整。此外,在启动新的临床试验前,也须评估既往发表的文献,以指导新的临床试验设计。因此,学习和掌握严格评价医学文献的方法和技巧,在面对海量的信息时,就可系统、全面、快速、有效地获取所需的医学研究证据,并将之应用于实践。

2. 如何评价临床研究证据 评价研究证据的质量涉及如下两个方面:①该研究设计是否对研究相关问题最合适;②与同类研究相比,该研究的方法学质量如何,评价的重点是研究的设计、实施、分析和解释等。一般而言,评价临床研究证据可分为3个步骤。

(1) 初筛临床研究证据的真实性和相关性:面对一篇文献,首先须初筛其真实性及与具体临床问题的相关性。初筛证据的真实性可参考如下方面:①文献是否来自具有同行评审(peer-reviewed)的杂志;②文献的研究场所是否与研究者所在医院相似,以保证结果可应用于该院患者;③若该研究由药厂或其他商业组织资助,则须考虑此类研究往往带有偏倚,应引起注意。若文献提供的信息真实,则还须考虑该项研究的问题是否为常见临床问题,是否对患者健康有影响,即考虑临床相关性问题,这可通过阅读文献摘要和相关部分而获得答案。

(2) 确定研究证据的类型:经过初筛,若认为该文献值得阅读,则应进一步确定该项研究的目的及适合目的的研究方法,因为不同研究方法所提供证据的质量和等级不同。随机对照实验(RCT)是治疗性研究最佳的设计类型;病因研究常选用队列研究和病例对照研究;诊断性研究常用现况研究和RCT;预后研究的最佳设计类型是队列研究和RCT。上述研究系统适用于几乎所有临床问题。

(3) 根据研究证据的内容评价有效性和适用性:临床研究证据的评价应采用临床流行病学/循证医学的原则和方法,研究目的和类型不同,具体的评价原则和方法也各异。但是,不论评价哪种临床研究证据,均应从三个方面综合考虑其价值:①研究结果本身的有效性(internal validity),即该文献的研究设计是否科学,统计分析是否正确,结论是否可靠及研究结果是否支持作者的结论等;②研究结果的临床重要性,即该研究的结果是否有临床价值,主要依据某些反映效应的客观指标,不同研究类型其指标不同;③研究结果的适用性(gener-

alizability),即研究结果外推的有效性(external validity),指文献结果和结论在不同人群、不同地点和针对具体病例的推广应用价值,须考虑实际遇到的病例与文献中研究对象的特点是否类似,以及患者本身的价值观和选择。

3. 各类研究证据的评价原则 为使临床医生能快速、有效地判断文献的真实性和临床应用价值,临床流行病学家针对不同类型的临床研究建立了一套简洁、有效的筛选及评价方法。加拿大 Mc-Master 大学临床流行病学和统计学研究室从 1981 年开始即发表了一系列有关疾病病因、诊断、治疗和预后的评价标准;JAMA 杂志从 1992 年至 2000 年已发表 20 余种研究证据的评价原则,美国医学会已将其以手册和专著的形式于 2002 年发表。针对各类研究证据的评价原则,可查阅 JAMA 杂志所发表的相关论著或参考网站 http://www.cche.net/usersguides/main.asp。

(四) 应用最佳证据指导临床决策

将经过严格评价的最佳临床证据用于指导临床决策,还须结合临床医生的实践经验和技能,以及患者的具体情况和期望。因此,医生须与患者有充分交流,了解患者的期望,并在医疗决策中优先考虑患者和社会的价值取向和意愿。

(五) 后效评价循证实践

循证医学实践的后效评价(reevaluation)指应用循证医学的理念,对从事医疗活动后的结果进行评价。具体而言,循证临床实践中,针对患者的具体情况提出临床问题,通过检索收集有关文献,并在严格评价的基础上应用于患者,然后评价解决患者临床问题的结果。通过对决策效果进行后效评价,不断提高临床决策水平和质量。

三、循证医学与医学科学研究

循证医学的学术思想、研究方法和研究结果具有重要意义,表现为指导政府的卫生决策和医学教育;指导医生的临床实践和临床科研;促进医学科学研究发展。目前,循证医学已越来越多地运用到整个医学科学研究过程中,并发挥着巨大的作用。兹以临床实例说明循证医学的思想及方法学如何应用于医学科学研究。

1. 临床情景 李某,56 岁,从事会计工作。中度肥胖,患 2 型糖尿病 3 年,有 25 年吸烟史,目前正尝试戒烟。其 54 岁的妹妹也患有糖尿病,且最近死于心脏病。患者现采用限制卡路里的饮食处方(去年未能成功减重),同时进行体育锻炼(每周进行 1~2 次 20 分钟的散步,但由于骨关节炎无法增加运动量)。患者每天服用二甲双胍 2500mg(有时未能按时服用,尤其在不吃饭时),并服用维生素 E 和 β 胡萝卜素以降低发生心脏病的危险,这是在网上得到的健康建议。患者偶测空腹血糖,目前为 7~14mmol/L(即 126~252mg/dl),迄今已 1 年多未检查眼睛也未患过感冒,否认曾有胸痛、脑卒中或跛行症状,目前无任何躯体不适,但因妹妹去世而难过和担忧。

通过检查,患者体重 98kg,身高 172cm,重复测量血压平均值为 148/86mmHg;其他常规检查包括眼底检查、心血管系统、胸部、腹部、皮肤、脚和感觉等;实验室检查结果显示蛋白尿和高脂血症,胆固醇水平 6.48mmol/L,LDL 3.4mmol/L,HDL 0.9mmol/L,甘油三酯 3.9mmol/L。

患者表示对附加药物治疗并不热心,更倾向于接受"自然疗法",但考虑妹妹猝死,想了解通过附加药物治疗能否有助于预防心脏病。

2. 临床问题 这是一个与防治有关的临床研究问题,按 PICO 模式来剖析问题(表 6-3)。

表 6-3 问题剖析

患者或问题	干预措施	比较干预	临床结局
56 岁,患 2 型糖尿病,有蛋白尿合并高血压、脂代谢异常,女性	控制血糖、血压、胆固醇和蛋白尿的药物	安慰剂	心血管疾病的发病率和死亡率
具有高心血管疾病风险的吸烟者	药物治疗	维生素 E 和 β 胡萝卜素	心血管疾病的发病率和死亡率

由此构建问题:

问题 1:一位 56 岁、患 2 型糖尿病、有蛋白尿合并高血压和脂代谢异常的女性患者,给予其控制血糖、血压、胆固醇和蛋白尿的药物治疗是否可降低心血管疾病发病率和死亡率?

问题 2:对于高心血管疾病风险的吸烟者,与药物相比,维生素 E 和 β 胡萝卜素能否降低心血管事件和死亡?

根据所提出的临床问题,全面检索相关研究证据,此处仅以问题 1 为例。

3. 文献检索 检索主题词主要为"2 型糖尿病"、"心血管疾病"、"治疗"、"血糖控制"等,用计算机检索 Cochrane 对照试验注册资料库、MEDLINE、EMBASE、LILACS 等数据库,检索期限为建库至今。初步浏览检索到的文献后,重点注意系统评价和临床随机对照试验。

4. 严格评价证据 得到检索结果后,通过阅读题目和摘要,很快根据文献的相关性和有效性进行初筛,最后确定发表于权威杂志、有待进一步评价的 15 篇文献,包括系统评价和随机对照试验。查到 15 篇文献全文,按照 meta 分析和治疗性研究证据的评价标准对其进行严格评价。

15 篇文献显示不同的药物治疗(包括阿司匹林、降低血糖、血压、胆固醇和甘油三酯)对心血管系统有益。其中一篇是 2003 年 Gaede 等发表的随机对照试验研究,非常符合患者的情况。该研究显示:与传统治疗相比,经多危险因素控制的强化治疗后,患者的糖化血红蛋白(HbA1c)、胆固醇、甘油三酯和收缩压均有明显改善(表 6-4),且负性心脑血管事件、糖尿病肾病、视网膜病变和神经病变的发生率降低(表 6-5)。在平均 8 年的随访期间,心血管事件的绝对风险降低 20%(干预组为 24%,对照组为 44%),即治疗 5 个患者可预防 1 例额外的心血管事件的发生。

表 6-4 比较传统治疗和多危险因素强化治疗各指标达标的糖尿病患者百分比

	传统治疗	多因素强化治疗
HbA1c<6.5%	3%	16%
总胆固醇<45mmol/L	20%	72%
甘油三酯<1.7mmol/L	45%	58%
收缩压<130mmHg	18%	45%

表 6-5 多危险因素强化治疗比传统治疗糖尿病出现并发症的相对危险性减小值

	相对危险性减小	(95% CI)
脑血管痉挛	53%	(27%~76%)
糖尿病肾病	61%	(13%~83%)
视网膜病变	58%	(14%~79%)
自主神经病变	63%	(21%~82%)

5. 证据的应用 为帮助患者解决问题,须进一步获得相关证据,包括准确判断预后、决定采用

何种最佳方法以帮助患者降低负性心血管疾病事件和糖尿病的不良结局,对其目前所使用的非处方性治疗提供相关信息。然而须注意:"证据并不会自己作出诊疗决定",循证决策的其他相关因素还包括患者的临床环境及其意愿;患者有若干健康问题,包括肥胖、未得到良好控制的糖尿病、高血压、血脂异常以及吸烟。要成功改善这些问题,需要极其复杂的行为处方,有时不太可能同时处理所有问题。在这种情况下,须和患者仔细讨论,决定优先处理的问题,达到证据和其意愿之间的完美结合。然后在患者同意的前提下,将当前最佳证据应用于其治疗中。

四、诊断试验研究与评价

(一) 诊断试验研究的意义

诊断试验是评价诊断方法正确性和可靠性的研究,其目的在于对患者的疾病或健康状况作出诊断。一种新的诊断方法建立后,其诊断价值如何、诊断概率是多少,须与标准诊断法("金标准")的结果进行比较,以测定一系列有效性指标(如灵敏度、特异度、假阳性率、假阴性率等)来评价其可靠性。诊断方法不仅包括常用的血清学、免疫学、生物化学等实验室方法,还包括临床症状、体征、病理以及影像学诊断等诊断疾病的一切方法和标准。临床医生不仅须应用高水平诊断方法,更须对诊断试验的临床价值进行科学分析和评价。

临床实践中,没有正确的诊断,即使再好的治疗方法也可能无效。循证医学实践中,须以最佳诊断试验作为依据。目前某些疾病的诊断"金标准"缺乏特异性和灵敏性,由于阳性率不高而导致漏诊,或出现假阳性而导致误诊,故有专家提出"组合性诊断标准"(constructing diagnostic criteria)。例如,1982 年美国风湿学会提出对系统性红斑狼疮(SLE)的组合性诊断标准,包括 11 项指标,患者符合其中 4 项指标即可诊断为 SLE。由于运用"组合性诊断标准",提高了诊断试验的特异度,减少了误诊,使患者得到早期诊断和及时治疗。

中华检验医学杂志分析 1996—2000 年该刊物发表的有关诊断试验的论著共 111 篇,有"金标准"的共 65 篇(58.5%),其中仍有 33 篇(50.8%)未列出四格表计算敏感度和特异度。另外,某些论著的样本含量太小,22 篇论文的病例组不足 30 例,30 篇论文对照组不足 30 例。由此可见,即使权威的全国性专业杂志所发表的诊断试验研究结果,仍存在严重的质量问题,难以给临床医生提供可靠证

据。因此,在不断对诊断试验进行创新和深入研究时,需运用循证医学的诊断策略和方法,规范实验设计,提出新的金标准,提高诊断水平,降低漏诊率和误诊率,达到提高疗效和改善患者预后的目的。

(二) 诊断试验研究的设计

1. 确立"金标准"(gold standard) 对一项新的诊断试验的诊断价值或有效性进行评价的方法,就是将诊断试验的结果与"金标准"的诊断结果进行比较。所谓"金标准"是指当前公认的、诊断某种疾病最可靠的方法,也称为规范标准。应用它,可将受试者正确地区分为"有病"或"无病"。临床上常用的"金标准"包括病理学检查、外科手术发现及长期随访所获的肯定诊断等。若"金标准"选择不当,可能造成错误的分类,影响对诊断试验的正确评价。

2. 确定研究对象 用于评价诊断试验的受试对象应包括两组:①用"金标准"确诊的患者所组成的病例组;②由"金标准"证实未患该病的人所组成的对照组。病例组应是其总体的一个随机样本,必须具有代表性(如性别、年龄、疾病类型、病情等)。因此,病例组患者应包括各型病例,如典型和不典型者;早、中、晚期者;轻、中、重型者;有和无并发症者等。对照组除未患该病外,其他可能影响试验结果的因素均应与病例组均衡。对照组也可选择易与该病混淆的病例,以期明确其鉴别诊断价值,健康人不宜纳入对照组。样本含量应充足,否则会使误差增大。在确定定量资料参考值范围的诊断试验中,病例组应在 100 例以上,对照组样本应在 100 例(当资料为正态分布时)或 120 例以上(当资料为非正态分布时),对于少见疾病,病例组至少应在 30 例以上。

3. 避免偏倚 除通过选择可靠的"金标准"及严格控制研究对象以避免偏倚外,还可通过盲法、匹配、分层等方式避免出现偏倚。同时,数据处理时还须注意统计学方法的正确使用。

(三) 诊断试验研究的评价

所谓对诊断试验研究的评价,指运用科学方法,制定某些标准,并运用它们客观地评价各种试验研究。了解这些评价方法及其标准,有助于在临床实践中去伪存真、去粗取精地吸收和运用他人的研究成果。对即将开展的研究,在设计之初即应对研究方案有全面而周密的考虑,以保证研究结果的有效性和可靠性。加拿大 McMaster 大学临床流行病学家 David Sackett 根据不同类别的研究,分别提出具体的评价标准:

1. 是否与公认可靠的标准方法("金标准")进行对照分析。

2. 所观察病例是否包括多种不同临床情况，如轻重不等、治疗与未治疗的各型病例；对照组是否包括在诊断上易混淆的其他疾病。

3. 是否已介绍观察组和对照组病例的来源，如何进行选择。

4. 该试验测定的精确性、准确性以及观察误差的大小如何。

5. 正常值的确定是否合理。

6. 若某单项试验是作为一组试验或作为序列试验之一而被应用，是否已检验该单项试验对全组试验总的效力的贡献。

7. 该试验操作方法与注意事项是否已作详细介绍，以使他人能准确地重复。

8. 对该试验的实用性是否已进行分析。

（四）实例简析

标题：运动心电图试验、冠状动脉造影和血管内超声对诊断冠心病的价值

著者：乔鲁军

出处：中华急诊医学杂志，2005，14（9）：770-772

运动负荷心电图试验（exercise electrocardiography test，EET）是目前临床诊断冠心病的常用方法之一，具有无创、方法简单等特点。冠状动脉造影（CAG）是诊断冠心病的"金标准"，而血管内超声（intravascular ultrasound，IVUS）是无创性超声影像技术和有创性心导管技术相结合的一种新的诊断方法，与传统 CAG 比较，其不仅可准确测量管腔及粥样斑块的几何尺寸，更重要的是可提供粥样斑块的大体组织学特性。本研究以 IVUS 为标准，评价 EET 和 CAG 对冠心病的诊断价值。

1. 资料与方法　资料来自 2001 年 9 月至 2004 年 7 月本院心内科收治经临床检查拟诊或可疑冠心病患者 143 例，其中男性 117 例，女性 26 例，年龄 38～72 岁。所有患者在静息时心电图（ECG）检查 ST 段水平正常，无左右束支阻滞及预激综合征，未服用过各类抗心绞痛及洋地黄类药物，无系统性疾病，无心肌病及左室肥厚，无电解质紊乱。所有患者均在同期（间隔小于 1 周）先后接受 EET、CAG 和 IVUS 检查。以 IVUS 结果分为阳性组、阴性组，临床资料见表 6-6。

表 6-6　血管内超声阳性和阴性组临床资料比较

组别	例数	高血压史		脑梗死史		糖尿病史		高脂血症		吸烟史		饮酒史	
		男	女	男	女	男	女	男	女	男	女	男	女
IVUS 阳性组	101	21	7	3	2	7	2	45	11	43	2	39	0
IVUS 阴性组	42	5	1	1	0	3	0	12	3	15	0	13	0

（1）EET 使用瑞士某公司 AGCARDIOVITCH-6340 BAAR 型活动平板仪，按 Bruce 方案进行。

（2）CAG 采用 Judkin 法。冠心病诊断标准为：至少一支主要冠脉或其主要分支的内径有 ≥50% 的狭窄。

（3）IVUS 采用美国某公司生产的超声成像仪，行 CAG 后，送导丝至检查血管远端，将 2.9F（30MHz）超声导管送至病变远端，然后缓慢回撤到血管近端起始处中止。选择 CAG 示血管最狭窄处的 IVUS 图像，经计算机测量病变血管长度、管腔直径及面积，计算面积狭窄程度，并判断斑块是否偏心及其性质。偏心指数（E1）：斑块最小直径/斑块最大直径，<0.5 时为偏心性斑块。冠状动脉重构判定：狭窄处血管外弹力膜面积（EEL）在参考血管 EEL 的 ±5% 之外。冠心病诊断标准：IVUS 面积狭窄率在 50% 以上诊断为冠心病。

（4）统计学方法：计量资料均以（$\bar{x}\pm s$）表示，用配对 t 检验分析；计数资料比较用 χ^2 检验分析；采用 SPSS 10.0 统计软件进行分析。

2. 结果　143 例患者共有 136 处血管病变，CAG 示病变面积狭窄为 0～84.17%，IVUS 示病变面积狭窄为 0～91.02%（$P<0.05$）。10 例单支病变 12 处 CAG 示无狭窄，而 IVUS 示狭窄 52.59%～73.96%。2 例 CAG 示血管面积狭窄 51.25% 和 58.19%，IVUS 检测未见粥样硬化斑块。

EET、CAG 与 IVUS 对冠心病诊断价值的比较见表 6-7 和表 6-8。

将 CAG 与 IVUS 部分测量指标进行比较并作相关分析（表 6-9），显示参照血管两种测值差异无显著性意义（$P>0.05$），相关性较强；病变血管最狭窄处直径及直径狭窄率比较，差异有显著性意义（$P<0.05$），CAG 所测量的血管腔最窄处直径低估了病变部位的狭窄程度；两种测量值相关性降低。

表 6-7 EET、CAG 与 IVUS 诊断冠心病的比较

组别	例数	EET		CAG	
		阳性	阴性	阳性	阴性
IVUS 阳性组	109	72	37	99	10
IVUS 阴性组	34	13	21	2	32
χ^2		8.32		90.14	
P		<0.01		<0.01	

表 6-8 EET、CAG 对冠心病诊断的比较(%)

试验方法	敏感性	特异性	准确性
EET	66.1(72/109)	61.8(21/34)	65.0(93/143)
CAG	90.8(99/109)	94.1(32/34)	91.6(131/143)
χ^2	19.77	23.72	28.17
P	<0.01	<0.01	<0.01

表 6-9 CAG 与 IVUS 相关指标测量结果($\bar{x}\pm s$)

指标	CAG($n=136$)	IVUS($n=136$)	P	r
病变最窄处直径(nm)	2.18±0.63	2.41±0.79	<0.05	0.56
直径狭窄率(%)	33.98±7.97	41.99±8.89	<0.05	0.63
参照部位直径(mm)	3.96±1.33	4.22±0.86	>0.05	0.88

偏心性斑块狭窄处血管截面积与参照血管截面积比较有显著差异($P<0.01$),可见明显血管重构,而向心性斑块无差异($P>0.05$),血管重构不明显(表 6-10)。

表 6-10 斑块的形态与血管重构的关系($\bar{x}\pm s$)

斑块形态	血管数	狭窄处血管截面积(mm^2)	参照血管截面积(mm^2)	P
偏心性	89	16.58±4.69	11.12±4.15	<0.0005
向心性	47	13.68±3.91	12.53±3.94	>0.05

3. 讨论

(1)对 EET 评价:心电图运动负荷试验通过运动增加心肌耗氧量,使心电图改变显示冠脉供血不足,但冠状动脉血供有强大代偿能力,仅在冠状动脉病变使血供下降至正常的 30%~65% 时才出现心电图改变,致 ST 段下移。因此,冠脉狭窄程度越重,病变支数越多,阳性率越高。引起假阴性的原因为:①血管病变小或轻,由于侧支循环的建立而缓解运动心肌缺血。本研究中 37 例 EET 假阴性中,12 例为单支血管病变,10 例为分支血管病变;狭窄程度轻(<75%),4 例 2 支、1 例 3 支病变狭窄介于 50%~60% 间,均呈阴性。②缺乏相应导联记录,回旋支 31 例中 3 例出现假阴性。EET 引起假阳性的原因常见于器质性心脏病、高血压、X 综合征、非特异性 ST 改变、过度换气等。本研究中 IVUS 阴性而 EET 阳性 13 例患者,其中 5 例高血压 3 级,1 例为冠状动脉畸形。

(2)对 CAG 评价:动脉重构是血管对血流动力学阻力、动脉损伤及细胞增殖的代偿反应,主要表现为外弹力膜横截面积增加。通过 IVUS 检查发现轻、中、重度血管狭窄,均存在不同程度血管重构。而 CAG 仅能显示血管腔径,对狭窄严重程度不清的中间病变,CAG 由于透射方位不同,难以作出明确诊断;在评价冠状动脉弥漫性病变患者的冠脉狭窄程度时,CAG 常选择邻近"正常血管"作为参考值,可能低估了血管的严重程度。而 IVUS 对

血管所作的360度横断面图像,可清晰显示管腔形态,精确测量血管直径及截面积,以确定其狭窄程度及病变类型。本研究结果显示:CAG与IVUS在判断斑块是否为偏心性方面有差别,CAG将部分偏心性病变误判为向心性病变;通过对CAG和IVUS对比定量研究显示,在参照部位两种技术测量的直径相关性良好,而在病变部位CAG低估病变部位的狭窄程度,两种技术测量值相关性降低。对143例136条血管行IVUS及CAG对比,发现CAG显示的血管病变程度明显轻于IVUS,且有12处CAG为阴性而IVUS示狭窄面积53%～72%,均为偏心性斑块,假阴性为9.18%。同时发现,CAG也有假阳性(1.83%),在CAG示狭窄血管段,IVUS所示血管狭窄是血管段局限性变细,与粥样硬化无关。由此可见,在冠心病诊断方面两者有统计学差异($P<0.05$),但因价格较贵,探头仅能通过大于1mm的血管,故IVUS不能替代CAG。

该研究的缺点是在研究CAG与IVUS相关性时,没有进行显著性检验。

五、临床疗效研究与评价

(一)临床疗效研究的意义

临床疗效研究以患者为研究对象,应用现代临床研究方法,以各种治疗措施为研究内容,对它们的安全性和有效性进行科学评价。因此,临床疗效研究常被称为临床试验研究,常用于评价新药在临床治疗疾病的效果,同时也用于评价各种治疗方案的效果、公共卫生措施(如预防接种、疾病筛查)的效果等。

在评价药物或治疗措施效果时,须有严格设计的临床试验的科学数据作为依据。另外,不能仅根据动物试验结果而直接用于人。因此,对药物的治疗效果除须具备相关药物化学、药理学以及药效学等基础医学研究资料外,还须通过临床试验进行最后评价。

(二)临床疗效研究的设计

进行临床疗效研究应具备3个基本条件:选好研究对象;明确拟研究哪些主要干预因素;确定效果判断的客观指标。

作为研究对象的患者,首先应进行确切、可靠的诊断,在选择患者时还须注意:①具备明确、统一的纳入标准,以保证结果的可比性;②患者最后应受益于本试验,即治疗药物或试验措施须确保安全、可靠;③患者应能主动配合该试验,并有良好依从性;④对老、弱、幼、孕妇等易发生不良反应的患者,须十分谨慎,一般不宜把他们作为研究对象。

临床疗效研究中,大部分是对新药的疗效研究,根据药品管理有关规定,目前国内通常把中药和西药分为5类:第一、二、三类新药须进行临床试验;第四、五类新药须进行临床验证。对新药的评价包括临床前药理、毒理评价与临床药理评价。新药临床评价则应根据新药各期临床试验研究结果,对其安全性和有效性作出评价。

新药临床试验一般可分为三期或四期:①Ⅰ期临床试验,是人体进行新药试验的起始期,包括药物耐受性试验与药动学研究;②Ⅱ期临床试验,对新药的疗效、适应证、不良反应进行详细考察,通过随机对照试验对新药的安全性、有效性作出确切评价;③Ⅲ期临床试验,为扩大的临床试验,目的是在较大范围对新药进行更全面评价;④Ⅳ期临床试验,是在新药投产后,即上市后临床试验或药物监察,目的是对已在临床广泛应用的新药进行社会性考察。欧美国家多采用四期分期法,我国目前采用三期分期法。我国的Ⅰ期和Ⅳ期与国外相当,而我国的Ⅱ期相当于国外Ⅱ期和Ⅲ期试验。临床疗效研究多数进行的是Ⅱ期临床试验。

临床疗效研究设计中,应贯彻"四性"原则:①代表性,指受试对象应按统计学原则抽样,即样本能代表研究对象的总体;②重复性,指试验结果准确可靠,经得起重复验证;③随机性,要求试验组和对照组患者的分配均匀,不随主观意志为转移;④合理性,指试验设计须符合专业要求和统计学要求,并切实可行。为保证"四性"原则的贯彻,应重视临床疗效研究设计中的3大要素,即对照组设立、随机化分组和盲法实施。以下简要地介绍3种常用临床疗效研究方法。

1. 随机对照试验 随机对照试验(randomized controlled trial,RCT)按随机分配方法将合格的研究对象分配到试验组和对照组,对试验组施加某种治疗措施,而不给予对照组。对两组进行随访观察,比较两组转归、结果差异和效果,得出疗效结论。

随机对照试验方法主要用于以下3种临床研究:①对某种药物、手术或疗法的疗效研究,也称为治疗试验;②若研究者对某些特殊个体在可能患某种疾病前进行某种干预实验,也运用此方法;③可用于对某些疾病的预防措施研究,如对某种疫苗在人群中接种的效果评价,也称为预防性试验。

在随机对照试验中,有严格的诊断、纳入、排除标准。所有研究对象有完全相等的机会被分配到治疗组或对照组。除了所研究的干预措施外,各种已知或未知的可能影响所考核结果的因素(如年龄、性别、病情程度和并发症等)都被机会均等地分配到试验和对照组中,由于两组具备均衡可比性,两组间差别只能归因于干预措施的不同。因此,这种研究方法在各种临床疗效考核方法中具有最高论证强度。若有足够样本数并保证盲法,此种方法是最佳研究设计。该方法的局限性是要求条件高,设计严密,对研究对象的纳入很严格,在具体实施时有一定难度。对照组成员也应获得有效治疗或预防处理,否则会发生伦理学问题。

随机对照试验中,常用随机分配方法主要有以下3种:

(1) 单纯随机法:可借用随机数字表进行。此法适用于样本较大(100例以上)的试验,若样本量较小,则应对两组进行均衡性检验或对结果进行分层分析。

(2) 分层随机法:根据最可能影响治疗结果的特征(如年龄、性别、病情、疾病的临床分型等)把研究对象分成若干层,再在各层内分别进行单纯随机分配。须注意不可分层过细,否则将会由于层次太多而增加样本量。

(3) 区组随机法:将研究对象分成例数(通常4~6例)相等的区组,在区组内进行单纯随机分配。此法的优点是配伍研究所需样本量小,适于研究单位分散、样本量小的研究。其缺点是,每个区组例数不能过多。

2. 交叉对照试验 此试验是 RCT 的一种特例。试验中,将研究对象随机分为两组,先将其中一组作为试验组,另一组作为对照组,然后将两组互相交换,原试验组作为对照组,原对照组作为试验组,故两组实际上均接受了干预措施,仅先后顺序不同,最后统一评价疗效。在组别转换前须经过一段洗脱期以消除第一阶段处理对第二阶段的影响。

(1) 交叉对照试验适用范围:①每种药物的药效均为短期或短暂的;②延长总的治疗周期并不缩小各种药物治疗效应间的差别;③不致因先后两次或多次疗程而导致患者用药过量。

(2) 交叉对照试验的优点:①所有研究对象均先后接受治疗或作为对照,可消除不同个体间的差异;②分组遵循随机性原则,避免了组间差异;③避免了人为选择偏倚;④所需病例数较少。

(3) 交叉对照试验的缺点:①此法应用病种的范围受限,不能用于某些急性重症疾病(如脑梗死)及不允许停止治疗(洗脱期)而让病情恢复到治疗前的疾病(如心律不齐);②受试者在分别接受两种处理间有洗脱期,若洗脱期太短,难以避免前一阶段的影响,太长则使患者在此期间得不到治疗;③整个研究观察期间较长,难以避免病情自然波动,且患者依从性也会受影响。

3. 序贯试验 前述随机对照试验和交叉对照试验均预先确定研究对象的数量,在完成全部试验后再做数据的分析统计。序贯试验则与此不同,其事先不确定样本量,患者按就医的先后顺序被随机分配到试验组或对照组,每试验一对受试者即立刻进行分析,分析过程中一旦发现统计学有意义的结果,便可立即停止试验,并作出结论。此试验方法的优点是:①特别适合临床工作特点,患者陆续就医,可陆续进入试验,研究者也可陆续分析;②省时、省样本,可避免盲目加大样本而造成浪费,据报道,可比其他方法节省30%~50%样本量。此法的缺点是,仅适用于单因素研究,而不适用于观察某种疗法的长期疗效或多因素研究。

(三) 临床疗效研究的评价

对疗效试验的评价可参照下列内容进行:

1. 是否真正使用随机方法把观察对象分配到治疗组和对照组。

2. 是否报告了所有相关的临床结局。

3. 是否详细介绍研究对象的基本情况(如诊断标准、病例来源等)。

4. 是否对研究结果同时考虑其统计学和临床意义,比如在书写评价结论的时候,除了将某一项研究指标的统计学意义表达清楚之外,还应该将此项指标对此研究或者是疾病的临床意义表达清楚,其增加或者减少是否有利于此项研究,影响该研究的哪一方面等。

5. 所研究方法是否在临床上具有可行性,如某方法有效性好,但其所需花费太高,那么此法在方法学上成立,但在实际应用上就需考虑成本等因素。

6. 所报告结论是否包括全部观察对象,如问卷的失访率与回收率如何。

(四) 实例简析

标题:埃索美拉唑与奥美拉唑治疗胃溃疡的疗效比较

著者:胡慧,等

出处:中国现代医生,2012,50(3):83-85

胃溃疡(GU)是临床常见和多发性疾病,为了解埃索美拉唑治疗胃溃疡的疗效,本研究前瞻性收集胃溃疡患者并随机分组,对照观察埃索美拉唑与奥美拉唑对胃溃疡症状缓解、溃疡愈合及幽门螺杆菌(Hp)根除率的疗效,为临床用药提供参考。

1. 资料与方法

(1) 一般资料:80 例均为 2011 年 2~5 月于本院门诊就诊的伴 Hp 感染的胃溃疡患者且经胃镜检查证实为良性活动性胃溃疡。均有上腹痛、腹胀、反酸、嗳气等上述两种以上的症状。排除有心、肺、肝、肾等严重伴随病、溃疡并发症、复合性溃疡、妊娠或哺乳者、食管糜烂或溃疡、1 周内服用过抑酸药及其他影响胃肠道功能的药物。随机分为两组各40 例:埃索美拉唑组男 25 例,女 15 例,年龄(45.3±7.8)岁;奥美拉唑组男 22 例,女 18 例,年龄(48.6±6.4)岁。两组病例在性别和年龄等基本情况无统计学意义(P>0.05)。

(2) 治疗方法:埃索美拉唑组(治疗组)给予20mg 埃索美拉唑、1.0g 阿莫西林、0.5g 克拉霉素,均 1 日 2 次,共 2 周,2 周后只用埃索美拉唑治疗 6周;奥美拉唑组(对照组)给予 20mg 奥美拉唑、1.0g阿莫西林、0.5g 克拉霉素,均 1 日 2 次,共 2 周,2 周后只用奥美拉唑治疗 6 周。全部患者在治疗期间注意饮食规律,戒烟、戒酒。埃索美拉唑和奥美拉唑于早晚空腹服用,阿莫西林和克拉霉素于早晚餐后服用。在治疗结束的第 8 周末的晚上 22 时至第 2 日 8 时,采用便携式 24 小时胃内 pH 监测仪记录夜间酸突破情况并于第 2 日复查胃镜。胃镜检查时取胃窦活检标本 1 份,用于快速尿素酶试验。

(3) 观察指标:根据 2004 年第 6 版《内科学》教材进行评估。包括:

1) 症状评估:治疗前及服药期间(服药 1、2、4、6、8 周)根据患者上腹痛、腹胀、反酸和嗳气等症状程度进行评分。0 分:无症状;1 分:症状较轻,无须服药;2 分:症状明显,部分影响正常工作及生活;3 分:症状严重,影响正常工作和生活,需要服药。将每项症状积分相加得出患者的症状总积分,比较两组患者症状总积分。

2) 胃镜评定愈合标准:愈合为溃疡愈合,周围炎症消失;显效为溃疡愈合,周围仍有炎症;有效为溃疡缩小 50% 以上或溃疡减少(2 个中 1 个愈合);无效为溃疡愈合不到 50% 或无变化甚至加重。各组总有效率 =(愈合+显效+有效)/各组总例数。

3) 幽门螺杆菌(Hp)根除评估:在治疗第 4 周时做^{14}C 呼气试验,在治疗第 8 周末做快速尿素酶试验,两次检查均为阴性才确认 Hp 已根除。

4) 夜间酸突破:夜间酸突破是指服用 PPI 后,出现夜间胃 pH<4 并持续 1 小时以上的现象。

(4) 资料分析:采用 SPSS13 软件系统,统计数据采用均数±标准差表示,两组计量资料采用 t 检验,计数资料采用 χ^2 检验。

2. 结果

(1) 两组患者症状改善情况:两组患者治疗前后症状总积分见表6-11,治疗前两组症状总积分间差别无统计学意义(P>0.05),治疗 2 周后两组患者症状总积分间差别有统计学意义(P<0.05)。

(2) 溃疡治疗有效率、Hp 根除有效率和夜间酸突破发生率的比较见表6-12。

表6-11　两组患者治疗前后症状总积分(均数±标准差)

组别	治疗前	治疗1周	治疗2周	治疗4周	治疗6周	治疗8周	F
试验组	7.1±1.6	3.3~1.5	2.5±1.6	1.7±1.4	1.3±1.1	1.1±0.9	6.423
对照组	7.5±1.7	3.8±1.7	3.2±1.9	2.8±1.7	2.6±1.4	2.2±1.3	13.846
t	1.084	1.395	1.782	3.159	4.618	4.400	
P	>0.05	>0.05	<0.05	<0.05	<0.05	<0.05	

表6-12　两组患者溃疡愈合率、Hp 根除率与夜间酸突破发生率(%)

组别	n	溃疡治疗总有效率	Hp 根除有效率	夜间酸突破发生率
治疗组	40	38(95.0)	37(92.5)	5(12.5)
对照组	40	29(72.5)	27(67.5)	14(35.0)
χ^2		5.878	6.328	4.418
P		<0.05	<0.05	<0.05

（3）不良事件:本次临床研究共发生1例不良反应,为对照组患者便秘,可能与药物奥美拉唑有关,治疗结束后症状消失。

3. 讨论 本次研究方法为随机分组,但没有提及具体随机的方法,如随机数字产生的方法,因此不能判断是否进行了真正的随机化分组。研究对象的纳入排除标准清楚,基线可比。除试验方案不同外,各组接受的其他处理相同。研究过程中没有出现失访。作者对所有的相关研究结局均进行了报告,包括效果和不良反应,并同时考虑了其统计学意义和临床意义。治疗2周后到8周的各个随访点,两组患者症状总积分间均有显著统计学差异;8周末两组间的溃疡治疗总有效率、Hp根除有效率和夜间酸突破发生率亦均有统计学差异。提示埃索美拉唑治疗组的疗效优于奥美拉唑组,且埃索美拉唑组未发生任何不良反应。此外,该组患者溃疡愈合迅速,症状消失快,对活动期消化性溃疡尤为适用。

六、疾病预后研究与评价

(一) 疾病预后研究的意义

预后(prognosis)指疾病发生后的转归和结局情况。任何疾病发生后,均须经时间不等的病程,最后发展为痊愈、好转、无效、恶化、并发症、后遗症、致残或死亡等不同结局。疾病预后研究是关于对疾病的自然史和各种治疗(干预)结局发生概率及其影响因素的研究,即疾病发生后的临床实际进程和转归状况,是对疾病不同结局的预测。疾病预后研究的临床意义:①有助于临床医生了解疾病发展趋势和后果,该疾病对人类的危害性,明确治疗的迫切性,以便制定适宜的治疗方针和采取正确的治疗方案;②运用这种研究方法,能探索和揭示影响疾病预后的重要因素,通过对这些因素进行干预,使其向好的方面转化,并达到改变疾病结局的目的;③通过此类研究,还可正确评价治疗(干预)方案措施的效果,发掘改善疾病预后的措施。

(二) 疾病预后研究的设计

1. 疾病预后研究的常用方案 疾病预后研究包括对疾病预后的评价和影响预后因素的研究。如前所述,疾病发展可能有多种转归和结局,而转归和结局又受多种因素影响,故预后研究属多因多果的研究。临床实践中,根据研究目的,可选择不同设计方案进行预后研究:①前瞻性研究,包括随机临床对照研究、队列研究、临床对照研究、描述性研究等;②回顾性研究,包括回顾性队列研究、病例对照研究、描述性研究等。

队列研究是预后研究中最常用的方法,具有很高的论证强度,前瞻性队列研究要求病例数量大,随访时间较长。但若既往资料较完整,为缩短研究时间,也可采用回顾性队列研究。

随机临床对照研究是疾病防治研究中的最佳方案,在疾病预后研究中依然可采用且真实性好。因为它要求随访时间较长,且设计分组存在某些困难,实际运用相对较少。

临床对照研究适于病例数量不多时使用,可根据临床症状或病理类型对患者进行分组,采用不同治疗方案,观察各组长期效果并评价不同治疗方案对预后的影响。由于这种方法可能产生选择性偏倚和客观因素的影响,对研究结果的真实性有一定影响。

病例对照研究是预后研究中常用的方法之一。根据疾病的不同结局将病例分为病例组和对照组,进行回顾性分析,研究有关影响因素。这种方法适用于某些少见的慢性病,由于属回顾性研究,可避免因长期随访而造成的各种花费,从而节省时间、人力和经费,故被广泛使用。但在分组时可能产生的选择偏倚以及在资料收集时产生的回忆性偏倚,均可能影响研究结果的质量。另外,该研究方法仅能提供事件的比值比(odds ratio,OR),而不是相对危险度(relative risk,RR),故其论证强度不高。

描述性研究是论证强度最低的一种研究方法,一般不单独用于疾病预后研究。

2. 疾病预后研究常用指标及分析方法 预后研究常用以下一些率来表示:

（1）5年生存率:从疾病某时点开始,到达5年时存活病例数占总观察病例数的百分率。

（2）病死率:某时期内因某病死亡的病例数占同期该病总病例数的百分率。

（3）有效率:患某病经治疗后,证实有效病例数占同期该病总病例数的百分率。

（4）缓解率:患某病经治疗后,达到临床疾病消失期的病例数占同期该病总病例数的百分率。

（5）复发率:患某病已经缓解或痊愈后,重新复发病例数占该病总病例数的百分率。

预后研究中,近年来国内外学者也采用以下较为复杂的指标进行评价:

（1）生存率曲线(survival rate curve):用于了解不同年份患者的生存率。

（2）潜在减寿年数(potential years of life lost,PYLL):用于估计某种死因对一定年龄组人群的危害程度。

（3）伤残调整寿命年（disability adjusted life year,DALY）：用于定量计算疾病造成的早死与残疾对健康寿命年的损失。

在预后研究中一般先从单因素分析开始，然后进行多因素分析。进行单因素分析时，应注意运用配比、分层及标准化等方法，尽量减少混杂因素的干扰，使影响预后因素的研究获得较正确的结论。多因素方法如多元线性回归、logistic 回归及 Cox 模型等，近年来在预后研究中得到较广泛运用。这些方法可筛选出与疾病预后有关的某些主要影响因素，其中以 Cox 模型应用较为广泛。

（三）疾病预后研究的评价

对疾病预后研究的评价可参照以下标准进行：

1. 所观察的病例是否从最早出现症状时即被纳入观察，即观察病程的起点是否统一。

2. 是否已介绍观察病例的来源及基本特征。

3. 是否已随访所有病例，失访率有多大。

4. 是否已建立对预后进行客观观察的指标。

5. 是否已应用盲法分析判断结局。

6. 对影响预后的其他因素是否已经过统计学处理，并进行必要调整。

（四）实例简析

标题：170 例 2 型糖尿病 7 年预后研究

著者：胡世红,等

出处：广西医学,2005,27（1）:72-73

随着生活方式的改变,2 型糖尿病（T2DM）患病率有逐年升高的趋势。若不积极治疗,糖尿病不仅可引起心、脑、肾、眼等器官的严重并发症,还可致患者早逝。为进一步明确糖尿病对预后的影响,对 170 例在流行病学调查中查出、后经随访证实的 2 型糖尿病患者进行 7 年预后随访观察,并以 7 年前性别、年龄相匹配的 170 例非糖尿病者做对照。

1. 对象与方法

（1）对象

1）糖尿病组:1994 年 7~8 月间柳州市进行糖尿病调查时,按照 1985 年 WHO 制订的糖尿病诊断标准,查出糖尿病患者 282 例。所查出的病例经随

访证实。7 年后（即 2001 年 7~8 月间）,从该资料库中选择 203 例糖尿病患者作为随访对象,其中 146 例选自柳州市工程机械股份有限公司,57 例选自东风柳州汽车股份有限公司。由于退休及工作调动等原因,其中 33 人失访。实际调查 170 例,其中男性 71 例,女性 99 例。随访调查的反应率为 170/203×100＝83.74%。

2）对照组:从 1994 年调查的资料库中,选择与糖尿病组性别、年龄、单位、工种相匹配的 170 例血糖正常者进行 1:1 配对调查。糖尿病组平均年龄（58.98±11.62）岁,对照组平均年龄为（58.62±10.81）岁,组间差异无显著意义（$P>0.05$）。

（2）方法:对两组的生存者,禁食 8~12 小时,于清晨空腹及进食 100g 面粉做的无糖馒头餐后 2 小时分别抽取静脉血,测定血糖、血脂、肌酐、尿素氮,同时测量坐位血压、腰围、臀围、身高和体重。每例受检者均由经培训的心血管或内分泌科医师填写包括心脑血管病史的咨询表,将卒中（包括缺血性或出血性）、心肌梗死定为心血管事件。两组死亡者死因及死亡时间由单位职工医院提供。本文重点比较两组总死亡率、心脑血管病死亡率、心血管事件发生率、联合终点（即总死亡例数+心血管事件例数）发生率。

（3）统计学方法:疾病分类依据采用 ICD-10,包括肿瘤、脑血管疾病、心血管疾病和糖尿病。连续变量用 t 检验,分类变量用 χ^2 检验。统计分析用国际通用的 SPSS 10.0 软件。

2. 结果

（1）糖尿病组和对照组 7 年随访死亡情况比较（表 6-13）:糖尿病组总死亡率明显高于对照组,死亡相对危险度（RR）为 2.38（$P=0.027$）;心脑血管病死率以糖尿病组为高（7.06% 对 1.76%,$P=0.017$）;肿瘤死亡率两组差异无显著意义;糖尿病组最常见的死因为心脑血管疾病,占所有死因的 63.16%,对照组死因中,心脑血管疾病占 37.5%,两组间差异有显著意义。糖尿病组与非糖尿病组死亡者平均死亡年龄无显著差异（$P>0.05$）。

表 6-13　两组 7 年随访死亡情况比较

项目	糖尿病组（死亡率）	对照组（死亡率）	χ^2	P	R	95%CI
总死亡例数	19(11.18)	8(4.71)	4.87	0.027	2.38	1.07~5.28
心血管病死亡数	12(7.06)	3(1.76)	5.65	0.017	4.0	1.15~13.92
肿瘤死亡例数	6(3.53)	4(2.35)	0.41	0.521		
其他死亡例数	1(0.59)	1(0.59)	0.0	1.0		

（2）两组 7 年随访发生心脑血管事件情况比较（表 6-14）：虽然脑卒中发生率及心肌梗死发生率分别统计时，组间差异无显著意义，但两项指标合计差异有显著意义（$P<0.05$）。

表 6-14 两组 7 年随访发生心血管事件情况比较

组别	脑卒中例数（%）	心梗例数（%）	合计例数（%）
DM 组	10（5.88）	3（1.76）	13（7.65）
对照组	4（2.35）	0	4（2.35）
P 值	>0.05	>0.05	<0.01

注：DM 组脑卒中与心肌梗死合计 RR 为 3.26（95% CI 1.04～10.21）

（3）联合终点比较：糖尿病组为 32 例（18.82%），对照组为 12 例（7.06%），两组间差异有非常显著意义（$\chi^2=10.44$，$P<0.01$），RR 为 3.67（95% CI 1.82～7.40）。

3. 讨论 以 1994 年人群糖尿病流行病学调查时确诊的 170 例糖尿病，与性别、年龄相匹配的非糖尿病患者进行病例对照 7 年随访，结果表明：糖尿病组总死亡率、心血管病死亡率均高于对照组，差异有明显统计学意义，相对危险分别为 2.38 及 4.0；肿瘤死亡率组间差异无统计学意义，说明 DM 主要通过引起心血管病而对寿命产生不良影响；脑卒中和心肌梗死是临床容易诊断出来的心血管事件，糖尿病组这两种事件发生率明显高于对照组（7.65% 对 2.35%），说明糖尿病易引起脑动脉和冠状动脉硬化，使患者病残率增高；将总死亡例数加心血管事件例数作为联合终点进行比较，T2DM 组明显高于对照组（18.82% 对 7.06%），相对危险为 3.67，进一步说明 T2DM 对患者的严重危害。本组资料显示，T2DM 可显著致残、致死，应采取积极措施加强对 DM 的综合防治，以改善患者临床预后。

七、其他应用

除了在临床医学中的应用，循证医学几乎应用于所有的医药卫生领域，如循证公共卫生、循证卫生决策、循证实验医学和上市后药物的循证评价等。

（汪洋 张帆）

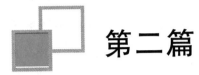

第二篇

科研项目申请书的撰写与申报

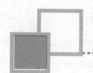

第七章 科研项目的申报及评审

第一节 我国重要的科研资助机构及其资助项目

一、我国重要的科研资助机构

我国资助医学科研的机构主要包括国家自然科学基金委员会、国家科技部、国家教育部、国家卫生和计划生育委员会等。

(一)国家自然科学基金委员会

1. 简况 国家自然科学基金委员会是管理国家自然科学基金的国务院直属事业单位,主要任务是根据国家发展科学技术的方针、政策和规划,有效运用国家自然科学基金,支持基础研究,坚持自由探索,发挥导向作用,发现和培养科学技术人才,促进科学技术进步和经济社会协调发展。

2. 机构设置 国家自然科学基金委员会的机构设置包括 8 个科学部(数学物理、化学、生命、地球、工程与材料、信息、管理、医学科学部),另外还设有国家自然科学基金监督委员会。其中科学基金的评审和管理的具体工作主要由各科学部承担。各科学部一般下设科学处,科学处又下设不同学科评审组。科学基金管理工作的最基本单位是学科评审组。与医学相关的项目主要由医学科学部负责。

3. 管理特点 国家自然科学基金面向全国,采取竞争机制,以资助"项目"和"人才"的方式,着力支持基础研究,为增强我国原始创新、集成创新和引进消化吸收再创新能力提供支撑,为科技、经济和社会发展提供成果和人才储备。努力营造宽松环境,促进科学家充分发挥自由探索的积极性和创造性,面向科学前沿和国家战略需求,择优并重点支持我国具有良好研究条件和研究实力的高等院校和研究机构中的科技工作者从事自然科学基础研究。

国家自然科学基金委员会根据国民经济和社会发展规划、科学技术发展规划以及科学技术发展状况,制定基金发展规划和年度基金项目指南。基金发展规划明确优先发展的领域,年度基金项目指南规定优先支持的项目范围,引导广大科研人员积极申请项目。所有符合申请条件的科研人员均可通过所在单位自由申请各类项目,申请者根据《项目指南》可自行确定申请项目的名称、研究内容、目标以及方案等。

国家自然科学基金委员会确立"依靠专家、发扬民主、择优支持、公正合理"的评审原则,建立"科学民主、平等竞争、鼓励创新"的运行机制,建立健全了决策、执行、监督、咨询相互协调的科学基金管理体系,并制定一整套的自然科学基金管理办法,倡导密切联系科学家、真心依靠科学家、热情服务科学家,积淀了尊重科学、公正透明、激励创新的科学基金文化,以促进科技创新文化建设。

国家自然科学基金经费主要来源于中央财政拨款。国家鼓励自然人、法人或者其他组织向国家自然科学基金捐资。国家自然科学基金项目实行课题制管理,根据项目类型和管理工作的需要,实行经费定额补助式和成本补偿式两种资助方式。目前,除重大项目实行成本补偿方式的经费资助外,其余项目类型均实行定额补助方式。经费使用须符合国家有关财政、财务制度和自然科学基金委员会的经费管理办法。

(二)国家科学技术部

1. 简况 国家科学技术部是国务院直属的主管科技的部门。其主要任务是研究、制定科技发展的宏观战略和科技促进经济社会发展的方针、政策、法规;研究科技促进经济社会发展的重大问题;确定科技发展的重大布局和优先领域;推动国家科技创新体系建设,提高国家科技创新能力。

2. 机构设置 国家科学技术部的机构设置包括办公厅、科研条件与财务司、社会发展科技司、政策法规司(创新体系建设办公室)、基础研究司、国际合作司(港澳台办公室)、发展计划司、高新技术发展及产业化司、重大专项办公室、农村科技司等。

3. 科研基金 目前科学技术部负责的科研基

金主要包括高技术研究发展计划、国家科技支撑计划、国家重大基础性研究计划等。这些科技计划均由中央财政专项拨款予以支持。其中高技术研究发展计划由科技部和总装备部负责组织实施；国家科技支撑计划由科技部、项目组织单位、课题承担单位负责组织实施；国家重大基础性研究计划由科技部负责，会同国家自然科学基金委员会及各有关主管部门共同组织实施。不同科技计划具有不同的管理方式。

（1）高技术研究发展计划（863计划）：863计划突出国家战略目标和重大任务导向，重点落实《国家中长期科学和技术发展规划纲要》提出的前沿技术任务和部分重点领域中的重大任务，以解决国家长远发展和国家安全的战略性、前沿性和前瞻性高技术问题为核心，攻克前沿核心技术，抢占战略制高点；研发关键共性技术，培育战略性新兴产业生长点；培育和造就一批高水平人才和团队，形成一批高技术研究开发基地，提升我国高技术持续创新能力。

863计划由科技部和总装备部负责组织实施。863计划联合办公室负责提出重大事项决策建议、组织高技术发展战略研究、发挥对863计划组织、协调与综合管理的工作。863计划按照研究开发任务的性质，选择若干高技术领域作为发展重点，各领域设立领域办公室，负责本领域的组织实施和监督。863计划设立计划专家委员会，负责对计划发展战略和计划目标、战略任务和部署等重大事项的决策提供咨询意见和建议；并对计划的实施进行监督。各领域设立主题专家组，组织开展本领域主题方向的技术发展战略与预测研究；参与备选项目凝练、整合和可行性论证工作；审议课题立项建议和课题调整建议；参与项目（课题）检查、评估和验收工作等。

（2）国家科技支撑计划：国家科技支撑计划面向国民经济和社会发展的重大科技需求，落实《国家中长期科学和技术发展规划纲要（2006—2020年）》重点领域及优先主题的任务部署，坚持自主创新，突破关键技术，加强技术集成应用和产业化示范，重点解决战略性、综合性、跨行业、跨地区的重大科技问题，培养和造就一批高水平的科技创新人才和团队，培育和形成一批具有国际水平的技术创新基地，为加快推进经济结构调整、发展方式转变和民生改善提供强有力的科技支撑。

国家科技支撑计划重点支持能源、资源、环境、农业、材料、制造业、交通运输、信息产业与现代服务业、人口与健康、城镇化与城市发展、公共安全及其他社会事业等领域的研发与应用示范。科技部负责支撑计划总体实施的组织、管理和监督。

（3）国家重点基础研究发展计划（亦称973计划）：973计划是以国家重大需求为导向，对我国未来发展和科学技术进步具有战略性、前瞻性、全局性和带动性的基础研究发展计划。973计划的主要任务是解决我国经济建设、社会发展、国家安全和科技发展中的重大科学问题，在世界科学发展的主流方向上取得一批具有重大影响的原始性创新成果，为国民经济和社会可持续发展提供科学基础，为未来高新技术的形成提供源头创新，提升我国基础研究自主创新能力。

973计划重点支持农业科学、能源科学、信息科学、资源环境科学、健康科学、材料科学、制造与工程科学、综合交叉科学、重大科学前沿等面向国家重大战略需求领域的基础研究。围绕纳米研究、量子调控研究、蛋白质研究、发育与生殖研究、干细胞研究、全球变化研究等方向实施重大科学研究计划。科技部负责973计划的组织实施。

973计划由中央财政专项拨款支持。计划经费单独核算，专款专用。科技部还设立973计划联合办公室，加强973计划与国家自然科学基金、国家重大科技专项、863计划等的协调和衔接。

（三）国家教育部

1. 简况　教育部是国务院直属的主管教育事业和语言文字工作的部门，负责教育系统人才队伍建设。

2. 机构设置　教育部的机构设置中与科研相关的部门包括发展规划司、教师工作司、科学技术司、高校学生司、学位管理与研究生教育司（国务院学位委员会办公室）、国际合作与交流司（港澳台办公室）等。

3. 科研基金　教育部负责的科研基金主要用于教育奖励和资助项目。目前，教育部面向全国高校实施的优秀人才计划项目，基本形成定位明确、层次清晰、相互衔接的三个层次的优秀人才培养和支持体系：第一层次以"长江学者奖励计划"为主，吸引、遴选和造就一批具有国际领先水平的学科带头人和学术大师，长江学者特聘教授构成两院院士的一支后备梯队；第二层次以"高校青年教师奖"和"跨世纪优秀人才培养计划"为主，培养、造就新一代优秀年轻学术带头人，这支队伍将作为长江学者特聘教授的后备梯队；第三层次以"优秀青年教师资助计划"、"高等学校骨干教师资助计划"和"留学回国人员科研启动基金"等项目为主,吸引、稳定和培养一批有志于高等教育事业的优秀青年骨干教师。另外,教育部还设有高等学校博士学科点专项科研基金、科学技术研究项目等,促进博士学科点的建设和高等学校科学研究的发展,资助高校在理工农医领域及与之相关的交叉领域开展的科学和技术研究。以下主要介绍教育部目前最重要的3类科研基金。

(1)教育部优秀青年教师资助计划:该计划主要支持高校青年教师从事基础研究和新兴学科、交叉学科的前瞻性研究,鼓励青年教师从事跨学科、跨单位的国内或国际合作研究,对边远地区或艰苦条件下的高校青年教师给予优先资助。近年来,为配合国家实施西部大开发战略,该计划对西部地区高校给予适当倾斜和支持。该计划资助范围包括所有学科。资助对象主要是在国内高等学校从事教学和科研第一线工作的教师,主要是优秀留学回国人员;原则上在申请当年1月1日不超过40周岁,一般应具有博士或硕士学位;热爱社会主义祖国,坚持四项基本原则,遵守职业道德规范;完成学校规定的教学和科研任务,有较高的学术水平和较大的发展潜力。

(2)长江学者奖励计划:1998年8月,教育部和李嘉诚基金会共同启动"长江学者奖励计划",其主要宗旨在于通过实施特聘教授岗位制度,延揽大批海内外中青年学界精英参与我国高等学校重点学科建设,带动这些重点学科赶超或保持国际先进水平,并在若干年内培养、造就一批具有国际领先水平的学术带头人,以大大提高我国高校在世界范围内的学术地位和竞争实力。"长江学者奖励计划"与"海外高层次人才引进计划"、"青年英才开发计划"等共同构成国家高层次人才培养支持体系。长江学者实行岗位聘任制。高等学校设置特聘教授、讲座教授岗位,面向海内外公开招聘,经教育部组织专家评审通过后,由高等学校聘任,实行合同管理。

(3)高等学校博士学科点专项科研基金:该基金是为支持经国务院学位委员会批准的高等学校博士学科点的基础研究和应用基础研究工作,并优先资助具备以下条件的课题:①学术思想新颖、创新性强,有重要科学意义或重要应用前景的研究课题;②促进新学科、新专业的形成和发展,以及加速高等学校重点学科建设和国家重点实验室建设的研究课题;③促进学科间渗透,开拓边缘学科和交叉学科的研究以及有利于发挥高等学校优势的跨学科联合研究的课题。高等学校博士点基金的经费来源于中央财政专项拨款。

凡在高校科研第一线工作、经有关部门正式批准具有指导博士生资格的教授均可申请资助(已退休者不得申请)。申请课题应有博士生参加。各校在申报课题时应优先保证国家重点学科、国家重点实验室等国家研究基地的课题申报。为有助于国家重点学科、国家重点实验室科研工作的连续性,允许上述部门指导博士生的教授同时承担两项博士点基金课题研究工作(包括参加研究的课题),但不得在同一年度内同时申请两项课题,已承担两项课题的课题负责人,须在其中一项课题完成后方可再次提出申请。申报工作应以基础性研究课题为主。为鼓励产学结合,提倡与其他基金、行业或企业申报联合资助课题,共同开展研究。对高校与行业或企业共同感兴趣的基础性研究课题或应用性课题,经专家评审通过,采取与行业或企业(含自筹资金)联合资助的做法给予立项。填写申请书时须在相应栏目注明联合资助的经费来源和资助额。博士点基金申请的受理工作每年一次,受理时间为当年3月。

二、各重要科研资助机构资助的主要项目类型

(一)国家自然科学基金的主要项目类型

国家自然科学基金目前按照资助类别可分为面上项目、青年基金、地区基金、青年-连续项目、优秀青年基金、重点项目、重大项目、重大研究计划、国家杰出青年科学基金、海外、港澳青年学者合作研究基金、创新研究群体科学基金、国家基础科学人才培养基金、专项项目、联合资助基金项目以及国际(地区)合作与交流项目等。通过亚类说明、附注说明还可将某些资助类别进一步细化。所有资助类别各有侧重,相互补充,共同构成当前的自然科学基金资助体系。以下重点介绍面上项目、青年基金、地区基金、优秀青年基金、重点项目、国家杰出青年科学基金、重大研究计划等几种主要的项目类型的特点和强度。

1. 面上项目 是自然科学基金最主要和最基本的项目类型。其资助范围覆盖自然科学所有研究领域,主要资助以自由探索为主的科学研究工作,研究人员可在自然科学基金资助范围内自由选择研究题目进行创新性研究。面上项目评审将创新性与研究价值作为重要标准,同时鼓励研究人员树立"敢为人先"的探索精神。对于某些研究方案

欠完善或前期研究基础略有不足,但其研究思路在科学合理的前提下具有鲜明创新性和探索性的项目,实行小额探索项目的资助方式。

2014 年度科学基金面上项目共资助 15 000 项,资助经费 1 193 487 万元,平均资助强度为 79.57 万元/项,平均资助率为 25.35%。面上项目合作研究单位不得超过 2 个,资助期限为 4 年。

2.　**青年科学基金**　是科学基金人才项目系列的重要类型,支持青年科学技术人员在科学基金资助范围内自主选题,开展基础研究工作,培养青年科学技术人员独立主持科研项目、进行创新研究的能力,激励青年科学技术人员的创新思维,培育基础研究后继人才。

2014 年度青年科学基金项目共资助 16 421 项,资助经费 398 943 万元;平均资助强度为 24.29 万元/项,平均资助率为 25.26%。青年科学基金项目的合作研究单位不得超过 2 个,资助期限为 3 年。

3.　**地区科学基金**　是科学基金人才项目系列中快速发展的一个项目类型,支持特定地区的部分依托单位的科学技术人员在科学基金资助范围内开展创新性的科学研究,培养和扶植该地区的科学技术人员,稳定和凝聚优秀人才,为区域创新体系建设与经济、社会发展服务。

2014 年度地区科学基金项目共资助 2751 项,资助经费 130 750 万元;平均资助强度为 47.53 万元/项,平均资助率为 21.11%。

4.　**重点项目**　是科学基金研究项目系列中的一个重要类型,支持从事基础研究的科学技术人员针对已有较好基础的研究方向或学科生长点开展深入、系统的创新性研究,促进学科发展,推动若干重要领域或科学前沿取得突破。重点项目应当体现有限目标、有限规模、重点突出的原则,重视学科交叉与渗透,有效利用国家和部门现有重要科学研究基地的条件,积极开展实质性的国际合作与交流。

重点项目的主要目的是:支持研究人员结合国家需求,把握世界科学前沿,在某些重要研究领域和新学科生长点开展关键科学问题研究;特别支持研究人员在科学前沿和对学科发展具有重要推动作用的领域以及在对经济和社会可持续发展有重要应用前景和意义、能够充分发挥我国资源或自然条件特色的领域开展研究。重点项目主要的研究领域为:自然科学基金委学科发展战略和优先资助领域;已获得重要进展、其研究内容经进一步提炼并加大支持力度即可望取得突破性进展的面上项

目;科技工作者和有关机构根据科学技术发展趋势和国内具备的工作基础所提出的建议。

2014 年度科学基金重点项目共资助 605 项,资助经费 204 620 万元,平均资助强度 338.21 万元/项。重点项目一般由 1 个单位承担,确有必要时,合作研究单位不得超过 2 个,资助期限为 5 年。

5.　**国家杰出青年科学基金**　国家杰出青年科学基金项目支持在基础研究方面已取得突出成绩的青年学者自主选择研究方向开展创新研究,促进青年科学技术人才的成长,吸引海外人才,培养造就一批进入世界科技前沿的优秀学术带头人。

2014 年度国家杰出青年科学基金项目受理申请 2032 项,资助 198 项,资助经费 77 760 万元。资助期限为 4 年,平均资助强度 392.73 万元/项,平均资助率为 9.74%。

6.　**优秀青年科学基金项目**　为进一步贯彻落实国家中长期人才发展规划纲要的部署,加强对创新型青年人才的培养,完善国家自然科学基金人才资助体系,自然科学基金委决定自 2012 年起设立优秀青年科学基金项目。作为人才项目,优秀青年科学基金项目与青年科学基金项目和国家杰出青年科学基金项目之间形成有效衔接,促进创新型青年人才的快速成长,主要支持具备 5~10 年的科研经历并取得一定科研成就的青年科学技术人员,在科研第一线锐意进取、开拓创新,自主选择研究方向开展基础研究。

2014 年度优秀青年科学基金项目收到申请 3314 项,资助 400 项,资助强度为 100 万元/项。资助率为 12.07%。资助期限为 3 年。

7.　**重大研究计划项目**　遵循"有限目标、稳定支持、集成升华、跨越发展"的总体思路,针对国家重大战略需求和重大科学前沿两类核心基础科学问题,结合我国具有基础和优势的领域进行重点部署,凝聚优势力量,形成具有相对统一目标或方向的项目群,并加强关键科学问题的深入研究和集成,以实现若干重点领域和重要方向的跨越发展。

重大研究计划项目分为"培育项目"、"重点支持项目"和"集成项目"三类。申请人应当按照当年《国家自然科学基金项目指南》(简称《项目指南》)相关重大研究计划的要求和重大研究计划项目申请书撰写提纲撰写申请书,体现学科交叉研究特征,强调对解决重大研究计划核心科学问题及实现总体目标的贡献。申请书的资助类别选择"重大研究计划",亚类说明选择"培育项目"、"重点支持项目"或"集成项目",附注说明选择相应的重大研

究计划名称。选择不准确或未选择的项目申请将不予受理。

重大研究计划"培育项目"和"重点支持项目"的资助强度分别参照面上项目和重点项目的平均强度;"培育项目"的资助期限一般为 3 年,"重点支持项目"的资助期限一般为 4 年,"集成项目"的资助期限由各重大研究计划指导专家组根据实际需要确定;"培育项目"和"重点支持项目"的合作研究单位数量不得超过 2 个;"集成项目"不计入高级专业技术职务(职称)人员申请和承担项目总数的限制范围,项目承担单位数合计不超过 5 个,主要参与者必须是"集成项目"的实际贡献者,合计人数不超过 9 人。

(二)科技部负责的主要科技计划的项目类型

1. 高技术研究发展计划(863 计划) 863 计划选择信息技术、生物和医药技术、新材料技术、先进制造技术、先进能源技术、资源环境技术、航天航空技术、先进防御技术、海洋技术、现代农业技术、现代交通技术、地球观测与导航技术等高技术领域作为发展重点。

863 计划按照领域、项目、课题分层次进行管理。项目分为主题项目和重大项目。主题项目以抢占战略制高点为导向,以攻克前沿核心技术、获取自主知识产权为目标。重大项目以培育战略性新兴产业生长点为导向,以攻克关键共性技术、形成原型样机(品)、技术系统或示范系统为目标。项目下设课题,课题为计划任务实施的基本单元。

2. 国家科技支撑计划 设项目和课题两个层次,项目由若干课题构成。项目采取有限目标、分类指导、滚动立项、分年度实施的管理方式,实施周期为 3~5 年。支撑计划立项的基本要求:符合支撑计划的定位及支持重点;项目目标任务明确具体,技术指标可考核,3~5 年能够完成,并能形成具有自主知识产权的成果或相关技术标准;项目前期研究基础较好,组织实施机制和配套条件有保障,实施方案和经费配置合理、科学、可操作;能够带动人才、基地发展,项目完成后成果能够转化应用。

3. 国家重点基础研究发展计划 973 计划以重大项目方式组织实施,加强顶层设计,在一些重要方向部署重大科学目标导向项目。项目由若干课题组成。973 计划项目立项的基本要求是:符合973 计划年度申报指南要求;具有明确、先进的科学目标;针对明确的科学问题,具有创新的学术思想、可行的研究方案;具有高水平的学术带头人和研究团队;利用重点研究基地的研究条件,具有较好的研究工作基础。

项目立项一般需要经过初评、复评、进入备选项目库和综合咨询等步骤。评审以定性评价为主。项目答辩采取网络视频方式。①初评是同行评议。相关研究方向的同行专家依据项目申请书,从项目是否体现国家战略需求与科学前沿的结合、学术思路的创新性、研究方案的科学性与可行性、研究队伍的水平和研究工作基础等方面进行评审。②复评是领域和重大科学研究计划评审。由领域和重大科学研究计划同行专家组成复评专家组,听取项目答辩,根据各领域和各重大科学研究计划发展需求和布局,从项目的重要性、科学性和创新性、研究队伍的水平、研究工作基础等方面进行评审。③通过复评的项目按照专家组意见对申请书进行修改后,作为备选项目进入备选项目库。④973 计划专家顾问组对备选项目进行综合咨询。从国家战略需求、项目的创新性及研究队伍的创新能力等方面进行评议,提出立项建议。科技部审议、确定立项项目,聘任项目首席科学家,按照财政预算管理要求,形成项目(课题)预算安排建议报财政部批复,发布立项通知,签订项目计划任务书。

科技部委托 973 计划专家顾问组和重大科学研究计划专家组对重大科学目标导向项目进行顶层设计,充分论证,成熟一个,启动一个。涉及国家安全、重大突发性事件等需要国家特殊安排和紧急部署的有关项目,由科技部委托 973 计划专家顾问组进行学术咨询后,列入年度计划实施。

(三)教育部负责的主要科研基金的项目类型

1. 教育部优秀青年教师资助计划 "优秀青年教师资助计划"每年资助一次,采取项目资助的方式,以面上项目资助为主,适当开展重点资助、联合资助和跟踪资助。重点资助、面上资助和跟踪资助项目的经费由教育部负责拨付,联合资助项目的经费由教育部和学校的主管部门共同负担。

教育部"优秀青年教师资助计划"坚持人与项目并重的原则,资助条件包含资助对象和资助项目两个方面。资助项目须符合下列条件之一:①学术意义重大、学术思想新颖、立论充分的基础研究项目和具有良好发展前景的应用基础研究项目;②对经济和社会发展有重大意义的研究项目;③为承担国家和部门的重大科技任务,需进行可行性研究的特殊项目。在项目水平评价相当时,主要考虑申请人的学术水平、研究能力和发展潜质。入选者经严格遴选、专家评审而产生。在个人申请、学校推荐,主管部门审核的基础上,由教育部人才发展办公室聘请同行专家进行通讯评议和会议评审,最后经教育部"优秀青年教师资助计划"领导小组审议批准。

目前"优秀青年教师资助计划"每年支持200人左右,人文社科类项目资助强度一般为4万元左右,自然科学类项目资助强度一般为8万元左右,最高为10万元。该计划采取限额申报的方式,申报限额一般在每年第一季度由教育部公布。

2. 长江学者奖励计划 "长江学者奖励计划"实施经费由中央财政专项支持。特聘教授奖金为每人每年20万元人民币;讲座教授奖金为每人每月3万元人民币,按实际工作时间支付。每年聘任特聘教授150名,聘期为5年;讲座教授50名,聘期为3年。特聘教授、讲座教授由教育部授予"长江学者"称号,在聘期内享受长江学者奖金。高等学校可对特聘教授实行年薪制。特聘教授奖金可作为年薪的一部分。

(1)特聘教授:其主要职责:①讲授本学科核心课程,指导青年教师和研究生;②把握本学科的发展方向,提出具有战略性、前瞻性、创造性的发展思路,带领本学科赶超或保持国际先进水平;③面向国家重大战略需求和国际科学与技术前沿,积极承担国家重大科研项目,在本学科领域开展原创性研究和关键共性技术研究,力争取得重大标志性成果;④领导本学科方向发展和学术梯队建设,根据学科特点和发展需要,组建并带领学术团队进行教学科研工作。

特聘教授基本条件:①申报当年1月1日,自然科学类、工程技术类人选年龄不超过45周岁,人文社会科学类人选年龄不超过55周岁。②一般具有博士学位,在教学科研一线工作;海外应聘者一般应担任高水平大学副教授及以上职位或其他相应职位,国内应聘者应担任教授或其他相应职位。③胜任核心课程讲授任务;学术造诣高深,在科学研究方面取得国内外同行公认的重要成就;具有创新性、战略性思维,具有带领本学科赶超或保持国际先进水平的能力;具有较强的领导和协调能力,能带领学术团队协同攻关。④恪守高等学校教师职业道德规范,具有拼搏奉献精神。⑤聘期内全职在受聘高校工作。应在签订聘任合同后一年内全职到岗工作。

(2)讲座教授:其主要职责:①开设本学科前沿领域的课程或讲座,指导或协助指导青年教师和研究生;②对本学科的发展方向和研究重点提供重要建议,促进本学科进入国际学术前沿;③面向国家重大战略需求和国际科学与技术前沿,积极参与组建具有国际先进水平的学术团队;④积极推动国内高校与海外高水平大学等学术机构的交流与合作。

讲座教授基本条件:①在海外教学科研一线工作,一般应担任高水平大学教授职位或其他相应职位;②学术造诣高深,在本学科领域具有重大影响,取得国际公认的重大成就;③诚实守信、学风严谨、乐于奉献、崇尚科学精神;④每年在国内受聘高校工作2个月以上。

3. 高等学校博士学科点专项科研基金 博士点基金资助分为面上课题、优秀年轻教师课题和重点课题三类。面上课题用于资助高等学校中在科研第一线工作、经有关部门正式批准具有指导博士生资格的教授。课题研究工作应有博士生参加。优秀年轻教师课题用于资助在高等学校国家重点学科和重点实验室中工作,年龄在45周岁以下的正、副教授。重点课题用于资助博士学科点的教授,开展已有研究基础、短时间内可取得突破性进展并有望纳入国家重大科研计划的研究课题。面上课题、优秀年轻教师课题单项申请经费最高不超过20万元,重点课题单项申请经费最高不超过50万元。

从2007年起,为促进博士学科点的人才队伍建设,使青年教师能尽快脱颖而出,博士点基金设立新教师基金课题(原重点学科、重点实验室40岁以下正、副教授申报课题不再受理)。实施范围包括中央部门所属重点大学自然科学博士点上工作的正式教师。留校工作3年以内(含3年),且未独立承担过国家级各类科研课题。自由申报、不限额。单项课题申请经费不超过5万元。

博士点基金主要用于资助学术思想新颖、创新性强、有重要应用前景的课题。资助课题的完成周期一般为3年,执行时间从立项的第二年1月1日算起。2007年度各校申报博士点基金自然科学类课题单项申请经费以8万元为限。

(四)其他机构的一些主要项目类型

国家卫生和计划生育委员会还设有临床学科重点项目、公益性行业科研专项、艾滋病和病毒性肝炎等重大传染病防治专项、疾病控制专项、应急办专项等,国家中医药管理局、国家药管局、中国疾病预防控制中心等也设有一些医学相关的科研项目类型,限于篇幅,不再详述。

第二节 国家自然科学基金项目的申报与评审

国家自然科学基金面向全国,已在自然科学基金委注册的依托单位的符合条件的研究人员均可根据自然科学基金各类项目的要求,向自然科学基金委提出申请。

一、申报

(一)申报的基本要求

1. 申请条件

(1)基本条件:①具有承担基础研究课题或其他从事基础研究的经历;具有高级专业技术职务(职称)或者具有博士学位,或者有2名与其研究领域相同、具有高级专业技术职务(职称)的科学技术人员推荐。部分类型项目在此基础上对申请人的条件还有特殊要求。②从事基础研究的科学技术人员,具备上述条件,无工作单位或者所在单位不是依托单位,经与在自然科学基金委注册的依托单位协商并取得同意,可以申报面上项目、青年科学基金项目,不得申报其他类型项目。该类人员申报项目时,应当在申请书个人简历部分详细介绍本人以往研究工作及现工作单位情况,并提供依托单位同意本人申报项目的证明,作为附件随纸质申请书一并报送。③正在攻读研究生学位的人员不得作为申请人申报各类项目,但在职人员经过导师同意可以通过受聘单位申报部分类型项目,同时应当单独提供导师同意其申报项目并由导师签字的函件,说明申报项目与其学位论文的关系,承担项目后的工作时间和条件保证等,作为附件随纸质申请书一并报送。在职攻读博士研究生学位的人员可以申报的项目类型包括:面上项目、青年科学基金项目、地区科学基金项目及部分联合基金项目(特殊说明的除外),但在职攻读硕士研究生学位的,不得申报青年科学基金项目。④正在博士后流动站内从事研究的科学技术人员申报科学基金项目,需要由依托单位提供书面承诺,保证在获得项目资助后延长其在博士后流动站的期限至项目资助期满;或者是出站后继续留在依托单位从事科学研究。每份申请的书面承诺由依托单位盖章附在纸质申请书后一并报送。否则,自然科学基金委不受理在站博士后人员的项目申报。⑤自然科学基金会专职人员不能申报或参加申报自然科学基金项目;兼聘人员在兼聘当年不能申报或参加申报自然科学基金

项目。

(2)面上项目的申请条件:面上项目申请人应当充分了解国内外相关研究领域发展现状与动态,能领导一个研究组开展创新研究工作;依托单位应当具备必要的实验研究条件;申请人应当按照面上项目申请书撰写提纲撰写申请书,申报的项目有重要的科学意义和研究价值,理论依据充分,学术思想新颖,研究目标明确,研究内容具体,研究方案可行。其他同基本条件。

(3)青年科学基金的申请条件:申报当年1月1日男性未满35周岁,女性未满40周岁。并未曾获得过该类项目资助。项目组主要成员以青年为主。符合上述条件、在职攻读博士研究生学位的人员,经过导师同意可以通过其受聘单位申报,但在职攻读硕士研究生学位的人员不得申报。作为负责人正在承担或者承担过青年科学基金项目的(包括资助期限1年的小额探索项目以及被终止或撤销的项目),不得再次申报。其他要求同基本条件。

(4)地区科学基金的申请条件:申请者须是隶属于内蒙古自治区、宁夏回族自治区、青海省、新疆维吾尔自治区、西藏自治区、广西壮族自治区、海南省、贵州省、江西省、云南省、甘肃省、延边朝鲜族自治州、湖北省恩施土家族苗族自治州、湖南省湘西土家族苗族自治州、四川省凉山彝族自治州、四川省甘孜藏族自治州和四川省阿坝藏族羌族自治州的依托单位的科学技术人员,可以申报地区科学基金项目。上述地区的中央和中国人民解放军所属的依托单位及上述地区以外的科学技术人员,不得作为申请人申报地区科学基金项目,但可以作为主要参与者参与申请。正在攻读研究生学位的人员不得申报地区科学基金项目,但在职人员经过导师同意可以通过其受聘单位申报。《国家自然科学基金条例》(以下简称《条例》)第十条第二款所列的科学技术人员不得申报地区科学基金项目。其他要求同基本条件。

(5)重点项目的申请条件:申请者除需具备申报自然科学基金的基本资格外,须具有高级专业技术职务(职称)。正在博士后工作站内从事研究、正在攻读研究生学位以及《条例》第十条第二款所列的科学技术人员不得申报。其他要求同基本条件。

(6)国家杰出青年科学基金的申请条件:①具有中华人民共和国国籍;②申报当年1月1日未满45周岁;③具有良好的科学道德;④具有高级专业技术职务(职称)或者具有博士学位;⑤具有承担基础研究课题或者其他从事基础研究的经历;⑥与境

外单位没有正式聘用关系;⑦保证资助期内每年在依托单位从事研究工作的时间在 9 个月以上。

不具有中华人民共和国国籍的华人青年学者,符合上述②至⑦条件的,可以申报。正在博士后工作站内从事研究、正在攻读研究生学位的人员不得申报;获得过国家杰出青年科学基金项目资助的,不得再次申报。

(7) 优秀青年科学基金项目:①具有中华人民共和国国籍;②申报当年男性未满 38 周岁,女性未满 40 周岁;③具有高级专业技术职务(职称)和博士学位;④与境外单位没有正式聘用关系;⑤保证资助期内每年在依托单位从事研究工作的时间在 9 个月以上。

不具有中华人民共和国国籍的华人青年科学技术人员,符合上述②~⑤条件的,可以申报。以下人员不得申报优秀青年科学基金项目:①无工作单位或者所在单位不是依托单位的;②正在承担或者承担过国家杰出青年科学基金项目的。

(8) 重大研究计划项目的申请条件:重大研究计划项目申请人应当具备以下条件:具有承担基础研究课题的经历,并具有高级专业技术职务(职称)。正在博士后工作站内从事研究、正在攻读研究生学位以及《条例》第十条第二款所列的科学技术人员不得申请。

2. 申报数量

(1) 各类型项目限项申请规定:申请人(不含参与者)同年只能申报 1 项同类型项目。上年度获得资助的项目负责人,本年度不得申报同类型科学基金项目。

(2) 高级专业技术职务(职称)人员申报和承担项目总数限为 3 项的规定:具有高级专业技术职务(职称)的人员,申报(包括申请人和主要参与者)和正在承担(包括负责人和主要参与者)以下类型项目总数合计限为 3 项:面上项目、重点项目、重大项目、重大研究计划项目(不包括集成项目和指导专家组调研项目)、联合基金项目、青年科学基金项目、地区科学基金项目、优秀青年科学基金项目、国家杰出青年科学基金项目(申请时不限项)、国际(地区)合作研究项目(特殊说明的除外)、科学仪器基础研究专款项目、国家重大科研仪器设备研制专项(自由申请类项目)、优秀国家重点实验室研究专项项目,以及资助期限超过 1 年的委主任基金项目和科学部主任基金项目等。

(3) 作为负责人限获得 1 次资助的项目类型:青年科学基金项目、优秀青年科学基金项目、国家杰出青年科学基金项目。

(4) 不具有高级专业技术职务(职称)人员的限项申报规定:作为申请人申报和作为负责人正在承担的项目数合计限为 1 项;在保证有足够的时间和精力参与项目研究工作的前提下,作为主要参与者申报或者承担各类型项目数量不限。

(5) 不受申报和承担项目总数限制的项目类型:创新研究群体项目、国家基础科学人才培养基金项目、海外及港澳学者合作研究基金项目、数学天元基金项目、国际(地区)合作交流项目、国际(地区)学术会议项目、科普项目、重点学术期刊专项基金项目、青少年科技活动专项项目、委托任务及软课题研究项目、资助期限 1 年及以下的其他类型项目,以及项目指南中特殊说明不限项的项目等。

特殊说明:①处于评审阶段(自然科学基金委作出资助与否决定之前)的申报,计入本限项申报规定范围之内。②申请人即使受聘于多个依托单位,通过不同依托单位申报和承担项目,其申报和承担项目数量仍然适用于本限项申请规定。③不具有高级专业技术职务(职称)的人员晋升为高级专业技术职务(职称)后,作为负责人正在承担的项目计入限项范围,作为参与者正在承担的项目不计入限项范围。④申报(包括申请人和主要参与者)和正在承担(包括负责人和主要参与者)科学仪器类项目(科学仪器基础研究专款、国家重大科研仪器设备研制专项)总数限 1 项;国家重大科研仪器设备研制专项部门推荐项目获得资助后,原则上要求结题前项目负责人不得再申报其他科学基金项目,国家杰出青年科学基金项目除外。

3. 申请材料 申请人申请国家自然科学基金资助,应提交证明申请人符合《条例》第十条规定条件的材料;年度基金项目指南对申请人有特殊要求的,申请人还应提交符合该要求的证明材料。申请人申请基金资助的项目研究内容已获得其他资助者,应在申请材料中说明资助情况。申请人应对所提交申请材料的真实性负责。

4. 申报时间 申请人申请国家自然科学基金资助,应以年度基金项目指南为基础确定研究项目,在规定期限内通过依托单位向基金管理机构提出书面申请。国家自然科学基金委不受理逾期申报的申请书。

面上项目、青年科学基金、地区基金、青年-面上连续项目、重点项目、国家杰出青年科学基金、优秀青年科学基金等主要项目类型每年集中受理一次,受理时间一般于每年 3 月 20 日截止,受理方式以自然科学基金委员会每年发布的申请通告为准。

(二) 申报的基本程序

1. 了解申请信息 国家自然科学基金委员会一般在每年 12 月份发布下一年度《项目指南》,并以《通告》方式向社会发布下一年度科学基金项目集中受理时间等各种受理申请注意事项。对不在集中受理期受理申报的项目,自然科学基金委将不定期在网站或媒体上公布项目指南及有关申请事项。拟申报自然科学基金项目的研究人员在申报项目前,首先须认真阅读国家自然科学基金项目管理规定、有关项目类型的管理办法及自然科学基金委当年针对科学基金项目申报工作发布的通告或通知,从而了解自然科学基金的性质、项目资助类型及申请条件要求等事项。拟申请者可登录国家自然科学基金委员会网站(http://www.nsfc.gov.cn)和医学科学部网站(http://health.nsfc.gov.cn)查阅有关规定、办法和相关信息。

2. 撰写申请书 申请人在确定本人符合自然科学基金的基本申请条件和有关项目的申请条件后,可进一步阅读本书有关章节及每年发布的《项目指南》。《项目指南》在相关内容中一般均会介绍前几年的申请和受理情况,以及新一年度鼓励研究的内容,帮助申请者了解自然科学基金资助的研究领域和主要范围,选择合适的研究题目。在确定拟申报的研究领域和项目类型后,申请者开始着手项目申请书的撰写。

自然科学基金申请书从 2002 年起全部改用电子版填写,电子和纸质文件同时报送。申请书版本每年可能会进行微调,申请者可登录自然科学基金委网站下载最新版本的申请书压缩文件。申请书文件为自解压文件,在解压缩后释放出 4 个文件:申请书(NSFCproposal.doc)、申请书帮助文档、动态连接文件(ISIS_Proposal.dll)和代码文件表(const.dat)。申请书的有关操作和相应栏目的填写和录入,在帮助文档中有相应说明,申请者按指示进行操作并提交申请书。

3. 依托单位审核申请书 申请书撰写完毕,申请者须在依托单位各自规定的时间内,将申请书交至依托单位科研管理部门;依托单位须对申请书的真实性等进行审核。

4. 依托单位统一报送申请书 自然科学基金会每年对大部分类型的项目(如面上项目、重点项目、国家杰出青年科学基金项目及部分专项项目)申请书集中受理。依托单位在规定时间内,按要求将申请书统一报送至自然科学基金会。自然科学基金会不受理个人提交的申请书。

特别应注意的是,首次申报自然科学基金项目的依托单位须在申请书集中受理规定的时间前,向自然科学基金委先进行单位注册,有关注册表和要求到自然科学基金委网站查询。

二、评审

国家自然科学基金项目评审的一般程序包括科学部初审、同行专家通讯评议、专家评审组会议评审、委务会议评审、通知下达、复审等程序。

(一) 科学部初审

申请人提交到国家自然科学基金委员会的项目申请书经统一登记编号后,一般直接分发到相关科学部的相关学科评审组。分发的依据即申请人所填报的第一学科代码。相关学科评审组的工作人员负责进行初审。

按照《国家自然科学基金条例》的规定,国家自然科学基金委员会自基金资助项目申请截止之日起 45 日内,完成对申请材料的初步审查。符合条例规定的,予以受理,并公布申请人基本情况和依托单位名称、申报基金资助项目名称。有下列情形之一者,不予受理,通过依托单位书面通知申请人,并说明理由:①申请人不符合条例规定条件者;②申请材料不符合年度基金项目指南要求者;③申请人申报基金资助项目超过基金管理机构规定的数量者。

科学部严格依照上述规定,从下列方面进行初审:申请人资格是否符合所申报项目类型的要求;申请人所申报项目数量是否符合基金委的限项规定;申请人所提交材料(包括各种附件)是否齐备;申请书提交的时间是否在规定时限之内。

(二) 同行专家通讯评议

通过科学部初审的申请书,即进入同行专家通讯评议阶段。同行专家通讯评议是以学科评审组为单位组织进行的。一般分为如下步骤:

1. 项目分组 学科工作人员根据申请人所填报的第一学科代码及申请书主要内容对申请书进行分组,研究内容相近的申请书尽量分在同一组。一般每组不超过 15 份。

2. 遴选同行通讯评议专家 学科工作人员根据申请书内容为每一组申请书遴选 3~5 位同行专家进行通讯评议。根据《条例》的规定,国家自然科学基金委员会聘请具有较高学术水平、良好职业道德的同行专家,对申报基金资助项目进行评审。

目前,国家自然科学基金委员会已建立了完备的专家库系统,学科工作人员可根据申请书的学科代码、关键词等遴选专家。当年在本学科有申报项目者不能担任本学科同行评议专家,同一单位的专家不评审本单位的申请书。内容相近的申请项目应尽可能选择同一组专家评议。学科交叉的申报项目应选择所涉及不同学科的专家评议。每项申请一般由 5 位同行专家评议,可作为评议依据的有效同行评议意见不少于 3 份。

面上项目、青年科学基金、地区科学基金等一般每组遴选 3~5 位同行专家进行通讯评议;重点项目一般每组遴选 5~7 位同行专家进行通讯评议,通常均邀请一定比例的海外专家参加;国家杰出青年科学基金、优秀青年科学基金一般每组遴选 5 位同行专家进行通讯评议。

申请人在报送申请书时,可同时提交申请回避评审的专家名单(不超过 3 人),可密封后装订在申请书封皮上,或直接寄给相关学科的工作人员。学科工作人员在遴选同行评议专家时将尽量予以回避。

3. 学科工作人员网上指派、通知同行通讯评议专家　同行通讯评议专家遴选完毕后,学科工作人员将通过基金委网上评审系统指派专家参加评审,并发送评审通知及相关电子版申请材料,以及评审的具体要求。除个别类型的项目以外,一般不再寄送纸质申请书。

4. 同行评议意见的汇总、分析和会议评审项目的推荐　同行评议专家按要求在网上提交评审意见后,由学科工作人员将每一份申请书的同行评议专家的意见进行汇总整理,并在此基础上形成同行评议综合意见和学科意见。

(1) 面上项目、青年科学基金、地区科学基金项目:根据每年基金委统一下达的资助计划,学科工作人员按计划批准项目数的130%以上提出审议项目的名单,经科学部同意后,提交专家组会议评审。在综合评价相近的情况下,对以往资助项目完成质量优秀、成果突出并遵守自然科学基金委有关规定的申请者的申报项目,可提请专家评审组重点审议,建议优先资助。对探索性强、风险性高的申请项目,可建议予以小额资助开展预研性探索研究,资助期限一般为 1 年。

(2) 重点项目:根据每年基金委统一下达的资助计划,学科工作人员按学科计划资助数 150% 左右的比例提出建议参加科学部重点项目答辩的项目名单,经科学部同意后,提交科学部重点项目评审专家组会议评审。

(3) 国家杰出青年科学基金、优秀青年科学基金:学科评审组根据科学部统一下达的推荐比例向科学部提出建议候选参加答辩的申请人名单,由科学部全体会议确定参加科学部杰出青年会议评审的候选人,一般差额比例为 130%~140%。

(三)专家评审组会议评审

专家评审组是国家自然科学基金委员会根据学科发展和评审工作需要而设立,进行国家自然科学基金项目资助的评审和成果评议等工作。目前国家自然科学基金委员会医学科学部共设 16 个专家评审组。专家评审组每 2 年为一届。专家评审组的主要职责与任务是:①在同行评议基础上,对面上项目、重点项目和某些专项基金项目的申请进行评审,提出资助项目及资助金额的具体建议;②参加重大和重点项目的立项评议,参与重大项目的同行评议或论证评议;③参与拟定学科发展战略研究和项目指南;④参与项目执行情况的检查、协调、验收及重要研究成果的评议和鉴定;⑤参与国家重点实验室和部门开放实验室的评估。对于不同项目类型,专家评审组会议的形式略有不同。不同科学部,其专家评审组会议的形式也有所差异。以下主要介绍与医学紧密相关的生命科学部的专家评审组会议的情况。

1. 面上项目、青年科学基金、地区科学基金项目　专家评审组成员每 2 年一届,每届内成员基本固定。其中当年作为负责人申报面上项目的专家不出席当年的专家评审组会议,由学科临时特邀其他专家代替。

专家评审组会议之前,科学处学科工作人员向专家评审组报告说明当年本学科申报项目的初审、同行评议情况以及计划资助指标等重要问题。

专家评审组会议由专家评审组组长主持,对学科建议的项目逐一讨论并投票表决,获得半数以上同意票的项目予以通过。对通讯评审中多数评审专家认为不应当予以资助且学科未建议审议的项目,若有的专家评审组成员认为属创新性强的项目申请,经 2 名以上参加会议评审组专家署名推荐,可进入会议评审。推荐专家须提出书面署名意见,说明推荐理由,经专家评审组讨论后投票,同意票数超过 2/3 方能通过。推荐专家的署名与推荐意见将由基金委统一公布。

2. 重点项目　重点项目的专家评审组由科学部统一组织安排,原则上相近研究领域的项目应集中评审。一般按学科领域分为 4~5 组,每组专家组成员 20～40 人不等,其中特邀一定比例海外专家参加。获答辩资格的重点项目申请人须到评审会现场答辩,专家评审组逐一讨论并投票表决,获得半数以上同意票的项目予以通过。科学部将项目评审结果送分管委主任逐项审核。

3. 国家杰出青年科学基金

(1) 专业评审组会议:国家杰出青年科学基金的评定机构是国家杰出青年科学基金评审委员会,评审委员会下设若干专业评审组。国家杰出青年基金的专业评审组会议由科学部统一组织安排,一般按学科领域分为 2 组,每组专家组成员 20～40人不等。获得答辩资格的国家杰出青年基金项目申请人到评审会现场答辩。科学部专业评审组在充分讨论的基础上,以无记名投票表决方式确定建议资助的候选人,向评审委员会推荐。评审时对条件相近者适当考虑学科的合理布局。建议资助的候选人须获评审组成员和特邀专家到会人数 1/2以上赞成票方为有效。

(2) 异议期:根据国家杰出青年科学基金异议期制度的有关规定,各专业评审组推荐的资助候选人名单将通过互联网及有关媒体向社会公布。自公布之日起 1 个月内为异议期。

(3) 国家杰出青年科学基金评审委员会会议:国家自然科学基金委员会计划局对各专业评审组推荐资助的候选人情况进行汇总并报委务会议审核后,提交评审委员会评定。评定时须有 1/2 以上评审委员会委员到会,评审结果方为有效。国家杰出青年科学基金获资助者须获评审委员会委员和特邀专家到会人数 2/3 以上的赞成票,方可通过。评审委员会评审确定的国家杰出青年科学基金获资助者名单,经评审委员会主任或副主任签署评定意见并签名,由自然科学基金委予以公布。

4. 优秀青年科学基金项目 会议评审专家为9 人以上,参加会议评审的项目申请人应当到会答辩。会议评审专家以无记名投票的方式表决,赞成票过半数的为建议资助项目。

(四) 委务会议审批

各科学部根据专家评审组的资助建议,提出科学部建议资助方案,经分管委主任审核同意后,提请委务会议审批。委务会议根据《条例》的规定和专家提出的评审意见,决定予以资助的研究项目。其中国家杰出青年科学基金的候选人情况报委务会议审核后,还须提交评审委员会评定。

(五) 通知下达

根据《条例》的规定,各科学部将根据委务会议审批结果向申请者及项目依托单位下达通知。委务会议决定予以资助的,将及时书面通知申请人和依托单位,并公布申请人基本情况以及依托单位名称、申报基金资助项目名称、拟资助的经费数额等;决定不予资助的,将及时书面通知申请人和依托单位,并说明理由。基金委各科学部学科工作人员将专家评审意见整理后反馈给申请人。

(六) 复审

申请人对不予受理或不予资助的决定不服者,可自收到通知之日起 15 日内,向国家自然科学基金委员会提出书面复审请求。国家自然科学基金委员会对申请人提出的复审请求,将自收到之日起60 日内完成审查。认为原决定符合《条例》规定的,予以维持,并书面通知申请人;认为原决定不符合《条例》规定的,撤销原决定,重新对申请人的基金资助项目申请组织评审专家进行评审、作出决定,并书面通知申请人和依托单位。根据《条例》的规定,对评审专家的学术判断有不同意见,不得作为提出复审请求的理由。

关于复审的具体程序请参见基金委网站的公告(http://www.nsfc.gov.cn)。

三、国家自然科学基金项目的评审标准

根据《条例》的规定,国家自然科学基金在评审时要求评审专家对基金资助项目申请应当从科学价值、创新性、社会影响以及研究方案的可行性等方面进行独立判断和评价,提出评审意见。尽管国家自然科学基金的各类项目的评审标准基本围绕上述内容展开,但评审不同项目类型的具体指标体系不尽相同,不同科学部间也略有差异。以下着重介绍几种主要项目类型的评审标准(以医学科学部使用的评审体系为例)。

(一) 面上、青年科学基金、地区科学基金项目

目前面上、青年科学基金、地区科学基金项目的评审标准由定量评价、综合评价和具体定性评价意见三部分组成。

1. 定量评价 定量评价主要由评审专家按五个方面的指标对每一份申请书进行评审,其包括科学意义或应用前景(着重评价项目的研究价值)、学术思想的创新性、项目研究内容、总体研究方案、课题组的研究能力。每一指标共分 A(优)、B(良)、C(中)、D(差)四个档次,评审人从中选择一项。其中每部分的 A、B、C、D 均有不同赋值,学科工作人员根据专家意见,为每一份申请书给出一个定量评

价的平均分。其中学术思想的创新性和科学意义或应用前景是赋值中权重最高的部分。

2. 综合评价 在上述评价的基础上,评议人还须针对每一份申请书给出非定量的综合评价等级和资助与否的意见。综合评价等级参考标准是:A(优),指创新性强,具有重要的科学意义或应用前景,研究内容恰当,总体研究方案合理;B(良),指立意新颖,有较重要科学意义或应用前景,研究内容和总体研究方案较好;C(中),指具有一定的科学研究价值或应用前景,研究内容和总体研究方案尚可,但需修改;D(差),指某些关键方面有明显不足。

资助与否的意见共分三档:A 为优先资助;B 为可资助;C 为不予资助。

3. 具体定性评价 具体定性评价意见的内容是实质性的部分,在评审工作完成后将全文反馈给申请人。此部分要求评议人从若干方面具体阐述对申报项目的意见。

(1) 申报项目的创新性和研究价值:①基础研究类项目,对科学意义、前沿性和探索性进行评述;②应用基础研究类项目,在评议学术价值的同时,还须对项目应用前景进行评述,并明确指出项目特色和创新之处。

(2) 整体研究方案:包括研究内容、研究方法和技术路线等方面进行综合评议,同时对研究队伍状况、前期工作基础和项目的经费预算进行评价。如有可能,对完善研究方案提出建议。

另外,国家自然科学基金委员会还特别提请评审专家在评议过程中应特别注意发现和保护创新性强的项目,积极扶持学科交叉的研究项目。对于申报青年科学基金项目的评价,不必过于看重其工作积累,关键看其发展潜力。对于地区科学基金项目,主要是稳定和培养地区的科学研究人才,优先支持能结合当地特有资源或地区发展急需解决的重要问题而开展的研究工作。

(二)重点项目

重点项目要体现有限目标、有限规模和重点突出的特点,其评审标准和内容由分项评价、综合评价和具体定性评价三部分组成。

1. 分项评价 与面上项目定量评价部分的标准与要求相同,但一般不具体定量化,仅作参考。

2. 综合评价 与面上项目综合评价部分的标准与要求相同,评议人要重点考虑所申报的重点项目是否符合当年项目指南的要求,并须对同一领域的申请,进行比较分析、择优排序,在综合评价上体现出差别。

3. 具体定性评价 重点项目一般要求评议人从如下方面展开评价:①申报项目是否具有明确的科学问题,创新的学术思想,先进的研究目标,合理的研究方案及必要的研究条件;②项目主持人是否具有较高的学术水平并活跃在科学研究的前沿,是否具有结构合理的研究队伍和扎实的研究工作基础;③若获得资助,项目的预期研究工作能否取得突破性进展;④经费预算的合理性。

(三)国家杰出青年科学基金

国家杰出青年科学基金的评审标准及内容包括综合评价和具体定性评价。

1. 综合评价 综合评议等级分为四档:A(优),优先资助;B(良),应予资助;C(中),可考虑资助;D(差),不同意资助。其判断标准主要包括:①热爱社会主义祖国,具有良好学风和科学道德;②一般应获博士学位或具有相当于副教授级(含副教授级)以上的专业技术职务;③在自然科学基础研究方面已取得国内外同行承认的突出的创新性学术成绩,对本学科领域或相关学科领域的发展有重要的推动作用,或在应用基础研究方面取得国内外同行承认的突出的创造性科技成果,对国民经济与社会发展有较大影响;④获资助后拟开展的研究工作有创新性构思,包括研究方向、研究内容、技术路线、研究方法等;⑤具有在国内从事研究所必需的主要实验条件以及人力、物力等,有充分时间和精力从事本项基金资助的研究工作。

2. 具体定性评价 要求评审人从以下几个方面给出具体评价意见:①对申请者近年来在基础研究中所取得的学术成就,或在应用基础研究方面所取得的科技成果或成绩的评议意见;②对申请者今后拟开展的研究工作的评议意见;③对申请者的科研能力和学风的评价。

(四)优秀青年科学基金的评审标准

优秀青年科学基金项目评审重点为申请人的工作基础和创新潜力。前者重点考察申请人所取得的研究成果的创新性和科学价值;后者重点考察申请人在前期研究工作中所展现的创新能力及拟开展研究工作的创新性。

1. 综合评价 综合评议等级分为四档:A(优),有重要的科学意义和创新性构思。优先资助。B(良),申请人取得了创新性成绩,有一定的创新潜力和创新思维;拟开展的研究工作有比较重要的科学意义和创新性构思。应予资助。C(中),申请人取得了一定成绩,拟开展的研究工作有一定的科学价值,创新性一般。可考虑资助。D(差),

申请人取得的成绩一般,创新性不足。不同意资助。

2. 具体定性评价 评审人从以下几个方面给出具体评价意见:①研究成果的创新性和科学价值;②申请人在前期研究工作中所展现的创新潜力(能力);③拟开展的研究工作的科学意义和创新性,研究方案等的可行性。

第三节 科研项目申报中应注意的问题

一、申请书初审中常见的问题与建议

(一) 初审常见问题

未能通过科学部初审的申请书,其原因主要是申请书形式方面存在问题。最常见的问题包括:申请人资格不符合相关项目的资格要求;申请人填报的申请书材料不合格或附件材料不完备;申请人或参加人申报或参加的项目超出限项的有关规定等。

1. 申请人资格 面上项目中常出现的资格问题主要是申请人不具有高级专业技术职务或博士学位,并未提供 2 名以上与其研究领域相同、具有高级专业技术职务的科学技术人员的亲自签名的推荐信。有的申请人虽提供了推荐信,却无推荐人签名,仅有打印的推荐人姓名。还有的申请人仅提供 1 名推荐人的推荐信。上述情况均将不予受理。

青年科学基金中还有两个主要问题:①申请人在申报当年已超过规定年龄;②申请人虽未超龄,但已获得过青年科学基金资助,按规定不能再次申报青年科学基金。

地区科学基金中常出现的资格问题是申请人的依托单位不在该类项目所规定的地区内。

2. 申请数量 申请人或参加人参与申报的项目数量超过限制,可通过基金委的信息系统而被直接调出,核实后一律不予受理。

最常出现的问题是有的申请人不经征求意见擅自将某人列为自己项目的参加人员并冒名签字,而被冒名者并不知道。此情况下一旦此人承担或参加的项目已超项,在基金委信息库中与该参加人相关的所有申报项目都将因此人超项而不予受理。故申请人在填报申请书时务必征得每位参加者同意,并请他们亲自签名。擅自冒他人之名申报基金者,一经查实将按《条例》有关规定予以处理。

3. 申请材料不符合要求 申请材料方面出现的问题最多,涉及如下方面:

(1) 申请材料不一致:①申请书封面与申请书基本信息页的信息不一致,如申报的项目类别、申请的第一学科代码、申请人的基本信息、申请的题目等均有出现不一致的现象;②电子版申请书与所提交的纸质版申请书内容和信息不一致;③项目主要参加人员简介中所介绍成员与申请书简表中成员不一致。

(2) 签字问题:申请人或项目组成员中任一人未在申请书上签字,或由别人代签而签错者,则不予受理。

(3) 盖章问题:申请人所在依托单位须按要求在申请书的签字盖章页加盖单位公章;已在自然基金委注册的依托单位,须加盖注册公章;未在自然基金委注册的依托单位,须加盖单位法人公章。若仅加盖依托单位科研处公章或注册单位下一级单位的公章,则项目不予受理。

(4) 合作单位的问题:申请书中的项目组成员中如有依托单位以外的人员参加,即视为有合作单位,须在申请书信息简表中填写合作单位信息,在申请书的签字盖章页加盖单位公章,而且要求在自然科学基金委员会注册的依托单位,需要加盖注册公章,没有在自然科学基金委员会注册的依托单位需要加盖单位法人公章。如未填写合作单位信息,或未加盖合格的合作单位公章者,一律不予受理。申请书项目组成员中有境外参加人员,无须所在单位盖章,但应附其同意参加项目申请的函件。如境外参加人员未在项目组成员一栏签字,且未附同意函者,也不予受理。

(5) 单位学术委员会意见:申请人在"单位学术委员会意见"处空白,或者虽有意见,但无负责人签章,这种情况也将不予受理。

(6) 其他问题:未按当年基金委《项目指南》所明确提出的要求提供相关资料或信息。例如,《2013 年度国家自然科学基金项目指南》重点项目医学领域的指南中规定只受理立项领域申报的重点项目,必须写明项目申报所属的立项领域名称,并要求申请人提交 5 篇与本申请项目相关的代表性论著的首页复印件,否则不予受理。

(7) 申报时间:申报材料上交时间超过规定时限者,一律不予受理。对某些边远地区邮寄申请材料的单位,应特别注意,基金委将以当地邮局邮戳为准。

(二) 建议

建议申请人在填报申请书前须认真阅读《国家自然科学基金条例》、国家自然科学基金相关的管

理办法,特别是申报当年国家自然科学基金委员会发布的《关于××××年度国家自然科学基金项目申请与结题申报有关事项的通告》以及申报年度的《××××年度国家自然科学基金项目指南》,其中会对当年申报的具体事宜提出特别要求。

1. 关于申请通告的阅读 以《关于2013年度国家自然科学基金项目申请与结题等有关事项的通告》为例,该通告对2013年度受理申请书的时间、地点、方式、材料要求均做了一一说明,通告中通常还附有相关部门的联系电话,若有不明之处可及时咨询。

2.《项目指南》的阅读 须提请申请者注意的是,项目指南的内容主要分为三个层面:基金委层面、科学部层面和科学处各学科评审组层面,各层面内容均须认真阅读。以《2013年度国家自然科学基金项目指南》为例加以说明。

(1)基金委层面:规定了当年申请人条件、申请书撰写要求(包括申报项目类型的选择;申请代码、研究方向和关键词的规范化选择等)、依托单位的职责、申请受理的条件等,这些规定是所有科学部当年进行初审时的部分依据。

(2)科学部层面:以当年医学科学部指南为例,根据既往医学研究申报项目分析,提出申请人需注意的问题和相关事项,如建议将跟踪性和描述性的研究进一步拓展为机制性研究;注意凝练科学问题和提出科学假说;重视预期成果的科学意义和应用价值等。总结医学科学部近3年的申请情况,并提出依托单位需注意的问题;并就医学科学部申请代码及注意事项、疾病动物模型及申请注意事项等提出了一系列的具体要求,这成为医学科学部各科学处2013年进行初审的部分依据。

(3)科学处层面:以同一指南中医学科学一处指南为例,明确规定其资助的领域,包括呼吸系统、循环系统、消化系统、血液系统及老年医学领域的基础研究,以及各领域提倡研究的方向和热点等;还包括不受理的申报项目,如上述系统的肿瘤研究项目、病原微生物生物学特性及其所致感染机制的项目、与衰老机制无关的各器官或系统老年疾病的项目等。这些要求也是医学科学部一处进行初审的部分依据。

另外,申请人在填报中遇到任何不确定的问题切勿想当然,应积极咨询所在依托单位的科管人员,或直接向基金委相关部门咨询,千万不要因一时不慎而错失当年评审的机会。

3. 参考医学科学部网站 每年医学科学部都会针对往年项目申请书中出现的主要问题,归纳出相关的注意事项,请申请人在准备项目申请书时务必参考(医科学部网站:http://health.nsfc.gov.cn/)。

二、申请书内容中常出现的问题

美国国立卫生院(NIH)曾对其所受理的申请未获资助的原因进行分析,结果表明,申请未获资助的原因是多方面的,最主要的原因有:①学术思想缺乏创新;②研究方向不明确或不确定;③对相关研究背景缺乏了解;④研究目标分散、不集中,或研究计划不够深入;⑤缺乏必要的方法学经验;⑥实验方法不合理;⑦没有提出合理的研究策略;⑧工作量过大,无法实现;⑨对实验细节描述不足;⑩研究手段不合理。归结起来,上述原因中①、②、③、④项主要与项目选题的质量相关,⑤、⑥、⑦、⑩项主要与项目设计的质量相关,其他项则主要与申请书撰写的质量相关。

吕群燕等对1999年和2006年国家自然科学基金免疫学科未获资助的申请书进行了分析,发现未获资助的主要原因大致可归结为三类:①项目选题欠佳,主要体现为选题的学术思想缺乏创新性、研究目标不明确、拟解决的关键问题不明确等;②研究设计有缺陷,主要表现为技术路线和研究方法不合适;③申请书撰写的质量不高,如研究内容重点不突出、申请人的研究背景不够或缺乏相关工作基础、申请人团队组成不合理、形式审查不合格等。

江虎军等对国家自然科学基金细胞生物学与遗传学科未获资助的原因进行了系统分析,结果表明,不资助的原因主要有:①科学意义不重要;②学术思想缺少创新;③立论依据不足,或阐述不清,或有某些错误;④对国内外进展不了解,资料掌握不全;⑤拟解决的关键问题不合适或不完整;⑥研究方法和手段不能解决提出的问题或缺乏科学性;⑦实验设计值得怀疑,或有缺陷,或不具体;⑧研究目标不明确,或太分散,或太庞杂;⑨工作积累方面缺少相关研究工作经验;⑩研究条件方面缺少必要的实验室仪器设备或研究材料、研究组成员力量不够、或不熟悉本研究领域、或缺少时间保证、或组成不合理、或过去承担的项目完成不好。归结起来,①、②、⑤、⑧项主要与项目选题的质量有关,⑥、⑦项主要与项目设计的质量有关,其他项则主要与申请书撰写的质量相关。

从以上分析可见,不论项目申请人所从事的具体研究领域和所采用的研究方法有多么不同,影响科研项目申请书质量的主要因素都包括项目选题的质量、项目设计的质量以及申请书撰写的质量。其中,项目选题的质量主要取决于申请人对研究项目的思考深度,取决于申请人的科学思维方式和科学思维能力;项目设计的质量取决于申请人对科学实践的理解,申请人对科学研究方法和科学研究规范的理解和掌握,以及申请人的科研组织和管理水平、综合素质和能力等;申请书撰写的质量主要取决于申请人对资助机构政策的了解、对拟开展的研究项目的总体把握和申请人的学术交流能力。相关内容在本书中都有详尽介绍:关于项目选题方面的内容可参考本书第二章的内容;关于项目设计方面的内容可参考本书的第三至六章;关于项目申请书撰写方面的内容可参考本书的第八章和第九章。

(吕群燕)

第八章 项目申请书的撰写

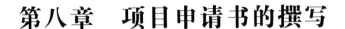

专业人员撰写规范的申请书并向国家自然科学基金委员会提交,是获得基金资助的前提。一般而言(尤其对面上项目),同行评议专家主要根据申请者提交的申请书,按照评审原则和相应评审标准进行评价,据此提出是否资助的建议,最后自然科学基金会通过相关审批程序而决定是否资助该项目。为此,要求申请者在申请书中阐述其学术思想的新颖性和研究路线的可行性,尤其须阐明拟开展研究工作的意义及其理由,并阐明拟解决的科学(或学术)问题及其创新之处。

第一节 项目申请书撰写的要求

面上项目和青年科学基金项目是目前年轻学者申报最多的项目。面上项目是科学基金研究项目系列中的主要部分,可以自主选题,着重创新性,但申请者需要具有承担基础研究课题或者其他从事基础研究的经历。面上项目需要有重要的科学意义和研究价值,针对某一科学问题,立论依据充分,学术思想新颖,研究目标明确,研究内容具体,研究方案可行。青年科学基金项目资助未满35周岁的男性和未满40周岁的女性青年科技人员,鼓励自主选题,注重基础研究,培养年轻人独立主持科研项目的能力,激励青年科学技术人员的创新思维,培育基础研究后继人才。青年科学基金项目重点评价申请人本人的创新潜力,课题本身可以小而精,研究目标专一,研究内容简洁。无论是面上项目,还是青年科学基金项目,对项目申请书撰写的格式,有同样要求。

一、项目申请书的主要组成部分

自2002年起,自然科学基金申请书基本采取电子化表格录入方式,申请书一般由"基本信息"、"报告正文"和"附件"等部分组成,不同类型项目的申请采用不同撰写提纲,每年最新版本的申请书可在自然科学基金委员会网站下载。

1. 基本信息 "基本信息"部分为计算机录入专用表格,基金项目管理系统将直接抽提相关信息,故要求申请者按计算机文件提示,在指定的位置选择并按要求输入相关信息,录入信息须保证准确清楚。基本信息包括申请者信息、依托单位信息、合作单位信息、项目基本信息、摘要、关键词、项目组主要成员和经费申请表。

2. 报告正文 "报告正文"部分为自由体式,由申请者按相应类别项目的撰写提纲和自然科学基金会发布的有关项目管理办法的要求认真撰写,主要包括项目立项依据与研究内容、研究基础与工作条件、经费申请说明和其他附件清单。报告正文统一使用计算机文件"NSFCproposal.doc"录入后与申请书其他部分一并打印输出。

3. 附件 "附件"部分要求申请者按申报的项目类型进行制作。附件一般须提交纸质材料,与电子版申请书一并由项目依托单位的科研管理部门报国家自然科学基金委员会。

二、项目申请书撰写的基本要求

(一)基本信息

1. 申请者信息 应真实反映本人学习、工作和研究经历。近年来,陆续出现因学历、毕业年份、职称等填写不当而被取消申请资格者,或已被立项,但因他人举报而被取消资助,甚至被通报批评者,当引以为戒。

2. 申请单位信息 单位名称是指项目依托单位名称,须按单位公章全称填写。合作单位须和依托单位一样按单位公章全称填写,并签字盖章。

3. 项目基本信息

(1)项目名称(又称申请书题目):其要点为:新颖性,突出新思想、新概念、新构思、新理论、新方法、新技术;画龙点睛,须用关键词点明拟研究项目的特色、创新,该关键词应是申请项目在该领域内、国内外最有学术价值的突破点、创新点,也是申请书论证围绕的中心。

(2)申请代码:须使用自然科学基金委员会最

新发布的代码。所申报学科指主要研究内容和突破点所在学科;交叉学科项目应注意填写相关科学部学科代码。代码的选择意味着申请学科方向的确定和专家库的选择,其选择的合适与否,往往使结果有天壤之别。

应仔细研读基金申报指南,洞悉各专业领域倾斜性项目和优先资助方向,在此前提下,按如下原则选择所投送的学科:①尽可能在与申请内容相符的情况下选择本人最熟悉的学科,或与国内同行相了解的学科;②如有几个学科可供选择,尽量投送竞争相对不很激烈的学科,或资助率较高的学科;③若属学科交叉,应尽可能将本人熟悉的相近学科列为第二代码,并可选择与该学科相关的专业人员合作申报。

4. 摘要 是评审专家了解申请项目的第一信息来源,在成功选择一个新颖的项目名称后,评审专家十分注重摘要中提供的信息。高水平的摘要会显著增强评审专家的第一印象,提高申请书的评审得分。摘要的写作并无固定格式,但应高度概括地阐述本项目的研究背景、申请者的研究基础、凝练的科学问题、研究目的、研究内容以及项目的创新性和科学意义。

摘要是评委最先阅读的内容,可使评委对项目获得关键性的初步印象,故切忌平淡无奇,要引起评委浓厚的兴趣。摘要的词义须明确、语气坚定,文字须简练、惜字如金,重点突出,尽量避免一般性细节的描述,多用概括性语句,力求清楚地阐明研究现状、课题目的、课题构想和科学意义,各部分间宜相互平衡。

5. 项目组主要成员 即从事课题研究的团队,其结构(年龄、职务职称、人员数目等)应合理。

6. 经费申请表 申请者填表前须认真阅读《国家自然科学基金项目资助经费管理办法》,按表中要求的科目进行经费预算并填表,应尽可能细化、准确、实事求是。除重大项目外,自然科学基金项目实行定额补助式资助方式,重大项目实行成本补偿式资助方式。填表时须注意拟申报项目前期研究支出的各项费用不得列入经费申请表内。

(二) 立项依据与研究内容

1. 国内外研究进展 在对国内外研究现状进行广泛深入调研的基础上,既介绍国外动态,更应介绍国内研究现状。阐述国内外同行所取得的相关研究进展,明确待解决的共性问题。介绍国内情况应包括申请者本人相关的研究工作,以使评议人从中了解申请者的研究思路和研究基础。

2. 研究意义 申请者须阐明拟开展本项研究工作的充足理由及理论和学术意义。参考文献宜充分,须显示国内外关键性的研究工作,同时注意文献的时效性(经典文献除外)。

3. 研究内容 应紧密围绕研究目标。集中解决关键的科学问题,避免内容庞杂或空泛,重点不突出。

4. 研究目标 指待解决的学术问题,强调有限的经费、有限的目标。申请书存在的常见问题是:①目标设置偏大;②拟解决的为非学术性问题,或仅解决达到某一指标的具体工作;③泛泛探索某一规律。

5. 拟解决的关键问题 须明确,切勿遗漏。

6. 研究方法、技术路线 须具体、清晰,所采取的方法具有内在联系。

7. 保护知识产权 既能说明问题,也不暴露"技术诀窍"。

8. 可行性分析 须从学术思想角度、研究队伍和研究条件三方面进行介绍和分析,上述三方面优势的综合,才是取得成功的关键。

9. 创新性 阐述拟开展研究的特色和学术思想的新颖性,科学、严谨地分析研究内容的创新性。须注意:①研究条件的特色并非完全代表项目的研究特色,更不能代表学术思想的新颖;②勿泛泛空谈学科交叉,须阐明拟申报项目的交叉点及对相关学科发展的促进作用;③对基础研究而言,填补国内空白并非特色与创新。

10. 研究计划 尽量具体,以利于评议者了解研究方案是否可行,研究进度是否合理。

11. 预期进展 可预计一个大致的设想。预期的研究结果须与研究目标相吻合。研究结果须注重质量。研究生培养须注重水平的提高。

(三) 研究基础与工作条件

1. 工作基础 指申请者和项目组主要成员与本项目有关的研究工作积累及已取得的研究工作成绩,并非指所在单位研究集体或申请者导师的工作基础。

2. 工作条件 包括已具备的实验条件;尚欠缺的实验条件和拟解决的途径;利用国家重点实验室和部门重点实验室的计划与落实情况。

3. 申请者简历 包括申请者和项目组主要成员的学历和研究工作经历、近期已发表的与本项目有关的主要论著和获得的学术奖励、在本项目中承担的任务。要列出相关论文(著)所有作者排序、论文(著)名称、期刊(出版社)名称、发表(出版)

时间。

4. **正在承担的科研项目**　包括申请者和项目组主要成员所承担的自然科学基金项目和其他国家科技计划项目,须注明项目名称和编号、经费来源、起止年月、负责的内容等。为使评议人能了解申报项目与在研项目的关系与区别,应简要说明在研项目的研究任务和重点。

第二节　项目的基础与意义

项目背景指国内外对申报项目研究领域的研究现状和进展,包括申请者的研究进展与国内外研究进展的比较。真正做到知己知彼,对项目的选择或立项至关重要,其保证申请者的研究有基础、有意义,可能获得有价值的结果。申请者须从本人实际出发,充分发挥自身优势,瞄准有待研究的科学问题,切忌突发奇想,草率下笔,最后形成一份空中楼阁式的申请书。因此,项目的选择应是在本人研究积累过程中不断寻觅的结果。

一、项目的科学意义

具有重要的科学意义是顺利通过同行评议的前提。基础性研究项目的科学意义可分为两类:①间接的科学意义,属于从宏观层面或从应用前景角度所表现出来的科学意义,其与项目的联系并不紧密,相当部分申请者所阐明的科学意义均属此类;②直接的科学意义,指申请者在分析为何开展此项研究的过程中而自然表现出来的科学意义,同行专家能从申请书的叙述中明了项目的科学意义而无须申请者强调,其与项目之间的联系十分紧密,属项目"真正"的科学意义,也是同行专家非常希望看到的重要部分。

为使申报书能清楚表达项目的直接意义,其关键在于准确抓住问题的关键,具备应有的工作基础。

二、项目应具备良好的基础

1. **申请者已掌握必要的研究方法和手段**　研究方法和手段,尤其是某些重要、关键性的研究手段和方法,直接关系科学研究的成败。设计研究方案时,申请者须列举某些重要的研究手段或方法,以解决拟研究的科学问题,这是申报项目成功的关键因素之一。某些申请者可能并未全面了解或准确把握相关研究方法的特点和作用,想当然地罗列某些"时髦"的研究方法,如基因芯片技术、蛋白质组学等。借助此类技术虽能获得某些数据,但难以(或完全不可能)获得特定基因或蛋白质信息。因此,申请者须清楚所选择研究方法或手段的特点和作用,并具有借助该技术开展实验研究的亲身经历,这样才不至于茫然,才称得上掌握了该研究方法和手段。

针对拟研究的科学问题,若申请者能对现有研究方法和手段进行改进,或自己建立新的研究方法和研究手段,从而做到他人无法做到的事,说明申请者已具有开展相关研究的优势,也在方法学角度体现了项目的创新性。

2. **申请者已掌握必要的研究材料**　研究材料是生命科学研究中的一个重要要素,有重要研究价值的研究材料往往具有其特殊性或不可替代性,主要有两种类别:①自然存在的研究材料,如新发现或稀有的物种或独特的物种、具有特殊性状的材料(抗性材料等)、未被研究而具有研究价值的遗传群体(疾病家系等)、具有特殊生理功能的材料(疾病患者等),乃研究者通过各种途径而获得;②人工创建的材料,主要指经遗传修饰获得的突变体、建立的转基因生物或人类疾病的动物模型等,乃研究者通过实验筛选而获得。这些材料主要用于研究物种进化、发掘新基因资源、分离功能基因和鉴定基因功能等。

3. **申请者已掌握必要的初步研究结果**　申请者在申报项目前所获得的预实验结果是申报成功的重要保证。预实验结果所获得的信息可能预示其中有重要发现的苗头,例如找到相关的基因或蛋白质,提示其可能具有某种生理功能;观察到某些新现象,或发现新的规律;也有可能显示出项目中某种关键性研究手段、方法、研究模式的可行和有效。提供预实验数据的目的是:①反映项目的重要科学意义;②体现项目的可行性。

绝大多数申请者均已开展相关的预实验,其关键在于预实验数据的数量及其重要性,以及申请者能否对所获数据给予准确分析和判断,并据此提出科学的研究假说,从而有助于评议专家给予准确评价,使自己处于优势地位。

4. **申请者已掌握必要的研究模式和研究策略**　生命科学属实验性科学,研究模式和研究策略极为重要,尤其对基础研究而言,往往具有决定性作用。所谓研究模式,指申请者所采用的研究系统,实验研究须在一个可控的研究系统中进行。生命科学研究可分为三个层次:①分子水平的研究,旨在探讨生命大分子的表型或功能,其成功的关键是获得或创建有特点的研究材料;②细胞水平的研究,旨在探讨细胞行为与所研究因素之间的关系;③整体水平的研究,乃以人体、动物为研究对象,旨在探讨生命现象的规律。

不论哪一层次,关键在于所采用的研究模式能否与拟研究的科学问题相结合,以保证科学、有效地开展研究工作。为使研究更深入、更有说服力,现在越来越强调同时开展分子、细胞和整体三个层次的研究。建立科学的、适合开展研究的模式并非易事,有赖于研究者具有开阔的视野,敏锐的洞察力,或经过严格的科研训练。以科学、有效的研究模式为基础,申请者可能获得他人难以获得的数据,从而占据优势地位。良好的研究模式,其关键是所建立的系统易于处理拟研究的问题,而不能简单地将研究模式等同于获得 DNA 或细胞株。

所谓研究策略,指解决问题的基本方案。现代实验研究,针对许多科学问题均已有现成的解决方案。例如,克隆某个功能基因的主要研究策略为:构建突变体、构建遗传群体、基因定位、分离特定基因。对生命科学研究而言,有时解决一个科学问题比提出一个科学问题更为困难。申请者应懂得,采用合适的研究模式和研究策略是开展研究工作的一个基本要求。

三、项目题目的选择

题目十分重要,须醒目并具有新颖性,体现拟开展研究的"新"意。

1. 当前研究热点　题目须体现当前研究热点,应属前沿科学,但切勿与已发表文献的题目意义相近,更不能和已立项的标书题目意义相近。评审专家可能通过各种检索工具发现雷同的研究题目,从而认为申请者的题目缺乏新意,并判断其研究内容也缺乏新意。

2. 含有创意的名词　伴随科学研究的进展可能出现某些有创意的新名词。申请书题目中正确使用此类名词,可能具有画龙点睛的效果。如2001年某一申请书的题目曾使用"数字细胞"一词,非常吸引人,该课题最终顺利立项,其实所谓"数字细胞"即用仪器记录细胞信号,将细胞内电活动用数字形式表现。当然,也不宜一味炒作新名词,再新的名词,也须具有相应的学术内容。另外,新名词多引自外文,须选择合适的中文译名。

第三节　立项依据

"立项依据"是整个项目的核心,相当部分未获

准项目均由于此部分不足所致。"立项依据"不仅介绍国内外研究现状和进展,而且应具备两个基础和四个层次。两个基础是:①具有与拟研究内容相关的预实验结果,或获得重要的研究材料;②提供拟研究内容的研究思路。四个层次指项目的重要性、项目相关的国内外进展、凝练科学问题提出科学假设、研究的切入点或研究策略,并可以此作为立项依据写作的四个标题。

一、项目的重要性

概述所申报项目的科学意义或应用价值,尤其是研究与国民经济发展相关的重要问题,与危害人类健康的重大疾病的相关问题,体现该项目研究的问题属于重要领域的重要问题,并简要说明本研究的重要价值及研究的发展趋势,是否属于学科的基本理论与应用问题,如重大疾病的发病机制、诊断、治疗与预防等。

二、项目相关国内外进展

确定项目题目后,首先须全面检索相关的文献资料,遗漏重要文献资料可能导致项目申请的前功尽弃。充分掌握文献资料不仅可避免重复性研究,更能开阔眼界,准确把握研究方向。文献资料的掌握非一日之功,应培养长期阅读本专业文献的习惯,分别进行精读或泛读。专业杂志内容如浩瀚的海洋,研究团队可坚持定期进行 Journal Club 或文献报告,分工阅读、集中报告相关权威杂志的最新进展,从而在有限时间内掌握最大量信息。切忌偶尔查到若干篇新论文,遂依此为模板,成段直译,作为所谓"国内外进展"。

阐述国内外进展,须把握"项目相关"的精髓,围绕拟开展的研究项目介绍国内外相关研究,区分哪些属成熟的研究结果,哪些尚未经时间检验,哪些仅是推测。推测并非事实,一般不用于作为立项依据。若国外尚无相关研究报道,或虽然有研究,但有待在某个层面进一步深入,或引申出一系列有价值的问题进行探讨,这些均可作为继续研究的内容。

对国外已有研究结论的项目开展新的研究,须充分阐明其理由,如社会经济的差异、种族差异等。一般往往注意对国外研究的检索,忽视国内的研究工作,这是不全面的,因为国内不少研究者可能在相关领域中已开展高水平研究工作,但由于语言问题而影响国际学术界对其的了解。申请者应重视国内(尤其是本项目组)所获得的相关成果,给予充

分肯定。同时,全面介绍申请者自己的研究工作及其在国内外的学术地位,有助于评审专家正确评价申请者的学术水平。

另外,切忌将立论依据写成文献综述,事无巨细均详细罗列,否则一方面反映申请者欠缺把握关键问题的能力,也影响评审者对申请书关键问题的审阅和理解。

三、凝练科学问题,提出科学假设

在充分阐述国内外进展的基础上,要善于挖掘存在的科学问题,并提出合理解释该问题的假说,此乃申请书的核心内容,也反映申请者的科研功底。在科研实践中发现、凝练科学问题并提出科学假设,并非一蹴而就,其要求研究者具备相当的科学敏感性、观察力和知识积累。目前普遍存在的情况是,科学研究并非起端于研究者的个人兴趣,而是客观压力下的被动行为,故难以产生科研灵感的火花。

选定科研课题,须经历提出问题→查阅文献→形成假说→确定方案→课题立项的过程。提出问题是科研选题的始动环节,具有重要的战略意义和指导作用。事物的本质是通过现象而表现的,须通过对现象的观察、分析、综合,才能获得对本质的认识。提出问题时,须符合辩证唯物论的认识论,才可能符合客观实际,并认识现象发生和发展的规律,从而探寻相应对策。正如爱因斯坦所说:"提出一个问题往往比解决一个问题更重要"。

1. 问题的提出 科学始于问题,提出科学问题是科学研究"千里之行"的第一步,科学问题的提出和解决过程不仅充满竞争,更有无限机遇。一个问题所涉及的因素往往很多,多个重要的脉络交结在一起,从其中任一个或多个重要因素入手,均有可能获得突破;并且,不同研究途径和方法也可能会"殊途同归";此外,科学问题的复杂性决定了科研人员即使竭尽全力也仅能解决其中部分问题。因此,申请者如何结合本人的心智和科研条件,以独特的目光"审视"问题,是关系科研工作者"科研生命"的大事。

国家自然科学基金委员会生命科学部六处曾分析2002—2005年4740项面上项目(其中畜牧兽医与水产学科3388项,动物学科1352项)的20 348份专家评议函,结果表明:在所有2万余份函评意见中,仅24.1%的评议认为申请人准确提出了科学问题;30.4%的评议认为申请人所提出的科学问题不准确或与已有研究重复;45.5%的评议函未对申请项目的科学问题进行评价,其中相当部分是申请书未涉及科学问题,函评专家也不重视,故未加评议。换言之,70%以上的申请书在科学问题的提出和凝练方面存在很大问题。因此,有必要引导申请人在科学实验或文献阅读中不断提出科学问题,项目申请书须对科学问题进行高度凝练,力求避免科学研究中低水平重复或模仿,以增强基金项目的创新性(尤其是原创性)。

2. 凝练科学问题的必要性 科学问题是在一定科学知识背景下,存在于科学知识体系内和科学实践中有待解决的疑难。即便好的科学问题,若得不到深层思考,不能被高度凝练,也无法促进科学发展和技术进步。另一方面,一个不值得进一步思考和凝练的问题,其本身就不具备科学价值。随着我国经济高速发展和政府部门对基础研究的日益重视,国内科研环境已有极大改善。但仅有好的实验设备远远不够,关键是研究人员要有思想,并具备能凝练核心问题的科学素养。诺贝尔奖获得者美国核物理学家 Rosalin Yalow 博士访问中科院上海生物化学研究所时忠告:"我看过你们的几个单位,设备之讲究在世界上不多见,但这些是用钱可以买到的。人的思想最为宝贵,最好的工作要靠最好的思想。"

科学问题凝练的必要性至少体现在如下两方面:

(1)凝练科学问题赋予原始问题新的价值:假说的形成是对科学问题不懈探求的知识结晶,其通过凝练原始问题而使之升华到一个新的认知层次。一个重大科学问题的提出,往往引起多学科多角度的思考,所谓"仁者见仁,智者见智",会形成不止一种假说,甚至形成不同学派。人类文明正是依赖不断提高认识的起点、不断提出新的探索目标而不断进步。

(2)科学问题凝练往往会引入新概念、新理论:概念和理论是构成人类知识体系的基石。同时,某些科学问题凝练过程中难免会引入错误的概念或理论,后者一旦被后续的具体实验所否决,又会孕育出新的概念或理论。例如,法国化学家拉瓦锡在验证"燃素"的过程中建立了以氧为中心的燃烧理论;对"以太"是否存在的一系列研究促使了"光速有限"这一重大科学发现,而后者成为奠定"狭义相对论"理论的基石。

3. 科学问题的凝练过程 科学问题从提出到最终解决,其间历经漫长而艰辛的思考过程,即对科学问题的凝练。凝练是对科学问题的解答不断明确的过程,贯穿于整个科学研究。科学问题具有极强的时代性,例如对于"基因是什么"这个问题,现在对其的认识和理解远比孟德尔所处时代丰富、具体得多。随现代科学技术快速发展,科研人员在自己熟悉的领域中找到一个适合自己的科学问题并非易事。前人留给后人研究的问题通常是历经几代人不懈研究而尚未彻底解决的"经典问题",此类问题的"悬而未决"多是实验条件或理论依据的局限性所致。对此类问题,即使最有才华的研究人员,也仅能揭开"冰山一角"。另一方面,科学技术在不断解决问题的同时又不断产生新的问题。科学问题的凝练过程可分为两个阶段:①问项,涉及提问的内容;②答域,是对求解范围的限定。根据答域的限定范围度,可将其分为三种类型,即全域、类域和特域。

(1)全域:对解答范围不给予任何限制的科学问题,其答域称为全域。例如,"疟疾是由什么引起的",该问题肯定了疟疾病因的存在,却未规定答案的范围。此类问题对科学探索的指导作用较差,其往往作为"潜问题"而植根于研究者脑中,对其解答一旦获得突破,通常会对人类的认知产生划时代的影响。

(2)类域:若对某科学问题有了初步认识,希望能进一步深入,问题的解答范围即相应有了一定程度的限定,此种问题的答域被称为类域。如"清除污水为何能减少疟疾的发生",其答域即为类域。对此问题的限定范围越具体,对科学研究的指导性就越强,相应研究也越深入。此类问题往往代表科学研究的最前沿,致力于解决此类问题的研究人员须不断跟踪该领域的最新研究动态,不断丰富相关知识,改善研究策略。

(3)特域:一旦科学问题的答域限定为某个具体答案,此时的答域称为特域。特域通常随信息的逐渐积累,研究者根据科学推理给出尝试性解答或假说。例如,"疟疾是由蚊子传播的",解答或假说提出的同时也提出了判断其是非的可能。

总之,凝练科学问题提出科学假设包括如下内涵:①前期研究工作所发现的新的科学问题;②该科学问题的必要性(重要性或迫切性)、先进性及新颖性(即为何选择该科学问题);③作者拟研究的科学问题在国内外所处地位。

4. 假说的提出 根据所提出的科学问题和立项依据,并结合申请者前期工作的重要线索,进行大胆设想,通过逻辑推理和辩证思维,给出合理的解释,以回答所提出的科学问题(即假说)。假说是

研究工作者最重要的思想方法,是项目的精髓和主干,是项目创新性的重要体现,且是申请者科研思维和创新能力的真实反映。一般而言,假说的提出须具备充足的依据,包括前人、他人和本人的实验依据,并具有科学性、创新性和逻辑性。假说可解释前人未能解释的现象,或补充、完善对某现象已有解释的不足,甚至推翻已有解释并取而代之。

但是,假说并非事实,申请书即是对如何验证假说提出具体的技术路线和实验方案。尽管如此,务必牢记假说应作为工具而揭示新的事实,不应将其视为自身的终结(详见第二章)。

四、研究的切入点或研究策略

在提出科学问题后,须阐述申请者研究的切入点,结合国内外研究现状,综合分析、评述、归纳出相关研究领域中已解决、部分解决和尚未解决的共性问题,从而针对未解决的科学问题,分层次地阐述研究的切入点,说明如何采用新概念、新理论、新方法、新手段,更科学、准确地对相应科学问题进行研究和论证。设计为解答该科学问题的研究工作,包括:拟开展研究的理论基础、技术路线、实验方法和手段,以及选择特定研究方法的理由和预期研究结果;阐明该研究在科学上能解决的问题,可获得何成果,具有何种科学价值;在何领域应用,应用前景如何;具有什么社会、经济、环境效益和意义;暗示拟研究项目的必要性、重要性和紧迫性。

项目评审专家可能耗费较多时间阅读拟研究内容的切入点,故须善于把该段文字写得引人入胜,其技巧为:将研究的切入点分小标题列写;用下划线标注小标题;结合科学问题,借助画图进行直观描述。

第四节 研究内容、研究目标及拟解决的关键问题

一、研究目标

1. 研究目标须解决科学问题或学术性问题 国家自然科学基金项目并非单独做一件具体的事或从事技术开发,达到一个非科学、非学术性的目标,而是要研究和解决具体事件中的科学问题或学术性问题。以生命科学为例,某些申请书的研究目标仅研究一种最佳工艺或表达某种蛋白产品,此类项目属开发性研究,未提出任何科学问题或学术性

问题，不符合自然科学基金项目基础研究的要求。

另外，探索自然规律本属基础研究，但在目前经费有限的情况下，泛泛地探索自然规律，而不能为国家安全、战略和国民经济与社会发展中迫切需要解决的关键科学和技术问题提供必要的准备，实际上也较难以得到资助。

2. 研究目标要集中　高质量的申请书其研究目标必然十分明确并集中，这是经验缺乏的申请者常易发生差错的一点。不同类型项目的资助力度不同，所包含的研究内容和研究范围亦各异。资助强度大的项目可设计的研究范围较广，实现较大的研究目标；反之，即应限制项目目标，设计相应合适范围的研究内容。研究内容的多少并非等同于研究目标是否集中：研究内容多并非意味着研究目标分散，研究内容少也不意味着研究目标集中。撰写研究目标须明确、精练，提法要准确、恰当，内容要明确，文字不宜过多，且不宜写得过于具体。关键的问题须突出，且要有一定难度，但文字不宜过分炫耀，否则变成不可能达到的目标。

二、研究内容

1. 研究内容要以科学问题为导向　研究内容要以科学问题为导向，紧紧围绕科学目标，集中精力解决科学问题。基础研究的本质是对物质运动现象的孕育、潜伏、爆发、持续、衰减、终止等演化过程提出假设、建立模型、进行科学描述、提出判据及进行评估、评价、监测、预测、预报、治理，对上述问题须有清晰的研究思路。针对所研究的科学问题，探讨、揭示事物的规律或发生机制，建立并提出新的理论（模型、判据），阐明某一原理，达到其研究目的。

2. 研究内容要集中　目前，自然科学基金项目的资助强度仍有限，面上项目仅要求在有限的时间内达到有限的目标。因此，填写研究内容须突出重点，与研究目标紧密一致，阐述支撑课题最关键、最必要的内容。不同的实验研究须围绕同一中心问题，从不同方面及更深层次展开。某些申请者热衷于设计较多的研究内容，且研究内容间无必然联系，研究结果表现为发散型，未紧扣主题。设计过多研究内容而未集中于研究目标，通常反映申请者缺少对项目科学问题的深刻思考，或对申请信心不足，希望通过堆积实验内容，或增加预算，或增加标书的分量，以获取评审者好评。有的申请书泛泛而谈，甚至罗列教科书的目录。实际上，实验内容过多意味着工作量和实验耗费过多，不仅淡化研究的

重点，且可能成为遭到评审者否定的重要理由。

为清晰表述研究内容，可在每一研究内容下列出关键的细目，并将细节叙述清楚。另外，很多申请人对研究内容和研究方法未加区分，将二者混为一谈，评审者会认为申请人思路不清，而否定该申请项目。

三、拟解决的关键科学问题

拟解决的关键科学问题指本研究要解决的主要科学问题，也可包括技术难点问题等，是完成研究项目的关键和难点所在。一般选择理论、实验技术或科学计算上的关键点。若能准确选择并解决难点问题，其他问题即可迎刃而解，从而顺利完成整个项目。关键问题不宜过多，以 3~5 个为宜，应紧紧围绕可能的突破点展开。

不少申请书中未填写此栏，导致评审者难以确定申请人是否了解项目所涉及的关键和难点，并难以判断申请人完成本项目的可能性。若关键和难点阐述得不清楚或不准确，也可能使评审者认为申请人缺乏完成本项目的能力。所以，此栏目必须写，且应力求写得准确、清楚。同时，针对所提出的关键和难点问题，也便于合理设计研究方案、技术路线等。

项目的立项依据、研究内容、研究目标及拟解决的关键问题是撰写自然科学基金项目申请书关键的 4 个部分。这 4 部分写好了，其他内容如同锦上添花。

第五节　研究方案、研究方法及可行性分析

一、研究方案

研究方案包括技术路线和研究方法，指申请者解决科学问题的详细方案，由多个实验组成，是申请书"立论依据"中研究思路的具体落实。写好研究方案有 3 个要求：①清晰，须清楚说明拟开展实验的关键步骤，用流程图表述研究方案虽较明了，但欠具体，建议对每个步骤均增加文字说明；②对关键实验的结果应有基本判断，并非每个实验均能得到预想的结果，生命科学实验研究经常出现假阳性等干扰因素，申请者应事先想到可能的替代手段和方法；③所有实验的安排是否与所提出的科学问题间存在逻辑对应，开展相关实验的目的即希望回答所提出的科学问题。某些申请者忽视这一点，使

得项目文不对题,或申请者所安排的实验不能全面、而是仅部分回答提出的科学问题,说明项目研究方案不完整,或所提科学问题过大。

研究方案和技术路线须合理、可靠、可行,且无漏洞。思路好、材料独特、方法新颖,均可增强项目获得资助的机会。采用高新技术固然好,但并非检测任何指标均要求采用最时髦的研究手段,所谓"高射炮打蚊子",不能为了技术而研究,而是根据研究需要,根据实际出发,采取相应、切实解决问题的技术。研究方案切忌复杂,最好设计流程图说明主要实验步骤。研究方法、技术路线、实验方案勿过于详细,须切记,申请书并非实验指导。

高质量的实验方案足以使评审者信服,申请者确实对实验技术的整个过程有透彻的理解。为此,宜尽可能使用专业术语和缩写,描述主要的实验材料和实验过程。关键技术均须有文献出处,最好是本实验室所发表的。提供文献是证明实验方案具有可行性的最有力的依据。若本单位缺乏某些实验条件,可依托本单位或其他研究机构的技术平台,以保证课题的完成。关键实验材料须已具备,或可获得,并附有相应的证据。

二、研究方法

研究方法一般是本实验室已建立,或已具有相关实验基础。若已具备切实可行、创新性的研究方法,或已具有创新性的研究材料和研究模型,有望使申请书的研究方案增色。

1. 方法选择 方法学的创新往往来自研究需求的驱使,可以是对已有方法的改进,也可以是建立一种全新的方法。创新的方法具有如下意义:解决新出现的问题或他人不能解决的旧问题;提高灵敏度;提高工作效率(如高通量);拓宽适用范围。生命科学研究主要涉及6种方法:①用于解析生命组成的方法,如基因组技术、蛋白质组技术等;②用于研究生命组成成分(蛋白质、基因、其他化学物质)和功能的方法,主要通过能体现生命现象或过程的细胞株、组织(器官)、个体(模式动植物)等而完成;③用于实时观察生命现象、过程的方法;④用于提取生命信息的方法;⑤用于分析或放大各种微量成分(基因、蛋白质、其他化学物质)的方法;⑥用于模拟或预测与生命科学研究有关的方法。所使用的方法并非随意设想,须针对拟研究问题的特点和症结,结合本单位的条件和前期工作基础,合理选择。

用成熟的研究方法验证假说是多数人的选择,

但要注意在重要发现现象的证实上常选择2~3种不同的方法,从不同角度加以佐证。

2. 研究材料 创新的研究材料具有重要的研究价值,是实验成功的重要保证。一般情况下,申请者获得创新的材料后,仅借助现有的成熟研究方法即可达到研究目的。

3. 研究模型 生命科学研究需较多的研究模型。选准研究模型具有相当难度,有时获得一个好的研究模型可能出自偶然,属研究者的意外收获。研究者用现成的研究模型去研究与他人相同的问题,此类研究往往竞争激烈。实际上,在世界范围内,用相同的研究模型去研究相同科学问题的实验室大有人在。对多数申请者而言,选择一个成熟的研究模型开展研究比较现实,仅在具备足够工作积累的情况下,才有可能实现研究模型的创新。

三、可行性分析

可行性分析是说服评审专家的第二次机会,宜从多方面阐述:①理论上可行,指具有成熟的理论基础;②技术上可行,指研究目标在现有技术条件下具有可实现性;③设备材料可行,指本单位已具备完成项目研究所必需的技术设备和实验材料;④知识技能上可行,指申请者和课题组成员具有完成课题的能力。若有必要,也可寻找具有较强实力的合作伙伴,共享对方的软件和硬件资源。

可行性分析也可向评审专家展示申请者是否具备顺利开展项目研究的环境和条件,其内容涵盖:

1. 客观条件 包括:①与项目相关的文献资料、实验设备、时间、经费、技术、学术信誉等;②已有的研究基础,特别是所开展研究在学术上的可能性;③充分的科学依据,而不是笼统地空谈是否具备研究的可能性。

2. 主观条件 指项目主持人和项目组成员的知识结构、科学品格、兴趣爱好、献身精神、学术专长等,要求主持人不仅具有深厚的专业知识、宽广的相关知识,还应具有良好的科学品德、组织协调能力和战略远见。

3. 候选方案 若条件不具备,采用何种方法解决。

4. 好的想法 是决定可行性最重要的关键因素。

四、项目的特色与创新之处

所谓特色创新,其含意为:①本项目研究领域中,申请者与国内外同行所不同的,即前人未曾有过的新学术思想、新理论、新的研究方法、手段或应用性结果;②在拟研究项目中,其科学问题、研究内容、研究目标、研究方法或预期成果等方面的特色和学术上的新颖性。

创新性可分为如下类别:源头创新与跟踪创新;原理创新、方法创新及技术创新。申请书中特色或创新的表述,应是国内外研究现状分析中特色或创新论述的提炼和概括,须对项目的立论依据、研究内容、研究方法与手段、技术路线及实验方案上的创新点进行概括和提炼。

多数情况下,创新点即项目的亮点或优势。申请书中的亮点会给评议专家留下深刻印象并给予正面评价。申请者应清楚本人申请书中的亮点何在,撰写过程中须浓墨重笔,发挥尽致。若材料上有创新,即应详细介绍所选择研究材料的背景、特点和科学意义;若方法上有创新,即应详细介绍其创新之处及可行性;若研究模式上有创新,即应详细介绍新的研究模式的科学性和可行性,及其与旧模式的相异之处;若认知上有创新,一定要注意分析的合理性和提出科学问题的重要性。

五、年度研究计划与预期结果

1. 年度研究计划 国家自然科学基金面上项目的研究期限一般为4年,自批准的下一年度开始执行。撰写时可按4年分别制订计划,每一年度列2~3项研究内容即可,语言宜简练,4年计划须涵盖前述的全部研究内容。

2. 预期研究结果 预期研究结果须兼顾基础和实用价值,包括成果内容、成果形式、成果数量,应明确、具体、具有可检查性。

(1) 成果内容:指在哪些问题上将取得进展并获得成果,表明通过本课题研究能提出和证明某项科学假说,但切忌无根据的假说。

(2) 成果形式:指以何种载体反映所取得的研究结果,通常包括论文、论文集、学术专著、研究报告、政策性建议、计算机软件、某些系统设计等。以发表论文和申请专利结题较常见,宜突出 SCI 收录杂志的影响因子,以反映申请者的实力和信心。

(3) 成果数量:指不同形式成果的数量。

六、经费预算

经费预算须合理规范,应按《国家自然科学基金经费管理办法》认真填写,其格式可按经费预算表逐条说明,科研业务费、仪器设备费、国际合作与交流费、劳务费、管理费等应严格按基金委有关财务规定执行,不得超标。实验材料费约占60%~70%,是经费支出的主要部分,购置5万元以上固定资产及设备要加以详细说明。国际合作与交流费(≤15%)、劳务费(≤15%)、管理费(≤5%)均应按规定进行控制。

第六节 研究基础与工作条件

研究工作基础是说服评委的第三次机会。申请者具有雄厚工作基础与课题科学先进、技术路线新颖合理可行,三者紧密联系、前后呼应。初次申请者通常认为,撰写立项依据与研究内容即已大功告成,其实不然。近年来,评审专家已将有无必要的研究工作基础视为决定是否给予资助的重要因素。

一般而言,研究基础和工作条件(包括设备、材料和技术方法)可视为申请书的下篇,其篇幅约占申请书的一半。申请者宜结合本人的长期科研积累而精心撰写,大致包括如下方面。

一、研究基础

研究基础主要指申请者本人与申请项目相关的前期研究工作基础,切忌仅介绍所在实验室的工作基础和积累。

1. 与本课题直接有关的实验结果 此部分应是与申请书直接相关的预试验结果,可用规范的结果图表表示之。假设可望发表一篇中等份量的论文,其包括5~6个组合图,申请书可列出前1~2个图。鉴于申请书的撰写始终围绕解决科学问题而证明科学假说,故该1~2个图应是该科学问题的直接证据,或是肯定的科学现象,将要从事的研究内容则是有关该问题或该现象机制的进一步探讨。申请者须学习权威杂志中有关图表的制作,使所提供的图表十分规范,向评审专家展现本人具备从试验→获得结果→展示结果的能力。

2. 与本课题间接有关的实验结果 此部分可列标题,简明地展示申请者所属团队或所在实验室与本申请项目相关的研究成果,虽与本课题研究内容无直接相关,但所采用的技术、模型、材料相近,可为本课题所利用,同时也有助于证明申请人有独立从事科研工作的能力,其研究成果已获得独立同行的认可。

二、工作条件

工作条件指已具备的实验条件、尚缺少的实验条件及其解决途径，以及利用国家重点实验室和部门重点实验室的计划与落实情况。一般而言，宜重点介绍已具备的硬件条件、技术平台、是否属于国家或部门重点实验室、是否具备规范的动物实验室或生物安全实验室，尤其是否具备与课题实施相关的大型设备。总之，具备项目实施的基本条件是获得基金资助的必要条件之一。所获项目资助主要用于研究消耗，不可能购买大型仪器。

三、申请人背景

申请人的科研水平是完成申请项目的基本保证，凡未从事过科研工作的申请人绝无可能获得资助。因此，此栏须充分展示申请人的科研能力，主要是所获得的科研成果。

1. 简介 介绍申请者学习经历和科研经历，主要包括接受高等教育的过程、研究简历及研究特长、学术任职（无须提及行政任职）、所获学术奖励（无须提及政治荣誉或光荣称号）、主要研究方向等。

2. 申请人发表论文情况 近期已发表学术论文，尤其是与本项目有关的主要论著目录，注明以第一作者或通讯作者发表的论文以及作为一般作者发表的论文。若有可能，宜列出他人引用记录，登载论文杂志的影响因子。研究生阶段所发表论文的水平对日后独立申请课题具有重要意义。申请者若为中级技术职称者或在职博士研究生，须附导师或两位副高级职称以上专家的推荐信。发明专利与文章有同样价值，也可注明。

3. 课题申请人近 5 年承担的其他科研项目 申请者正在承担的科研项目情况（不包括自然科学基金项目），须注明项目名称、编号、经费来源、起止年月、负责的内容等。既要能证明申请者具有主持科研项目的经历和能力，又须避免被误解为到处申请课题的学术贩子。

4. 申请人近 5 年承担的国家自然科学基金项目 若曾承担过国家自然科学基金，须实事求是地详细汇报所承担项目的执行或完成情况，包括标注基金资助项目的成果（如国家自然科学基金资助项目，资助号××××××××），尤其注意突出有显示度的重要成果。

5. 申请人完成自然科学基金项目情况 对已完成的前一个自然科学基金项目，须简要地进行总结，包括：①完成与结题情况（附 500 字摘要及成果目录）；②现申报项目与本人正承担项目的关系。须实事求是且充分填写此项内容，阐明其特点，现申报的课题最好是在前一个课题基础上的延续和发展（他人尚未开展的、在原来项目完成基础上新提出的、具有重要学术意义和创新点的内容）。若前一个课题完成情况良好，有助于现申请课题获得资助。所附代表性论文和其他成果须标注获自然科学基金资助。

6. 注意事项 客观地介绍申请者简历十分重要，可充分反映申请者是否诚实和严谨，有助于评议专家准确评价申请者的学术水平。申请者若无端地夸大本人学术成果、炫耀学术成就、隐瞒某些重要事实甚至进行编造，则很可能被评议专家否决。此方面存在的问题主要是：①会议论文集与正式发表的论文不加区分地混在一起；②所列已发表的论文，仅写论文题目、杂志名称和时间，删除所有作者名单，或仅列本人姓名而不列他人；③尚未真正到岗而编造到岗假象；④夸大所获奖励的分量等。须注意：不宜将刚投稿且尚未获得任何反馈的论文列入"已发表的相关论著"一栏；可列出尚未正式发表但已被接受的论文，但须附被接受的证明材料。

申请者主要应列出近年所发表与本申请项目相关的论著，且准确注明论著的全部作者、题目、时间、卷页等，但无须列出申请者所发表的全部论著。为醒目起见，宜将申请者名字用粗体标示。介绍项目组其他主要成员的情况，也应按上述要求，不能省略。客观、准确地介绍申请者个人简历，其目的是使评审专家全面了解申请者受教育及接受科研训练的背景（开展了哪些科学研究；取得哪些成果；掌握哪些重要的研究方法和技术），进而判断申请者的科研能力。任何虚假成分均将被视为学风或学术道德问题，申请者精心策划的包装，其后果是"弄巧成拙"、"适得其反"。

四、课题主要成员简介

课题组主要成员包括 5~8 名即可，但应结构合理，如包括高级研究人员（1~2 名）、中级研究人员（2~3 名）、技术人员及研究生（3~5 名）。一般有 1 名高级职称者即可，罗列多名反而造成资源浪费。介绍项目组成员的背景宜紧扣课题的研究内容和技术路线，既注重梯队、比例、技术力量等科研综合实力的展示，又注意与本课题的相关性。主要成员的学历、研究工作简历和科研成果须按上述原则进行介绍,并说明其在本项目中承担的任务。

五、其他附件清单

1. 有关证明材料　生命科学研究涉及伦理、动物保护和生物安全等相关研究内容,须通过相应审查,包括:×××单位生物医学研究伦理审查委员会、×××单位实验动物伦理审查委员会、×××单位生物安全审查委员会审查通过,并附相应审查意见。

若涉及国内外合作研究,应附国际合作协议书(协议书视同一份同行评议)、国内合作协议书(制造技术基础研究项目鼓励与企业合作)、国外专家参加项目的信件、有关发明专利附件、推荐信等。

2. 本课题成员已发表的与本课题研究相关的 5 篇论文首页　若已发表较高水平的 SCI 论文,可挑选 5 篇具有代表性者,并附首页(PDF 格式),将有助于获得资助。按照目前国内生命科学领域的研究水平,从未在国际刊物发表论文的申请者,其面上项目获得资助的可能性较小。

研究生的开题报告与课题申请书有相似性,其包含以下内容:综述本课题国内外研究动态,说明选题的依据和意义;研究的基本内容,拟解决的主要问题;研究步骤、方法及措施;研究工作进度;主要参考文献等。经过研究生开题报告的严格训练,具体实施并完成开题报告中的研究内容,是申请国家自然科学基金的重要基础。

(魏海明)

第九章 项目申报成功实例解析与常见问题

科研项目能否申报成功,主要取决于如下因素:①项目本身是否具有重要的科学意义和实用价值,是否具有创新性,是否可行;②申请者是否具有科研能力和项目的组织能力,体现于其所发表论文、相关工作基础、参加和主持的科研项目等;③申请者所在实验室是否具有完成项目的科研条件,包括硬件(实验室、仪器设备、动物、细胞和质粒等)和软件。申请书须重点突出、条理清晰、通俗易懂,使评审专家能在有限时间内了解所申报项目的研究意义及其重要性。此外,申请者须了解项目评审标准(见第七章),据此判断申请书撰写的质量。项目资助渠道不同,其申报要求的偏重点各异,但基本评价原则相同。

第一节 申报成功实例解析

本章分别举一例成功获得资助的国家自然科学基金面上项目申请书与一例青年科学基金项目申请书,摘录其重点内容,作为范文进行解析和评述。

例9-1 国家自然科学基金面上项目申请书范例解析

一、题目和摘要

1. 题目 髓系细胞与内皮细胞TLR4参与肝脏缺血再灌注损伤的机制

2. 摘要 肝脏缺血再灌注(I/R)损伤的核心是炎症反应失控。在炎症因子作用下,PMN被募集至肝脏,是最终导致肝细胞损伤的主要原因。TLR4是启动炎症反应的受体。我们前期工作证实,TLR4参与肝脏I/R损伤,且与PMN招募及肝功能损伤相关。但是,肝脏内除髓系细胞外,PMN(多形核细胞)和KC(库普弗细胞)、LSEC(肝窦内皮细胞)等均表达TLR4。究竟哪种细胞在PMN招募所致肝脏I/R损伤中扮演关键角色?本课题拟利用TLR4基因突变小鼠及其野生型小鼠进行骨髓移植,制备不同基因型嵌合体动物,探讨肝脏内髓系细胞(KC等)及内皮细胞的TLR4在肝I/R损伤中对PMN募集的作用及其机制,以深入阐明肝脏I/R损伤的细胞和分子机制,为临床防治肝脏I/R损伤提供理论依据。

§评述

1. 项目名称 一般限制在25个字,须醒目并吸引人。本项目名称(24字)清楚地反映主要研究目标和拟解决的科学问题。可能的情况下,项目名称中还可反映具体研究对象,甚至主要研究方法。

2. 摘要 项目摘要一般限制在400字,有助于评审专家了解该项研究主要意义、研究内容和拟解决科学问题的概况。本摘要共287个字,包括项目研究背景的简介、自己的工作基础、拟解决的科学问题、主要研究方法和对象、研究内容和目标以及项目的研究意义。

二、项目的立项依据

肝脏缺血再灌注损伤常见于肝部分切除术、肝移植、出血性休克、创伤和败血症,是导致手术失败和患者死亡的重要原因之一[1,2]。近年研究表明,肝脏缺血再灌注后的损伤分为两个时相:Ⅰ相主要为库普弗细胞(Kupffer cell, KC)激活,通过分泌TNF-α、IL-1等细胞因子而引起损伤;Ⅱ相则是在KC、趋化性细胞因子、黏附分子等共同作用下,使中性粒细胞(polymorph nuclear leukocyte, PMN)趋化、黏附、聚集、活化所介导的损伤。后者是肝脏缺血再灌注损伤的关键,其结果是肝细胞坏死和凋亡,最终引起肝衰竭,甚至导致全身多脏器功能障碍综合征。

KC过去一直被认为是肝脏I/R损伤中的核心细胞,其被激活后,可产生丰富的促炎细胞因子及炎症因子,直接导致肝细胞或LSEC损伤及凋亡。然而,运用氯化钆特异性阻断肝脏KC,不能完全防止I/R损伤的发生[5]。离体细胞实验表明,KC与LSEC共培养时,缺氧再氧化不能使KC产生大量

ROS 杀伤 LSEC，反而使 LSEC 释放 TNF-α，导致自身发生凋亡。由此提示，LSEC 在肝脏 I/R 损伤中可能扮演核心角色[6]。目前研究认为，髓系细胞，包括血液中 PMN、肝脏 KC 及肝窦内皮细胞（liver sinus endothelial cell，LSEC）在此病理过程中扮演重要角色[3]。缺血和再灌注激活氧化敏感的转录因子，如核因子-κB（nuclear factor-κB，NF-κB）和活化蛋白质-1 转录因子（activating protein-1 transcription factor，AP-1），促进 KC 及 LSEC 产生活性氧（reactive oxygen species，ROS）、TNF-α 和 IL-1 等，导致炎性反应。TNF-α 等作为促炎细胞因子反过来作用于 KC 及 LSEC，使其释放一系列炎症因子和趋化因子，放大炎症反应，招募 PMN 随再灌注血流汇集至缺血缺氧的器官。PMN 一方面阻塞微血管造成局部肝脏微循环障碍，另一方面与 LSEC 表面受体相互作用被激活，从而释放 ROS、蛋白激酶和溶组织酶，造成肝细胞损伤[4]。因此，亟待深入了解炎症反应失控与 I/R 损伤的发生机制，尤其是炎症发生、发展的细胞级联反应（cell cascade）。

近年来，toll 样受体（toll-like receptor，TLR）在启动炎症反应中的作用日益受到重视。现已克隆出 11 种人 TLR，其中 TLR4 作为"门户"蛋白而启动机体的炎症级联反应。我们率先证实，toll 样受体参与肝脏缺血再灌注损伤[7-10]，且此效应无须内毒素参与：TLR4 分布于 LSEC、KC 及肝脏内招募之 PMN，而肝细胞 TLR4 的表达在损伤前后无变化；利用 TLR4 突变所致 TLR4 功能性缺失小鼠（C3H/HeJ）复制肝缺血再灌注模型，与用野生型小鼠（C3H/HeN）复制的模型比较，其肝脏损伤程度（ALT 水平）、TNF-α 表达水平及 NF-κB 活性均明显轻于后者。当用氯化钆阻断肝脏 KC 功能后，肝脏 I/R 损伤虽然减轻[10]，但与假手术对照相比，仍有明显损伤，提示除 KC 外，中性粒细胞及内皮细胞表达的 TLR4 在启动肝脏 I/R 炎症过程中的作用也不可低估。我们的实验还证实，TLR4 缺失小鼠肝脏内中性粒细胞聚集明显较野生型轻（资料未发表），且与假手术组相比无显著性差异，提示 TLR4 表达与肝脏 I/R 损伤中中性粒细胞聚集相关。

研究表明，同一脏器组织中不同类型细胞所表达 TLR4 在急性炎症过程中的作用各异。Andoneui G 等发现，在 LPS 致急性肺损伤中，肺组织招募 PMN 依赖于肺血管内皮细胞 TLR4 激活，而与 PMN 表面 TLR4 激活无关[11]。尚不清楚的是：肝脏 I/R 损伤中，不同细胞表面 TLR4 是否发挥不同的作用；内皮细胞还是髓源细胞在肝组织招募 PMN 过程中扮演关键角色；不同类型细胞如何通过 TLR4 而参与肝脏 I/R 损伤。

根据前期工作结果，我们提出以下设想：肝脏 I/R 损伤中，PMN 募集可能是 TLR 依赖性。不同类型细胞表面 TLR4 可能在招募 PMN 并导致肝脏缺血再灌注损伤中发挥不同作用。肝脏 KC 和 LSEC TLR4 的活化，可能导致趋化性细胞因子和促炎细胞因子释放，利于 PMN 向肝脏募集和活化，而 LSEC 和 PMN TLR4 的活化，则可能利于二者相互作用的黏附分子表达，促进 PMN 从血管渗出。三者相互影响，通过细胞级联反应，造成炎症反应失控，最终导致肝脏的损伤。

本课题拟以纯系小鼠 C3H/HeJ（TLR4$^{-/-}$）及 C3H/HeN（TLR4$^{+/+}$）为研究对象，通过骨髓移植而制备"TLR4$^{+/+}$ 髓系细胞和 TLR4$^{-/-}$ 内皮细胞"及"TLR4$^{-/-}$ 髓系细胞和 TLR4$^{+/+}$ 内皮细胞"嵌合体小鼠，再用氯化钆（GdCl3）特异性清除肝脏 KC，制作"TLR4$^{+/+}$ PMN 和 TLR4$^{-/-}$ 内皮细胞"及"TLR4$^{-/-}$ PMN 和 TLR4$^{+/+}$ 内皮细胞"嵌合体小鼠，以两种纯合子小鼠（C3H/HeJ、C3H/HeN）及这 4 种嵌合体小鼠复制肝脏缺血再灌注损伤动物模型，探索髓系细胞（KC、PMN）及内皮细胞（LSEC）表面 TLR4 在肝脏 I/R 损伤中的作用及机制，深入阐述不同细胞的角色及作用机制，从新的视角解释肝脏 I/R 损伤，为临床防治肝脏 I/R 损伤提供新的理论依据。

参考文献（共 11 篇，包括申请者发表的 SCI 论文 1 篇，省略）。

§ 评述

本节内容共分 6 段和参考文献，介绍了该项目研究的重要性及其研究背景，包括国内外研究现状和本人的前期工作，指出尚待解决的问题，并提出自己的假说和拟开展的研究工作及学术意义。文字简洁通顺，突出了该项目的重要性、新颖性和必要性。

1. 段落 1 第 1 句阐述肝脏缺血再灌注损伤的常见原因，并是导致手术失败和患者死亡的重要原因之一，提示该研究的重要性和必要性。接着简单扼要地介绍肝脏缺血再灌注损伤的时相和主要参与损伤的细胞和分子，突出 PMN 募集是造成肝细胞损伤的关键。全段阐明了研究项目的背景。

2. 段落 2~4 阐述了国内外肝脏缺血再灌注损伤的研究现状和存在问题，阐述了立项依据及相关研究的必要性，并根据研究现状凝练本项目的科学问题。

段落2：主要从细胞水平阐述肝脏缺血再灌注损伤中 KC 和 LSEC 对募集 PMN 和肝损伤的影响。

段落3：主要从分子水平阐述 TLR 在肝脏缺血再灌注损伤中对 KC 和 LSEC、PMN 募集及肝损伤的影响，主要介绍申请人实验室首创性的实验结果。

段落4：主要根据研究现状提出科学问题。

3. 段落5 根据前述立论依据（阻断 KC 并不能阻断再灌注损伤；LSEC 也参与肝再灌注损伤；TLR4 功能缺失，PMN 募集及肝再灌注损伤减轻；同一脏器中，不同类型细胞其 TLR4 表达在急性炎症过程中的作用不同）提出自己的假说。

4. 段落6 主要阐述本项目拟通过何种研究手段达到该项目的研究目标，进而引出项目的研究意义，进一步强调该研究的重要性。

5. 参考文献 对文中观点均列出文献依据，主要参考文献须显示国内外关键性的研究工作。须注意文献的时效性（经典文献除外），本申请书所列文献均为近 5 年出版，包括申请者本人所发表的论文（尤其是 SCI 收录文章），所列文献最好勿超过 20～25 篇。

三、研究内容、研究目标和拟解决的关键问题

（一）研究目标

探索髓系细胞（PMN、KC）和内皮细胞（LSEC）等表面 TLR4 在肝脏缺血再灌注损伤中的作用及机制，阐明 TLR4 在肝脏缺血再灌注损伤中起决定作用的细胞群体及 PMN 招募是否为 TLR4 信号通路依赖性。

（二）研究内容

1. 制备嵌合体小鼠

（1）用纯系小鼠 C3H/HeJ（TLR4$^{-/-}$）及 C3H/HeN（TLR4$^{+/+}$）进行同种异基因骨髓移植，获取 "TLR4$^{+/+}$髓系细胞和 TLR4$^{-/-}$内皮细胞"及 TLR4$^{-/-}$ "髓系细胞和 TLR4$^{+/+}$内皮细胞"嵌合小鼠。

（2）在此基础上，应用氯化钆清除肝脏 KC，制备"TLR4$^{+/+}$ PMN 和 TLR4$^{-/-}$内皮细胞"及"TLR4$^{-/-}$ PMN 和 TLR4$^{+/+}$内皮细胞"嵌合小鼠。

（3）分别用纯系雄鼠 C3H/HeJ（TLR4$^{-/-}$）及 C3H/HeN（TLR4$^{+/+}$）的骨髓移植给同系雌鼠作为对照。

2. 应用上述动物复制肝脏缺血再灌注模型，观察髓系细胞（KC、PMN）及内皮细胞（LSEC）表面 TLR4 表达，及其与 PMN 募集和肝脏 I/R 损伤等之间的关系及其作用机制。

3. 体外观察缺血再灌注损伤对 C3H/HeJ（TLR4$^{-/-}$）及 C3H/HeN（TLR4$^{+/+}$）的 PMN 趋化、穿越内皮细胞能力和产生炎症因子的影响，进一步探讨 TLR4 募集 PMN 的作用机制。

（三）拟解决的关键问题

通过骨髓移植制备嵌合小鼠模型是本研究的前提和拟解决的关键问题，由于本项目使用的两种纯系小鼠除 TLR4 基因外，其他遗传背景完全相同，故嵌合体形成的几率明显提高。此外，本项目将雄鼠骨髓细胞移植给雌鼠，检测雌鼠髓源细胞是否含 Y 染色体，用以判断嵌合体是否形成。本课题组成员×××博士已充分掌握该技术，具有丰富的实验经验。

§评述

本节阐述研究目标、研究内容和拟解决的关键问题，与假说密切相关，明确提出项目的研究目标，巧妙地制备动物模型，从体内、外研究表达 TLR4 的不同类型细胞在缺血再灌注损伤中的相互作用。研究内容相互联系，步步深入，清晰表达该项目的研究思路。现分述如下：

1. 研究目标 针对拟解决的科学问题，目标设置既要避免偏大，也要避免泛泛探索规律。本项目研究目标具体、明确且大小适度，即研究不同类型细胞所表达 TLR4 对肝脏缺血再灌注损伤中 PMN 募集的影响及其作用机制。

2. 研究内容 应紧紧围绕研究目标，将拟解决的科学问题分解为若干小问题，此即拟研究的内容。本项目有 3 个研究内容：①申请人巧妙地利用有或无 TLR4 功能的、其他遗传背景相同的两种小鼠，进行骨髓移植，将有或无 TLR4 功能的髓源细胞和内皮细胞进行不同组合；②以此为基础复制肝脏缺血再灌注损伤模型，在体内研究表达 TLR4 的不同类型细胞在募集 PMN 和缺血再灌注损伤中的作用；③体外直接研究缺血再灌注损伤和表达 TLR4 的内皮细胞对有无 TLR4 功能的 PMN 趋化、穿越内皮细胞和活化的影响，从而对体内实验进行补充。项目研究内容重点突出，环环相扣，不但清晰展示研究思路，且有层次、有深度。

3. 拟解决的关键问题 项目提出拟解决的关键问题是嵌合动物模型的制备和鉴定，该问题是开展本项目研究的前提，属核心技术问题。申请人从理论、技术和人员三方面论述解决此关键问题的可能性和可行性。

注意,近几年的项目申请书改为"拟解决的关键科学问题",因此此处主要填写的是本项目拟解决的科学问题,而非技术或其他问题:①肝脏 I/R 损伤中,不同细胞表面 TLR4 是否发挥不同的作用?而不同类型细胞如何通过 TLR4 而参与肝脏 I/R 损伤?②内皮细胞还是髓源细胞在肝组织招募 PMN 过程中扮演关键角色?

四、拟采取的研究方案及可行性分析

(一)拟采用的研究方案

1. 嵌合动物模型的制备

(1)骨髓移植:雌鼠作为受者在移植前后均置于层流环境,垫料、食物、饮水均经高压消毒,饮水中加庆大霉素(320mg/L)、红霉素(250mg/L);移植前 4~6 小时,经 ^{60}Co γ 全身照射 8.0Gy(剂量率 1.0Gy/min)。骨髓移植步骤为:

1)"TLR4$^{+/+}$ 髓系细胞和 TLR4$^{-/-}$ 内皮细胞"嵌合体:雌性 C3H/HeJ(TLR4 $^{-/-}$)小鼠从尾静脉接受 $2×10^6/0.5ml$ 雄性 C3H/HeN(TLR4$^{+/+}$)小鼠骨髓细胞。

2)"TLR4$^{-/-}$ 髓系细胞和 TLR4$^{+/+}$ 内皮细胞"嵌合体小鼠:雌性 C3H/HeN(TLR4$^{+/+}$)小鼠从尾静脉接受 $2×10^6/0.5ml$ 雄性 C3H/HeJ(TLR4$^{-/-}$)小鼠骨髓细胞。

3)TLR4$^{+/+}$ 髓系细胞和 TLR4$^{+/+}$ 内皮细胞小鼠:雌性 C3H/HeN(TLR4$^{+/+}$)小鼠从尾静脉接受 $2×10^6/0.5ml$ 雄性 C3H/HeN(TLR4$^{+/+}$)小鼠骨髓细胞。

4)TLR4$^{-/-}$ 髓系细胞和 TLR4$^{-/-}$ 内皮细胞小鼠:雌性 C3H/HeJ(TLR4 $^{-/-}$)小鼠从尾静脉接受 $2×10^6/0.5ml$ 雄性 C3H/HeJ(TLR4$^{-/-}$)小鼠骨髓细胞。

用 FISH 和 PCR 检测雌鼠髓源细胞是否被雄鼠取代,从而检出 Y 染色体或扩增出 SRY 基因表达,用以鉴定嵌合体是否形成。借助流式细胞仪检测动物 PMN、KC 和 LSEC 表面 TLR4 表达。饲养 4~6 周后用于复制肝脏缺血再灌注损伤模型。

(2)肝脏 KC 清除动物模型制备:复制缺血再灌注损伤模型前 48 小时,给上述动物每 24 小时静注 $GdCl_3$(0.1mmol/kg)1 次,连续 2 次,借助组织切片 CD68 染色、活体印度墨汁染色及超微切片透射电镜证实 KC 被清除,从而建立"TLR4$^{+/+}$ PMN 和 TLR4$^{-/-}$ 内皮细胞"嵌合小鼠、"TLR4$^{-/-}$ PMN 和 TLR4$^{+/+}$ 内皮细胞"嵌合小鼠、"TLR4$^{+/+}$ PMN 和 TLR4$^{+/+}$ 内皮细胞"小鼠、"TLR4$^{-/-}$ PMN 和 TLR4$^{-/-}$ 内皮细胞"小鼠,并用荧光定量 PCR 技术比较上述

4 种动物模型肝脏组织 TLR4 表达水平。

2. 体内试验
表达 TLR4 的不同类型细胞对肝脏缺血再灌注损伤和 PMN 募集的影响。

(1)制备肝脏缺血再灌注损伤模型:1% 戊巴比妥钠溶液(60mg/kg)腹腔注射麻醉,固定后,腹部正中上 1/3 经腹白线进腹,充分显露肝门区,分离支配肝脏的门静脉及肝动脉,置无创血管夹阻断血流 30 分钟,补生理盐水 0.5ml,缝合关闭腹腔,30 分钟后再次开腹,取血管夹,恢复小鼠肝脏血供,缝闭腹腔,恢复肝脏血供 30 分钟、1 小时、4 小时、12 小时及 24 小时检测相关指标。对照组同样完成手术,但不夹闭相应血管。

(2)动物分组

1)不同髓源细胞和内皮细胞组合的嵌合体:①TLR4$^{+/+}$ 髓系细胞和 TLR4$^{-/-}$ 内皮细胞;②TLR4$^{-/-}$ 髓系细胞和 TLR4$^{+/+}$ 内皮细胞;③TLR4$^{+/+}$ 髓系细胞和 TLR4$^{+/+}$ 内皮细胞;④TLR4$^{-/-}$ 髓系细胞和 TLR4$^{-/-}$ 内皮细胞。

2)不同 PMN 和内皮细胞组合的嵌合体:①TLR4$^{+/+}$ PMN 和 TLR4$^{-/-}$ 内皮细胞;②TLR4$^{-/-}$ PMN 和 TLR4$^{+/+}$ 内皮细胞;③TLR4$^{+/+}$ PMN 和 TLR4$^{+/+}$ 内皮细胞;④TLR4$^{-/-}$ PMN 和 TLR4$^{-/-}$ 内皮细胞。

其中每组中的①②为嵌合体,③④为纯合体,另设假手术组对照。

(3)检测指标

1)肝脏损伤的检测:肝脏组织学切片,显微形态学检测;血清生化 ALT、AST 水平检测;用 TUNEL 原位检测肝组织细胞凋亡。

2)内皮细胞损伤:检测血清透明质酸(HA)水平,评价内皮细胞功能变化。

3)肝脏组织产生氧自由基水平:监测 MDA。

4)肝脏 PMN 募集:肝脏组织 MPO 水平,肝脏组织切片用萘酚 AS-D 氯醋酸脂酶染色,并进行 PMN 计数。

5)ELISA 检测 TNF-α、IL-1 和 MIP-2 血浆水平;Western blot 和免疫组化检测缺血肝叶 ICAM-1 和 Mac-1 膜蛋白表达。

3. 体外实验
肝缺血再灌注损伤中 TLR4 诱导 PMN 募集机制的研究。

(1)肝缺血再灌注损伤中细胞因子和趋化因子对 PMN 趋化能力的影响

1)取上述各组缺血 1 小时再灌注 3 小时肝组织匀浆液,借助 Transwell 实验检测匀浆液对 TLR4$^{+/+}$ PMN 及 TLR4$^{-/-}$ PMN 趋化及穿越内皮的影响。

2) 分别用 TNF-α 和 MIP-2 抗体封闭上述各组缺血 1 小时再灌注 3 小时肝组织匀浆液中相应因子,再观察匀浆液对 TLR4$^{+/+}$ PMN 及 TLR4$^{-/-}$ PMN 趋化及穿越内皮的影响。

(2) 肝缺血再灌注损伤中黏附分子对 PMN 黏附和穿越内皮的影响:借助黏附实验及 Transwell 实验,比较 Mac-1 中和抗体作用前后 TLR4$^{+/+}$ PMN 及 TLR4$^{-/-}$ PMN 黏附能力及穿越内皮的差异。

(3) RT-PCR 检测缺血再灌注损伤中 TLR4$^{+/+}$ PMN 及 TLR4$^{-/-}$ PMN 转录 TNF-α、IL-1、Mac-1 及 MIP-2 mRNA 的差异。

(二) 可行性分析

1. 本项目通过骨髓移植制备嵌合体动物模型,使拟研究的特定细胞群体表达 TLR4 成为可能,从而利于在体研究不同群体细胞所表达 TLR4 对 PMN 募集和肝再灌注损伤的作用。

2. 该项目是原有研究基础的深入,项目组成员不但熟悉相关领域理论知识和最新信息,且熟练掌握本项目所需关键技术和方法;本实验室具备该项目所需仪器设施和各种实验条件。

3. 纯合基因实验动物可从中科院上海实验动物中心购买,骨髓移植制备嵌合动物模型由本单位血液内科具备丰富经验的专业人员完成,肝再灌注损伤动物模型的制备已由本课题组成员熟练掌握。

§评述

本节详细阐述该项目拟采用的实验路线、技术和实验方案,并进行可行性分析。其研究策略巧妙、路线清晰,实验方案具体,且避免过于烦琐地介绍方法学的细节,对照设计完整。通过骨髓移植制备嵌合小鼠,使得有可能在体内单独研究特定类型细胞所表达 TLR4 对肝再灌注损伤和 PMN 募集的影响。

另外,体内实验虽可观察不同类型细胞所表达的 TLR4 对 PMN 募集和再灌注损伤的作用,但并不能阐明其因果关系,故申请人采用体外实验,通过抗体封闭直接观察再灌注损伤中哪些因子参与募集 PMN,以及 TLR4 影响哪些因子的表达等,不但更深入地探讨了机制,且有效补充了体内实验的不足。

本项目的可行性分析中,第 1 点是从学术思想角度进行分析;第 2 点从研究队伍和研究条件方面进行分析;第 3 点从动物来源和关键技术(骨髓移植)的可操作性进行分析。如此,令人信服地显示本项目的科学性、可行性和可操作性。

五、本项目的特色和创新之处

1. 首次运用骨髓移植方法和化学药物清除方法建立细胞差异性表达 TLR4 基因的嵌合动物,用于研究肝脏 I/R 损伤中髓系细胞及内皮细胞的作用机制。其创新性体现在在体研究不同类型细胞表达同种基因时的功能差异性。

2. 首次研究不同类型细胞所表达 TLR4 在肝脏 I/R 损伤和 PMN 募集中的作用,为深入了解肝脏 I/R 损伤的病理生理改变和防治肝再灌注损伤提供新思路。

3. 以细胞模型探讨分子的功能,探索不同类型细胞在相同时间表达同样基因的功能差异。提示研究特定基因功能时,仅依靠基因敲除(knockout)尚不充分,因不同类型细胞所表达的同一基因产物,其作用可能不同。本项目的研究模式可望进一步补充经典基因功能学研究的不足。

§评述

主要从 3 方面阐述了本项目的特色和创新之处:①技术手段的创新,通过建立骨髓移植制备嵌合体,使得有可能在体内研究不同类型细胞群体表达同一基因功能的差异;②学术观点新颖,表现在首次探索不同类型细胞 TLR4 在肝脏 I/R 损伤和 PMN 募集中的作用;③对相关研究技术的补充,表现在以不同类型细胞为基础研究同一分子功能,可补充单纯以基因敲除技术开展基因功能研究的不足。

六、年度研究计划及预期研究结果

(一) 年度研究计划

2006.1—2006.12

1. 建立骨髓移植制备嵌合体小鼠模型,验证 TLR4 表达的细胞差异性。

2. 封闭肝脏 KC,建立 PMN 和内皮细胞 TLR4 表达差异的嵌合体模型。

2007.1—2007.12

1. 继续完成上述动物模型。

2. 体内观察不同类型细胞所表达 TLR4 对肝脏缺血再灌注损伤和 PMN 招募水平的影响,检测与 PMN 招募相关的细胞因子、趋化因子和黏附分子水平变化。

3. 总结并发表学术论文 1~2 篇。

2008.1—2008.12

1. 体外研究 TLR4 对肝脏缺血再灌注损伤中

PMN 募集作用及其机制。

2. 必要的补充实验。

3. 撰写并发表文章 1~2 篇。

4. 总结、结题；如有可能，申报成果。

（二）预期研究结果

1. 证实肝脏缺血再灌注损伤在相当程度上依赖 TLR4 的功能。

2. 证实髓系细胞及内皮细胞所表达 TLR4 均参与肝脏缺血再灌注损伤，但其影响程度可能不同。

3. 证实髓系细胞及内皮细胞表达的 TLR4 在肝脏缺血再灌注损伤中对 PMN 募集的作用可能不同，肝脏 KC 和 LSEC TLR4 活化，可导致趋化因子和促炎细胞因子的释放，利于 PMN 向肝脏募集和活化；而 LSEC 和 PMN TLR4 活化，则可促进参与二者相互作用的黏附分子表达，促进 PMN 从血管渗出。

4. 在国内及国际性杂志上发表 3~4 篇论文，其中 SCI 收录 2 篇，培养青年教师 1 名，硕士研究生 2~3 名，博士研究生 1 名。

§评述

该项目研究计划明确、具体，进度安排合理；近几年面上项目资助 4 年，故应按 4 年安排进度。预期研究结果 1~3 点为本研究的预期结果，与研究目标和申报者设想相符。第 4 点为拟发表的论文（包括 SCI 收录论文）的篇数，以示研究结果的形式、数量和质量，同时涉及人才培养（研究生和青年教师培养）。

七、研究基础与工作条件

（一）工作基础

1. 已有实验基础　从 2001 年始，申请人作为主要成员参与国家自然科学基金（No.）研究，对小鼠肝脏部分缺血再灌注损伤状态下 TLR2 及 TLR4 表达激活进行了深入研究，业已证明：

（1）TLR2 及 TLR4 参与小鼠肝脏部分缺血再灌注损伤的病理过程，且与内毒素血症无关。

（2）证实 TLR4 分布于肝窦内皮细胞、库普弗细胞及肝脏内浸润之中性粒细胞，肝细胞不表达 TLR4。

（3）利用 TLR4 缺失小鼠（C3H/HeJ）复制肝缺血再灌注模型，与用野生型小鼠（C3H/HeN）复制的模型比较，其肝脏组织学损伤明显减轻（图 1），且肝脏的 ALT 水平、TNF-α 表达水平及 NF-κB 活性均明显轻于后者。

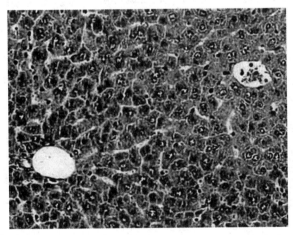
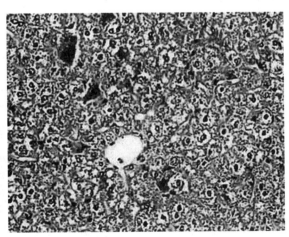

图 1　肝脏 I/R 损伤组织学变化

左为 TLR4$^{-/-}$ 小鼠；右为 TLR4$^{+/+}$ 小鼠

（4）用氯化钆阻断肝脏 KC 功能，可减轻肝脏 I/R 损伤，但与假手术对照比较仍有明显损伤，说明髓系细胞中除 KC 外，中性粒细胞及内皮细胞 TLR4 在启动肝脏 I/R 过程中的作用也不可低估。

（5）TLR4 缺失小鼠肝脏内中性粒细胞聚集明显较野生型轻（MPO 水平明显减低，$P<0.05$），而与假手术组相比无显著性差异，提示 TLR4 表达与肝缺血再灌注损伤中性粒细胞聚集相关（资料尚未发表，图 2）。国内外尚未见同类相关报道。

2. 已有技术力量　本项目组所在××××××实验室是××省重点实验室，承担并完成××项国家科研项目（包括 973、863 和国家自然科学基金项目）和省市科研项目，具有良好实验室建设和科研

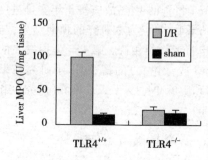

图2　肝脏 I/R 损伤后募集 PMN 水平变化

基础。

本课题组长期从事缺血再灌注损伤研究，项目负责人×××教授先后主持××项国家自然科学基金项目及××项省市科研项目，在国内外专业杂志发表相关论文××篇，获取专利××项，获省自然科学奖一等奖1项。课题组成员熟悉本领域相关理论知识，且熟练掌握本项目所需关键技术和方法。

（二）工作条件

1. ××××××大学××医学院医学实验动物中心具备层流动物饲养间，可提供必需的手术及饲养场地。

2. ××××××大学××医学院第一附属医院肿瘤分院具备实验型^{60}Co γ射线照射设备，结合院血液病研究所实验室的条件，可完成骨髓移植模型的建立。

3. ××××××大学××医学院基础医学院实验公共平台、第一附属医院普通外科实验室和医院中心实验室等具备与本课题相关的主要仪器设备和实验条件，如−86℃超低温冰箱、冷冻干燥机、超速离心机、FTC-2000实时荧光定量PCR仪、流式细胞仪、激光扫描共聚焦显微镜、HPIAS-1000显微图像分析系统、全自动HITACHI生化分析仪、全自动多功能酶标仪、电脑恒冷冷冻石蜡切片机等。

4. 实验动物可从中科院上海实验动物研究所购买。本项目动物试验已受××××××大学实验动物伦理审查委员会审查批准，审批证明材料见附件。

（三）申请人简历

申请人：

×××教授，1989年毕业于××××大学（七年制），获医学硕士学位；2001年9月至2004年7月于××××大学××医学院攻读外科学博士，获博士学位；主要从事失控炎症反应发生发展及肝脏缺血再灌注损伤机制的研究，先后主持×项国家自然科学基金项目及×项省市科研项目，在国内外专业杂志发表相关论文××篇，其中SCI收录论文××篇，获取专利1项，获省自然科学奖一等奖1项。为项目负责人，负责实验设计、协调管理和总体负责。

近5年发表的论著目录：作者排序（申请人姓名以黑体字表示）、论著题目、期刊、年份、卷（期）：起页-止页。

获奖成果：成果名称及等级、授奖单位和年份、排名。

获取的专利：专利名称、登记或批准号、排名。

主要成员：

×××副教授，××××××医学院第一附属医院血液内科学术骨干；1988年获××大学免疫硕士学位；1996年获××大学×××××医学院第一附属医院血液内科学博士；长期从事造血微环境调控与基因治疗、造血干细胞分化、骨髓移植和移植免疫的基础理论研究，具有丰富的血液病诊治工作经验。参与国家自然科学基金资助项目"诱导同种异体骨髓受者获得免疫赦免的实验研究"（No. ）和"阻抑同种异体骨髓移植受者肿瘤逃逸的实验研究"（No. ）；承担并完成第一附属医院院内课题"血管内皮细胞生长因子与造血调控的实验研究"项目。先后发表文章20余篇。在本研究中全面负责骨髓移植嵌合体小鼠模型的制备。

近5年发表的论著目录：作者排序（申请人姓名以黑体字表示）、论著题目、期刊、年份、卷（期）：起页-止页。

主要成员：

×××博士，主治医师，1998年7月毕业于××医科大学医疗系，获硕士学位，2001年9月—2004年7月在××××××大学××医学院第一附属医院腹部外科专业攻读医学博士学位。主要从事感染和缺血再灌注损伤等方面研究。曾参与国家自然科学基金项目（No. ）研究，共发表论文12篇。

近5年发表的论著目录：作者排序（申请人姓名以黑体字表示）、论著题目、期刊、年份、卷（期）：起页-止页。

§评述

该节阐述与申报项目相关的研究基础、实验条件和申请者及项目组主要成员简历，由此向评审者表明项目具有良好和可靠的科研基础，具有独立承担科研能力的项目负责人及科研团队，并有完善的

实验室和学术氛围浓厚的科研环境,这些均是项目评审的重要要素。现具体分述如下:

1. 与本项目有关的研究工作基础 申请人主要从已有研究基础和已有技术力量两方面进行说明。研究基础中,首先证实 TLR 参与肝缺血再灌注损伤,并证实缺失 TLR4 功能肝缺血再灌注损伤明显减轻,PMN 募集减少;接着确认 TLR4 在肝组织中不同类型细胞的分布;去除肝脏 KC 后,依然出现肝缺血再灌注损伤。由此显示,前期结果与本项目间存在逻辑关系,为本项目立项提供有力依据。已有技术力量中,介绍了所在单位的学术氛围、实验室装备及良好的科研环境,以及申请人和团队的科研背景,以充分展示综合科研优势。

2. 工作条件 列举了已拥有的仪器设备,包括校内有关单位可提供和利用的设施和条件,如动物房、供动物照射用的设备及其他大型仪器等。体现申请人所在单位具有良好的工作条件,可充分保证项目顺利实施。此外,项目申请人还获得本单位动物伦理审查委员会审查批准进行该项动物试验。

3. 申请人和项目组主要成员专业背景 根据申请书填写要求,须介绍申请人和主要成员的学历和研究工作简历、近期所发表与本项目有关的论著目录、科研成果、获奖和专利,以及各成员在项目中的分工。介绍时既应充分显示自身优势,又须实事求是。

4. 申请人承担的在研项目 申请人和项目组主要成员正在承担的科研项目情况,包括自然科学基金的项目,要注明项目名称和编号、经费来源、起止年月、负责的内容等,应说明与本申请的关系和区别。

5. 完成自然科学基金项目情况 按要求填写项目进展或完成情况,应列出主要研究结果;附论文发表及引用情况、获奖情况、培养人员情况等;此外应附 3~5 篇主要论文首页,其须标注基金委项目批准号。

§总体评述

1. 意义与重要性 该项目研究肝脏缺血再灌注损伤的机制,为临床防治提供新的线索,故该项目不但具有理论价值,也具有明显临床意义。

2. 创新性 该项目的创新性主要为探索不同类型细胞所表达 TLR4 在肝脏缺血再灌注损伤中的作用和对 PMN 募集的影响及机制。此外,研究手段具有创新性,即用骨髓移植制备嵌合体小鼠模型,使得有可能在体内研究特定类型细胞所表达 TLR4 对缺血再灌注损伤的影响。

3. 科学性 ①项目立项依据充分,建立在扎实的前期工作基础之上;②研究手段巧妙、合理(骨髓移植模型);③研究方案和对照的设计严谨、科学。

4. 可行性 研究目标明确,研究手段巧妙,研究路线清晰,研究方案严谨,研究内容有深度,研究范围适度,均反映项目的可行性。此外,团队具有丰富的科研经验,具备良好的科研条件,熟练掌握关键技术,均是项目可行的重要保证。

5. 可理解性及说服性 项目申报实际上是说服评审专家同意资助。因此,除项目本身的重要性、创新性、科学性和可行性外,申报书的撰写十分重要。本申报书文字简洁,语句流畅,条理清楚,重点突出,逻辑性强,评审专家易懂。存在的不足之处是:题目欠缺吸引力;对项目重要性和创新性的阐述仍存在有待改进之处。

例 9-2 国家自然科学基金青年科学基金项目申请书范例解析

由于该项目是在研项目,故将研究分子以 CDX 替代。

一、题目和摘要

1. 题目 急性髓系白血病干细胞选择性表达 CDX 的意义及靶向研究

2. 摘要 白血病干细胞是急性髓系白血病生长与复发的主要根源,但目前我们对其生物学特性知之甚少。因此,分离鉴定特异表达于白血病干细胞的关键分子具有重要的理论意义和应用价值。我们的前期研究首次发现急性髓系白血病干细胞高表达免疫抑制分子 CDX,其高表达与患者预后、生存率呈负相关,阻断其与配体的交联可有效抑制小鼠肿瘤的生长。这一现象目前国内外未见报道,提示白血病干细胞特异表达 CDX 可能与白血病干细胞存活相关。为此,本项目拟在较大样本、不同亚型急性髓系白血病中进一步分析急性髓系白血病干细胞 CDX 的表达与临床特征和机体免疫状态的相关性,从原代细胞、在体模型两方面阐述 CDX 表达对白血病细胞存活及抗白血病免疫的影响并探索其机制,同时尝试以 CDX 单抗实现靶向抑制,从而达到识别白血病干细胞的关键特异表面分子,为合理设计靶向白血病干细胞的治疗提供新的理论基础等目的。

§评述

1. 项目名称　本项目名称共24字,明确地反映其主要研究目标和拟解决的科学问题,即研究急性髓系白血病干细胞表达CDX的病理意义是什么,能否以此为靶标清除肿瘤干细胞,治疗该类型白血病。

2. 摘要　本摘要共362个字,第1~2句简介项目研究背景;第3~4句为自己的相关工作基础,即立项主要依据;第5句介绍本项目的主要研究方法和对象、研究内容和目标以及研究意义。

注意:青年科学基金由于经费有限,选题应该相对小些,研究目标少些,而研究内容要更加集中,真正做到在有限的期限用有限的经费达到有限的目标。

二、项目的立项依据

急性髓系白血病(acute myeloid leukemia, AML)是严重威胁人类健康的疾病,5年总体生存率仅30%~40%,65岁以上的患者生存率则更低,且近年来发病率呈上升趋势[1]。传统化疗可使50%~70%的AML患者达到缓解,但缓解的患者中却有较高的复发率[2-3]。随着对AML基础研究的不断深入、新的有效治疗药物的研制及治疗方案的改进,使得AML的治疗取得了一定的进步,但居高不下的复发率使AML某些亚型的治疗仍面临着严重问题。近期研究表明,处于静息状态的白血病干细胞(leukemia stem cell, LSC)是AML不断生长和耐药复发的重要根源[4-5]。因此,特异性清除LSC是AML患者长期生存和疾病能否被治愈的关键。

LSC与造血干细胞(hemopoietic stem cell, HSC)有着相似的特性,具有自我更新、分化、增殖潜能,处于静止状态,均定居于骨髓腔骨内膜。因此,为了探求LSC靶向策略,分离鉴定出特异表达于LSC且能导致白血病发生发展的相关调控分子或关键信号通路尤为重要。随着人类对血液肿瘤细胞生物学和遗传学的深入认识,分子靶向治疗取得了较大的进展,其中靶向细胞表面标记单抗的应用更是取得了令人鼓舞的成果。抗原CD20的单抗——美罗华的应用就是一个成功案例,它在淋巴瘤治疗中取得了明确疗效,3年无病生存率可提高达68%[6-7],这给我们充分的启示,即LSC表达的特异表面抗原有望作为治疗靶点。理想的靶抗原应

该具备以下特点:①该抗原在肿瘤细胞中特异性高表达,而在正常细胞或组织中低表达或不表达,使得靶向药物能特异且充分地与肿瘤细胞结合;②该抗原既不是可溶性的,亦不会被细胞内化,从而有利于靶向药物达到肿瘤细胞[8]。基于此,目前人们已经分离出一些主要表达于AML细胞的表面分子,如CLL-1、CD25、CD32、CD44、CD47、CD123等,并且针对这些分子的靶向治疗取得了一定的疗效[9-13],充分说明这是一个富有前景的研究领域。但不足之处是,这些表面分子或在LSC中表达水平低,或在HSC有较高表达,故在一定程度上限制了基于这些表面分子的靶向治疗[2]。因此,分离鉴定具有高度特异性及敏感性的LSC理想靶抗原仍是AML靶向治疗面临的关键问题。

有研究者在MLL-AF9转化小鼠模型中广泛筛选了小鼠干细胞的细胞表面标志,通过对比分析小鼠正常HSC和白血病LSC细胞表面标志之间的差异,发现CDX等在小鼠LSC中异常表达[14]。以往研究表明,CDX主要表达于淋巴细胞表面,介导免疫抑制[15],其在小鼠LSC中的表达则是一种新的发现。由于CDX在小鼠和人中具有高度保守性[16],因此我们进一步观察了人类LSC中是否有类似现象。尽管近年来研究表明CD34+、CD38+、CD34-细胞中存在LSC[17],但LSC主要存在于CD34+CD38-细胞群体中[18]。于是我们采用流式细胞术分析了24例急性淋巴细胞白血病(acute lymphoblastic leukemia, ALL)患者、86例AML患者和18例健康成人CD34+CD38-细胞群体中CDX的表达情况。结果发现,CDX在ALL LSC中高表达。由于ALL是淋巴细胞起源,故CDX在ALL中的表达可能与组织特异性有关。但令人惊讶的是,CDX亦广泛高表达在多型急性髓系白血病LSC中,其中以在M2和M5中高表达最显著,而在正常造血干细胞中低表达或不表达(工作基础图1、工作基础图2)。这一发现国内外研究尚未见报道。进一步分析临床资料发现,在CDX高表达及低表达的两组患者中,年龄、初诊血常规、常见突变基因(NPM、CEBP、c-kit、FLT3、IKZF1)及染色体等无明显统计学差异。但是在这些病例中高表达CDX组与MLL白血病有直接相关性,且该组患者生存期较短、复发率增高,与CDX低表达组相比均有统计学差异(工作基础图3)。由此可见,CDX可能是MLL相关AML预后差的一个指标。同时,我们的预实验结果表明,CDX鼠源性中和抗体6A6能有效抑制小鼠肿瘤的生长(工作基础图4)。由于中和抗体

可阻断配体与受体的结合从而打破二者间的信号传导，故6A6的抑瘤效应可能是由于其通过阻断CDX与其配体HVEM交联而打破了二者间的信号传导所致。以上初步结果提示CDX可能是AML一个潜在的治疗靶点。

CDX又名B、T淋巴细胞衰减因子（B and T lymphocyte attenuator，BTLA），是最近发现的Ig超家族成员，普遍认为是结构、功能与CTLA-4和PD-1相似的T细胞表面的抑制性受体[16]。CDX mRNA主要表达于脾脏和淋巴结，但在其他组织中鲜有表达[16]。CDX配体为HVEM，是TNF受体超家族成员，其表达于T细胞、B细胞、NK细胞、DC细胞、髓系细胞和一些肿瘤细胞，二者结合后抑制T细胞活化、增殖，负调免疫应答[15]。然而，目前对CDX的认识还很局限，尚处于起步阶段，大多数研究都聚焦于其对T细胞的调节功能上，而对CDX在其他细胞上表达的功能知之甚少。为此，白血病干细胞群体特异性表达CDX是一个值得深入研究的新现象。以下前期研究线索提示它可能在白血病尤其是MLL白血病中有重要作用：①CDX优先表达于AML LSC中，而在正常HSC中低表达或不表达，CDX高表达的患者MLL融合基因增多、生存率明显低下且复发率高，提示CDX可能与白血病的存活、复发相关；②CDX的主要功能是抑制细胞免疫。同时，CDX中和抗体能有效抑制肿瘤生长。因此，CDX可能是抑制肿瘤免疫的一个重要分子。

基于以往的研究和我们的前期发现，我们推论：AML LSC特异性表达CDX可能是MLL相关AML细胞存活的重要分子。在本项目中，拟从以下4方面进一步验证上述假说：①在较大样本、不同亚型AML中进一步分析LSC中CDX的表达及其与临床特征（如治疗效应和复发等）间的相关性，与临床免疫功能的相关性；②AML LSC表达CDX对MLL相关AML发病、存活的影响；③靶向CDX对清除MLL相关AML LSC的效应；④AML LSC表达CDX对LSC免疫逃避的影响及机制探讨。本项目的研究没有沿用现有思路进行重复性实验，其意义在于：①规范治疗后复发仍是急性髓性白血病治疗失败的主要原因。微小残留病灶（micro residual disease，MRD）是复发的根源，而抗体治疗有望清除MRD。为此，在抗体、小分子免疫抑制剂等药物研发技术已经成为日益成熟的条件下，深入探讨白血病干细胞特异表达的关键分子显得尤为重要和迫切。②国内外对CDX分子在肿瘤细胞中的作用研究处于起步阶段，认识尚浅，对其在AML LSC中的

表达及作用未见报道。AML LSC中CDX高表达及其与临床预后相关的现象首次提供了CDX与AML关联的直接证据。探讨CDX分子在LSC存活和肿瘤免疫中的意义，将进一步深化CDX的调控理论。

参考文献（省略）。

§评述

本节内容共分5段和参考文献，从白血病治疗复发→引起复发的细胞LSC→靶向LSC的靶分子→CDX。本节介绍由大到小，由浅入深，由面至点（研究点），层层深入，重点突出，强调了该项目研究的重要性、新颖性和必要性。本节内容包括研究背景，即国内外研究现状和本人的前期工作、凝练科学问题与相关假说、拟开展的研究工作及学术意义。

1. 段落1~2　主要阐明了研究背景、研究现状和存在的问题。

段落1：主要介绍急性髓系白血病（AML）治疗存在的主要问题，即生存率较低和复发率高，而白血病干细胞（LSC）是导致复发和耐药的重要原因。

段落2：主要简介可靶向LSC的靶分子及其存在的主要问题。

2. 段落3~4　主要介绍CDX与白血病的研究现状和自己前期工作的重要发现，并据此凝练科学问题，阐述CDX与AML相关的立论依据。

段落3：介绍他人在动物模型中发现CDX与白血病干细胞相关，而自己前期工作证实CDX与人白血病干细胞相关，并首次发现表达于淋巴细胞的CDX可在多型AML（以M2和M5最高）的LSC中高表达，且与患者生存期和复发率呈负相关，用中和抗体可抑制小鼠肿瘤生长。

段落4：主要介绍CDX及其已知功能（免疫抑制功能）。提出科学问题，即白血病干细胞表达CDX的意义是什么，并提出CDX与AML相关的立论依据。

3. 段落5　根据前述立论依据（小鼠LSC表达CDX；人ALL和AML的LSC表达CDX；高表达CDX患者生存期短及复发率高；用抗体中和CDX抑制小鼠肿瘤生长）提出假说。阐明本项目的研究目标与意义，进一步强调该研究的重要性。

4. 参考文献　本申请书列出19篇文献（均为SCI收录文章），除4篇为2006年的，其余均为近5年文献。

§可改进的地方

1. 段落3和段落4有若干重复（主要是自己

的工作),可合并。先简介 CDX 及其已知功能;再介绍 CDX 与白血病的关系,包括自己的工作,即阐述本项目的主要立论依据,并凝练科学问题。

2. 假说偏简单,可进一步改善。例如可根据 CDX 已知功能推测该分子利于 AML 的 LSC 逃逸免疫攻击,其可能的机制有哪些。此外,可推测 CDX 还可能具有非免疫抑制功能,如是否有利于 LSC 的耐药、致瘤性及复发等。

3. 研究目标可压缩至 3 个:①临床相关性研究:因为 1 与 2 均属此类研究,可合并;②CDX 靶向清除 LSC 治疗白血病;③CDX 对 LSC 逃逸免疫的影响及其机制。

4. 研究意义可以进一步简化,突出重点:①突出研究的理论意义,如 AML LSC 中 CDX 高表达及其与临床预后相关的现象首次提供了 CDX 与 AML 关联的直接证据。进一步探讨 CDX 分子在 LSC 存活和肿瘤免疫中的意义,将进一步深化对白血病发生发展的分子机制的认识,故具有明显的理论价值。②突出研究的潜在应用价值,如规范治疗后复发仍是急性髓性白血病治疗失败的主要原因。微小残留病灶(micro residual disease,MRD)是复发的根源。本项目用 CDX 抗体靶向清除 LSC,有望清除 MRD,为防止白血病复发提供新的线索。

5. 文献部分,如能引用本课题组甚至本人的相关研究论文作为前期研究基础或立项依据更好,可显示自己(及团队)的研究基础与研究能力。

6. 英文缩写第一次出现,必须给出英文全称和翻译,如 MLL 无全称与翻译。

三、研究内容、研究目标和拟解决的关键问题

(一) 研究内容

1. AML LSC 中 CDX 的表达与临床特征(白血病分型、治疗效应、复发及生存率等)及机体免疫状态的相关性研究。

2. 建立免疫全能小鼠白血病模型,观察 CDX 过表达对白血病发病、存活的影响。

3. 基于免疫全能小鼠白血病模型和人原代细胞模型,在整体水平和细胞水平观察 AML LSC 中 CDX 表达对抗白血病免疫的效应,并探索其可能的机制。

4. 靶向 CDX 清除 MLL 相关 AML LSC 的效应研究。

(二) 研究目标

1. 明确 AML LSC 中 CDX 的表达与临床特征、机体免疫状态的相关性。

2. 了解 CDX 抗白血病免疫的效应并探索其可能机制。

3. 明确 CDX 过表达对白血病发病、存活的影响及靶向 CDX 清除 LSC 的效应,评价 CDX 作为靶点的可行性。

(三) 拟解决的关键科学问题

1. 了解 CDX 在急性髓系白血病表达的临床意义。

2. 在整体水平和细胞水平从细胞免疫的多环节、多水平探讨 CDX 对抗白血病免疫可能的调节机制。

3. 探索针对 LSC 靶向治疗的新策略,验证以单克隆抗体体内靶向阻断 CDX 清除 LSC 的可行性。

§评述

本节根据拟解决的关键科学问题设置对应的 3 个研究目标,围绕研究目标开展相关的研究内容,从相关性研究入手,进而探讨机制,最终达到靶向治疗。设置的研究内容既具有相对的独立性,又具有互补性;且研究范围适度,紧密围绕并聚焦于实现研究目标。现分述如下:

1. 研究内容 围绕研究目标和拟解决的科学问题,设置研究内容。本项目有 4 个研究内容,内容①和②主要为了解决第 1 个科学问题,达到第 1 个研究目标,即从临床与动物模型相关性研究入手,探讨 LSC 表达 CDX 对 AML 病程、存活与复发的影响;内容③主要为了解决第 2 个科学问题,达到第 2 个研究目标,从细胞水平与整体水平探讨 CDX 抗白血病免疫的效应,即进一步探讨 CDX 参与 AML 发生和发展的机制;通过上述 3 项研究内容,不但可阐明 CDX 生物学作用和病理作用,而且还为该分子是否可作为靶点奠定基础。内容④主要为了解决第 3 个科学问题,达到第 3 个研究目标,即靶向 CDX 清除 LSC,观察能否治疗 AML,为其潜在临床应用价值提供直接证据。本项目研究内容重点突出,内容与内容之间紧密相连,研究思路清晰,逻辑性较强。

2. 研究目标 本项目研究目标明确,且大小适度,即研究 CDX 与 AML 临床病程的关系、对 LSC 免疫逃逸的影响及机制以及干扰 CDX 靶向清除 LSC 治疗 AML 与复发的作用。

注意:青年基金不要设置太大太多的研究目标。

3. 拟解决的关键科学问题 项目提出 3 个拟

解决的关键科学问题,对应 3 个研究目标。

§可改进的地方

1. 由于此部分为重点阐述内容,应尽量给评审者清楚地展示完整的研究思路及其研究梗概。故研究内容还应具体些,但又不同于下节的具体研究方案,可在每项研究内容里给出次一级的研究内容,如在第 3 项研究内容下添加:①体内研究白血病干细胞表达 CDX 对细胞免疫的影响:建立免疫全能小鼠白血病模型,在整体水平观察 CDX 对 CD4$^+$T 细胞、CD8$^+$T 细胞、调节 T 细胞、CD1a$^+$DC 细胞及 NK 细胞等及相应细胞因子的影响,探讨 CDX 抗白血病免疫的效应。②体外研究白血病干细胞表达 CDX 抗白血病免疫机制:用表达 CDX 和不表达 CDX 白血病小鼠的骨髓分离 DC 细胞,在相应白血病干细胞作用下,观察其对淋巴细胞激活与分泌细胞因子的影响。

2. 也可以将 3 个关键科学问题合并为 2 个,如同本项目标题所述:①AML 相关 LSC 表达 CDX 的意义,包括临床意义和对 LSC 的生物学意义(包括免疫逃逸及其机制);②CDX 靶向清除 LSC,防止白血病复发的可行性。

四、拟采取的研究方案及可行性分析

(一) 拟采用的研究方案

1. CDX 表达与临床特征、机体免疫状态的相关性研究

(1) 临床标本采集:经本单位伦理委员会的审查同意,并预先将研究目的告知患者,征得其同意后,抽取正常供者及 AML 患者静脉血或骨髓,其中 AML≥200 例,正常供者≥50 例。同时登记整理患者相关临床资料并严密随访病例。

(2) 流式细胞术检测每个临床标本中 CD34$^+$CD38$^-$细胞群体 CDX 的表达情况。

(3) 综合分析 CDX 表达水平与 AML 病例白血病分型、染色体、融合基因、治疗效应、复发、生存率等的相关性。

(4) 在 CDX 高表达和低表达标本中检测抗肿瘤免疫的效应细胞 CD4$^+$T 细胞各亚型、CD8$^+$T 细胞各亚型、调节 T 细胞、CD1a+DC 细胞及 NK 细胞等的比例;用 BDTM Cytometric Bead Array(CBA)Multiplex Assays 试剂盒结合流式细胞仪检测标本中 Th1 型细胞因子 IL-2、IFN-γ、Th2 型细胞因子 IL-4、IL-10 的水平。

综合分析 CDX 表达水平与急性髓系白血病患者机体免疫状态的相关性,为探求可能的抗白血病免疫机制提供线索。

2. 建立免疫全能小鼠白血病模型观察 CDX 对白血病发病、存活的影响　由于前期研究发现 CDX 高表达组 MLL 融合基因增多,构建携带 MLL-AF9 融合基因的逆转录病毒载体,利用 CD45.2(C57BL/6J)小鼠作为供体,将其转入 CD45.2 骨髓祖细胞,同时转入 MSCV-CDX 让其高表达 CDX,接种于 CD45.1(B6. SLJ)小鼠,建立免疫全能小鼠白血病模型。利用 CD45.2 抗体,在整体水平观察 CDX 对白血病发病、存活的影响。建立动物模型的具体步骤如下:

(1) 构建逆转录病毒载体:购买 MSCV 逆转录病毒表达系统试剂盒,用 MSCV 逆转录病毒表达系统将 MLL-AF9 及 CDX 分别构建成 MSCV-neo-MLL-AF9、MSCV-puro-CDX,酶切和测序鉴定。其中,MSCV-neo-MLL-AF9 已被成功构建(工作基础图 5)。

(2) 干细胞动员(Day-5):以 5-氟尿嘧啶(5-Fu)按 150mg/kg 剂量尾静脉注射 6 周龄雄性 C57BL/6J(CD45.2$^+$)小鼠,5 天后分离骨髓血细胞。

(3) 获取小鼠祖细胞并行预刺激(Day-0):动员后 5 天,断颈处死小鼠,取四肢骨,冲取骨髓细胞。磁珠分选富集获得 c-kit$^+$细胞,加入相应细胞因子 37℃培养过夜行细胞预刺激。

(4) 夹心转染法转染病毒(Day1~2):实验分 4 组,即 MSCV 空载体组、MSCV-neo-MLL-AF9 组、MSCV-puro-CDX 组、MSCV-neo-MLL-AF9 + MSCV-puro-CDX 组。将上述 4 组病毒液分别加入 Retronectin 处理过的 24 孔板中,预先离心一次(1350×g 32℃,2 小时)。收集经细胞因子预刺激的小鼠 c-kit$^+$细胞,加入病毒及 polybrene(终浓度 5μg/ml),然后将细胞加入经病毒包被的 24 孔板中,800×g 32℃离心 2 小时,并离心弃含病毒上清。用 R20/20 培养基将细胞重悬,并在 37℃,5% CO$_2$ 培养过夜。第二天重复上述转染步骤一次。

(5) 筛选阳性克隆细胞(Day3~13):将上述 4 组转染病毒的细胞接种至含相应细胞因子的 M3231 甲基纤维素培养基中,加入相应抗性的抗生素。每组细胞均严格设立相应的实验对照。

(6) 扩增细胞(Day14~21):将上述 4 组细胞再次用不含抗生素的 M3231 甲基纤维素培养基重悬种板,用以扩增细胞。

(7) 再次扩增细胞(Day22~29):重复步骤 6 扩增细胞。

（8）接种小鼠：亚致死剂量照射（10Gy）B6. SLJ（CD45.1⁺）小鼠。然后小鼠尾静脉分组注射 $5×10^6$ ~ $1×10^7$ 个上述 4 组转染不同病毒的细胞，等待发病。

（9）该模型 40~60 天小鼠发病，期间，动态观察小鼠体重、食欲、毛发、大小便情况等，并每周取外周血一次行血常规检查。于小鼠发病时处死小鼠，取其骨髓、外周血、脾脏、肝脏等组织行流式细胞检测、HE 染色、瑞氏染色等。同时观察各组白血病的发生情况及生存曲线；观察白血病细胞表达 CDX 与白血病发病的相关性；观察各组小鼠白血病干细胞的比例。

3. AML 表达 CDX 对抗白血病免疫的机制研究

（1）体内研究：建立免疫全能小鼠白血病模型，在整体水平观察 CDX 对抗白血病免疫的调节效应，从而探索 CDX 介导的促白血病细胞存活的可能机制。

1）将 CD45.1 小鼠分为以下 5 组，接种来自 CD45.2 小鼠不同处理的骨髓干细胞：①正常对照组：接种正常 CD45.2 骨髓干细胞；②空载组：接种转染 MSCV 空载体的 CD45.2 骨髓干细胞；③MLL-AF9 组：接种转染 MSCV-neo-MLL-AF9 的 CD45.2 骨髓干细胞；④CDX 组：接种转染 MSCV-puro-CDX 的 CD45.2 骨髓干细胞；⑤MLL-AF9+CDX 组：接种转染 MSCV-neo-MLL-AF9 和 MSCV-puro-CDX 的 CD45.2 骨髓干细胞。

2）白血病发病后，取外周血，观察白血病细胞及其干细胞表达 CDX 与白血病的发生情况，从而明确 CDX 表达与白血病发生的关系。并同步动态观察各免疫效应细胞表达 CDX 的配体 HVEM 的情况。

3）检测指标：①观察 AML 细胞高表达 CDX 对 Th1/Th2 细胞漂移的影响。取外周血，用 BDTM Cytometric Bead Array（CBA）Multiplex Assays 试剂盒结合流式细胞仪检测各实验组 Th1 型细胞因子 IL-2、IFN-γ、Th2 型细胞因子 IL-4、IL-10 的水平；用 BD FastImmuneTM Cytokine Flow Cytometry 试剂盒结合流式细胞仪检测各实验组 CD4 Th1 细胞（CD4⁺、IFN-γ⁺），CD4 Th2 细胞（CD4⁺、IL-4⁺）细胞比例。②观察 AML 细胞高表达 CDX 对 CD8⁺T 细胞激活的影响。取外周血，用 BD FastImmune™ Cytokine Flow Cytometry 试剂盒结合流式细胞仪检测各实验组激活的 CD8⁺细胞（CD8⁺、CD28⁺）比例；检测各实验组 CD8 Tc1 细胞（CD8⁺、IFN-γ⁺）和 CD8 Tc2 细胞（CD8⁺、IL-4⁺）淋巴细胞比例。③观察 AML 细胞高表达 CDX 是否诱导抑制性 T 细胞。取外周血，流式细胞仪检测各实验组 CD4⁺25⁺Foxp3⁺调节性 T 细胞的比例。④观察 AML 细胞高表达 CDX 对 DC 细胞的影响。取外周血，流式细胞仪检测各实验组 CD1a⁺DC 细胞的比例。⑤观察 AML 细胞高表达 CDX 对 NK 细胞的影响。取外周血，流式细胞仪检测各实验组 CD16⁺CD56⁺NK 细胞的比例。⑥为进一步从配体角度明确高表达 CDX 调节细胞免疫的靶细胞，构建可溶性 CDX-GFP 融合蛋白载体质粒，转染至 CHO 细胞，从上清收获可溶性 CDX-GFP 融合蛋白。各实验组取外周血，然后加入 CDX-GFP 融合蛋白，流式细胞仪检测可溶性 CDX-GFP 配体结合细胞。

（2）体外研究：根据体内实验结果，酌情调整体外实验研究方案。离体细胞水平的研究：体外观察小鼠白血病细胞表达 CDX 对 DC 激活淋巴细胞的影响。

1）用表达 CDX 和不表达 CDX 白血病的 CD45.1 小鼠的骨髓分离 DC 细胞，用流式细胞术检测 DC 表达 MHC-Ⅱ类分子、B7-1 和 B7-2、PD-L1、PD-L2 等。

2）用十字交叉法分别将表达 CDX 和不表达 CDX 白血病的 CD45.1 小鼠的骨髓诱导 DC 细胞（CD45.1）与相应或不相应白血病细胞（CD45.2）共培养，观察对其成熟的影响，检测指标同上。

*替代方案：如若白血病细胞对 DC 激活功能弱，可在共培养体系中加入转染 MLL-AF9 白血病细胞反复冻融的白血病抗原。

3）抗体中和实验：将其中表达 CDX 的白血病细胞预先用抗体 6A6 中和 1 小时，再与 DC 共培养，观察阻断 CDX 能否促进白血病细胞对 DC 的激活。

4）将可溶性 CDX-GFP 加入不表达 CDX 白血病细胞与 DC 的共培养体系中，观察 CDX 能否抑制白血病细胞对 DC 的激活。

5）用 CD45.2 抗体包被磁珠去除共培养体系的白血病细胞后，再用 DC（CD45.1）与 CD45.1 小鼠正常脾淋巴细胞共培养，观察对上述 T 细胞亚群比例及细胞因子的影响。

6）在上述淋巴细胞与 DC 细胞共培养体系中，分别加入各组的白血病细胞，用 LDH 方法检测白血病细胞的杀灭效应。

4. 靶向 CDX 清除白血病干细胞的效应研究　由于我们的预实验结果表明，CDX 鼠源性中和抗体 6A6 能有效抑制小鼠肿瘤的生长，因此为进一步研究 CDX

维持 AML LSC 生存的作用，我们以 6A6 作用于已建立的免疫全能小鼠白血病模型，观察靶向 CDX 对 AML 的影响，从而评价靶向 CDX 清除 LSC 的可行性。具体步骤如下：

（1）实验分组同 3。

（2）靶向治疗方案

1）方案一：将上述细胞植入经亚致死剂量照射（10Gy）的 B6.SLJ（CD45.1$^+$）小鼠中，6～8 周后待确定 CD45.2 细胞植入成功，各实验组腹腔注射不同剂量 6A6（100μg/只组及 200μg/只组），以后每周腹腔注射 3 次，连续注射 4 周。同时每组小鼠设立对照抗体 IgG 治疗组。

2）方案二：将上述各组细胞分别预先与同型对照抗体或 6A6 4℃孵育 30 分钟，洗涤细胞同时流式检测细胞的抗体包被情况，然后植入经亚致死剂量照射（10Gy）的 B6.SLJ（CD45.1$^+$）小鼠中。6～10 周后终止实验。

（3）检测指标：取对照组及移植鼠骨髓、外周血、脾脏、肝脏等组织。

1）流式细胞检测、血常规检测、HE 染色、瑞氏染色，检测 CD45.2$^+$ 细胞比例、鼠正常造血干细胞比例及鼠白血病干细胞比例。

2）检测 3 所述各免疫效应细胞及细胞因子变化。

3）观察各组小鼠生存曲线。

4）观察各组小鼠的一般状态、体重变化，并检测其肝肾功能以评价 6A6 治疗的副作用。

（4）观察靶向清除 LSC 对肿瘤复发的影响：将上述 2 种靶向治疗后取出的小鼠肿瘤细胞二次移植入经亚致死剂量照射（10Gy）的 B6.SLJ（CD45.1$^+$）小鼠中，如上述同样方法观察 CD45.2$^+$ 细胞比例、正常造血干细胞比例、白血病干细胞比例及移植鼠的生存曲线。

（二）可行性分析

1. 设计思路可行　项目立论有申请者较充分的前期研究数据支持，并基于本领域的研究进展，立论充分。关键的技术路线和研究模型有预实验数据支持，合理可行。

2. 实验技术可行　研究中涉及的大部分技术已经建立、应用或有预实验数据支持，已有多篇相关论文发表在国际期刊上，如各种载体的构建、原代细胞的分离培养、流式分选、免疫全能小鼠白血病模型、淋巴细胞比例及细胞因子的检测等。项目在技术实施上有可行性，对项目实施中将要遇到的困难有清晰的认识。

3. 工作条件可行　申请者所在研究中心为××省和教育部"肿瘤侵袭与转移重点实验室"，近年来承担多项国家自然科学基金面上项目和国家"973"、"863"重大科学研究课题，有较好的硬件条件和研究环境，具备完成本项目需要的仪器（如激光共聚焦分析系统、多色分析流式细胞仪、小动物显微操作系统、免疫磁珠分选仪、实时定量 PCR 仪、SPF 级动物实验室等）。研究涉及的试剂、动物均已商品化，可直接购买。

4. 标本来源可行　××医院血液科每年收治大量新诊的 AML 患者，标本来源充分，且本实验室已建立临床标本库及相应的临床信息资料库，目前资料完整的标本数已达 400 余例，可以保证研究的顺利进行。

5. 人员配备可行　课题组成员均受过良好的研究训练，研究时间可确保。其中多人曾参与完成国家各级别科研课题，具备完成项目研究的技术素质和研究实力。

§评述

本节按照研究内容作为分标题，详细阐述该项目拟采用的实验技术、实验方案和路线，并进行可行性分析。其研究设计具有以下特征：

1. 临床观察与动物实验相结合　观察 AML 患者的 LSC 表达 CDX 与疾病临床特征的相关性，并将之在动物模型中加以验证。

2. 动物模型的巧妙应用　以 CD45.1 小鼠为受者，植入转染 MLL-AF9 或（和）CDX 基因的 CD45.2 小鼠的骨髓干细胞，制备高表达 CDX 或不表达 CDX 的白血病动物模型。借助抗 CD45.2 抗体易于检测小鼠体内不同部位的白血病细胞，判断疾病状况；也易于体外共培养体系中，根据需要清除白血病细胞。

3. 体内实验与体外实验相结合　在体内观察 LSC 表达 CDX 对抗白血病免疫（主要是细胞免疫）的影响；将其中 CDX 对 DC 激活淋巴细胞的影响用离体细胞实验进一步加以佐证。

4. 不同层次的研究　从整体（动物白血病模型）、细胞（LSC、动物模型体内分离的白血病细胞对 DC 的影响、不同处理 DC 对淋巴细胞激活的影响）和分子（给予 CDX 分子、转染 CDX 基因、用 CDX 中和抗体）3 个水平研究 LSC 表达 CDX 对抗白血病免疫的影响及其机制。

5. 不同阶段干预　抗体治疗策略包括预防性治疗、发作性治疗和观察对白血病复发的影响。

6. 设计替代方案　在可能失败的研究方案中设计替代方案,事先预测研究困难,并找到解决的办法,使评审者对项目实施的可行性更有信心。

研究路线清晰,研究范围合适,围绕目标设计实验方案,具有一定深度。特别是临床与体内实验相互验证,体内与体外实验相互补充,从整体实验获得相关性现象,在细胞水平上进一步验证,进而用抗体中和或直接给予 CDX 加以证实。这种围绕同一问题从不同对象、不同层面、不同水平交叉开展研究,易于获得令人信服的证据,由此获得的结论更具科学性。

在可行性分析中,申请人从设计思路、实验技术、实验室条件、标本来源以及科研队伍 5 个方面阐述本项目的科学性、可行性和可操作性。

§可改进的地方

1. 缺乏 CDX 对 LSC 影响的研究　研究方案中仅涉及 LSC 表达 CDX 对抗白血病免疫的影响,却未涉及 LSC 表达 CDX 对 LSC 细胞本身的影响。如设计一些实验探讨 CDX 对 LSC 存活、耐药等的影响。

2. 缺乏 CDX 干扰的设计　本项目如果将 CDX 基因敲除小鼠或 siRNA 干扰技术用于实验方案的设计,可能更具说服力。

五、本项目的特色和创新之处

1. 急性髓系白血病干细胞特异性表达 CDX 及其与临床特征和预后的相关性是申请者研究组的发现,目前国内外均未见报道,具有创新性。

2. 项目采用生物学行为接近人类白血病的免疫全能小鼠白血病模型,在整体水平和细胞水平来研究 CDX 对抗白血病免疫的效应,并探索其可能机制,为明确 CDX 在白血病发生发展中的作用提供理论依据。

3. MRD 是白血病复发的根源,免疫治疗有望将其清除。以 LSC 特异性表达的 CDX 为靶点,用 CDX 单抗靶向清除 LSC,为治疗白血病,防止其复发提供新的策略和线索。

§评述

本节主要从 3 方面阐述了本项目的特色和创新之处:第 1 点强调 CDX 临床意义的发现,第 2 点阐明 CDX 的作用机制,第 3 点是其抗体临床应用的可能性。充分显示出本项目的创新不但具有理论价值,而且具有临床应用的潜质,故具有明显的重要性和必要性。

六、年度研究计划及预期研究结果

(一) 年度研究计划

2013. 1—2013. 12

1. 收集临床标本,完成 CDX 表达与 AML 临床特征、机体免疫状态的相关性研究。

2. 载体构建和鉴定,各种实验方法稳定和优化。

2014. 1—2014. 12

1. 收集临床标本,进一步完善 CDX 表达与 AML 临床特征、机体免疫状态的相关性研究。

2. 建立免疫全能小鼠白血病模型;完成 CDX 表达对 AML 发病、存活的影响的研究。

3. 完成靶向 CDX 清除白血病干细胞的体内研究。

2015. 1—2015. 12

1. 完成 CDX 表达对抗白血病免疫调节效应及可能机制的研究。

2. 完成 CDX 表达与 AML 临床特征的相关性追踪研究。

3. 综合实验结果,补充数据,扩大研究范围,撰写论文投稿,结题。

(二) 预期研究结果

1. 明确 AML LSC 细胞 CDX 表达与 AML 临床特征及机体免疫状态的相关性。

2. 明确 AML 细胞表达 CDX 对白血病发病、存活的影响及靶向 CDX 清除 LSC 的效应。

3. 明确 AML 细胞表达 CDX 对抗白血病免疫的效应及可能的机制。

4. 验证并完善理论假说,争取在国内外权威期刊发表 3～5 篇论文,其中 SCI 论文 1～2 篇。

§评述

该项目研究计划明确,进度安排较合理。如临床研究需要累积病例数,贯穿 3 年是合理的;不足之处是第 1 年度安排偏松,而后 2 年安排较紧。

预期研究结果 1～3 点为本研究的研究目标;第 4 点为拟发表论文(包括 SCI 收录论文)的篇数;所需指出的是为了获得批准,一些申请者不客观地提高发表论文数,结题时,很难达到目标。本项目 3 个目标,假设完成 1 个目标发表 1 篇论文,最多 3 篇 SCI 收录论文;如果发表高影响力论文,论文数可能还会少。

七、研究基础与工作条件

（一）工作基础

1. 直接支持本项目立论的前期实验数据 在一年多的前期研究中，申请者所在研究小组采用流式细胞术对110例白血病和18例健康供者骨髓单个核细胞进行CDX的表达分析。采用CD45/SSC双参数设门方法区分骨髓中的正常淋巴细胞、单核细胞、粒细胞、有核红细胞和原始细胞群，用flowjo软件分析流式细胞仪检测结果，以高于不同类型白血病或正常骨髓中CDX平均表达值确定为抗原高表达，低于CDX平均表达值为低表达。结果如下：

（1）CDX在AML LSC中高表达（图1）：流式细胞术分析提示CDX在部分AML患者的CD34$^+$CD38$^-$细胞群体中高表达，而在正常骨髓CD34$^+$CD38$^-$细胞群体中呈低表达或不表达，AML与NBM组间比较，$P<0.05$，有统计学意义。

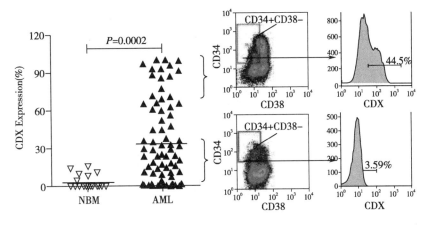

图1 CDX分子在正常骨髓（NBM）与AML中CD34$^+$CD38$^-$细胞群体中的表达

左图：NBM与AML中CD34$^+$CD38$^-$细胞群体CDX表达分布的散点图；右图：为AML组中CD34$^+$CD38$^-$细胞群体CDX表达的代表流式图

（2）CDX在各型AML LSC中的表达（图2）：收集临床标本包括M0～M7，可见各型AML LSC中CDX均有高表达。以M5尤为显著。

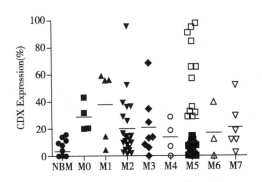

图2 CDX在各型AML LSC中的表达

（3）CDX表达与临床预后的关系（图3）：分析两组AML患者的8年生存率、缓解率与复发率，结果显示，与CDX低表达者相比，CDX高表达者的生存率低（$P<0.05$），完全缓解率低（$P<0.05$），而复发率高（$P=0.0307$）。

（4）CDX表达与临床特征间的相关性：检测86例AML患者LSC中CDX表达，其中42例高表达，44例低表达，分析CDX表达与临床特征间的相关性。结果发现，两组患者中生存率、复发率及MLL基因突变存在统计学差异。

（5）CDX中和抗体6A6可以有效抑制小鼠肿瘤生长（图4）：A20细胞（鼠淋巴瘤细胞系表达CDX）皮下接种C57BL/6小鼠，成瘤后用CDX中和抗体6A6腹腔注射，检测皮下瘤体积变化。结果显示，6A6可明显抑制皮下瘤生长，且呈抗体剂量依赖性。

以上结果提示，CDX可作为MLL相关AML预后差的指标，其高表达可能与AML LSC存活及抗肿瘤免疫相关，是一个潜在的治疗靶点，成为支持本项目立论的直接实验证据。

2. 项目涉及的关键实验技术方面积累的数据和工作基础

（1）成功构建MSCV-MLL-AF9-GFP病毒（图5）

（2）已成功建立免疫全能小鼠白血病模型：建

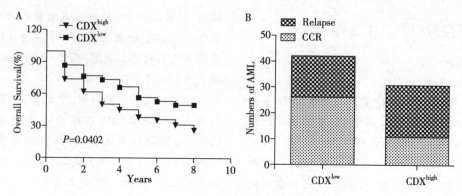

图3 CDX 表达与临床预后的关系

A. 高表达与低表达 CDX 的 AML 患者的生存曲线；B. AML CDX 表达与复发的关系

CCR：continuous complete remission；CDX^low：CDX 低表达；CDX^high：CDX 高表达

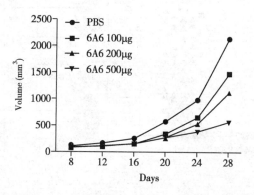

图4 鼠源 CDX 中和抗体 6A6 抑制小鼠肿瘤生长的效应

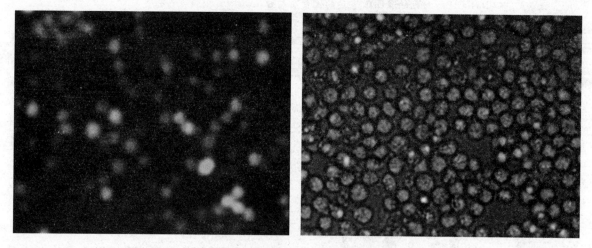

图5 MSCV-MLL-AF9-GFP 转染 Molt-4 细胞

左图为荧光图；右图为相差显微镜图

模第 45 天，发病小鼠出现竖毛、体重明显下降、四肢乏力、濒死。取骨髓行流式检测，发病小鼠中可见大量 CD45.2 阳性白血病细胞。瑞氏染色可见此类白细胞多为未分化的原始幼稚细胞。此外，发病小鼠肝脾增大（以脾脏增大更为显著），PCR 检测 MLL 基因阳性。于建模第 27 天和第 45 天，小鼠内眦静脉取血查血常规，结果发现，随着时间延长，植入携带 MLL-AF9 融合基因的 CD45.2 细胞的小鼠白细胞增多，血红蛋白下降，血小板下降。

3. 课题组发表的与工作基础和完成项目需要技术的相关论文 作者排序（申请人姓名以黑体字表示），论著题目、期刊、年份、卷（期）：起页-止页。

（二）工作条件

1. 申请者所在实验室××医院肿瘤生物医学中心为××省和教育部"肿瘤侵袭与转移重点实验室"，有较好的研究设施和环境，具备本项目研究需要的仪器（如激光共聚焦分析系统、多色分析流式细胞仪、小动物显微操作系统、免疫磁珠分选仪、SPF级动物实验室、生物信息学分析系统、共聚焦显微镜、实时定量PCR仪、超低温冰箱、液氮罐、超净工作台等）。

2. 项目研究中涉及的实验技术及手段已在本实验室建立或有预实验数据。研究涉及的试剂、动物均已商品化，可以通过购买方式获得。

3. 项目组成员均有较强的研究背景和能力，可确保研究顺利完成。××医院血液科每年收治大量新诊的AML患者，且本实验室已建立标本库，拥有大约400例标本，相应临床资料统计完全，可以保证研究所需标本来源。

（三）申请人简介

×××

1. 个人简介　×××，女，32岁，医学博士，讲师，项目负责人。2009年7月获××××大学医学博士学位（血液病学专业），毕业后在××××大学××医学院附属××医院血液科从事临床和科研工作。读研究生与工作期间，参与了国家"973"项目《恶性肿瘤侵袭和转移的机制及分子阻遏》（No. ）及国家自然科学基金《淋巴瘤血管内皮细胞异常表达Tim-3：一种新的肿瘤免疫逃避机制？》（No. ）、国家自然科学基金青年基金《STAT3介导的肿瘤微环境生态位的变化在卵巢癌耐药复发中作用的研究》（No. ）的研究。主要研究方向为恶性肿瘤的靶向治疗及小分子化合物选择性清除白血病干细胞的研究。熟知本领域的研究进展和热点问题，系统掌握干细胞分选技术、NOD/SCID鼠白血病模型的建立、细胞培养、腺病毒载体构建、慢病毒载体的构建、基因芯片技术、蛋白分析等各种分子克隆及分子生物学技术。相关论文已在 *carcinogenesis* 及 *Human gene therapy* 杂志上发表。

2. 大学开始受教育经历

1998.9—2003.6　××××大学××医学院临床医学系，获学士学位。

2003.9—2006.6　××××大学××医学院附属××医院血液科，硕士，导师×××教授。

2006.9—2009.6　××××大学××医学院附属××医院血液科，博士，导师×××教授。

3. 研究工作经历

2003.9—2006.6　××××大学××医学院附属××医院血液科，硕士研究生。

2006.9—2009.6　××××大学××医学院附属××医院血液科，博士研究生。

2009.7至今　××××大学××医学院附属××医院血液科，主治医师。

4. 科研成果　发表主要论文：作者排序（申请人姓名以黑体字表示），论著题目、期刊、年份、卷（期）：起页-止页。

5. 获奖情况　成果名称及等级、授奖单位和年份、排名。

（四）承担科研项目情况

1. 项目名称　"淋巴瘤血管内皮细胞异常表达Tim-3：一种新的肿瘤免疫逃避机制？"（No. ）；经费来源：国家自然科学基金项目；起止年月：2009.1—2011.12；主要参与者；已结题。

2. 项目名称　"STAT3介导的肿瘤微环境生态位的变化在卵巢癌耐药复发中作用的研究"（No. ）；经费来源：国家自然科学基金项目；起止年月：2012.1—2014.12；主要参与者。

3. 项目名称　"阻断mTOR通路协同As2S2杀伤白血病干细胞的作用和机制研究"（No. ）；经费来源：湖北省自然科学基金；起止年月：2010.1—2011.12；主要参与者；已结题。

（五）完成自然科学基金项目情况

无。

§评述

该节阐述与申报项目相关的研究基础、实验条件、申请人简历以及承担或参与、完成科研项目的情况，由此向评审者展示项目具有良好和可靠的科研基础，项目申请人具有一定承担和完成科研的能力，所在实验室具备完成项目的科研设备，这些均是项目评审的重要要素。现分述如下：

1. 与本项目有关的研究工作基础　申请人主要从项目直接相关的研究基础和项目涉及的关键实验技术两方面进行说明。研究基础中，首先证实CDX在AML LSC中高表达，而正常骨髓HSC则低表达或不表达；接着确认CDX与MLL的融合基因呈相关性，与AML患者的生存率和完全缓解率负相关，与复发率呈正相关；用CDX抗体可抑制动物肿瘤的生长。由此显示研究CDX的重要性以及临床意义，并为本项目提供了有力的立论依据。在关键实验技术中，介绍了诱发白血病融合基因质粒的构建以及成功建立免疫全能小鼠白血病模型，而这一技术是本项目实施的关键,即向评审者充分展示本项目的可行性。

2. 工作条件　申请人从仪器设备、实验材料的获得、相关技术掌握以及临床标本来源进行阐述,充分体现申请人所在单位具备完成本项目研究的工作条件,再次向评审者证实本项目实施的基础与可行性。但是,项目申请人需提供本单位伦理审查委员会审查批准进行人与动物试验的证明。

3. 申请人简介　申请人介绍了自己的学历和研究工作简历、所发表与本项目有关的论著目录、科研成果、获奖和专利。介绍须本着实事求是的态度,通过此处,充分展示自己的科研能力和科研基础,说服评审者,申请人具有能力和潜质完成本科研项目。注意,此处申请书标明为申请人简介,因此没有必要写参与人员的简历。

4. 申请人承担或参与的科研项目　申请人参与了2项国家自然科学基金项目和1项省自然科学基金项目,从另一侧面展示自己的科研经历和科研基础。但不足的是应说明这些项目与申请项目的关系和区别。

5. 完成自然科学基金项目情况　一般青年科学基金是毕业后参加工作的研究生首次申报的基金,很少在此之前获得面上或其他自然科学基金项目。

八、经费申请说明

本项目申请经费共28万,经费申请说明如下:

1. 科研业务费(2.6万)

(1) 统计学分析1000元。

(2) 生物技术公司测序共10 000元。

(3) 学术会议交流5000元。

(4) 外文期刊稿件修改费、稿件审稿费、发表费10 000元。

2. 实验材料费(22万)

(1) 各种单抗如人和(或)鼠 CD34、CD38、CD272、CD117、6A6、CD4、CD8、CD1a、CD16、CD25等约60 000元。

(2) 工具酶、各种分子生物学分析试剂(DNA、微量RNA提取、real-time PCR试剂盒、亚克隆试剂、细胞培养、蛋白印迹等)约30 000元。

(3) BDTM Cytometric Bead Array(CBA)Multiplex Assays试剂盒×3,约30 000元。

(4) BD FastImmuneTM Cytokine Flow Cytometry试剂盒×3,约30 000元。

(5) 原代细胞培养、细胞因子等试剂约30 000元。

(6) 实验动物购买、维持、分析约30 000元。

(7) 一般实验室耗材、器皿约10 000元。

3. 劳务费(2.0万)　直接参加项目研究的研究生、博士后的劳务费用20 000元。

4. 管理费(1.4万)　科管部门按规定收取的管理费14 000元。

§评述

申请经费额度和经费分配是否合适,也是评审者要考量的因素。该项目总额度为28万元,根据本项目的实验材料、实验动物(CD45.1与CD45.2)及实验内容,其申请额度是合理的;关于经费分配,除去上限为15%的劳务费和5%的管理费外,申报者将87%以上的费用用于科研本身,其中实验材料费22万,占总经费的78.57%,而科研业务费为2.6万,其经费分配合适。可以改进的是科研业务费中的生物技术公司测序费用偏高,本项目研究内容中需要测序的并不多,且测序费用也不贵,至少可消减一半。

§总体评述

1. 意义与重要性　该项目研究 AML LSC 表达 CDX 在白血病发生发展中的作用及机制,并以此为靶点,用 CDX 抗体靶向清除 LSC,为临床治疗白血病,防止其复发提供新的线索,故该项目不但具有理论研究意义,也具有明显临床应用价值。

2. 创新性　该项目创新性主要在于首次发现 AML 的 LSC 表达 CDX 与临床白血病患者的缓解率、生存率和复发率相关,进而阐明 LSC 表达 CDX 促进白血病发展的机制,故从理论上为白血病发生发展增添了新的分子机制;在此基础上,以 CDX 抗体靶向清除 LSC,为治疗白血病并防止其复发提供新的分子靶点与策略。

3. 科学性　①有 86 例 AML 患者的临床资料与 LSC 表达 CDX 相关性的研究资料和动物实验数据作为本项目立论依据,加之他人相关资料的支持;②研究手段巧妙、合理(CD45.1 与 CD45.2 小鼠的利用);③从不同对象、不同层次、不同水平交叉研究,相互验证,相互补充,研究方案设计严谨。

4. 可行性　可行性表现在:①研究目标明确、合适;②研究路线清晰,研究范围适度,研究方案严谨;③具有较好的前期工作基础和关键技术的掌握;④申请者具有较好的科研训练和较强的科研能力(参加科研项目和发表论文的数量与质量);⑤所在单位具有良好科研设备、充足的病例来源和优化的人员配备等。

5. 可理解性及说服性 本申请书的立项依据遵循从浅到深,从面到点,从易到难,可读性和可理解性较好。其语句流畅、条理清楚、重点突出、逻辑性较强。不足之处是某些地方写得不够简洁。

第二节 项目申报失败常见原因分析

目前,申报国家自然科学基金生命科学部面上项目的中标率约15%左右(不同分支学科的中标率各异)。申报失败的原因各不相同,综合分析2006年度免疫学科"免疫性疾病"未中标项目的专家评审结果,其中科学思想缺乏创新性占79.34%;立论依据不足占74.38%;技术路线和研究方法不理想占75.21%,缺乏工作基础占65.30%;其他原因还包括研究目标不明确、拟解决关键问题不明确、申请人研究背景不够或团队组成不合理等。现将标书落选常见原因分析如下。

一、科学意义存疑

1. 所提出的科学问题并非重要领域的重要问题,或其重要性不够 受制于经济实力,我国科研经费的投入(尤其在基础研究领域)仍十分有限,故国家基金重点资助严重威胁人群健康的常见病和多发病。对研究某些国内外少见疾病的项目则资助有限。

2. 所提出的科学思想无重要的理论价值或应用前景 例如重复性研究、无明显创新性的研究、提出的假说缺乏科学性等。

3. 项目研究难以获得有意义的信息 例如,在免疫缺陷状态(尤其是 AIDS 或器官移植应用免疫抑制剂时)Kaposi 肉瘤发病率增高,但中国人群并非原发性 Kaposi 肉瘤的易感人群,故在非流行区域作有关疾病流行病学的调查,难以获得对医学理论或临床实践具有指导意义的信息。

二、立项依据不足,无科学问题与假说

1. 项目背景不清楚 对国内外该领域研究现状了解不充分;或在阐述过程中未交代哪些资料是申请人本人所做,哪些是他人所报道;或申请人将立项依据写成大篇幅的综述,未能紧扣主题,重点不突出,不能使读者明白申请人的意向。

2. 立项依据不充分 包括国内外他人的工作和本人的前期工作,例如前期工作证实某因子可促进神经元存活,申请人据此拟观察该分子能否诱导大鼠成体神经干细胞分化。这一设想的立项依据显然不足,因为可促进细胞存活的分子,并非意味其可促进细胞分化。

3. 无科研问题、无假说 此类项目属盲目研究,难以获得资助。

4. 论点或假说的科学性和逻辑性不强 兹举两例:①有人假设月经来潮和潮汐相关,实际上二者并无逻辑关联,故该假说无根据、无意义;②有人拟研究新疆少数民族人群 MHC 多态性与内毒性休克发生的关联,内毒素性休克主要由革兰阴性菌感染而继发,与 MHC 无直接关系,故该假设缺乏逻辑推理。

5. 无工作基础或缺乏相关实验依据 缺少与本项目相关、足够的前期实验资料(须有统计学意义),或前期资料与所提出的假说互相矛盾,或申报者对前期实验结果的评价和结论有误。

三、立论缺乏创新性

1. 无创新性或无明显创新性 项目为简单的低水平重复,例如文献已报道左手断肢移植,申请人拟进行右手断肢移植,并自认为具有创新性;仅对方法学中某些非重要的实验条件进行修改,创新性不够。

2. 填补国内空白(或国内尚未报道) 基础性研究只有第一,绝无第二。所谓国内首创等,基本无创新(除中国人遗传特征和特有物种等研究外)。

3. 缺乏申请者本人原始性、新的观点和创意 常见的情况是,盲目追踪国外的热点研究领域,简单更换所研究的病种、人群等即认为具有创新性。

4. 无自知之明 对无明显创新性的研究项目不恰当地自我吹嘘,或给予过高评价。

四、研究目标定位模糊

1. 目标不明确 常见的问题是:撒大网,盲目地进行蛋白组表达或基因差异表达,实际上并不清楚自己的研究目标或拟解决的关键问题。

2. 目标过大 如研究呼吸道感染的病原体变异及其流行趋势,而呼吸道感染的病原体很多,不可能在有限经费资助下和有限的期限内完成。

3. 目标太小,研究方向不确定 如仅进行单个基因的克隆,而不开展相关的功能研究。

4. 目标不集中、不深入 对相关的问题面面俱到,但均浅尝辄止,难以探究现象的本质。

五、研究内容和实验方案设计欠妥

1. 分不清研究内容、研究方案、研究目标各应写什么 常见的问题是将研究内容写得很细,把研究方案的内容放进研究内容;将研究内容写进研究目标;或在研究方案里详细写实验步骤。

2. 研究路线不合理 所提出的实验系统与拟研究的问题不相符,不能合理解决或检验所提出的假说和科学问题。例如,研究缺氧预适应对局灶性脑缺血再灌注损伤的保护作用及其信号转导机制。该设计在体内外给予缺氧预适应,局灶性脑缺血再灌注损伤时,平行检测 NF-κB、p38、ERK、PI-3K 等信号通路,但未通过排除法、抑制法或促进法,阐明不同信号通路间相互联系及其与保护作用间的关联,故难以实现预期目标。

3. 实验设计不合理 包括专业设计和统计学设计有缺陷。

(1)采用实验体系有误:例如借助急性感染(24小时)动物模型研究 Th1/Th2 细胞在炎症中的作用,此种模型其特异性免疫应答尚未启动。

(2)实验规划过大:例如探讨某一分子的抗炎效应,拟观察该分子对炎性细胞活化、趋化、黏附、吞噬、杀伤等的影响;对 TLR 信号转导通路的影响;对促炎因子的影响;对抗炎分子的影响;对补体系统的影响;对感染和非感染炎症的影响等。无论从资助强度、研究周期、人员工作量等角度考虑,均不可能完成如此庞大的研究工作。

(3)实验方法的描述过于烦琐:申报书中的技术路线和实验方案并非实验指导,无须详细描写实验操作步骤,诸如细胞洗涤的次数、离心时间和转速等。特别是常用的实验技术与方法,只需提及方法名称、检测什么即可。

(4)对拟采用的技术方法不熟悉:所采用的方法不能检测观测指标(包括定量或定位等),不能解决待研究的问题,例如拟用 PCR(而非 RT-PCR)方法分析基因 mRNA 表达;采用多种方法重复反映同一信息,造成不必要的浪费(注:在验证某一未知的重要信息时,常需要应用 2~3 种不同的方法,在不同

的动物模型或若干不同的细胞株中进行确认);或检测指标与研究目标不相适应。

(5)缺乏对照组或对照组设置不合理:如研究细胞毒性 T 细胞(CTL)对黑色素瘤细胞的特异性杀伤作用,须设立 CTL 对其他肿瘤细胞的杀伤效应作为对照,以排除 CTL 的非特异性杀伤作用。缺乏应有的阳性对照和阴性对照等。

(6)缺乏实验研究的替代方案:如开展全新性研究时,对所采用方法学的限制性认识不清,缺乏替代方案。例如借助基因敲除技术研究特定基因功能,若该基因是动物生存所必需,则敲除相应基因的胚胎不能存活;宜借助条件性基因敲除技术、干扰 RNA 及其他反义技术抑制基因表达作为替代方案。

(7)统计学设计不合理:研究方案的设计中,使用何种调查方案、调查对象的选择、诊断标准、纳入标准、剔除标准等交代不清,或观察例数不能满足统计学意义分析的要求。不少人在设计研究方案中忽视统计学设计,这将直接影响结果的科学判断。

4. 研究内容欠完善

(1)研究计划不完整:例如研究幽门螺杆菌表达尿素酶对该菌在胃黏膜定位及毒力的影响,若仅设计将针对尿素酶的 siRNA 转入幽门螺杆菌,继而检测尿素酶表达是否被抑制,这种研究计划是不完整的,应进一步检测转染 siRNA 的幽门螺杆菌的毒力及黏膜定位是否发生改变及对宿主有何影响等。

(2)研究内容的深度不够:例如为探讨免疫细胞对脂肪肝的影响,若仅检测 CD4、CD8、CD16 等细胞表型,同时检测若干细胞因子(如 TNF-α、IFN-γ等),此类研究缺乏深度。由于临床研究的局限性,一些申请者喜好做相关性研究设计,但相关性并不代表某因素与疾病的因果关系,常需要用体外实验或(和)动物实验,用阻断法或刺激法进一步确认所研究因素与疾病的关系。

(3)研究内容的小目标及其界定不清:申请者未清楚界定每一研究点的意义及达到的次级目标,以及不同研究内容的相互逻辑关系,对每一研究内容或目标缺乏清楚的研究起点和终点。例如,未清楚阐述每一研究内容的目的,其与设想之间的关系,采用何种方法解决何种问题,从不同侧面及层次验证假说和解答科学问题。此外,有的项目并非在前期工作基础上进一步深入开展研究,仍重复或部分重复前期工作,无清楚的研究起点。

（4）科研计划太笼统：有的科研计划写得太粗线条，以致不能使评审者相信申请人了解自己要做的事，并知道本项目采用方法的限制性、缺陷和可能出现的问题。例如，某些申请人仅绘制路线图，或仅写出研究内容的小标题，但未清楚交代研究对象、处理因素、分组、检测指标等。又如药物筛选中，未介绍具体体外实验的方法及检测指标，也未介绍体内实验所用动物模型和观察指标。

六、申请经费额度和（或）经费分配不合适

1. 经费额度不合适　申请者申报的经费额度过大或过小，说明申请者对整个实验所需试剂、材料等心中无数或对市场不太了解。

2. 经费分配不合适　申报经费除管理费、水电费等按比例必须交的费用外，其余费用申请者可按实验内容的设计、科研交流、发表文章等各种科研活动需要以及劳务费进行合理分配，注意要预留足够的文章发表费用和实验室小型设备的购置费或仪器维修费等。有的申请者经费分配不合理，造成该用的地方没有足够的经费，而某些地方经费过多。在项目获得批准后，申请者还有一次机会对此进行调整。

七、申请者、团队及科研条件存在不足

1. 申请者科研能力欠缺　表现为：①未发表相关论文（尤其是无近期论文或无 SCI 收录论文）或论文数量少；②无参与科学研究的经历，科研经验欠缺；③缺乏与项目相关的研究基础；④以往所获基金项目执行欠佳，或申请者不严谨的学风及虚报和浮夸。

2. 科研项目团队不理想　①团队组成不合理，缺少具体实施科研计划的专业人员；②团队中无掌握特殊关键技术（如基因敲除技术、酵母双杂交技术、建立特殊动物模型等）的专业人员，亦无相应的合作单位；③跨学科的研究项目无学科交叉单位合作，如病理生理专业人员开发药物，须与药化和药理等学科专业人员合作。

3. 科研条件不足　申请者（及所在单位）缺乏项目研究所需的关键仪器或其他设施。

八、申请书形式与写作的缺陷

1. 申请书形式不合格　2006 年，国家自然科学基金生命科学部免疫学科共收到申请书 888 份，其中形式审查不合格者 48 份，占 5.41%，常见问题为：①申请者不具有申请资格，如低级职称者申报项目，或青年基金申请者超龄；②手续不完备，如无签名、无合作单位盖章、青年科学基金或中级职称无推荐意见、在职博士无导师同意函等；③申请人或项目主要成员参加项目超项；④项目申请者或主要参加人员主要在国外任职与工作，不可能承担或实施项目。

2. 申请书写作较差　常见问题为：①内容过多，重点不突出，评审者难以理解申请者的研究目标及其立论依据；②条理性和逻辑性欠缺；③文字艰涩，错别字和语法错误层出不穷，影响评审者对项目的理解，甚至导致误解；④专业术语不规范，英语缩写过多且不注明英文全文或相应中文译名，导致评审者阅读和理解困难。

九、申报问题

1. 不了解申报要求　如不了解申报项目的类型，未仔细阅读申报指南。

2. 申报学科不对　申报的学科与标书申报的专业内容不符或跨度太大。此外，对于基础研究或交叉项目还可在不同科学部如医学科学部、生命科学部及其他相关科学部申报，有时可能出现项目申报拥挤在某一科学部，故要比较不同科学部往年某一学科的资助项目数和资助率，据此慎重作出选择。

第三节　如何提高撰写项目申请书的质量

综合分析美国 NIH 和国家自然科学基金项目的评审标准，可归纳如下：①科学意义或应用前景，即研究项目对相关领域可能具有的贡献，及促进人类健康的作用；②学术思想的创新性，重点支持原创性工作；③研究方案中，所采用的方法和研究路线具有科学性和可行性，并与项目期限和资助强度相适应；④申请者及其研究团队的科研能力，即所具备的科研训练与经验，及前期相关工作基础；⑤科研环境，即实验室设施和其他相关支撑条件。

评审者一般按照上述标准对申请书给予评价，但是其最终给分高低反映的是对所有被评审标书的相对评价，如同选美竞赛，是从参赛美女中选出相对更美者，没有最好的，只有更好的；因此，中标的关键在于尽可能提高标书本身的质量，使之具有更强的竞争力。

一、撰写申请书的前期准备

1. 获取与申报相关的信息

（1）申报指南：指南是基金委根据我国相关学科和经济社会发展现状而制定的，基本反映重要研究领域和研究方向。申请者在撰写申请书前应仔细阅读指南，科研选题应尽量符合指南精神。

（2）既往资助情况：申请者须了解并分析相关领域近几年获资助项目的情况。若相关领域在过去数年已资助过类似项目，且拟开展的研究工作并无明显创新之处，或研究水平有一定差距，则应适当调整研究方向。

（3）评审专家意见：若往年已申报项目而落选，重新申报时须仔细阅读反馈的评审意见：①若评审者对研究目标和实验方案提出意见，应在充分阅读文献并深入思考的基础上，认真进行修改；②某些情况下，实际上是评审者未能理解（或未能完全理解）申请者的本意，当事人应首先反省在撰写过程中的不足之处，并加以改进；③若由于前期研究薄弱而落选，宜尽力补救；④若多数评审专家对拟开展研究的立论依据、创新性或学术价值存疑甚至基本否定，则须更换研究方向；⑤某些情况下，否定性意见乃学术分歧所致，申请者应提供新的文献和实验依据，通过修改和完善原申请书而争取获得成功；⑥极少数情况下，申请者认为是评审不公而导致落选，则须提供有说服力的证据并按规定的程序提出申诉，并可向基金委提出特定人选在评审本人项目时回避。

（4）关于申报的学科：申请者应根据拟开展的研究内容，将申请书投送适当的学科。可供参考的建议为：①一般情况下，投送与本人专业属性相近的学科，则学术的创新点可能更易获得评审者的理解和认可；②研究内容具有学科交叉的项目，若跨学科申报可能更有利于突出学术观点的创新性。

2. 撰写申请书的时间安排

为成功申报基金项目，须给自己制定时间表。一般应在提交申请书前至少半年即开始着手准备，其进度为：①用 1~2 个月查文献、选题、构思，与同事或高年资科研人员展开讨论；②用 2~3 个月完成申请书的撰写；③用 1~2 个月请相关专家评阅并提出修改意见，然后进行反复修改。临时抱佛脚不可能撰写出高质量的申请书，尤其对刚踏入科学研究门槛的青年科技人员，留出充裕时间反复征求他人意见并进行修改显得更为重要。

3. 申请书的行文

撰写并提交项目申请书的目的是说服评审专家接受自己的学术观点并同意给予资助。换言之，申请者将本人的论点推销给专业知识和科研经验丰富、常年处于超负荷工作的评审专家。

鉴于参与一审（函评）的专家乃在相关学科范围内随机挑选，对申请书所涉及的特定专业领域，其可能是大同行，也可能是小同行，甚至可能是相对的"外行"。同时，评审专家须在短时间内阅读多份申请书，一旦遭遇"高深"的理论和艰涩的文字（尤其从外文著述直接翻译的"英文式中文"），可能使评审者"望而却步"，难以强求其有足够的耐心反复琢磨申请者的本意，从而使某些具有真知的申请书"名落孙山"。因此，不妨尝试从"高级科普"的角度阐述申请者的立论依据、学术观点和科学假说，使不同专业背景的评审专家得以准确理解其真谛，所谓"内行通得过，外行看得懂"。这也是对申请者学术水平和文字功底的考验。

此外，对工作繁忙的评审专家来说，他们会十分欣赏一份干净、简洁、重点突出、内容组织良好、通俗易懂的标书。请站在评审专家的立场，写一份读者友好的标书。

二、申请书内容的组织、写作和排版

一份高质量的申请书须具有三大要素：①设想好，体现于其创新性和科学贡献性；②科研设计好，即通过严谨、科学、完整的科研计划而检测并发展和完善其设想；③写作好，即借助文字清楚而准确地表达其设想和科研设计，既要可读性强，又要易于理解。

撰写申请书时，须按照上述三大要素和评审的 5 条标准进行对照。

1. 申请书内容的组织

应严格按国家自然科学基金申请书表格和要求组织和填写相关内容。注意正确分段，可适当增加醒目的标题和次级标题。必要时，可绘制图表以阐述科学论点或研究路线和流程，将复杂的科学问题简单化，以有助于评审专家理解、抓住要点并给予评价。

2. 申请书的写作和编辑

（1）首先拟提纲，将各种信息和内容有序、逻辑地组织起来，然后按照提纲充实各部分内容。

（2）申请书的文字宜简练、流畅、层次分明、逻辑性强，简洁易懂；尽量从简单的、基本的问题开始写起，逐渐引入到复杂的问题；直接陈述关键内容和关键点；将难懂的学术概念尽量用非专业用语解释。

（3）一个段落论述一个观点，此乃文章易读的关键。通常第一句陈述该段主题，后文提供支持该论点的依据和信息，并应将相互关联的论点和信息尽量放在一起。文字分段的意义为：将不同信息逐条集中；通过断行和段落间隙，使观点的阐述精练和简洁。须注意段落间的连接和逻辑关系。

（4）在分节、分段的基础上，适当增加醒目的标题和次级标题，以突出重点，并体现内容层次的关联性和逻辑性。

（5）用图说明问题，一张图常比上千句描述更能说明问题。用图说明复杂的问题，不但可以帮助评审专家很快抓住多种信息，而且可节省他们阅读长篇大论的时间。但是，要做好清楚的图解与统计学分析。此外，引用他人图表须标明出处。

（6）尽量应用符合基本语法结构（主谓宾）、简短的句子，对文字过长的句子和段落，须适当进行分解。对来源于英文的内容，应在正确理解原文的基础上，按中文的语法习惯进行翻译。并注意文字的修饰，应避免直译式的"英式中文"，从而妨碍评审者理解申请书内容。

（7）无须赘述与拟定研究方案无关的内容，尽量减少错别字和语法错误，细心检查引用文献的正确性，第一次出现的英语缩写须标示全称！

3. 申请书的编排　具体建议为：字体选择宋体或仿宋，以小四号为宜；行间距 18～20，或 1.5～2 倍；段后间距 6 磅；图表清楚，尤其形态学图其分辨率宜高，并用箭头指示拟展示的现象；引用文献包括作者、论著题目、期刊、年份、卷（期）、起止页码。

目前，国家自然科学基金项目采用网上受理，偶尔也发生某些 PDF 格式的申请书存在缺页等现象，这将严重影响该项目的同行评议，故申请单位应在网上递交前认真检查每份申请书是否成功转换成 PDF 格式。

三、申请书正文注意事项

正文的基本要求为：①研究项目应以有说服力的假说为基础；②申报项目具有连续的研究方向；③申报的项目尽量符合研究指南；④侧重于基础或应用基础性研究，重点是探讨生物学现象和疾病现象的机制；⑤在项目资助额度和期限范围内，合理确定研究目标和实验研究的规模；⑥项目的目标和技术路线应直接与待检验的假说相关；⑦介绍申请者与课题组成员情况应实事求是，突出专业背景，勿夸大其词、自我吹嘘，更须杜绝学术造假。

（一）项目名称和摘要

1. 项目名称　名称须明确简洁，宜直接反映项目总体研究目标，并尽量醒目和吸引人。

2. 摘要　最好在申请书撰写完毕后再写摘要，宜简洁扼要，限制在 400 字内。摘要是向评审专家提供项目概况，包括研究背景（为何做）、研究目标（做什么）、主要研究手段和研究内容（如何做）以及研究意义。摘要往往使评审者对项目获得第一印象，所谓先入为主，务必精心撰写，突出项目的重要性和创新性。

（二）立项依据

阐述项目的重要性、创新性、科学性以及项目的目标和意义，故在申请书整体内容中占据重要地位。

1. 项目的重要性　阐述研究对象是否属常见病、多发病或地方病，是否为相关学科或研究领域亟待解决的重要学术问题。

2. 研究背景　主要涉及如下方面：

（1）相关领域研究现状：包括前人和他人的工作，以及自己与项目相关的工作基础，为建立假说提供依据。行文宜层次分明，适当分段，段落间具有逻辑性，正确引用文献，注意文献时限性及相关期刊的学术影响力。阐述研究现状须突出重点，切忌成为文献综述，主要提供与本项目相关的信息。并清楚说明哪些为引用他人的资料，哪些为申请者自己获得的研究进展。

（2）立论依据：尽管假说的立论依据包括他人的工作，但应聚焦于申请者本人的前期工作（包括所发表的高质量论文）和未发表的实验结果。如此，一方面显示科研工作的连续性，另一方面展示申请者的前期工作成果。同时，宜清楚阐述所存在的问题、矛盾和困难，尤其是还存在哪些亟待解决的学术问题，此乃提出假说的关键。

（3）假说：假说即申请者本人所提出的创新性学术见解或观点，其必须具有科学性、逻辑性、合理性和创新性。申请书研究内容、研究目标、研究方案均须围绕假说而展开。

3. 目标　以假说为基础，确定本项目 2～3 个研究目标，并须确认拟定的研究目标是否高度集中于检验假说，切忌过于分散或目标过大，勿将项目目标等同于长期的方向性研究目标。还应阐明，若预定研究目标否认申请者的假说，是否仍然具有科学意义。

4. 项目研究意义　项目应与生命科学的长期目标和改善人群健康相关。基础性研究成果宜尽可能与疾病的诊断、治疗和预防联系,并展示其临床应用前景。

(三) 实验路线和方案

本节主要阐述如何进行研究,反映项目研究计划的科学性、逻辑性和可行性。评审者通常对此部分内容提出疑问,故如何撰写是对申请者科研思路和学术水平的考验。

1. 假说与目标相对应 确认所有提出的目标必须直接与待检验的假说相关;如果有一个以上的假说,须阐明不同研究目标与对应假说的关系。为便于评审者理解和申请者实施,可将总目标分解为若干小目标,即研究内容。

2. 技术路线 所设计的技术路线应围绕检验假说而排列其逻辑顺序,从一个实验到另一实验均须具有清楚的起点和终点,且相互间具有逻辑关系。可能的情况下,可用简图概括技术路线。但是,过于烦琐的"联络图"可能将简单的问题复杂化,反而造成评审专家的困惑。

3. 研究方案

(1) 根据每一目标选择合适的实验系统或动物模型;建立不同实验方法;分组和设计对照;给予不同处理因素;检测相应指标;进行合适统计学设计。基本要求是,使评审者易于了解申请者如何实现预期目标。为此,一切实验设计须紧扣目标,切忌无目的的鸟枪式研究。研究范围勿过于庞大,须与项目资助强度和期限相适应。

(2) 研究计划要有深度:避免仅平行观察多项指标,须设计排除法、阻断法、激活法、增强法等,以探讨各因素间相互关系。切忌仅积累描述性资料,须有深度,单纯观察现象而不涉及机制探讨,此类研究项目难以获准。此外,巧妙结合临床研究、动物研究、离体研究与体外研究,从不同层次阐明某一科学问题。注意,设计单一细胞株进行实验局限性太大,应用几株不同细胞株,加上相应原代细胞进行体外实验,才更具说服力。对某些重要发现甚至需要几种不同的动物模型加以验证。

(3) 正确设计对照:针对各种处理因素,均应设计相应的对照,排除非处理因素对不同处理组的影响,以保证它们之间的差异为处理因素所致。缺乏对照,将导致致命的判断错误。

(4) 合理应用统计学设计:咨询统计学专家,确认项目实验样品数和实验资料的收集数能否满足统计学意义的分析,或能否满足流行病学调查的统计学分析。

4. 方法学

(1) 对关键的实验方法(必要时需解释使用该实验系统的理由)和实验材料(如细胞株、病毒、家系等)须交代清楚,以使评审者信服申请者对相关研究的把握和实施能力。但是,实验方案并非实验指导,无须描述过细,对常规技术不必介绍其详细步骤和细节。

(2) 若申请者选择新方法开展研究,须陈述具体理由,比较其与传统方法的优劣,介绍判定新方法实验结果可重复性的标准,以及如何避免可能遭遇的技术瓶颈和问题。

(3) 明确某种研究手段可能存在的限制和缺陷,若该方法失败,须预先阐述可能的替换策略和技术。

(4) 若申请者及所在实验室未开展过项目相关的关键技术,须与熟悉掌握该方法的人员合作,并提供规范的协议书,明确合作方在该项目中的作用。

(5) 如开展临床研究或动物实验,需出具临床研究或动物研究伦理委员会的许可证明。

5. 预期结果分析

(1) 对预期结果的判断和评价:须正确评价预期结果的价值及其限制性,以及实验结果对支持或否定所提假说的意义,由此反映申请者对项目复杂性的理解和把握相关专业理论的深度和广度。

(2) 须阐述阴性实验结果的学术意义,以及如何开展后续研究。

(四) 实验条件

须客观介绍已具备的关键实验材料、动物、重要试剂和仪器,或与相关单位开展合作的情况(须提供合作协议书)。对涉及危险性的实验材料(如具有传染性的病原体或具有危害性的实验材料),须陈述相关的特殊安全设施、环境保护措施、专职实验人员等。

(五) 前期工作基础

申请书应提供翔实的前期实验结果,其目的为:①为所提出的假说提供立论依据和项目的可行性;②展示申请者的专业技能和科研能力(包括应用技术的能力、对方法的正确理解和对结果的合理解释);③展示申请者已为开展相关项目研究奠定了良好基础,如方法的建立、特殊材料的制备和相应实验系统的建立等,从而向评审专家展示申请者实施该研究项目的优势以及具有达到项目预期目的的能力。为此,须如实提供前期探究资料并陈述相关问题。

1. 高质量的图、表　其标题应准确,图解清楚,并经统计学处理,同时须对结果进行合理解释。评审者将据此评价申请者的工作基础和科研能力。

2. 项目相关的前期工作和信息　展示与项目相关研究工作的成果,包括论文、专利、成果获奖等。

3. 对前期工作意义的陈述　须强调前期工作与所提出假说和本项目研究目标的逻辑关系。若所提出的假说较复杂或涉及对经典理论的质疑、否定,须提供更多、更令人信服的前期支持性研究结果。

科研工作者通过撰写项目申请书,可使自己的科研思维能力、创新能力和写作能力得到不断的锻炼和提高,这是每个科研工作者的必修课,是通往科研生涯的敲门砖。

(李卓娅)

第十章 学术期刊论文点评

一篇优秀的学术期刊论文应该具有基本的学术性、明确的科学性、高度的创新性。学术性指研究或探索的内容具有专门性和系统性,即是以科学领域里某一专业性问题作为研究对象。科学性指研究或探索的内容准确、思维严密、推理合乎逻辑。科学性是学术期刊论文的特点,也是学术期刊论文的生命和价值所在。是否能凝练出好的科学问题,决定了学术期刊论文的基调和学术水平。创新性更是学术期刊论文的关键和必备条件。一篇学术论文如果没有创新之处,也就毫无价值。因此,评判一篇学术期刊论文的优劣,基本原则包括主题的重要性、叙述的逻辑性、方法的合理性、结果的可信性和讨论的适切性。在此,我们以国内著名免疫学家曹雪涛院士课题组发表于国际顶级学术期刊 *Cell* 上的一篇优秀学术期刊论文 "*Induction of Siglec-G by RNA Viruses Inhibits the Innate Immune by Promoting RIG-I Degradation*" (*Cell*,2013,152:467-478)为例,通过解析,学习科研思维,如何凝练科学问题、提出假说、设计实验、展示与分析实验结果以及给予合适的结论。

第一节 立论依据与凝练科学问题

作家莫言在荣获 2012 年诺贝尔文学奖的演讲中说,他是一个讲故事的人。由于讲故事而获得了诺贝尔文学奖。科研也是一个讲故事的过程,而与文学作品的区别在于,科学始于问题。科学问题是在一定的科学知识背景下,存在于科学知识体系内和科学实践中有待解决的疑难。提出问题是科学研究的前提,提出重要的科学问题更能昭示科学所蕴含的创造性。有时,一个重要科学问题的提出甚至能够开辟一个新的研究方向和研究领域。但是即便是好的科学问题,如果得不到深层次思考、得不到高度凝练,也是无法促进科学发展和技术进步的。同样,一个不值得进一步思考和凝练的问题,其本身就不具备科学价值。

随着现代科学技术的快速发展,科研人员在自己熟悉的领域中找到一个适合自己的科学问题并非易事。前人留给后人研究的问题通常是历经几代人不懈研究尚未彻底解决的"经典问题",此类问题的"悬而未决"多是实验条件或理论依据的局限性所造成的。面对此类问题,即使是最有才华的研究人员也只能揭开"冰山一角"。另一方面,随着社会的发展,科学技术在逐个解决问题的同时,又不断地产生新的问题。比如所示例文,其围绕的是一个"经典问题",即"机体如何通过调控固有免疫应对病原体的感染"。这是一个对于解答范围没有任何限制的科学问题,可以从系统、器官、细胞、分子和基因等各个层次来回答;此类问题往往面广但不易深入。当对一个科学问题有了初步认识,希望能进一步地深究时,其限定范围就会变得更具体,对科学研究的指导性增强,相应的研究也会更深入。

一篇论文的引言主要介绍研究背景,即为什么要做这个研究,通常在引言中作者会提出本研究要解决的科学问题。此篇文章的引言共分 5 个自然段,分别提出了 3 个问题,可看出作者凝练科学问题的具体过程。第一段主要介绍固有免疫的模式识别受体(pattern recognition receptor,PRR),特别是识别 RNA 病毒的胞浆受体 RLR (RIG-I-like receptors)家族成员 RIG-I,其活化后可诱导 I 型干扰素的产生。第二段主要介绍 TLR(Toll-like receptors)与 RLR 的相互调节作用。由于固有免疫系统可利用凝集素受体作为 PRR,感知病毒的存在并传递信号,故提出第一个科学问题,即凝集素受体在抗病毒固有免疫中的作用及其与 RLR 通路的对话尚不清楚。

范文示例 1:The different kinds of PRRs can cross-regulate their down-stream signaling events in either a synergistic or antagonistic manner. Extensive interplays between PRRs and other pivotal immune mediators and receptors also orchestrate the outcome of host innate immune defenses. For example,the activation of

RLR resulted in the selective suppression of transcription of the gene encoding the p40 subunit of interleukin 12 that was effectively induced by the activation of TLRs. Cross-interference of RLR and TLR signaling pathways modulates antibacterial T cell responses. The distinct classes of PRRs overlap in the spectrum of pathogen-associated molecular patterns (PAMPs) that they recognized and cross-integrated their downstream signal pathways; PRRs signaling is also cross-modulated by signaling generated via other membrane-associated receptors. For example, innate immunity utilizes members of the host lectin family (i. e. ,C-type lectin receptors, sialic-acid-binding immunoglobulin-like lectins [Siglecs], and galectins) as PRRs to detect viruses or transduce signals. However, the role of lectins in innate immune response and their crosstalk with the RIG-I pathway in antiviral innate response have not been established.

第三段作者利用基因芯片筛选小鼠巨噬细胞经不同病原体包括 RNA 病毒（VSV）、DNA 病毒（单纯疱疹病毒 HSV-1）、胞内感染细菌（利斯特菌）或胞外革兰阴性细菌（大肠杆菌）感染后诱导表达改变的凝集素家族成员，发现 Siglec-G（sialic acid-binding immunoglobulin-like lectin G，唾液酸结合性免疫球蛋白样凝集素 G）是 RNA 病毒感染后特异性上调表达最快且最显著的分子。巨噬细胞经 siRNA 下调表达 Siglec-G，显著增加 VSV 诱导的 IFN-β 表达。Siglec-G 分子结构中含有 ITIM，与 CD24 相互作用可负调宿主对危险相关分子模式（danger-associated molecular pattern，DAMP）的应答，据此，作者提出第二个科学问题，即 Siglec-G 的生物学功能及其在抗病毒固有免疫中的作用是什么？从而将与 RNA 病毒感染相关的凝集素受体家族分子限定为 RNA 病毒上调的 Siglec-G，使科学问题得到进一步凝练。

范文示例 2：Our systemic analyses identified several genes of lectin family that were upregulated significantly in macrophages in response to infection with RNA viruses. Among them, we focused on Siglec-G, as it was upregulated the most and the quickest upon RNA virus infection. Moreover, our experiments indicated that knocking down Siglec-G with siRNA in macrophages increased the VSV-induced IFN-β mRNA expression most potently compared with knocking down other lectin genes. These preliminary results indicated

the importance of Siglec-G in antiviral innate immunity. In addition, the mouse homolog of human Siglec-10 had been independently identified by us and others, and the functional study of Siglec-G attracted our attention. Siglec-G belongs to the family of Siglecs, which has intracellular domains with ITIM, known as inhibitory receptor of B1 cells. Recent studies demonstrate that the CD24-Siglec-G/10 interaction is important for the negative regulation of host response to danger-associated molecular patterns (DAMPs). However, the biological functions of Siglec-G and its role in antiviral innate immunity remained elusive.

引言的最后两段介绍了文章的重要发现，即 Siglec-G 的缺陷可促进 RNA 病毒诱导的 I 型干扰素产生及发挥抗 RNA 病毒感染的作用。而 RIG-I 信号通路的活化是机体 I 型干扰素表达的重要途径，RIG-I 是抗病毒固有免疫应答中的关键蛋白质。已知泛素化修饰在调控 RIG-I 及其诱导的下游 NF-κB 和 IRF3 的活化中具有重要意义，进而提出第三个问题，什么是泛素连接酶以及泛素连接的构架蛋白是如何调控 RIG-I 信号通路的？至此，作者将第一个科学问题即问项进行了求解范围的限定，RNA 病毒感染上调的 Siglec-G 是否通过泛素化修饰方式负向调节 RIG-I 信号通路，进而负向调节 RIG-I 介导的抗病毒固有免疫应答。这里充分体现了一个科学问题的凝练过程，求解范围越具体，对科学研究的指导性就越强，相应研究也越深入。

范文示例 3：Ubiquitination is one of the most versatile posttranslational modifications and is also indispensable for antiviral infection. Posttranslational modification of RIG-I and downstream signaling proteins by different types of ubiquitination has been found to be a key event in the regulation of RIG-I-triggered NF-κB and IRF3 activation (Loo and Gale, 2011). K63-linked ubiquitination by TRIM25 (Gack et al. ,2007), or RING finger protein leading to RIG-I activation (Riplet/REUL/RNF135) (Oshiumi et al. , 2009) and free K63-linked polyubiquitin chains (Zeng et al. ,2010) have been shown to induce RIG-I activation. On the other hand, RIG-I also undergoes ubiquitination by RNF125 for proteasomal degradation (Arimoto et al. ,2007). However, which and how ubiquitin ligases and ubiquitin binding scaffold proteins contribute to regulation of RIG-I signaling remains to be illuminated.

第二节 假说与创新

重大科学问题的凝练往往伴随着假说的形成。恩格斯说过:"只要自然科学在思维着,它的发展形式就是假说。"假说是对科学问题不懈探求的知识结晶,是对原始问题凝练而升华到一个新的认识层次。可见,假说既是科学发展的一个重要环节和思维形式,又是科学研究活动中的基本程序之一。假说作为科学研究中的核心要素,是形成和发展科学理论的必经途径。为了解决一定的科学问题,人们根据已知的科学事实和科学原理,对所研究的问题及其相关的现象作出一种猜测性的陈述或假定性的说明。科学假说可以在观察到的事实材料基础上,在一定理论的指导之下,运用比较、分析、综合、概括、类比、想象、抽象等方法,提出关于现象之间某种联系的普遍的假定。

在范文中,作者通过已知的研究理论,即不同种类的模式识别受体识别各病原相关分子模式,通过类似协同或拮抗的作用交叉调控下游信号通路,共同奏响机体固有免疫防御的乐章,以及一些进展性研究结果提出"膜相关受体信号与模式识别受体信号亦可能存在交叉调控的现象"的学术思想。凝集素家族成员包括 C 型凝集素受体、唾液酸结合性免疫球蛋白样凝集素等既是膜分子又是固有免疫中可探测病原体(如病毒)传递信号的模式识别受体。再结合前期实验结果,作者提出"Siglec-G 通过影响 RIG-I 信号调控抗 RNA 病毒感染固有免疫"的工作假设。从而,研究 Siglec-G 在抗病毒固有免疫及与 RIG-I 信号途径交叉调控的作用是对该假说的进一步检验和证实(范文示例 1)。这个假说是本论文开展工作的核心,整个实验设计紧紧围绕验证这个假说,最后在结论中证实这个假说的正确与否。在研究的过程中,在发现新线索、遇到新问题时,研究者们也常常提出假说,作出一个可能的答案,以指导进一步的研究。例如范文已证实 Siglec-G 促进 c-Cbl 对 RIG-I 的降解,期望进一步研究其分子机制。作者根据 Siglec-G 含有 ITIM,而后者可募集酪氨酸磷酸酶 SHP2 的事实,推测 RNA 病毒感染可能促进 Siglec-G 酪氨酸磷酸化,进而通过 SHP2 促进 c-Cbl 对 RIG-I 的调节,从而在实验得到新线索后,通过提出假说,使研究进一步深入。

范文示例 4:Considering that the activated Siglec-G has ITIMs capable of recruiting the tyrosine phosphatase SHP2, we investigated whether the tyrosine residues of Siglec-G were phosphorylated and whether Siglec-G promotes c-Cbl to regulate the RIG-I pathway via SHP2 upon RNA virus infection.

创新是科学研究的灵魂。学术论文的创新,主要形式包括:填补空白的新发现、新发明、新理论;在继承基础上发展、完善、创新;对已有资料作出创造性综合等。但是我们也要看到,一篇学术论文的创造性是有限的。惊人发现、伟大发明、填补空白,这些创造绝非轻而易举,也不可能每篇学术论文都有这种创造性,但只要有自己的一得之见,在现有的研究成果的基础上增添一点新的知识,提供一点新资料和新发现,丰富了现有的认知与论点,从不同角度、不同方面对学术做出了贡献,即可看作是一种创新。

在范文中,创新点主要体现在 4 个方面:①明确了 Siglec-G 在抗病毒固有免疫反应中的负向调控作用及其调控 RIG-I 信号途径的相关分子机制;②发现了 RIG-I 翻译后修饰的新方式和新的调控 RIG-I 信号的蛋白分子;③揭示了凝集素家族参与固有免疫应答及与其他模式识别受体的对话;④更深入了解抗病毒固有免疫反应,明确 RNA 病毒与机体的相互作用关系,为寻求治疗病毒感染性疾病的新途径和研制抗病毒药物的新靶点提供新思路。

在这些创新点中有新的发现,也有对现有成果的发展和完善。比如,RIG-I 翻译后修饰的问题。蛋白翻译后修饰方式是多样的,如磷酸化、泛素化、甲基化、乙酰化等。对于 RIG-I 泛素化的研究,现有成果是证实了 RIG-I K63 位连接的泛素化,作用是促进 RIG-I 的活化。例文则是证实胞内亦存在 RIG-I K48 位连接的泛素化,作用是降解 RIG-I;从而丰富了大家对于 RIG-I 泛素化的更全面的认识。继而,作者还发现了可以介导 RIG-I K48 位连接的泛素化的 E3 连接酶 c-Cbl,证实作用关键位点是 RIG-I 的 Lys813。这些新的发现及创新点显著提升了该学术论文的水平。

范文示例 5:RNA virus infection specifically up-regulates *Siglecg* expression in macrophages;Siglec-G selectively inhibits RIG-I-triggered IFN-β production in feedback manner;Siglec-G promotes c-Cbl-mediated K48-linked ubiquitination and degradation of RIG-I;Lys813 of RIG-I is the critical site for degradation of RIG-I.

第三节　实验设计与研究方法

实验设计是顺利进行科学研究和数据统计分析的先决条件，是获得预期结果的重要保障。一般遵循的基本原则有：科学性原则、对照性原则、随机性原则和重复性原则。

一、科学性原则

在实验设计时，实验目的要明确，实验原理要正确，实验材料和实验手段的选择要恰当，整个设计思路和实验方法的确定都不能偏离本研究领域的基本知识和基本原理以及其他学科领域的基本原则。科研设计必须围绕假说开展，具有科学性、逻辑性及可操作性。在范文中，所有的实验都是围绕着"Siglec-G 通过影响 RIG-I 信号调控抗 RNA 病毒感染固有免疫"的假说层层深入展开。

首先利用基因芯片高通量筛查到 RNA 病毒特异性上调表达的凝集素分子 Siglec-G，然后研究参与 Siglec-G 表达调控的因素，提示其与 RIG-I 信号相关；进而利用基因缺陷小鼠明确 Siglec-G 在抗 RNA 病毒感染中的生物学作用。通过新发现的现象，进一步设计相关实验探究分子机制。从细胞因子产生、转录因子 IRF3 的磷酸化到 RIG-I 蛋白水平的变化，确定了 RIG-I 是整个实验研究体系中的关键。实验设计转而围绕 RIG-I 的翻译后修饰尤其是泛素化展开。通过蛋白 2D 和质谱分析，获得了可与 RIG-I 相互作用的关键 E3 转换酶分子的信息；再用蛋白质分析方法，确定了 RIG-I K48 泛素化的结果和关键结构位点。可以看出，每一步实验都是承上启下、逐级深入、从表象到内里、从结构到功能、从体外到体内、从细胞到分子，层层展开设计的，正反数据相互印证，科学逻辑性强，具有很强的说服力。

二、对照性原则

实验中的无关变量很多，必须严格控制试验组与对照组的无关变量不仅要相同，而且要适宜。只有这样，才能作出正确的因果分析（因变量和自变量之间的关系），才能排除无关变量对实验结果的影响。对照实验的设计是排除无关变量影响的唯一方法。例文中，体内外实验都设置有合理的对照组。在体外细胞实验中，多设有空白对照或阴性对照组。如 siRNA 实验，设有空白对照组和阴性

对照组以排除用于干扰实验的试剂、加入的 siRNA 本身的影响，以突出干扰效果的特异性；如用 NF-κB 抑制剂 PDTC 阻断 NF-κB 信号通路，即用 PDTC 的溶剂 DMSO 作为对照，以排除溶剂对实验结果的影响。在小鼠体内实验中，范文中用同性别、同周龄野生型小鼠作为基因缺陷型小鼠的对照。通过设立严格的对照组，排除各种非处理因素的影响，以保证处理因素效应的特异性。

三、随机性原则

随机是指分配于实验各组的对象（样本）是由实验对象的总体中任意抽取的，即在将实验对象分配至各实验组或对照组时，它们的机会是均等的。如果在同一实验中存在数个处理因素，则各处理因素施加顺序的机会也是均等的。通过随机化，一是尽量使抽取的样本能够代表总体，减少抽样误差；二是使各组样本的条件尽量一致，消除或减少组间人为的误差，从而使处理因素产生的效应更加客观，便于得出正确的实验结果。本研究动物实验为随机分配小鼠到各实验组以排除小鼠性别、体重以及个体差异等非处理因素带来的影响，使不同实验组处理因素外的所有条件尽可能保持均衡。

四、重复性原则

同一处理在实验中出现的次数称为重复。重复的作用有二，一是降低实验误差，扩大实验的代表性；二是估计实验误差的大小，判断实验可靠程度。任何实验都必须能够重复，这是具有科学性的标志。任何实验必须有足够的实验次数，才能避免结果的偶然性，从而获得准确、科学的结论。平行重复原则要求控制某种因素的变化强度，在同样条件下重复实验，观察其对实验结果的影响程度。由实验设计的特点来看，采用了平行重复的原则来进行，消除了无关变量与额外变量的干扰，可多次重复该实验，使得实验结果更加客观、科学。在范文中的多种实验包括荧光定量 PCR、CHIP、报告基因、ELISA 等均设有 3 个以上的复孔，每个实验至少重复 3 次以上。动物实验每组同系小鼠样本数为 6～10 只，以满足统计学分析的要求。

五、实验方法和技术路线

采用合适的实验方法和技术路线才能有效完成相应的实验设计，获得预期结果。在范文中，作者采用了超过 10 种以上的实验方法，包括高通量筛选的基因芯片、蛋白质谱技术，基因水平检测的

荧光定量 RCR、报告基因,蛋白水平检测的免疫印迹、免疫共沉淀、ELISA、共聚焦显微镜,细胞组织水平的切片及染色与动物的整体实验等各种实验手段进行研究。同时往往联合几种实验方法从不同层次来解释一个研究结果。比如对于 Siglec-G 缺陷小鼠具有抗 RNA 病毒感染作用的结论,作者利用 ELISA 法检测了小鼠血清中 I 型干扰素水平、Q-PCR 法及细胞学实验检测了小鼠多脏器(肺、肝、脾)中病毒复制情况,而且用 HE 染色观察了小鼠肺炎性细胞浸润情况以及小鼠死亡率等各项指标说明同一个问题。

范文正是很好地应用了实验设计的各原则及多种经典实验方法、先进技术手段进行科学研究活动,最终获得了真实的、准确的实验数据和令人信服的实验结果。

第四节 实验结果的处理与展示

实验结果是一篇学术论文的核心,其水平标志着论文的学术水准或创新的程度,是论文的主体部分。一般要求客观准确地用图、表、文字描述主要成果和发现。图表描述要规范、清晰、完整。文字描述要合乎逻辑、层次分明、简练可读。

实验数据的正确处理与科学评估是实验结果可靠性与可信性的基础。不同的实验数据要用不同的统计学方法处理。在范文中,主要用到了 t 检验、单因素方差分析和 Kaplan-Meir 生存率分析等方法。在相应的图示中标注了标准误和 P 值,使结果一目了然便于比较与分析。

实验结果是表达作者思想观点与验证假说最重要的部分。为表达清楚,特别是在实验结果数据比较多的情况下,实验结果可分成若干个层次来描述。如范文将其实验结果分成 7 个部分来描述,同时正文每部分实验结果还同时对应有辅助材料中的实验结果。每个部分是一个相对独立和完整的研究结果,可由多张(3~8 张)实验数据图组成,以多角度、多方法阐述或论证一个结果。一般来说,最重要的实验结果放在正文中展示,次要的或一些必须提供的阴性结果可在辅助材料中展示。如范文图 4B,Siglec-G 缺陷型/野生型小鼠来源的巨噬细胞经 VSV 感染后 IRF3 的磷酸化水平在正文中展示,而用 SeV 感染后 IRF3 磷酸化水平检测的Western blot 结果则放在辅助材料中展示(范文图 4A)。

在表达结果方面,图和表比文字更具直观性,且简单明了,避免了冗长的文字叙述。它能够以较小的空间承载较多的信息,直观、高效地表达复杂的数据和观点。范文中也是用大量的图展示实验结果。这些图包括线图、点图、直方图、组织切片图、Western blot 的蛋白印迹图、共聚焦显微镜拍摄图及模式图。

下面解析范文的实验结果,从中学习作者的科研思路、科研设计与结果的表达和分析。

一、研究 RNA 病毒与 Siglec-G 的关系(范文图 1 至图 3)

图 1 主要说明 RNA 病毒感染通过 NF-κB 上调巨噬细胞表达 Siglec-G。该图由 8 张图片组成,可反映作者围绕 RNA 病毒感染特异性上调 Siglec-G 表达的实验设计。

(1)证实 RNA 病毒上调巨噬细胞表达 Siglec-G:首先利用基因芯片高通量筛查到 RNA 病毒 VSV 感染巨噬细胞,特异性上调包括 Siglec-G 等凝集素分子的表达(图 1A),再用定量 PCR 验证这些上调的基因。值得一提的是,作者为了验证这些基因是否为 RNA 病毒特异性的,同时设计了 DNA 病毒,细胞内细菌与细胞外细菌感染观察有无类似结果,结果证实是 RNA 病毒特异性的(图 1B);为确认这一结果是 RNA 病毒特异性的,还是 VSV 特异性的,作者用另一不同的 RNA 病毒 SeV 与不同的 TLR 的配体刺激巨噬细胞,结果证实该作用为 RNA 病毒特异性的(图 1C)。

(2)证实 Siglec-G 在 RNA 病毒感染中的作用:作者用 siRNA 抑制 Siglec-G 表达,结果证实可促进 RNA 病毒感染诱导的 IFN-β mRNA 表达。

(3)证实参与 RNA 病毒调控 Siglec-G 表达的因素:①用 RNA 病毒感染 IFN-β 及其受体或转录因子缺陷的小鼠巨噬细胞,证实只有 RIG-I 基因缺陷小鼠可部分阻断 VSV 对 Siglec-G 的上调作用(图 1D),提示其与 RIG-I 信号相关。②用不同信号通路的抑制剂处理巨噬细胞,结果只有抑制 NF-κB 通路才可拮抗病毒的上调作用(图 1E),提示 NF-κB 参与 VSV 对 Siglec-G 的上调作用。③用染色质免疫共沉淀(ChIP)从表观遗传学角度研究 RNA 病毒对 Siglec-G 表达的影响,此组实验作者用 LPS 作为对照,比较二者导致表观遗传学改变的不同。结果证实 RNA 病毒感染上调 Siglec-G 启动子的 H3K4me3,下调 H3K27me3(图 1F),NF-κB 重要的共活化因子组蛋白甲基转移酶 SET7/9 与 MLL 也被富集(图1G 和图1H)。提示 RNA 病毒通过 RIG-I 诱导的 NF-κB 信号以及修饰组蛋白 H3,进而上调 Siglec-G 表达。

图2 主要说明 Siglec-G 缺陷保护小鼠抵抗 RNA 病毒感染。该组结果主要应用 Siglec-G 基因缺陷小鼠,以野生型小鼠作为对照,用 RNA 病毒(VSV 和 SeV)感染,观察动物的抗病毒固有免疫应答。首先作者证实 Siglec-G 基因缺陷可明显降低病毒在肝、脾、肺不同器官的滴度(图2A)及其复制(图2B),动物生存率显著延长(图2C);进一步研究证实 Siglec-G 基因缺陷可使肺炎性细胞浸润减少(图2D),使血清(图2E)、腹腔巨噬细胞(图2G)、肝、脾、肺组织(图2F)的 IFN-β 表达明显上升,却对血清 TNF-α 与 IL-6(图2E)无影响。为了证实这一效应是 RNA 病毒特异性的,作者同时给予小鼠 DNA 病毒(HSV-1)的感染,证实 Siglec-G 基因缺陷不影响 DNA 病毒诱导的 IFN-β 产生。

图3 主要说明 Siglec-G 选择性抑制 RNA 病毒诱导 I 型干扰素的产生,进而负向调控抗病毒固有免疫。该组结果主要利用小鼠腹腔巨噬细胞以及小鼠巨噬细胞系进行体外试验研究。首先作者证实 RNA 病毒,而不是 DNA 病毒感染,使 Siglec-G 基因缺陷小鼠比野生型小鼠的巨噬细胞产生更多的 IFN-β(图3A),表达更高水平的 IFN-β 与 IFN-α4 mRNA(图3B);该现象通过用 siRNA 沉默巨噬细胞的 Siglec-G(图3C)进一步得到证实(图3D 和图3E);接着,作者用小鼠巨噬细胞株 RAW. 264.7 转染 Siglec-G 基因,使之高表达(图3F),证实 RNA 病毒,而非 DNA 病毒,诱导的 IFN-β 分泌以及 IFN-β(图3G)与 IFN-α4 mRNA 转录(图3H)均受到明显抑制;最后,作者证实 Siglec-G 基因缺陷小鼠腹腔巨噬细胞 RNA 病毒复制率明显降低(图3I),反之,过表达 Siglec-G 的 RAW. 264.7 细胞的 RNA 病毒复制率则明显升高(图3J)。此组实验中,作者利用基因缺陷、siRNA 沉默基因和转基因过表达技术,从正反两个方面证实 Siglec-G 选择性抑制 RNA 病毒诱导 I 型干扰素的产生。

二、研究 Siglec-G 与 RIG-I 的关系(范文图4至图7)

图4 主要说明 Siglec-G 缺陷可通过 RIG-I 途径增强 RNA 病毒诱导的 IRF3 活化。该组实验主要利用 Siglec-G 基因缺陷小鼠和野生型小鼠腹腔巨噬细胞体外感染 VSV,观察对不同信号通路信号分子的影响。结果证实 Siglec-G 基因缺陷增强

VSV 诱导的 IKK 和 IRF3 磷酸化,并促进 IRF3 的核转位(图4C),对 p65 与 3 种 MAPK 信号无影响(图4A 和图4B),而 IRF3 与 I 型 IFN 的产生相关。此外,Siglec-G 基因缺陷促进病毒诱导的 RIG-I 表达(图4D),而 VSV 感染 16 小时使野生型小鼠腹腔巨噬细胞表达 Siglec-G 增加,RIG-I 表达下降(图4E);这一现象在过表达 Siglec-G 的 RAW. 264.7 细胞中再次被证实,即 RNA 病毒诱导 RIG-I 的表达与 IRF3 的磷酸化受到明显抑制(图4F)。上述结果提示 Siglec-G 通过影响 RIG-I 蛋白水平负向调节 RNA 病毒诱导的 IRF3 的活化。作者进一步应用蛋白合成抑制剂证实 Siglec-G 基因缺陷可使巨噬细胞内源性 RIG-I 的半寿期明显延长(图4G),提示 Siglec-G 可能促进 RIG-I 的降解,使之表达减少。

图5 主要说明 Siglec-G 促进 c-Cbl 介导的泛素化以及 RIG-I 的降解。由于 Siglec-G 可能促进 RIG-I 降解,但是前者通过什么分子机制促进后者的降解,尚不清楚。因此,作者首先用抗体对 VSV 感染的过表达 Siglec-G 的 RAW. 264.7 细胞裂解物进行免疫共沉淀,将共沉淀蛋白通过质谱进行鉴定,发现有 3 个与 Siglec-G 相互作用的 E3 连接酶;从中选择可能性最大的 E3 连接酶 c-Cbl 进行研究。结果证实加了 c-Cbl,RIG-I 泛素化明显增加(图5A);随着 c-Cbl 表达量的增加,RIG-I 降解增加,用蛋白酶体抑制剂 MG132 可阻止其降解(图5B);若共转染 Siglec-G,则使 RIG-I 蛋白水平进一步减少(图5C),这些结果提示 Siglec-G 促进 c-Cbl 对 RIG-I 进行蛋白酶体降解。由于 Siglec-G 含有 ITIM,故作者用过表达 Siglec-G 的 RAW. 264.7 细胞感染 VSV,检测其酪氨酸磷酸化,证实感染 1 小时就有酪氨酸磷酸化(图5D);用病毒感染野生型和 Siglec-G 基因缺陷小鼠巨噬细胞 8 小时,后者 c-Cbl 与 SHP2 磷酸化明显减弱(图5E)。用 siRNA 沉默 c-Cbl(图5F)或 SHP2(图5G)可明显促进 VSV 诱导 IFN-β 的基因转录。为阐明二者的上下游关系,作者用 SHP2 基因缺陷的小鼠巨噬细胞进行 VSV 感染,用 siRNA 沉默 c-Cbl 或 Siglec-G 基因表达,结果证实只有沉默 c-Cbl 才可促进病毒诱导 IFN-β 的基因转录(图5H),提示 SHP2 为 c-Cbl 的上游信号。上述结果证实 Siglec-G 通过 SHP2 促进 c-Cbl 介导的 RIG-I 降解。

图6 主要说明 Siglec-G 与 SHP2、c-Cbl 及 RIG-I 的关联性。用针对 Siglec-G 或 RIG-I 标签抗体进行免疫共沉淀,证实 Siglec-G、SHP2、c-Cbl 及 RIG-I 均可共沉淀下来(图6A);用 VSV 感染的过

表达 Siglec-G 的 RAW.264.7 细胞进行免疫共沉淀,证实内源性的 SHP2、c-Cbl 及 RIG-I 均可与 Siglec-G 共沉淀(图 6B);这一现象同样见于病毒感染的野生型小鼠巨噬细胞,但不出现在 Siglec-G 基因缺陷小鼠的巨噬细胞(图 6C),提示 4 个分子是在 1 个复合物中。共聚焦显微镜结果证实 RIG-I 与 Siglec-G 或 c-Cbl 在细胞胞浆内共定位(图 6D)。Siglec-G 胞浆段含有 4 个 ITIM,将其胞浆段缺失,就不能与 RIG-I 结合,将其 4 个 ITIM 的酪氨酸点突变(4YF),其与 RIG-I 结合的能力明显减弱(图 6E)。将 RIG-I 进行不同的结构域缺失突变并转染细胞,证实 Siglec-G 与 RIG-I 的 Heli 或(和)CTD 结构域结合(图 6F),而 c-Cbl 与 RIG-I 的 CTD 结构域结合(辅助图 6B)。此外,作者用不同基因共转染试验证实 SHP2 可促进 Siglec-G 与 RIG-I 的结合(辅助图 6A),提示 Siglec-G 的 ITIM 通过募集 SHP2 使之与 RIG-I 相互作用。

图7 813 位赖氨酸是 c-Cbl 介导 RIG-I 的 K48 连接的泛素化关键位点。此组实验,作者主要通过共转染 Siglec-G、RIG-I、c-Cbl 以及泛素,检测 RIG-I 的 48 位与 63 位的泛素化,并对保守部位赖氨酸进行点突变,以确定 RIG-I 的 48 位泛素化位点。首先作者用不同基因共转染试验证实,用 MG132 抑制蛋白酶体降解,可见 Siglec-G 促进 c-Cbl 介导 RIG-I 的 K48 连接的泛素化(图 7A);图 7B 证实 Siglec-G 促进 RIG-I 的 48 位泛素化是 c-Cbl 剂量依赖性的;同时,作者也证实 c-Cbl 不影响 RIG-I 63 位的泛素化。将 RIG-I 保守部位的赖氨酸突变成精氨酸,并与其他分子共转染,证实 K813R 突变体可取消 RIG-I 的 48 位泛素连接(图 7C)以及 c-Cbl 介导的 RIG-I 降解(图 7D),提示 813 位赖氨酸是 RIG-I 48 位泛素化的主要部位;转染 K813R RIG-I 突变体可使 IFN-β 启动子活性增强(图 7E),使 VSV 诱导的 IFN-β 基因转录比转染野生型 RIG-I 更强。将 813 位赖氨酸突变的 RIG-I 转染 RIG-I 基因缺陷的腹腔巨噬细胞,可促进 VSV 诱导的 IFN-β 基因表达(图 7H)。

第五节 结论及展望

古人云:"结句当如撞钟,清音有余。"结论在一篇论文中的地位是不可忽视的。该部分是整个课题研究的总结,是全篇论文的归宿,起着画龙点睛的作用。一篇好的学术论文,其总体结构应该是龙头和凤尾。写引言的时候从一个吸引广大读者的

宽泛的概念聚焦到本文要描述的实验,由大到小,倒金字塔结构。最后收尾的时候,从本文具体的结论展望到未来,由小到大,呈金字塔结构。学术期刊论文的结论部分,应反映论文中通过实验、观察研究并经过理论分析后得到的学术见解,是学术论文最终的、总体的结论。换句话说,结论应是整篇论文的结局,而不是某一局部问题或某一分支问题的结论,也不是正文中各段的小结的简单重复。结论应当体现作者更深层的认识,且是从全篇论文的所有材料出发,经过推理、判断、归纳等逻辑分析过程而得到的新的学术总观念、总见解。结论应该写得简明扼要,精练完整,逻辑严谨,措施得当,表达准确,有条理性。

范文中,作者根据下述的核心实验结果:①RNA病毒感染可特异性上调小鼠巨噬细胞 Siglec-G 的表达;②Siglec-G 以负反馈方式抑制了 RIG-I 信号触发的 I 型干扰素产生;③Siglec-G 通过促进 E3 泛素酶 c-Cbl 介导的 RIG-I K48 连接的泛素化及蛋白降解,从而负向调控抗病毒固有免疫;④RIG-I 的 Lys813 位点是 c-Cbl 介导 RIG-I 降解的关键位点。经过推理、判断、归纳等逻辑思维过程,精练地总结出以下结论:RNA 病毒感染特异性上调 Siglec-G 的表达,进而促进 E3 泛素酶 c-Cbl 介导的 RIG-I K48 连接的泛素化及蛋白降解,从而负向调控抗病毒固有免疫,这是 RNA 病毒逃逸固有免疫识别与监控清除的新机制。该范文的结论与其提出的科学问题与假说是首尾呼应的。开头针对科学问题提出假说,经过实验、观察与论证,结尾再次回答假说的正确与否,甚至可提出更好的假说,使文章故事首尾圆合,严整完美。

范文示例6:RNA virus infection specifically up-regulates Siglec-G expression in macrophages;Siglec-G selectively inhibits RIG-I-triggered IFN-β production in feedback manner;Siglec-G promotes c-Cbl-mediated K48-linked ubiquitination and degradation of RIG-I; Lys813 of RIG-I is the critical site for degradation of RIG-I. These findings provide insight into the negative regulation of RIG-I-mediated antiviral innate immune responses,a mechanistic explanation for the immunological escape of RNA virus,and potential therapeutic targets for virus-associated inflammatory diseases.

同时,应注意结论在词句上宜斩钉截铁,且只能作一种解释,不能模棱两可、含糊其辞。但是文字上也不应夸大,对尚不能完全肯定的内容要留有余地。论文研究的不足之处、所受限制或遗留未予

解决的问题,以及对解决这些问题的可能的关键点、改进方向和展望亦可在论述中提出。如范文中指出关于 c-Cbl 及其与 SHP2 的具体关系还需进一步研究阐明。

　　范文示例 7: Our data showed that recruiting of SHP2 by Siglec-G is involved in c-Cbl-mediated negative regulation of RIG-I signaling for type I IFN production. Thus, the precise mechanism of c-Cbl activation and relationship between c-Cbl and SHP2 need further investigation.

（于益芝　曹雪涛）

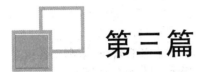

第三篇

科研项目的实施

第十一章　科研项目实施的组织与管理

科研项目实施需精心组织,更需科学管理。组织管理是科研项目能在有限的时间、人力和财力等条件下顺利达到预期目标的必要保障。

第一节　科研项目实施的组织

科研项目实施涉及人力、物力、财力等条件。需从如下方面进行组织:组织研究人员、安排研究时间、管理研究经费、解决研究条件、协调与科研管理部门或协作单位的关系等,以保证科研项目顺利实施。

一、组织研究团队

研究团队可采用项目负责人作为领衔组织者的方式,也可采取实验室作为一个整体而进行安排调配,后者更具有资源优势。

项目负责人是科研项目的第一组织者,除对项目研究内容进行策划外,为保证在有限时间内顺利完成项目,需根据项目大小和研究内容组织人力。

一般的模式是课题组负责人(principal investigator,PI)制,配合PI工作的人员包括技术员、低年资研究人员、研究生和本科生等。PI可能作为课题负责人同时承担若干个科研项目,为能同时推进课题研究,PI通常根据项目情况成立若干科研小组,并各指派1人担任组长,在PI总体领导下,各组长分别负责组织不同课题的具体实施。

组成科研小组可有两种方式:①按研究内容分组,将课题根据研究内容分成一个或若干个小课题,每一小课题成立1个研究小组,由课题负责人根据课题情况各指定1人作组长;②按实验技术分组,成立不同的技术平台小组,每一平台小组仅承担课题的某些部分,负责利用平台技术完成课题涉及的相关内容,但需要PI对实验内容进行总体协调。两种方式各有利弊:若按课题内容分组实施,各小组间相对独立,同步推进各自课题研究,此法有助于学生实践科研课题的全过程、全面学习实验技术,但所涉及的技术需各自解决,不利于各组之间交叉协作、扬长避短,可能影响课题的进度;若按照平台技术分组,各组可充分发挥各自实验技能的特长、组间可共享各自的熟练技术,有利于高效完成课题内容,但因相互联系紧密,任何一组不顺利均可牵制总体进度,也不利于学生科研思维全过程的培养,使学生容易成为技术员。而将两者结合的方式值得推荐,即虽按照课题内容分组,各组也有自己的技术专长,组间可充分协作。

二、安排研究时间

时间安排是保证项目能按计划进度组织实施的前提。一般根据项目的内容和难易程度,制定项目的初步实施步骤,并将项目分成若干阶段,根据不同阶段的研究时间,预测完成项目的所需时间,并确定各阶段的指标成果。

进行项目时间安排时,应召集项目组成员开会,对项目的各个环节进行全面而清楚的了解,包括所涉及的技术方法及其难易程度,特别要注意听取具体从事实验技术人员的意见,同时还需考虑预实验及实验失败的可能,最后综合各方面情况制定具体时间表,否则时间安排会与实际执行进度有较大差距。时间安排可以按以下两层内容执行:

1. **项目的总体时间安排**　主要依据项目的总体规划、总体目标、研究内容来进行。例如,完成项目总体需3年时间,项目负责人根据研究内容将项目划分为若干阶段,并按照总体目标制定阶段性目标,然后再安排每一阶段的具体时间。

2. **项目的详细时间安排**　在总体时间规划的基础上,再将各阶段的工作细化,甚至要详细到每个实验的具体过程,包括预实验、正式实验和失败概率等,将订购试剂、收集临床标本等准备工作尽量穿插在实施项目的过程中,充分利用有限的时间、人力和物力资源。细化实验之后,可进一步对每个研究目标的初步时间安排进行更合理的确认或调整,必要时还需回头完善对总体时间的安排。

三、管理研究经费

经费的科学管理能够有效保证经费的合理使用,利于项目的顺利进行。一般情况下,大部分研究经费用于实验相关支出,包括试剂、耗材、测试等,小部分用于人员劳务费、出版费、参加学术会议等。研究经费是否能有效使用与研究方法的选择关系密切。一种研究均有若干方法可供选择:①若经费不足,可选择最原始、简单的方法,这些方法同样被学术界认可,优点是价廉,但有时需耗费更长时间,包括摸索条件、建立方法、准备材料等;②若经费充足,可选择较先进的方法,直接购买试剂盒,优点是条件稳定、操作简单、节省时间等,但缺点是相对昂贵。

如下对策有利于经费的合理使用:①对于常用的技术方法,可采用较传统的方法,经条件优化而建立实验室标准化方法,供实验室人员选用,既省钱又稳定;②对于不常用的实验技术和方法,一般购买试剂盒,无须重新建立方法,可节省时间,并能避免因失败而造成的浪费;③同一研究团队,可能有多个科研项目在研,经费可来自多个渠道。研究经费由团队总体进行统筹规划,项目负责人具体支配,团队内不同研究小组可共享研究资源,如实验材料、实验动物等,从而节省大量经费。

四、确定实验场所

实验场所是实施科研项目的平台,所以落实实验场所也是保证课题研究顺利进行的重要环节。

1. 确定实验的主要场所 项目研究包含多项内容、涉及多种实验,有时很难在一个实验室内完成。但必须要首先确定完成实验的主要场所(即科研项目基本完成的场所,包括普通实验室、细胞培养室、动物实验室等)。多数情况下,实验的主要场所均在较固定的实验室进行,多为项目负责人所在的实验室或所在科室(单位)的科研平台,也可以是项目合作者的实验室。

2. 联合研究提供实验场所 某些研究内容或研究设备可能是其他实验室所擅长或独有,所以可通过互相联合开展相关研究,进行优势互补,共同推进各自项目的进展。

3. 委托方式解决实验场所 以下情况需要委托其他研究平台或科研机构完成:实验内容有其特殊性,如放射性核素操作、培养 SARS 病毒等,仅能在特殊的、可提供生物安全保障的实验室实施;需要大型的特殊设备(如芯片类检测),一般实验室不具备。委托时,需要与对方商定并签署委托协议书,应包括具体委托的工作内容、双方的责任与义务、提供研究成果的形式、所需费用、所需时间等。如果被委托方要求提供的相关信息涉及保密,双方还应预先签订保密协议。

五、联系科研管理部门

科研人员应经常性地与各级科研管理部门联系,按时提供各种材料,包括阶段性成果汇报、阶段性课题小结、结题报告等,以便管理部门及时掌握项目进展情况。科研管理部门主要包括:

1. 基金来源部门 提供基金的部门包括国家科技部、教育部、国家自然科学基金委以及省市科研管理部门等。上述部门对各自的不同项目都有详细的管理办法和明确的要求,项目负责人必须按时提供项目计划书、项目进展报告、阶段性小结、结题报告等。

2. 单位科研处 单位科研处负责落实基金来源部门对被资助者的各项要求,监督和管理科研经费的使用,并建立和保管相关科研档案,如项目申请书、项目批件、项目经费、项目进展报告、结题报告等。

3. 科研团队或实验室 管理有序的科研团队或实验室一般也应同时设立项目档案,包括项目一般信息、进展情况、结题等,同时还要保存项目实施的原始记录、标本的存放记录及相关的成果信息(包括已发表论文、所获奖励及专利的证书与相关信息等)。科研人员需遵守所在团队或实验室的管理条例,提交相关信息供科研团队或实验室备份存档。

六、与协作单位的协调

如果项目由几个单位联合承担、协作完成,一般按如下两种模式划分任务:①将项目分成若干子项目,每个单位承担 1 个子项目,每个子项目确定 1 名项目负责人;②多个协作单位共同完成项目的研究工作,每个协作单位根据项目需要承担一部分工作。

国家科技部的"973"项目即是典型的、由多家单位共同参与完成的大型项目,某些创新团队项目也是如此。项目总负责人可以通过现场或网络视频、QQ群或微信群等方式召开启动会、中期检查会、总结会等，进行各单位之间的沟通协调，充分发挥每个协作单位各自的优势，体现优势互补、联合攻关，以保证按进度完成项目并获得较大研究成果。

总之，项目的策划与组织实施不仅需考虑项目具体研究内容和技术路线，也应妥善安排研究人员、时间、场所等，并注意与管理部门及协作单位沟通，从而保证研究项目的顺利进行。

第二节 科研项目的实施

一个科研课题的完成是从理论构想到科研实践逐步完善的过程。课题研究的实施步骤是一个从准备到操作、从简单到复杂、从局部到全局的实施过程。科研项目实施涉及内容及设计的完善、实验的具体操作、实验结果的分析和研究的阶段性小结及总结等诸多环节，为避免各环节中可能的疏漏以及前后结果不一致等问题，课题实施应遵循如下基本原则：①充分的准备工作，包括实验设计、实验材料、实验方法及观察指标等的进一步确认与完善。②制定操作规程，包括操作程序、质量控制、仪器设备的标准化及标准操作规程等；并培养科研人员规范化意识以及技术操作培训等。③规范原始记录，包括数据记录及更改数据的规范性、准确性、完整性，尤其是数据记录的原始性，牢记书面记录为行为发生的凭证。④督促检查，包括课题负责人对课题的督促管理、定期检查和结果分析等。建立定期逐级汇报制度，可使课题负责人对实验进展有一个动态了解，便于督促课题实施过程中问题的解决、进度的完成与宏观的把控与管理。

一、充分的准备

科研项目实施前的准备工作有时比实验本身还重要，因为如果准备工作不充分，如实验设计不完善、实验流程不细致或实验操作不规范等，可导致实验结果不稳定、前后不一致、数据分散或可重复性差，甚至事倍功半难以形成有价值的结论等。准备工作主要包括研究方案、实验材料和实验方法。

（一）研究方案的完善（书面准备）

由于科研项目获批时间多滞后于提交申请书时间至少半年，此间课题所涉及的领域和所研究的问题可能会有新进展、新认识；加上申报课题时文献等资料掌握的局限性，故在课题获批、项目实施前，项目负责人须根据最新进展及评审的反馈意见等对申报的研究方案进行修改和完善。

1. **实验方案及技术路线的设计** 实验方案及技术路线设计的进一步完善，是课题实施的重要环节，在完善的过程中，可进一步明晰实验目的、实验对象、实验内容及关键环节，并根据实验内容选择合适的实验体系，从理论上论证实验的合理性、可行性和各实验间的相互关系，并书面绘制实验技术路线，根据技术路线，选择相关实验方法。由此书面规划课题实施的基本思路和方法，但是随着课题研究的展开，还会不断出现新问题，要根据实际情况对实施方案进行补充和调整，使其不断完善。

若将实验方案层层展开，并加入具体实验方法，根据各环节相互关系而用连线相连接，即勾画出技术路线，并在随后反复修改，即依据理论和经验在头脑中进行实验操作，以做到实验操作前心中有数。项目负责人应总体把握实验设计，防止出现纰漏、可行性差、"大"而"散"等设计错误。

2. **实验方法的确定** 在技术路线基础上，确定各步骤的具体目标，并据此选择合适的实验方法。因为多种方法均可达到同样目的，不同方法其原理和实验体系各异，原则上应选择既可靠又稳定的实验方法，不必为了技术先进而一味追求"高精尖"的实验方法。

选择实验方法时主要考虑如下因素：①实验体系，包括实验规模、受试对象、观察时间等；②实验对照，包括阳性对照、阴性对照、体系对照等；③质量控制标准，如系统误差允许范围、随机误差降到最低等；④实验器材，包括仪器设备、各种耗材等；⑤实验流程的可控性；⑥判断标准的客观性。

实际上，理论上所选择的实验方法并非一定可靠稳定，还须在实验操作中进行检验。一般情况下，预实验通常能提供非常有参考价值的数据或技巧。研究者应善于利用预实验完善实验方法的选择。

3. **实验材料的准备** 具体实验流程一旦被确定，即已明确所需的实验材料，须反复比较不同厂商所提供的相同材料在质量、规格及价格方面的异同，以作出最佳选择。

研究者应收集实验所需材料的名称、生产厂家、批号、规格及有效期等信息，同时查询各类试剂的配方、配制方法和保存条件等,另外还要汇集所需仪器设备的信息如型号、规格等,以便实验前检验仪器设备的可用性。上述信息有利于实验前准备,也有利于今后检索。昂贵的实验试剂及设备须交课题组商议。

4. 实验分组的确立　实验分组的关键是设立各种对照组,以排除非试验因素的干扰。因此,实验分组也是实验设计的重要内容。一般实验分组包括实验组、阳性对照组、阴性对照组及实验体系对照等。设立阴性对照一般比较容易,而设立阳性对照有时则很难选择。例如,一种新的化合物可能具有抗肿瘤效应,根据其作用机制或特点,难以找到一种真正的同类化合物作为阳性对照。这种情况下只有从几个层面上设立阳性对照,即实验体系的对照、最终作用的对照以及药物机制的对照等。书面进行实验分组,有利于更全面地思考,并根据分组情况准备实验材料等,做到心中有数,以避免盲目性。

总之,上述工作不仅可对研究方案进一步完善和细化,通过仔细思考,还可加深研究组成员对研究内容和研究设计的充分理解,以利实验的正确实施。

(二) 实验方法的摸索和实验条件的确定(技术与物质的准备)

实验条件有待在实验过程中不断改进完善,其程序是:根据预先设计进行实验操作;总结成功或失败原因;重新实验并进一步优化条件;最终确定最佳实验条件。这种为摸索条件而预先进行的实验通常被称为预实验。

预实验是摸索实验方法和确定实验条件最常用的方法,是保障实验顺利进行和结果准确获得的重要基础。预实验也需要周密的实验设计,包括设立各种对照组等。某些预实验结果可视为前期小样品的实验结果。例如,为探索最佳的动物实验条件,常先用少量动物进行预实验,然后根据实验结果的趋势再决定是否扩大动物数量,这种预实验可视为正式实验的一部分。预实验的另一目的是建立稳定的试验方法。如摸索 ELISA 的实验条件,以保证正式实验结果的准确性和可重复性。在确定实验条件的过程中,最易犯的错误是仅将预实验作为单纯的练习性操作,任意设定实验条件,且不做详细的实验记录。因此,项目负责人应注意监管,避免此类现象的发生。实验条件的确定主要包括

如下方面:

1. 实验操作流程的确定　任何一个实验流程均可被改动,应根据实验室具体情况和观测对象性质等进行适当调整,以使实验操作简便易行、稳定、可重复,并能在实验室允许的条件下被完成。确定实验操作流程时,须考虑某些关键的操作步骤,如实验持续时间、反应温度等。一般情况下,通用性操作流程仅对某些实验条件设定一个经验参考值,在具体实验条件下是否一定采纳这种参考性数据,则应通过预实验摸索而确定。

对实验流程进行优化是实验室的经常性工作,但须充分理解影响实验操作流程的关键因素及实验原理,若教条式地"照单全收",则不可能对实验流程进行优化。对常规实验操作流程,改动优化的空间一般不大,操作者按拟定的流程进行操作即可,但操作过程中须注意细节和步骤,在这些环节上仍可能进行优化。对于新建立的方法,最好进行系统地条件摸索及优化,然后与常规方法进行比较,方可有充分理由应用于实验研究中。

2. 实验操作技巧的规范　实验操作技巧作为实验条件的影响因素不容忽视,即使采用相同实验流程,不同的研究者由于手法各异,其所获实验结果也可能出现很大偏差。可采取如下措施对实验技巧进行规范化:

(1) 对操作流程中的关键技巧进行细化说明:比如,用加样器吹打的方式对微量液体进行混匀操作,应规定加样器型号和规格,混合时加样器头进入液体的深度和吹打次数等,一般操作流程中不会给出这些参数,须在预实验中进行摸索后确定。将实验室优化的实验操作步骤仔细整理并妥善保存,作为实验室的标准操作流程,可保证今后实验结果的可靠性和可重复性。

(2) 固定操作人员:此方法可减少培训人员的工作量,固定人员操作同一实验环节,虽也可能存在不准确因素,但所出现的误差属系统误差,不致影响实验的整体趋势。标准实验操作规程即强调实验流程的可操作性、可重复性、系统性及规范性,尽可能减少人为因素造成的误差,实际上也是强调操作流程的细化。

实验室应尽可能在操作技巧方面提供细化的流程,实验者在实验过程中也应注意细化自己的操作,力求同一个操作动作的误差相近,从而保证实验体系的稳定性。

3. 实验材料的选择 确定实验条件也包括实验材料的质量控制。相同的实验材料(如各种生化试剂、抗体、培养板等耗材)及设备可由不同厂商生产,可参考权威杂志中论文所提供的信息或实验室的经验,并通过比较进行选择。一般不宜频繁更换实验材料来源,以避免实验结果受不确定因素的影响。其原因是:不同厂商所提供的实验材料可能具有较大差异(如质量、规格、材质等),前期预实验中所确定的实验条件可能并不适用于不同来源的实验材料,从而影响实验结果的稳定性。一般情况下,在连续实验中应尽可能使用同一批号产品进行实验,如材料必须更换,须重新通过预实验摸索条件,并与原来的产品进行比较。

4. 主观误差的控制 在实验现象与结果的收集中,应注意避免主观倾向性的干扰。客观数据的收集较简单,但某些实验结果极易受主观因素影响,为了最大限度避免主观误差,以获得尽可能客观的实验数据,可采取如下方法:

(1)双盲实验:是指实验设计者不参与实验现象的直接观察和记录,且实验现象的记录者也不知道实验体系的真正含义,从而保证在实验和记录两个环节中的客观性。对于某些关键性实验,双盲法通常非常必要,尤其当实验人员急于得到"阳性"结果时,强烈的主观愿望可能影响其观察实验结果的客观性,此时一定要双盲设计,以避免出现主观性错误。

(2)用客观尺度描述实验现象:对需要借助文字描述的实验结果,应尽可能采用客观性的标准尺度。例如,单纯借助文字描述形态学实验所观察到的现象,不同实验者对相同的结果可能有不同程度的描述,导致难以进行客观比较。为此,可采用扫描计算、打分等方式,将不易量化的数据进行相对量化处理,然后借助统计学方法进行分析,由此所获得的结论将更加趋于客观。

以上仅从4个方面阐述了确定实验条件的影响因素,具体实施时可能还会出现新的不可控因素(如季节、温度、湿度等),一般都需在实验过程中进行摸索,某些实验对条件变化较敏感,需要对影响因素进行更严格的规范。总之,各种实验条件一旦确定,即应在实验操作中保持一致。

二、正式实验的实施原则

1. 实验操作的标准化 通过预实验已经优化各种实验条件,并将之固定下来,严格按照标准化的实验流程和规范化的操作技巧进行操作,不得随意改变,以保证实验结果的可比性和重复性,避免人为误差,减少随机误差。其详细内容见第十二章。

2. 科学观察 正确观察实验结果是研究生训练的重要内容之一。在科研观察中要遵循:①有明确目的的观察,因为实验是围绕验证假说而设计的,因此其结果观察是有目的性的,这种观察可赋予观察到的现象以意义,其观察效率远高于无目的观察,可排除无意义现象的干扰;②客观的观察,尽管观察要有目的,但是在观察中要尊重客观发生的现象与事实,而不要选择性观察自己期望的结果;③要观察细节,观察完整,排除假象;④注意观察相同结果出现的重复性和鲁棒性;⑤特别注意观察异常现象或意外现象的发生,或许由此得到重大发现与突破。其详细内容见第十三章。

3. 规范实验记录 实验记录是记录科研发生的行为和思维,是所有实验原始数据记录和保存的地方,在科研中是非常关键的环节,是研究生培训的重要内容之一。规范化的实验记录的主要内容包括:①实验名称及实验目的;②实验操作时间和持续时间;③主要实验步骤和改动的操作内容等;④具体实验操作、测定顺序或名称等;⑤实验中的各种意外,包括实验操作中的意外事件等;⑥原始实验结果,包括测定的各种数据、图片等;⑦分析后的实验结果,并给出分析方法和统计学结果;⑧提出问题或下一步的打算等。另外,实验记录还须预留部分机动页,用于实验者的灵活记录(如某些实验体会、临时想法等)。关于实验记录详见第十二章。

4. 实验结果的正确分析与表达 如何正确分析实验结果,包括专业分析和统计学分析,也是研究生科研思维培训的重要内容。①专业分析是根据专业理论知识、假说和逻辑推理,来分析观察到的实验现象,注意挖掘结果提示的所有信息、注意结果内在与外在的联系、注意结果与结果之间的逻辑关联,只有充分、正确地分析结果,才能获得新的发现和指导深入研究的线索。②统计学分析是对不同性质的数据用不同统计学方法处理和分析,科学评价实验结果的客观性、真实性、可信性和代表性,而统计学分析只有建立在专业分析的基础上,才真正具有意义。③正确表达结果是指将不同的原始实验数据整理与分析后,以合适的图表形式表达出来。好的图表可以最小的篇幅和最少的笔墨直观表达最大量的信息(详见第十三章)。

5. 定期总结汇报 定期系统回顾已有的实验结果,并阶段性地将之分析总结,及时向导师汇报,可有以下好处:①及时发现和纠正实验中存在的问题和缺陷;②及时发现新的线索,指导下一步科研;③根据实验结果和文献动向,及时调整实验方案或实验方向。

6. 训练提出假说的能力 尽管研究生开展导师的研究项目,已经具有针对主要科学问题的工作假说。但是,在验证假说的过程中,所获实验结果可能与假说不符,或提示一个全新的线索。故研究生在研究中会不断遇到问题,不断需要假说,并据此设计实验解答这些问题。因此,研究生必须有意识地训练自己提出假说的能力(详见第二章),不断提高自己分析和解决问题的能力,从而挖掘并提高自己的创新能力。切记大胆假设,小心求证,服从事实,不断修正和完善假说。

7. 抓住机遇和灵感 抓住机遇,是指遇到意外实验现象及时发现和反应的能力。这种能力建立在扎实的专业知识基础上,只有了解正常,才可能迅速对异常作出判断,并可赋予其可能的意义。灵感是指对某一问题长时间思考,并伴有解决的渴望,在做另一件毫不相关的事情时突如其来的顿悟。在科学史上,抓住机遇获得重大科学发现的科学家如弗莱明对青霉素的发现、巴斯德对减毒疫苗的发现等;因灵感而成功的例子如达尔文顿悟生物进化论、德国化学家凯库勒从梦中获知苯的结构、奥地利生物学家洛伊(Otto Loewi)从梦中想出证实神经递质对心脏影响的实验方案。因此,在研究生科研实施过程中,不但要注意机遇,避免与重大发现失之交臂;也要注意灵感,随时携带小本子,将自己的灵感记录下来,以解决科研中遇到的问题。

三、实验质量管理规范的制定与实施

(一) 实验质量管理的主要内容

1. 制定 SOP(standard operation procedure,标准作业程序)的范围 主要包括样品的处理方法,如接收、标识、保存等;仪器设备的校正、维护和使用;实验动物的饲养、观测和操作;实验数据的处理和原始记录的保存;工作人员的培训、健康检查制度;质量保证部门的工作规范和 SOP 编制管理等。

2. SOP 的制定程序 一般先由课题负责人起草 SOP,然后经质量保证部门审核批准。

3. SOP 的实施 SOP 生效后原则上须严格执行,为更好地排除人为因素的影响,须对相关人员进行培训,并强调在实际执行 SOP 时,一旦出现偏离行为必须报告,并在原始资料中及时记录。

(二) 实验室管理条例的主要内容

根据上述标准操作规程的内容,结合实验的具体情况,编制实验质量的管理条例,重点强调条例的可行性,并作为实验室的管理规则,主要内容如下:

1. 课题负责人责任 任何一个实验都是课题研究的一部分,课题负责人应负责制定具体实验方案,参与规范实验操作流程,严格监控具体实验内容及实验质量。具体包括:①全面负责课题设计及课题实施;②组织协调课题小组成员开展课题研究;③课题负责人签字制度;④定期向上级管理部门汇报课题进展。

2. 实验操作规程的规范化 实验方法的标准化策略应首先明确(尤其对某些新的观察指标)标准化方法的建立流程,然后制定标准实验操作规程,再对各个环节进行细化处理,保证实验人员可以不用询问即可遵照执行。具体内容包括:①实验名称,对于具体课题的实验操作,名称应是特异和具体的,不要仅标示通用性实验名称;②实验目的;③实验方法;④实验流程,指在实验目的指导下的特定流程,每个具体步骤均应详细注明实验中实际应用的试剂名称或剂量等,避免通用性的实验流程;⑤实验材料及仪器设备等。

3. 实验记录的规范化 为规范管理,可将某些必须记录的实验内容统一设计于实验记录本上,基本原则是操作简便、直观易懂并有一定灵活性,重点记录实验内容的时间性、变化性和操作人员签名等,以保证实验记录信息的完整,在需要查找时可容易找到相关实验过程、实验结果或发现实验错误等。

规范化实验记录的优点为:实验者按记录本所提示的内容进行填写,不易遗漏。但由于规范的内容过于细致,某些内容并不适于所有的实验记录,造成记录人员的厌烦情绪,易导致应付了事。最好的办法是根据课题情况临时制定标准的实验记录规范格式,以保证兼顾针对性和可行性。

4. 实验结果的规范性总结 所有实验结果在

保存原始记录后,须及时进行分析,并将分析方法、分析结果、统计学处理等一并总结出来,根据实验设计和结果对实验进行阶段性总结,并给出实验结论。总结的主要内容为:①实验方法的简单归纳,重点强调实验中的重要参数;②实验数据的整理分析,并给出详细的分析结果;③不同类型数据的统计学分析结果。

5. 纸质资料后续存档　强调纸质材料的重要性和不可替代性,凡是电子版材料均须及时打印,原始记录强调手写签字。

以上规范内容可依实验室具体情况作必要的增补或删减,并将规范内容传达至每一位实验室工作人员。管理规范一经出台,除必须对人员素质和规范意识进行培训外,还应制定实施细则,强调规范操作的必要性和重要性,同时明确违反操作规程后应负的责任,目的在于保证实验的质量控制。

四、课题进展汇报与监督

实验质量管理应包括定期的课题进展汇报,使课题负责人能掌握和跟踪课题进展情况,及时调整研究方向、人力配备及时间安排等,从而保证课题研究进展顺利。课题研究进展主要指阶段性实验结果,需围绕课题研究主要路线分析进展是否顺利、遇到哪些问题、能否解决等。汇报的方式多种多样,可制作幻灯片进行正式汇报,也可以实验记录为基本数据来源进行汇报。但正式的汇报应撰写阶段小结,主要内容包括课题名称及目的、研究内容及技术路线、实验结果及分析、目前结论、后续实验方案等。课题进展汇报应成为实验室的制度,定期举行,每个实验人员按规定在课题组进行汇报,可邀请相关领域的专家或技术人员参加并提出建设性的意见;也可单独向课题负责人汇报。

第三节　实验中的安全保护

安全防护是实验室工作的重要基础,直接影响仪器设备使用寿命和效率、实验者人身安全及实验工作顺利实施等。因此,实验工作中应以安全为第一要素,做到安全管理、安全操作、有效防护、避免意外。新入实验室的人员需进行安全知识培训,项目负责人也应定期检查实验室,及时排除安全隐患。

一、实验室材料应用的安全

(一) 水电煤气的安全性

在实验室工作,首先须了解实验室总电闸开关、总煤气阀门和总水闸开关的位置和使用方法,有助于出现危险时紧急断电、断水或切断煤气,避免误操作导致事故。离开实验室前,须检查电源、水及煤气的关闭情况。

1. 电的使用　正确使用各种照明灯,避免灯泡和易燃物距离过近。使用各种电器设备前,注意检查是否漏电,一旦出现漏电应立即断电,并检查漏电原因,同时避免用湿抹布擦拭漏电仪器。

2. 煤气的使用　煤气是无色无味的气体,应注意检查开关是否处于关闭状态。点燃煤气时应防止煤气漏出,用火时人勿离开现场。

3. 水的使用　注意节水,离开实验室前须检查水龙头关闭情况。

(二) 仪器设备的安全操作

在实验室工作中,操作者使用仪器设备一般均须经过培训,并严格按照操作指南正确操作,避免随意操作造成仪器损坏或出现危险。例如,使用离心机时须保持转子平衡,以免因离心不平衡导致转子飞出而伤人或损坏设备。

1. 用电设备的安全操作　大多数仪器设备均需用电,保证电源正确连接并防止漏电是最基本要求,操作者应遵循操作程序,并在使用后及时断电,一旦触电,应立即切断电源。仪器设备的电源地线是漏电的重要防护措施,不可将其省略不接(有的实验室在安装仪器时由于电源插头不匹配,将地线插头弯曲不用),以免漏电出危险。稳压器对于用电设备的安全使用也很重要,可保证电压稳定,避免使用仪器时局部出现高压电伤人。

2. 玻璃仪器的安全使用　实验室中使用玻璃仪器不当常可导致事故发生,故须掌握正确使用方法,避免发生意外。

(1) 若进行可能发生玻璃破碎的实验操作(如减压处理、加压抽滤、旋转玻璃容器、加热玻璃器皿等),须戴手套和安全眼镜,以防玻璃碎裂伤害眼睛或皮肤。

(2) 勿使用有缺口或裂缝的玻璃容器,以防操作中发生玻璃碎裂。有缺口或裂缝的玻璃器皿应予废弃,必要时可用胶布等粘贴缺口处。

(3) 连接玻璃管与橡胶管时须戴厚手套,以免操作中玻璃管断裂而扎手。

（4）手持大的玻璃容器（如三角烧瓶等）时，双手分别握瓶颈和托瓶底，以防瓶颈太细突然破碎伤手。

（5）用玻璃容器加热时，须注意预热均匀，防止局部过热出现玻璃破碎，拿取加热后的玻璃器皿须注意防烫，戴厚手套也可防止玻璃遇冷脆裂。

3. 氧气瓶的安全使用 氧气瓶是贮存和运输氧气的专用高压容器，而氧气属助燃气体，使用不当易发生气瓶爆炸，故安全使用氧气瓶十分重要。

（1）安全性检验：氧气瓶需具有生产合格证及国家相关部门（如锅炉压力容器安全监察部门）出具的检验证书。反复使用的氧气瓶需具备定期检验合格的证明。

（2）安全存放：氧气瓶须远离易燃易爆物品、明火及热源（安全距离10m以上），避免阳光暴晒，勿与乙炔瓶等高压易燃气瓶同室存放。氧气瓶、二氧化碳气瓶、氮气瓶等应严格标记防止混淆。

（3）使用注意事项：随时检查氧气瓶状态及防震胶圈，避免油污接触。冬天使用时一旦出现瓶阀冻结，可用开水加热解冻，严禁用火烘烤。通常氧气瓶内的氧气不可用尽，保留一部分气体（0.1MPa以上）有利于防止其他气体倒流入瓶。

4. 高压锅的安全使用 实验室中经常使用高压灭菌，须注意安全。

（1）使用前先检查高压锅通气孔是否通畅，安全阀是否完好，此乃保证安全的关键措施。

（2）因自来水易形成水垢，应按要求加蒸馏水到高压锅内，避免干锅加热。液体高压时，容纳液体的容器须有排气孔装置，以免高热增压使液体溅出。通常方法是：用多层透气纸封住装液体的瓶口，保持气体通畅。

（3）根据压力表的指示调节热源大小，使锅内压力在规定范围保持恒定。勿触动高压锅的压力阀，也勿将重物压在压力阀上，以免锅内压力过高不能释放，造成危险。

（4）停止高压时，勿立即开锅，先使锅内压力降低后再打开锅盖，否则易出现内容物随高压气流飞出伤人。

（5）达到高压消毒的时间须及时拔掉电源，以免锅内水烧干，损害高压锅。

5. 高温烤箱的安全使用 高温烤箱也是易引发火灾的常见设备，须置于通风干燥且无煤气等易燃物的地方，使用时注意规范操作，防止意外发生。

（1）烤箱温度可达250℃，故不耐高温的物品（如塑料制品、纸制品等）应避免放入烤箱内烘烤，以免发生火灾。

（2）高温下打开烤箱，有引起明火的危险。所以，干烤消毒后应使烤箱温度下降到60℃再开烤箱。

（3）烘烤后的物品温度过高，拿取时注意戴厚手套，以防烫伤。

（4）应在固定时段进行干烤，不可无人过夜使用，以防漏电或过热发生意外。

（三）化学试剂的安全使用

不同化学试剂的性质各异，易燃、易爆和有毒试剂均需特殊管理，使用时也须特别小心，以防发生意外。

（1）使用易燃易爆试剂（如乙醇、乙醚等）须远离明火。

（2）挥发性有毒试剂一般须在通风橱中操作，且操作者须进行相应防护（如戴口罩）。

（3）接触性有毒试剂应戴手套操作，并避免用嘴吸或直接用手触摸。

（4）各种化学试剂均须远离食品饮料，以防误食引起中毒。

（5）强酸、强碱类试剂须规范使用，不可过分振摇，以防溅出腐蚀伤人。一旦出现意外，应立即处理。例如，被强酸腐蚀，应立即用大量清水冲洗，再用碳酸钠或碳酸氢钠溶液冲洗；被浓碱腐蚀，也应立即用大量清水冲洗，然后用醋酸或硼酸溶液冲洗。

（四）放射性核素的安全防护

放射性核素在某些科学研究中的重要地位仍不可被完全替代。但由于放射性核素的使用越来越少，相关的常识性知识逐渐被淡化，操作者也缺乏有关区分射线类型和防护方法的系统培训，故存在放射线对实验人员造成损伤的潜在危险。

首先应了解放射性核素的射线类型，以采取相应防护措施。例如，X射线和γ射线可危害人体全身多个器官；β射线因其穿透性小，仅危害皮肤浅表和眼晶体；α射线一般不引起外照射危害。据此，针对不同的射线其防护方法各异，可分别采用时间、距离和屏蔽方式，以控制与放射性物质接触的时间、增大与放射源之间的距离或采取屏蔽防护。

实验室人员遭受照射的情况包括:单次大剂量全身照射;低剂量连续照射;放射性核素通过吸入、食入、皮肤或伤口进入人体。大剂量照射可很快危害身体,小剂量连续照射也会在身体内积累,发生某些不易被察觉的随机性变化。因此,严格管理和规范使用放射性物质极为重要。使用放射性物质的注意事项为:①放射性核素的实验操作须在放射性核素乙级实验室中进行;②放射性物质的存放方式要符合射线类型特点;③放射性物质的标记须清晰,包括名称、含量及时间;④放射性废物须按规定进行存放和处理;⑤放射性实验的操作须进行相应屏蔽防护;⑥放射性核素使用过程中对周围环境造成的污染须及时被处理;⑦放射性核素实验室应配置放射性核素监测仪。

二、生物的安全防护与管理

科学研究的实验对象或动物常感染致病微生物、病毒及其毒素,为保证操作人员不受实验对象侵染或不对实验环境造成污染,可通过个体防护或标准化操作进行防护,也可建立特殊实验室达到防护目的,比如生物安全柜、空气过滤器等。微生物的操作实验分为P1~P4级,须在相应级别的实验室中开展工作:①普通实验一般在P1级实验室中操作;②枯草杆菌、大肠杆菌、腺病毒等须在P2级实验室操作,并有防蚊要求;③烈性传染病等相关病原研究须在P3实验室中操作;④烈性传染病的大动物模型实验须在P4级实验室中操作。P3和P4级实验室均须经国家级管理部门认证。

实验室生物安全防护的基本内容包括:安全防护设备的配置、个体安全防护的装置及措施、实验室的特殊设计及管理、实验的标准化操作规程等。具体防护措施及要求详见中华人民共和国卫生行业标准——《微生物和生物医学实验室生物安全通用准则》。

总之,科研项目实施中,除要对实验质量和效率等能力给予足够重视外,还要高度重视安全防护工作。实验室应制定严格的管理制度,凡进入实验室工作的人员须经系统培训,了解实验室具体情况、仪器设备及规章制度等。实验工作台应每日清理,一旦发生污染应立即正确处理;实验室人员勿随意到他人工作台上操作,以免在不了解情况时受到污染危害。实验室常规安全设施须做到每人均会使用(如灭火器、电源总闸、煤气开关等),一旦遇到火灾应及时自救并迅速逃离现场,故实验室内一般不提倡不方便的穿戴。不可在实验室工作区吃、喝、吸烟或上妆等,实验所用冰箱不可存放食品和饮料等,并划分污染区和清洁区,避免实验室内部交叉感染。

需要强调的是,实验中安全防护的关键是人的意识,实验室人员应高度重视安全问题,以避免对自己、他人甚至社会造成危害。因此,应建立严格的实验室管理制度,提高操作者的安全观念。

第四节 知识产权的保护

知识产权是指人类智力劳动产生的智力劳动成果所有权。它是依照各国法律赋予符合条件的著作者、发明者或成果拥有者在一定期限内享有的独占权利,一般认为它包括版权和工业产权。版权是指著作权人对其作品享有的署名、发表、使用以及许可他人使用和获得报酬等的权利;工业产权则是包括发明专利、实用新型专利、外观设计专利、商标、服务标记、厂商名称、货源名称或原产地名称等的独占权利。研究生常涉及的知识产权问题包括:科研项目、学位论文以及论文发表所涉及的知识产权问题。

一、科研项目相关知识产权

2002年,我国科技部、财政部制定了《关于国家科研计划项目研究成果知识产权管理的若干规定》,对"以财政资金资助为主的国家科研计划项目"研究成果的知识产权管理,作出如下规定:科研项目研究成果及其形成的知识产权,除涉及国家安全、国家利益和重大社会公共利益的外,国家授予科研项目承担单位。项目承担单位可以依法自主决定实施、许可他人实施、转让、作价入股等,并取得相应的收益。根据此精神,对于一般基金资助项目,项目研究成果的知识产权原则上归属于项目承担单位,改变了过去科研项目知识产权统归于国家的政策。

对于联合资助的项目,如果主要由国家财政资金资助,其知识产权由项目承担单位所有。如联合资助方是企业,或国家财政在联合资助中的出资比例不超过50%的情况下,联合资助方和项目承担方应根据事先签订的知识产权协议执行。但在一些特定情况时,如涉及重大公共安全、公共卫生需求,国家可以根据需要无偿使用、开发、利用相关知识产权产品。

科研项目是科技工作者在一定深度研究的基础上提出的创新性研究工作，这种创新有可能获得成功并取得经济效益。因此，在申报科研项目时，须考虑关键创新技术泄露的可能。为避免在申请、审批课题的过程中被他人剽窃，应事先申请专利、版权等，以获得相应知识产权的保护。

二、学位论文相关知识产权

高校学位论文是指本科生和研究生为获得学位资格而撰写提交的学术研究论文。每一篇学位论文均凝聚了作者和导师的大量心血，是我国高层次的智力劳动成果。我国的学位论文是版权作品，受《中华人民共和国著作权法》和《中华人民共和国著作权法实施条例》的保护。

一篇学位论文的完成，是在导师严格审校和直接指导下进行，最后需要研究生的答辩、学校或研究所专家的评审通过，属于未对社会公开发表的非正式出版物。其专业性、实用性和本位性较强，在一定范围和一定时间内还具有传递和检索的隐蔽性和保密性问题。

我国著作权法规定：发表权即决定作品是否公之于众的权利。即只有作者才有权决定其论文是否公之于众。学位论文的答辩过程及使用"授权声明"等方式提交给图书馆或者档案馆，都是毕业生获取学位证书的必经环节。而学位论文要成为发表作品必须要"公之于众"，学生以评审、请教、指正为目的而将论文呈交给老师和同学，并在这一狭小范围内传播，达不到著作权规定发表的"公众"要求。故答辩完成，提交给图书馆不能认为作者行使了发表权。

一般把学位论文分为公开、内部和保密三级：①公开：大多数学位论文应按照学术研究公开和保护知识产权的原则予以公开。②内部：研究成果不列入国家保密范围而又准备申请专利或技术转让以及涉及技术秘密，一般在 2～5 年内不宜公开的学位论文。③保密：研究背景源于已确定密级的科研项目的学位论文，属于保密学位论文。根据保密程度可划分为秘密、机密、绝密。其保密期分别不超过 10 年、20 年及 30 年。涉密论文应在论文开题前提出定密申请，经有关部门审查批准后才能进行开题报告和开展课题研究工作。实行"先审批，后撰写"的原则。其论文需在涉密计算机上撰写和修改，论文的打印、复制、装订必须在指定的地点进行。相关审阅及答辩按照保密工作要求执行。管理部门则对保密学位论文做好解密与降密工作，及早提供使用。

但是，学位论文是一种未发表文献，要在论文归档时与作者签署有关协议。通过网上信息服务在网上公布时，要取得作者的许可。学位论文的版权归属多由学校与学位论文的作者签署的学位论文使用授权许可协议决定。学生也应及时将学位论文中的创新点申请专利，以防止论文发表后创新点失去新颖性。

三、学术论文相关知识产权

1. 保护著作权防止剽窃 保护学术论文的知识产权主要为保护著作权。写作学术论文时，研究者参考并引用已发表的文献，须指明引用著作权人的姓名、作品名称、出处等，则属合理引用范畴，无须经著作权人认可，也不用向其支付报酬。这是区别合理引用和剽窃行为的重要界限。

2. 保护专利权维护新颖性 授予专利权的条件是新颖性、创造性和实用性。我国《专利法》规定，公开发表过的发明创造不具有新颖性，因而不能授予专利。目前，自然科学领域的成果多以论文和著作的形式发表，很少以申请专利的形式体现。这就使本可通过申请专利维护的学术权益、产权利益和经济效益无偿公之于众。任何人都可不受限制地使用论文中的发明和成果，造成研究者的利益蒙受损失。所以，对准备公开发表的论文，如属可申请专利的项目，建议作者和单位先申请专利保护，然后再发表。或者即使论文作者在专利申请之前已投稿，如能保证论文发表日在专利申请日之后，也不丧失获得专利的权利。

此外，我国《专利法》规定了三种不丧失新颖性的例外，一是在中国政府主办或者承认的国际展览会上首次展出的；二是在规定的学术会议或者技术会议上首次发表的；三是他人未经技术所有人同意而泄露其内容的。所谓的学术会议或者技术会议是指国务院有关主管部门或者全国性学术团体组织召开的学术会议。这三种例外都必须是发生在申请日之前 6 个月内，而且只允许发生一次。

3. 第一作者和通讯作者的关系 按照国际惯例，在多作者署名的论文中，第一作者应是直接参加课题研究的全部或主要部分的工作,并做出主要贡献者,其往往是某一实验室的研究生。除有特别声明外,第一作者就是第一权利、第一责任和第一义务者。

通讯作者是主要学术思想的提出者,并是读者对有关论文提出各种问题时能与之讨论和联系的作者,通常是课题负责人。通信作者署名必须同时具备以下条件:①对确定选题起主要作用者;②对科研设计起主要作用者;③参与论文撰写者;④能够答疑读者问题者;⑤能对论文负全部责任者。

研究生是导师所在单位的学生,其研究课题大多是导师所承担的科研项目,主要使用导师所在单位的软硬件资源,其研究成果的知识产权应属导师所在单位拥有。身为第一作者的研究生发表论文时,应将自己所属单位标注为导师所在单位,而不是研究生原所在单位或毕业后所在单位,因为从法律意义上讲,这些单位不享有研究生在研工作的著作权。但是,如果是自带研究项目和经费的访问学者或在职研究生进行合作研究,并有偿使用在读单位的科研资源,或者双方对知识产权的归属有书面协议,那么原(现)单位享有科研成果的著作权。

四、研究生在校期间产生的著作或专利的知识产权

1999 年 4 月 8 日,教育部颁发了《高等学校知识产权保护管理规定》。规定提示:执行本校及其所属单位任务,或主要利用本校及其所属单位的物质技术条件所完成的发明创造或者其他技术成果,是高等学校职务发明创造或职务技术成果。职务发明创造申请专利的权利属于高等学校。此外,主要利用高等学校的物质技术条件创作,并由高等学校承担责任的工程设计、产品设计图纸、计算机软件、地图等职务作品以及法律、行政法规规定的或者合同约定著作权等高等学校职务作品,作者享有署名权,著作权的其他权利由高等学校享有。

另外,高等学校派遣出国访问、进修、留学及开展合作项目研究的人员,对其在校已进行的研究,而在国外可能完成的发明创造、获得的知识产权,应当与派遣的高等学校签订协议,确定其发明创造及其知识产权的归属。在高等学校学习、进修或者开展合作项目研究的学生、研究人员,在校期间参与导师承担的本校研究课题或者承担学校安排的任务所完成的发明创造及其他技术成果,除另有协议外,应当归高等学校享有或持有。进入博士后流动站的人员,在进站前应就知识产权问题与流动站签订专门协议。职务发明创造或职务技术成果,以及职务作品的完成人依法享有在有关技术文件和作品上署名及获得奖励和报酬的权利。

高等学校的科研管理机构应当对课题负责人的建议和相关资料进行审查,对需要申请专利的应当及时办理专利申请,对不宜申请专利的技术秘密要采取措施予以保护。高等学校所属单位对外进行知识产权转让或者许可使用前,应当经学校知识产权管理机构审查,并报学校批准。

为了规范知识产权归属问题,在实验开始前,学校、实验室或导师(甲方)应该与学生(乙方)签订知识产权归属及保密协议,协议中应包括:课题项目的来源与归属、双方的义务与责任、科研成果的保密要求、发表论文的署名规则、离开实验室后学生进一步开展研究的协商机制以及违反协议的惩罚措施等。只有签署相关知识产权协议才能更好地维护各方利益,避免不必要的误解和纠纷。

第五节 科研成果的转化

科研成果不能只是停留在论文、专利和试验阶段,需要转化为应用成果,创造社会经济效益。科技成果转化是指为提高生产力水平而对技术开发以及科学研究所产生的具有理论指导意义和实践应用价值的创造性的智力成果所进行的后续试验、开发、应用,直至发展成为新产业的实践活动。科技成果转化的最终目标是将一种科研成果转化成为具有市场应用前景的市场商品,是科技促进经济发展的主要途径,是科技服务社会、促进生产力发展的重要方式。转化医学概念的提出正是医学领域科研成果转化理论的集中体现。

一、转化医学的概念

转化医学(translational medicine)又称转化研究(translational research),主要指将基础科研成果快速向临床应用转化,在基础研究与临床诊疗之间,特别是与临床试验(clinical trials)之间建立更直接的联系。1992 年,Choi 在 Science 杂志首先引出"bench to bedside"(B-to-B)概念,意为从实验室研究发现转化成临床诊疗技术和方法的过程。

1996 年，Geraghty 在 *Lancet* 发表文章，首先提出"translational medicine"的概念。2003 年，美国国立卫生研究院（NIH）定位了医学研究的重点路径，指出转化医学对于医学发展的重要性。

转化医学包含两个方面：bench to bedside（从实验室到临床），是将实验室的成果应用到临床，转化为医药产品或诊疗技术；以及 bedside to bench（从临床到实验室），是指通过临床观察分析为医学研究提供思路、优化实验设计、促进科研发展的过程。二者相辅相成，构成了转化医学的双通道、双循环效应，不把二者作为一个整体或者忽视任何一方都是对转化医学的片面理解。

转化医学的目的是打破基础医学与临床医学之间固有的屏障，弥补基础实验研究与临床应用间的鸿沟，从而把基础研究获得的知识、成果快速转化为临床上的诊疗新方法。其核心就是在从事基础科学发现的研究者和了解患者需求的医生之间建立起有效的联系。

二、转化医学研究的不同阶段

转化医学研究可分为 4 个阶段：

T1：研究成果向人的转化（translation to humans），从已有的基础研究成果中选出有病理生理意义、有应用前景的成果，将动物实验成果转化、推论到人体。内容包括临床前及模型动物研究、人体病理生理学研究、基础研究成果在人体的验证（健康志愿者研究）以及 I 期临床研究。

T2：研究成果向患者的转化（translation to patients），在严格控制的环境下对基础研究成果的应用方式进行优化，形成临床指导方案。主要研究内容是 II 期和 III 期临床研究。

T3：研究成果向医学实践的转化（translation to practice），根据推荐的应用方式先进行小范围的临床试验，再进行多中心的临床试验和系统评价，探讨临床实际应用的方法。其主要研究内容是 IV 期临床研究、健康服务研究，包括对成果的宣传、交流及临床实际效果的评估。

T4：研究成果向人群健康的转化（translation to population health），以提高人类健康水平为目标。包括以大样本人群为基础的效果评估，形成临床诊疗指南并指导医疗实践。在医疗实践中又发现新的问题，于是又开展新一轮的转化医学研究，循环往复。这是未来医学发展的趋势。

三、科技成果转化的途径

转化医学研究主要以有充分理论和实验基础的成果为依据，探讨基础研究成果的应用方式。高校的科技成果转化具有多种途径：①参与国家大型科技计划；②自办科技型企业，为科技成果市场化、产品化提供直接的转化平台；③大学在政府的扶持下创办科技园实现成果转化；④校企科技合作，通过为企业提供技术服务、技术咨询、技术开发、技术转让等形式实现科技成果的转化。在实施过程中分三个阶段：第一阶段为实验阶段；第二阶段为转化实施过程；第三阶段为工业化产品。总之，科研成果只要符合市场的需要，在政府、企业、高校、科技中介的紧密协作下，都有可能得到有效的转化。

其中，技术转让是最常见的成果转化方式。就是技术供方把成果及相关权利，通过贸易、合作、援助、技术服务、学术交流等不同方式转让给企业加以利用。常见的转让方式包括：①无偿转移，指团体或个人之间通过互访、参观、考察、展览、座谈、情报交流等方式无偿地获得各自所需的技术；②有偿转让（技术贸易），即把技术成果作为商品，按交易方式或条件转让给对方；③许可证贸易，技术许可方在一定条件下允许被许可方使用其技术，并获得资金补偿；④股份合作制，技术参股、风险共担、利润共享，也是符合现代企业制度的一种较好模式。

四、重视研究生学习过程中转化医学理念的培养

实施转化医学的首要条件就是培养具有转化医学理念的人才，在医学专业研究生的学习过程中，需注重转化医学理念的培养。转化医学体现了医学研究模式的变革，即将传统分科研究模式中各自分离的基础学科、药物研发、临床研究等专业整合起来。从事转化医学研究的人员必须兼具基础和临床医学知识，因为只有掌握了一定的临床知识，才能了解临床需要解决的问题。临床医生通过学习基础理论知识，才能在临床实践中进行深层次的思考并发现解决问题的有效方法。开展转化医学研究主要包括以下一些措施：

1. **提高科研项目质量**　科研项目是医学研究的源头和基础，是能否实现转化目标的前提。医学研究生从选题开始时就需自觉践行基础研究与临床应用相结合的思维方法。选题应兼有科学意义

和实用价值,才能设计出高质量的科研课题。

2. 保证基础研究的科学性和准确性 发展转化医学首先要保证基础研究的科学可靠性,如果基础研究的结果不可靠,就谈不上其研究成果的转化,更不可能在临床实践中取得成果。

3. 多学科联合 转化医学需要突破基础研究与临床应用之间的壁垒和鸿沟,研究生只有加强交流、广泛涉猎相关领域的知识,联合多学科、多单位的资源与设备,才能打破基础与临床、基础与药学等研究之间的屏障,实现研究成果的转化。

4. 培养创新型科研团队 人才是实现转化医学的关键,应培养具有转化医学理念和能力的多学科人才,建设包含多种专业背景人才的科研团队,集思广益、取长补短、相互协助,才能推动科研课题不断向临床实践的转化。

5. 设立转化医学中心 科研成果最终转化为临床应用,是一个漫长而艰苦的过程。常耗时数年甚至数十年,一个科研发现从申报课题,完成基础研究,进而转化为临床应用,需要研究生、科研工作者、企业技术人员、临床医生等多年的努力。设立转化医学中心,不但可以为研究人员、企业生产单位、临床医生之间搭建交流的平台,而且可以集中人力、物力、财力,对有实用价值的项目进行长期深入的研究,更有利于最终实现科研成果的转化。

(蒋安 张澍 李宗芳 王丽颖)

第十二章　科研项目实施的几个重要环节

科研是一项探索未知事物的活动,科研项目的实施是一项系统工程,诸多环节均可干扰工程的顺利进行。本章主要讨论科研项目实施的几个重要环节,包括正式实验的标准化、实验记录、课题进展汇报、结题以及科研学术交流等。

第一节　正式实验的标准化

正式实验是在预实验基础上,具有明确的研究目的、可行的实验方案、确定的实验条件、标准化的操作和完整的观察、记录的大规模实验。尽管影响正式实验结果的因素有多种,包括抽样误差、随机误差、系统误差、人为误差等,而实验的标准化不足是研究生易犯错、实验结果不稳定的重要原因。为控制实验中人为误差并减少系统误差,必须对正式实验进行标准化管理,从而严格控制实验质量。

一、试剂的标准化

在课题实施中,试剂的标准化包括试剂的制备、试剂的管理标准化。试剂制备是经常性的行为,但如何规范地管理和标记却未受到足够重视,一旦出现诸如无法辨认标记或保存不当失效等问题,即可能影响实验正常进行。

（一）试剂的制备

试剂制备主要包括试剂购置、配制、标记和保存,各种试剂的配方、保存条件和时间各异,制备时应注意如下事项:

1. 试剂的基本成分和性质　了解各种试剂的基本成分和性质,有利于选择最佳配制方法和保存方式。例如,蛋白类试剂须避免应用高温液体配制,且须低温保存,以防止蛋白质降解;化合物类试剂须考虑溶剂种类;荧光类试剂须注意避光保存。

2. 试剂的制备方法　须根据试剂性质和类型选择试剂制备方法,同时确定制备流程和关键环节,避免制备过程中试剂失效、溅出伤人或浓度偏差等。一般情况下,首先制定试剂配方,除标明制备流程外,还应包括某些必要的参数(如浓度范围、性状、溶解方式或温度等),然后选择并准备合适的仪器、容器和溶剂,最后按配方和流程进行配制。

（二）试剂的管理

试剂管理主要包括试剂的标记、分类与存放。

1. 试剂的标记　试剂的标记需获得全面的相关信息。一般商品化试剂均有详细标记。对某些经分装处理或自制的试剂,明确标记就显得非常重要。标记的内容主要包括试剂名称、有效成分浓度、配制时间和保存条件等。必要时还须标记分装试剂的原始信息(如试剂批号),有助于日后参考。标记方式一般为纸质打印,临时应用的试剂也可用记号笔在试剂瓶或管壁直接标记,但后一方式易丢失或与原有标记混淆。需冻存的试剂,尤其应注意标记方式,以免冻融后字迹模糊。目前可以通过打印条码或二维码的方式进行试剂的标记管理。

2. 试剂的分类与存放　试剂的分类方法较多,实验室一般多按照试剂的存放要求进行分类。按照分类进行排列应有一定的规律性,并顺次置于橱柜或试剂架,基本原则是排列有序(如按字母排序),方便查找和取用。

试剂存放的原则是:标记清楚,取用方便,安全保质。通常将不同试剂分开存放:强氧化试剂和易燃试剂须单独存放,避免与易燃物接触;光敏感试剂须避光保存,或暗室存放,或做遮光处理;挥发性试剂须封闭严密,并避免与其他试剂混放,以免试剂变质或影响其他试剂;低温存放的试剂须注意具体保存温度,冷冻条件下存放的试剂应进行分装,以免反复冻融影响试剂质量。用于生命科学研究的多种试剂均需特殊存放,比如抗体类、各种酶类、核酸类、荧光标记类等试剂。

（1）抗体类试剂:其存放除注意保存温度外,还须注意维持抗体效价,采取分装存放方式可减少因冻融所致的抗体效价降低。另外,应加入一定量保护剂,通常商品化抗体试剂中都含有保护剂,存放前应仔细阅读试剂说明书,并按说明书要求的条件存放,因为某些抗体试剂可在低温存放,但某些抗体可能未加入耐低温的保存剂,而只能冷藏保存,应避免按习惯或想当然。

(2) 酶类试剂:一般保存于低温条件,因商品化酶类试剂均已进行保护处理,通常加入一定量甘油,故即使在低温条件下也不结冰。须注意的是,若反应体系中加入过量酶试剂,会导致甘油浓度过高而抑制酶的活性。

(3) 核酸类试剂(如各种引物、载体 DNA 等):一般均低温冻存,但反复冻融易造成碱基断裂或丢失,尤其线性 T-载体末端的胸腺嘧啶(T)和单链引物。因此,冻存前有必要进行适量分装。RNA 除存放低温外,还需保存在特殊溶液中,如长期保存时应将其存放于无水乙醇中,否则即使在-80℃冰箱中也会发生降解。

(4) 荧光标记类试剂(如荧光抗体、荧光底物等):一般只需冷藏保存,因冷冻条件可使标记的荧光物质脱落。另外,避光保存最为重要,否则荧光强度会随暴露光照的时间延长而逐渐减弱或消失。

总之,对商品化的各类试剂,在保存前须仔细阅读说明书,若为自制的同类试剂,可参照一定的试剂特性而适宜保存,切勿习惯性地认为"低温一定是保存试剂的最佳条件"。

二、仪器的标准化

科研仪器设备是科研工作的重要物质基础,与科学研究水平和科研教学质量密切相关。仪器的标准化包括仪器采购标准化、仪器使用标准化和仪器管理标准化。

1. 仪器采购标准化 在决定购买仪器前,首先要从必要性、科学性、实用性几个方面考虑是否满足科学研究及教学的需要并提交报告;明确仪器应具备的性能和技术指标,确定型号和规格;从质量、价格等各方面综合考虑,择优选择相应的供货商或代理商,确保所采购的仪器为质量优秀、性能稳定、具有良好售后服务的产品。

2. 仪器使用标准化 仪器使用前,需要组织相关人员认真学习技术操作规程,掌握仪器性能、适用范围、使用方法及注意事项。定期对仪器设备进行检查、调校、维护保养。每台仪器都应该有使用记录和性能动态记录,以便保养维修时需要。使用中发现问题应及时咨询,出现故障的仪器设备要及时记录故障表现,注明故障原因及责任人,故障仪器应及时上报和维修。要避免仪器长时间超负荷运行,减缓仪器设备的磨损老化过程。

3. 仪器管理标准化 由所在的科研单位成立专门的仪器设备管理委员会,负责大型科研仪器在购买、安装验收、管理、使用调剂、维修、更新报废等重大问题上的论证与审核。科研仪器由实验室人员专人专管,负责仪器的使用、维修、保养等。仪器使用操作规程及注意事项要打印张贴于仪器旁醒目位置,使用人员须严格执行操作规程。此外,仪器管理的标准化还包括完善科研仪器的技术档案,保存一套完整的仪器技术资料,包括订货合同、说明书等验收记录、主机和附件清单、登记卡、操作规程、保养维修记录等,同时也要做好仪器设备的更新换代和淘汰报废工作。

三、样本收集、保存和标签的标准化

生物样本是指任何包含人体或动物生物信息的生物物质,包括组织、器官、血液、细胞、分泌物、排泄物及其衍生物。规范化标准化的收集、保存和处置生物样本,可以为人类健康、疾病诊断与药物研发等生物医学研究提供珍贵的资源。

生物样本可以分为新鲜样本、冷冻样本和石蜡样本三类。新鲜样本是指离体的、未经处理的生物样本,冷冻样本保存于-80℃以下环境中,而石蜡样本需要经过中性甲醛等适宜的固定液固定、脱水、石蜡包埋处理。

(一) 样本的采集与保存

1. 规范样本的采集与保存 采集样本的首要原则是组织样本取材不能影响常规临床病理诊断,并遵循《临床技术操作规范病理学分册》(ISBN 7801941950)。

2. 组织样本采集时限 组织样本采集须在手术标本离体 30 分钟内完成。

3. 手术标本清洁 先后用流水及预冷生理盐水快速将手术标本表面/腔面的血液、黏液以及污物冲洗干净。

4. 手术标本描述 对于送检手术标本的系统性描述和记录遵循《临床技术操作规范病理学分册》(ISBN 7801941950)。

5. 手术标本拍照 ①按照人体器官组织正常的解剖摆放位置摆放手术标本,放置直尺予以标记标本尺寸,拍摄手术标本全景照片;②根据手术标本的具体情况及临床病理学特征,从不同视角进行多张图片拍照。

6. 组织样本取材 遵循距离肿瘤病灶中心由

远及近的原则,先后采集正常组织、肿瘤旁组织、肿瘤组织样本。所采集组织样本根据实际大小再行分切,每块组织大小一般不超过 1cm×1cm×0.4cm(正常组织指位于同一器官、病理诊断为正常或一般炎症的组织;肿瘤旁组织指位于同一器官、病理诊断明确不含肿瘤细胞的炎症或肿瘤前病变组织;肿瘤组织指位于肿瘤病灶部位的组织)。

7. 组织样本保存　①新鲜组织样本冷藏保存不超过 4 小时;②冷冻组织样本放入液氮内速冻后深低温冷冻保存;③石蜡组织样本常温保存。

8. 血液样本的采集与保存　血液样本的采集一般选择在治疗前采集捐赠者的空腹外周静脉血。根据研究的需要,也可以采集捐赠者治疗过程中和治疗后的空腹外周静脉血。血液样本采集遵循《全国临床检验操作规程》(第 3 版, ISBN 7564105836),分别用真空采血管(抗凝管和促凝管)采集捐赠者血液样本。根据研究目的选择不同的抗凝剂。从采集的权限样本中分离出血浆或血清。血浆、分离血浆后的血细胞、血清、凝血块均予以每管 200～500μl 分装。新鲜血液样本冷藏保存不超过 12 小时,冷冻血液样本超低温或深低温冷冻保存。

9. 其他样本的采集与保存　其他样本的采集,应遵循《全国临床检验操作规程》(第 3 版, ISBN 7564105836)。样本采集后,遵循无菌原则及时分装,超低温或深低温冷冻保存。

(二) 样本资料的采集与保存

1. 资料采集　样本相关的资料信息包括捐赠者的知情同意书、病历资料和随访资料。

2. 资料保存　生物样本的电子资料和纸质文档应同时保存。电子资料信息保存于生物样本库信息管理系统,纸质文档由样本库统一保管。入库生物样本必须配备知情同意书原件。

(三) 标签的标准化

样本的标签分为石蜡样本标签、切片标签、冷冻组织标签和血液、体液、排泄物等样本标签。

1. 石蜡样本标签　包含两部分:①样本识别信息标签,包含样本采集单位代码和组织样本编码,粘贴于石蜡样本的正面;②样本存放位置标签,粘贴于石蜡样本的侧面。

2. 切片标签　包括样本采集单位代码、组织样本编码、切片存放位置信息。切片标签信息直接打印或粘贴于载玻片的标签标记区域。

3. 冷冻组织样本标签　包含样本采集单位代码、组织样本编码、样本存放位置信息。样本标签

粘贴于冻存管管壁的标签标记区域。

4. 标签信息　血液、体液、排泄物等样本标签包含三部分:①样本识别信息,包含样本采集单位代码和组织样本编码;②样本采集时间;③样本存放位置信息。对于抗凝血样本,须注明抗凝剂名称。样本标签粘贴于抗凝管管壁的标签标记区域。

5. 标记方式　用记号笔直接在管壁上标记仅适用于短期保存,长期保存须将写于管壁的字用透明胶覆盖,否则易在反复温度变化过程中脱色。最好的标记方法是将标记文字打印到双面胶布上,然后粘贴在管壁上。

四、实验方法的标准化

实验方法是课题研究的具体实施手段,但不同实验方法可能会对实验结果产生一定影响。为克服由于方法学不同而造成实验差异,须对实验方法进行标准化规范,其目的是:①提供符合要求的鉴定限度;②最大限度地减少随机误差和系统误差;③通过对样品测定提出相应处理方法,并考虑实验操作技巧、仪器设备型号等因素,使实验结果获得相近的准确度和精密度。为此,须建立实验的标准操作规程(standard operation procedure, SOP),其需要考虑如下因素:

1. 标准物的选择　为建立标准实验体系,选择标准品是非常重要的因素之一。一般情况下,国家质量监控部门提供的相关样品可作为实验标准品,并在预实验中利用标准品确定各种实验条件(包括最佳剂量、最佳时间和判断标准等)。随后,以此数据作为测试样品的标准定量或定性参数。某些实验项目可能尚无国家标准,需自备相对标准品,以此确定各种实验条件,并在其后的测试中始终采用相同标准,这也是一种标准化的方法。此外,若确实缺乏标准物作为系统标准,可设定严格的阳性对照和阴性对照。

2. 操作程序的控制　实验操作流程涉及多个步骤,每一步骤有不同间隔时间或操作技巧,且可能伴随出现某些中间实验现象。因此,若不进行严格规范,最易出现随机改动某个操作程序,从而增大实验误差,故随机性是造成实验误差的最常见原因。

控制随机性的办法即将实验流程标准化,并进行严格控制。按照标准操作流程,实验操作人员仅进行机械性操作,无须任何想象、设计和预测,故要求在操作之前制定严密的操作流程。控制随机性

操作的关键是改变操作者观念,培训其标准化观念和素质,避免随意改动。但在实验研究中,实验方法的优化或修改是经常性的活动,也是更好地为科研服务的一种方式,故应在明确实验目的的前提下,协调标准化和灵活性之间的关系。

标准化方法是在对实验方法进行优化、调整甚至修改后所制定的,而优化实验方法是预实验中需要解决的问题。一旦进入正式实验阶段,实验的操作流程、判断标准及其他条件已确定,一般无须也不应进行进一步优化;除非在实验中出现意外现象提示需要进一步优化,因此灵活性和标准化是相辅相成的。一旦必须在实验中进行修改,则应详细记录,供日后分析结果时参考,如实验中因突然断电、试剂短缺或出现其他不可抗拒的情况,导致实验规程被迫变动,但不致影响实验进程。

3. 试剂、仪器的选择 标准化实验操作的另一关键因素即试剂的质量。不同厂商所提供的相同试剂均可能存在质量差异,建立标准实验方法时,须事先用不同厂商的试剂进行预实验,确定适合本实验体系的最佳试剂批号,随后的实验过程中应采用同一厂商相同批号或相同规格的试剂,以基本保证不同批次实验之间的差异并非由试剂所致。

与实验试剂的选择相比,配制试剂所用水的质量有时易被忽略。实际上,水的差异很大,如去离子水、蒸馏水或自来水,摸索实验条件时宜采用不同的水配制试剂,有时可能获得意料之外的效果。仪器规格、型号也可能影响实验,规范操作流程时应根据条件使其具体化。

总之,标准化的关键因素是人,只有提高操作者的标准化意识,标准化流程才能被执行到位。因此,人员素质的培养与标准化操作规程相比就显得更为重要。为了能更好地执行标准化操作,质量控制的监管应该成为实验室的长效机制。

五、质量控制

质量控制是监测实验全过程、排除实验误差以及维持实验标准化状态的总称,是实验室标准化管理的一部分。其程序为:①确定需要控制的对象,并规定控制标准;②选择控制方法,测量实验数据,并比较实际数据与标准数据间的差异;③采取措施,解决差异,恢复原标准状态。

实验的标准化监督管理主要是规范实验研究中的设计、操作、记录、报告以及监管等一系列行为,同时对研究人员、实验设施、仪器设备和实验材料也一并进行规范,制定标准实验操作规程,包括制订实验方案、选择实验动物和保存档案资料等,从而将实验误差降到最低。

一般而言,实验误差可分为三类:①系统误差,指一系列测定结果与真实值之间存在同一倾向的误差,有明显规律性,可在一定条件下被重复,可通过质量控制预防和校正。如用千分卡尺测量小鼠皮下肿瘤大小,不同人测量手法各异,而同一人测量时虽也存在误差,但每一肿瘤的测量误差可能相同或相似。②随机误差,属一种偶然、无法预料的误差,难以校正。③过失误差,纯属人为的责任误差,一般通过实验室管理和技术培训可以避免。加强质量监管可降低随机误差和过失误差,从而保证实验数据的可重复性。对于实验操作者,控制实验质量的关键因素是规范意识,应做到:

1. 充分的准备工作 包括设计实验方案、熟悉实验流程、配制实验试剂和准备实验材料等,不打无准备之仗。

2. 规范的实验操作 事先记录将要做的事,然后严格执行书面规定的程序,勿随意改动操作规程,若因意外原因而必须改动,须及时记录于原始资料上。

3. 规范的实验记录 任何事情若未被记录,即被视为未曾发生。因此,实验记录的及时性、规范性和全面性是保证实验质量的另一重要环节。

六、正式实验的注意事项

正式实验是在预实验的基础上,具有明确的研究目的、可行的实验方案、确定的实验条件、标准化的操作和完整的观察、记录的大规模实验。正式实验需要注意以下几点问题:

1. 正式实验的标准化 正式实验需要充分利用预实验所确定的实验方案和技术路线、标准化的实验材料、实验条件、操作步骤和实施过程。如无特殊情况,不能随意改变实验条件,以确保实验结果的准确性、可比性和可重复性。

2. 标准化和灵活化的相辅相成 在严格执行正式实验标准化的同时,遇到实验意外情况需要进一步优化实验条件和方法时,需要及时对实验进行修改,并详细记录供日后分析参考。

3. 认真准备,专心操作 认真准备每次实验的试剂和材料,不要因中途缺试剂或实验用品,导致实验拖延，甚至失败；实验操作要专心和细心，避免实验过程因接电话或打岔导致加样等错误，而影响实验结果。

4. 认真做好实验记录　养成随时记录原始数据的好习惯，保证实验结果的真实性、准确性，为以后的数据处理、结果整理及论文写作提供便利条件。

5. 正确对待实验成功和失败　对失败的实验要详细记录实验步骤和结果，认真分析失败原因，为下一步工作提供借鉴和宝贵经验。

6. 合理安排实验时间　正式实验过程中，要努力协调好科研时间和休息时间，做到劳逸结合。

第二节　实验记录的书写和原始实验数据的保存

实验记录是研究者进行科学实验过程中对所获原始资料的直接记录，是每个实验人员必须进行的重要的日常性工作，是不同时期开展课题研究的基础资料，也是一个极易被忽视的环节。因此，每个研究者均应了解和掌握有关实验记录的基本要求和撰写技巧，并以实事求是的态度认真记录和保留原始数据。

一、实验记录的意义

实验记录是科学工作的重要组成部分。在研究生学习期间对实验记录进行规范化培训与管理，使研究生树立良好的学术作风和科研习惯，对于研究生学业教育和毕业后的职业生涯均会产生深远影响，是研究生培养过程的重要组成部分。

（一）实验记录是培养研究生科研素质教育的基本内容

研究生完成学位课程进入实验室之后，主要任务是进行科研能力的培训和完成学位论文，其中开展研究课题相关的实验是每天工作的主要内容。实验记录是科研工作者对每天科研活动的记录，因此从实验记录中可看出研究生的成长历程，反映研究生学习阶段所需要培训和提高的基本素质，包括对科研的精益求精、自我规范化管理的能力、发现和处理问题的能力、写作与归纳能力等。这些能力的培养是一个长期的过程，实验记录正好提供了这样一个无法取代的、持之以恒开展有效的研究生教育与培训的平台。因此，规范实验记录是研究生素质教育的基本内容之一。

（二）实验记录是提高研究生科研能力的保障

实验记录的目的是便于研究者本人探究实验成败原因；供他人查找相关实验的重要信息；为撰写论文提供原始实验数据。因此，研究生应该时刻意识到实验记录是保证实验成功的关键。

实验记录是实验的必需环节，应是所做实验的完整原始记录。实验记录务求详尽、忠实，不仅自己能一目了然，而且同行也能看懂。一本好的实验记录在任何时候都能够使同行重复出当初实验的过程和结果。详尽的实验记录有利于自己总结工作、有利于同行借鉴、有利于寻找实验中的差错、有利于节省实验室在同类预试验所花费的时间。每一研究成果所有实验记录均应该归档保存。如果有问题需要审核时，完整的实验记录将会提供最可靠的资料。养成坚持做实验记录的良好习惯，实验者就可以从以前的实验研究中得到更多的借鉴机会。例如，在研究获得一些经验之后，可以反过来通过实验记录了解一些早期所做的、当时不被理解的实验结果的意义。因此，在研究生学习阶段养成系统、详细、规范进行实验记录的习惯，将利于提高自己的科研能力和培养严谨的治学态度而终身受益。

（三）实验记录是保证学术规范的关键

实验记录也是保证学术规范的关键。在研究生培养阶段忽略对实验记录重要性的教育，可导致不良后果。如有的研究生毕业后，需要对其研究成果进行拓深研究，然而他人无法看懂其实验记录；或研究生的研究结果遭到质疑时无法提供有效的原始实验记录，而对实验室和研究生本人造成不良影响；不详细的实验记录也给一些急于求成的人留有学术失范的空间。要杜绝此类问题发生，仅靠行政管理措施是不够的，更需要加强教育和研究生本人对此问题的高度重视，这样才能在源头上杜绝数据造假等学术不端行为。

为此，应该将实验记录的整理、写作、检查、点评、督导等工作贯穿于研究生培养的整个过程，使研究生在实践中充分认识到实验记录的重要性，养成详细进行实验记录的良好习惯。

二、实验记录的内容

实验记录是实验室日常工作的一部分，研究者一旦进入实验室，其工作任务之一即是撰写实验记录。每天的实验记录涉及如下内容：①日期：是实验记录的第一项内容，包括年、月、日和时间，有时也须记录环境条件(如温度、湿度等);②实验内容:理论上,与实验直接或间接有关联的全部活动均应被记录,包括当日所做的事、想做的事或经历的事。每天记录的内容简繁不一,应根据具体情况进行安排和取舍。基本原则是详略得当、信息完整、重点突出,凡做过的实验均应记录于实验记录本上,不论实验的成败,不论实验结果为阳性或阴性,无一例外。

(一) 实验记录的主要内容

实验记录应该将每一项实验的原始设想、实验设计和实验方法、溶液的配制、实验结果及其整理、实验体会等如实记录清楚。尤其在实验过程中观察到的各种现象(包括正常与异常)应仔细描述;实验数据不但要忠实记录,还要加以计算、处理和分析;每项实验完成后要进行实验小结与讨论。实验记录中应包括的主要内容见表12-1。

表12-1 实验记录的主要内容

实验记录的条目	主要记录内容
目录	包含每个实验的实验编号、精短题目、页码、日期和实验时间
实验编号	能表明实验的最简短的代号
实验名称和目的	简短的实验名称和实验目的
实验材料	详细记录使用试剂的名称、浓度、配制方法,使用仪器的名称和状态,细胞株、细菌菌株、质粒等来源及保存条件
实验方法	首次使用某种成分或方法应详细描述,引用某种方法应注明出处
实验结果和数据	动态记录实验结果,如细胞培养中实际的传代次数、换培养液情况等,实验过程中的任何变化、正常或不寻常的结果等均应如实记录
实验结果及整理	对收集到的原始数据及实验结果的整理与分析
问题讨论	出现问题应分析可能的原因及解决的方法,并详细记录在实验记录本中
实验小结	一个简短的实验结果总结和解释,有助于将来对数据的回顾

(二) 实验记录的模式

1. **实验记录的目录** 若使用记录本,留下记录本的开头几页来写内容目录,可以随着实验进程而对其进行补充。内容目录应该包含每个实验的实验编号、精短题目和结果、页码和日期。

2. **实验名称** 实验名称是实验设计的核心,实验设计和后续的实验流程均围绕实验名称而展开,故实验名称成为实验记录中最先出现的内容。记录实验名称的方式有多种,可以是一个具体的操作名称,如"用琼脂糖凝胶电泳分析×××PCR产物";也可是一个实验方案的名称,如"小鼠体内肿瘤抑制实验"。

一般情况下,实验名称应能反映实验操作的主要目的,使阅读者一看题目即基本清楚所记录的是属于哪方面的实验内容。须注意,实验名称不宜空泛宜具体,如"小鼠淋巴细胞增生实验"虽可使读者明了实验的基本目的,但若改为"××有丝分裂原对小鼠淋巴细胞增殖的刺激作用"则更加具体。

实验名称虽然必须记录,但并非每天都须记录,因为某些实验操作需耗时数日,可采用连续记录共用名称的方式,并在相应位置(如实验名称之后)标注对应的页码,如"××重组蛋白的诱导表达和鉴定(第15~18页)"。

3. **实验目的** 实验目的是本次实验操作预期达到的目标,一般用一句话进行描述。实验名称虽已反映实验目的,但受制于文字不宜过长,有时难以充分反映实验目的。通常将实验目的与实验名称相互配合,对实验名称无法反映的内容,借助"实验目的"一栏加以细化。例如,实验名称是"××重组蛋白对淋巴细胞增殖的刺激作用",实验目的可写为"观察不同剂量的××重组蛋白对淋巴细胞增殖的刺激作用"。

实验设计是围绕实现实验目的而开展的,因此只有确定了实验目的,才可能帮助研究者更好审视实验设计的合理性和可行性,避免实验设计的不完整或选择方法的不恰当。

4. **实验方案** 实验方案是根据实验目的、采用的实验方法、实验内在相关性等综合因素而设计的,可围绕一个较大目标设计技术路线,也可根据一个具体目标设计操作流程。无论采用哪种方式,实验方案均须在实验操作之前完成。

（1）框架式实验方案：按照课题基本思路，围绕课题整体目标，首先整理出若干阶段性目标，然后以各阶段性目标作为实验方案的框架题目，用连线和箭头方式将它们相连接，从而形成一个完整的课题框架实施方案。此方法一般用于课题启动阶段，在阅读大量文献、书籍、实验方法及原理等基础上形成课题研究的总体思路，用框架方式简单明了地勾画出课题实施的全部内容，并将其贴在实验记录的课题初始处。

框架式实验方案也适用于课题阶段性目标的规划设计，尤其该目标需一个以上实验操作才能完成，此时设计框架可将阶段性目标作为一个大题目，拟开展的实验及方法作为并行的次题目，然后用连线和箭头与主题目相连接。比如，课题研究目标之一是探讨"××重组蛋白对免疫细胞的激活作用"，可将此目标作为框架的主题目，采用不同方法观察免疫细胞能否在重组蛋白刺激下被激活，如淋巴细胞增殖、淋巴细胞表面分子表达水平、细胞因子分泌等，上述指标可分别作为并行的次题目。

上述框架式实验方案仅是课题的总体构思框架，而非具体的实施方案，以此框架为基础，还须针对具体实验逐个进行设计，如实验方法、实验流程和实验分组等。

（2）实验操作方案：实验操作方案指根据一个具体实验目的、选择一种具体实验方法所进行的具体实验设计，通常包括如下内容：①实验具体名称，宜详细、直接，避免空泛；②关键实验材料、试剂或仪器，宜在同类实验首次出现时全面记载相关信息（如名称、规格、厂家等），以供日后参考实验条件、撰写论文或整理材料时应用；③实验具体分组，如实验组、对照组等；④实验流程等。某些具体的实验参数对后续结果分析非常重要，须详细记载（如细胞学实验中每孔细胞数、培养液及培养液体积、加样顺序、样品名称及含量等；动物实验中动物名称、性别、体重及每组数量、注射部位和方法、药物注射剂量、时间及次数等。

对于重复性实验，一般不必重复详述相同或相似的实验设计方案，仅需标注"见第××页"实验设计即可，但须记录重要参数（如细胞数量或动物分组等），并记录实验条件的改变，以免日后遗忘。另外须记录某些液体配方及配制方法（包括配制时的计算公式和具体计算过程），以有助于日后分析失败原因并调整实验计划。

若实验方案是由若干实验组成，则实验操作流程最好采用连线或箭头方式，其优点是一目了然，可明确一段时间内的主要工作内容。即使仅涉及一个简单的实验操作，也可采用箭头流程进行记录，而将详细的操作流程打印后粘贴在实验记录的相应位置，或集中装订成册，以便记录时引用相关流程所在页码。用连线和箭头方式记录实验操作的具体程序可突出操作步骤中的关键环节或改变的条件。切忌将书本上的操作流程（protocol）简单、不加选择地抄写到实验记录本上，这样做难以反映所开展实验的特性，也不利于突出重点，徒然浪费时间。

对某些复杂的实验设计或实验方案还可记录实验设计的原理，可为日后分析实验结果或优化实验提供参考。因为某些实验是研究者通过知识的重构过程而设计，是知识的凝聚和认识过程，如实记录有助于对实验现象的进一步论证。

5. **实验过程** 实验过程指实验开始至实验结束的全过程，一般按事先设计的实验流程进行操作，故实验流程的各步骤即为实验过程中的具体事件和时间。实验流程于实验开始前已规划完毕，实验开始后即照章实施，一般情况下无须再进行任何记录，以避免不必要的重复。但若出现某些流程外的操作或发现预想以外的现象，则应详细记录。实验过程中的记录一般包括如下内容：

（1）实验时间：①记录实验开始的时间，每次实验须按年、月、日顺序记录实验日期和时间，如2012年5月10日14：00；②记录实验操作的时间，如何时加入刺激物，需培养24小时取上清，通过记录实际发生的时间，可推算下一个确切操作的时间点；③对持续时间长的实验可分段记录时间。

（2）实验条件：实验环境可能明显影响某些敏感的实验，故须详细记录实验当天天气情况（晴、阴、雨或大风等）、实验室气候（光照、通风、洁净度、温度或湿度等）、实验操作局部的微小环境（培养箱温度、超净台通风或光照等）。虽然此类内容记录一般仅限于对环境敏感的实验，但有时难以预知或判断可能对实验产生重要影响的因素，故养成记录实验环境的习惯可能为解释某些实验现象提供重要线索，也可能有助于偶然发现新的实验现象。

（3）实际完成的实验工作：尤其重要的是在做有关连续动态观察的实验，如细胞培养中实际的传代次数、换培养液情况等，在整个过程中的任何变化、所得到的任何正常的或不寻常的观察结果等均应如实记录。即便在出现了很多错误的情况下，记录下实际发生的事情才能使我们解释实验结果，寻找失败原因成为可能。

（4）实验操作的临时改动：一般情况下，实验流程在实验操作前已准备就绪，如实验操作过程严格按照预先设计的方法和流程，即无必要记录这部分内容。但实际操作中经常出现临时改变条件的现象，即使是极为微细的改动，都必须详细记录，否则可能成为后续实验无法重复的关键原因。

（5）异常实验现象：实验操作中可能出现某些异常现象或突发事件，须及时详细地记录现象发生的具体细节，尤其是异常现象发生的时间和具体实验环节等，若当时即可判断现象发生的原因，则应一并记录。

须注意的是：研究者在按预先准备的实验设计进行操作时，往往高度关注预期结果，而易忽略预想之外的现象。一旦"异常"现象出现，操作者可能误认为实验被干扰，并机械地据此判断实验失败而放弃记录相关现象。但事实上，所谓"异常"的现象可能预示重要的创新性发现，研究者可能因此而与重大的科研成果失之交臂。以发现青霉素为例：早期已有多位科学家发现真菌抑制葡萄球菌菌落生长的现象，如科学家 Scott 在实验中见到此现象时只是感到讨厌，只有 Alexander Fleming 未掉以轻心，通过不懈努力而在人类历史上首先发现了抗生素。总之，某些实验现象不经仔细分析，难以真正显现其特殊含义，最好的办法是如实将其记录下来。

尽管实验前的严密设计非常必要，但实验操作过程中应忘记预先的假设，完全将注意力集中于观察和收集客观现象，以保证在后续分析结果时发现有价值的线索。因此，及时、客观和完整地记录实验过程极为必要，将可为探究实验成败原因提供重要线索。

6. **实验结果及整理** 实验结果是实验记录中最重要的内容，实验记录中所有其他内容（如实验设计、实验流程、实验方法等）都是为获得可信的实验结果而奠定基础。一般而言，实验结果包括收集到的原始数据及实验结果的整理。例如，记录下实际看到的细胞数，还有以这个数目计算出的细胞浓度。由于原始实验结果一般是所测得的数据、照片或现象，不经后续分析难以发现其中的含义和意义，故研究者还须将原始结果进行分析整理，将整理后的数据或图表放在实验记录本的相应位置。

必须牢记：原始实验数据比分析后的图表更为重要，有了原始数据可随时重新分析，而分析后的结果则难以重新更改。为强调原始实验结果的重要性，兹分别叙述原始实验数据的记录和实验结果的分析整理。

（1）原始实验数据的记录：原始实验数据即实验操作结束后所获实验数据或实验现象，某些数据由仪器测定后打印出来，某些形态学实验数据以照片或凝胶等提交，一般须将这些结果按实验设计的顺序进行排列，以便于判断原始实验数据的来源和含义。

原始实验数据或观察指标是实验记录的重要内容，应准确、及时地记录定量观察指标的数据和定性观察指标的实验变化，并作必要标记和简要说明，有时也须在相应数据旁标记测定时出现的异常现象，以便后续分析时作为参考。

1）定量性原始实验数据：定量性原始实验数据通常是由仪器测定后打印出来，相关结果仅是一些数据，须在获得数据后按实验设计进行标记。例如，ELISA 测定结果是以 OD 值为代表的数据，若未按加样顺序进行标记，实际上是毫无意义的数字。因此，获得相关数据后，须按预先设计的加样顺序将分组、名称、剂量、浓度等标记于相应位置，再将相关数据结果粘贴于实验记录的相应位置。

某些定量的原始数据无法获得纸质的数据结果，仅能借助电子版形式保存最原始测定的数据（如用流式细胞仪测定所获数据）。为此，须在实验记录本上记录测定的准确时间（年、月、日和时间）、样品名称、顺序、所收集细胞数量和所测定的参数，然后记录电子版文件的名称和保存于电脑中的位置，并将图打印粘贴于记录本。

某些原始数据难以避免主观因素的影响，例如小鼠皮下肿瘤的生长速度，一般采用千分尺在不同时间测量肿瘤大小，但不同操作者其测量方法可能存在一定差异，从而导致实验数据偏差。为尽量避免人为因素干扰，宜事先设计相应的记录表格，测量和记录由两人分别完成，或双盲测量，然后签字。

2）定性原始实验结果：某些定性的原始实验结果一般制成照片保存，如琼脂糖凝胶电泳、组织病理染色、细胞形态学、肿瘤大小及形态等。某些原始结果除定量数据外，还可扫描后以图片形式保存原始结果，如各种有色反应板的扫描（MTT 染色、ELISA 结果等），通过染色深浅可判断测定数据的合理性，也是一种具有客观性的直接证据。Western blot 及 Southern blot 的印迹结果也可扫描后制成半定量图。

定性观察实验指标的变化(如动物状态、毛色、胖瘦等)以及化学反应现象等均应如实记录,此类结果的主观性可能更强,若是关键指标,应由两人以上分别记录,最好是双盲方式。某些结果乃通过阅读原始测定图而获得(如 DNA 序列测定结果),应将原始结果和阅读结果一并记录,以便互相比对。

3)临床标本应在实验记录中记录以下信息:①基本情况:姓名、性别、民族、年龄、职业;②来自地区;③是否有细菌和寄生虫感染史;④是否有家庭遗传病史;⑤吸烟(年,包/天)、饮酒和服用药物史;⑥若女性应记录月经、妊娠情况;⑦与研究相关的其他因素等。

总之,采用客观方式全面记录原始实验数据或观察指标,还须重视形态学资料和各种图片及扫描,以保证通过有限的实验而获得更多的信息,为结果分析提供可靠的数据资料。

(2)实验结果的分析:对原始实验数据进行整理分析是实验者认识实验结果的体现,相同的数据可采用多种不同分析方式,根据原始数据作图或制表,可将杂乱无章的实验数据整理归类、形象直观。

作图是直观整理实验数据的一种常用方法,根据实验数据的种类和分组进行作图。换言之,作图是表示实验数据的另一种方式,而并非对结果的分析,真正的分析应对实验数据进行统计学处理和分析,但作图可较形象地看出实验数据的趋势,因此是一种可取的实验结果表示方法。对定量性实验数据,研究者可将原始数据输入 Excel 文档中,然后按不同方式作图,同时可进行统计学处理。上述结果分析过程均应记录下来,以便根据需要重新分析或改变分析方式。

制表是整理实验数据常用的方法,其优点是可涵盖多种组合,尤其适用于病理分析或大样本数据分析,统计学处理是对数据进行科学分析不可或缺的环节。

对形态学结果,按一定规则摆放图片并加以标记也是结果显示的一种方式,根据图片上的形态学变化,通过打分进行半定量,可将定性结果以计量方式表示。例如,细胞图片或病理切片结果,可根据细胞病变程度规定分值,然后各组以相同标准进行评分;也可将相关数值直接标记于图片上,如将荧光强度或百分比直接标记于流式细胞仪检测结

果上。

尽管图表或图片是在原始实验数据基础上对实验结果的展示,但文字分析仍不可少:①以图表示的实验结果,须借助文字对图中相关信息加以说明,即图解;②图中所预示的结果应用文字加以叙述分析,并根据图中提供的线索获得结论。用文字分析和论述实验结果非常重要,在此过程中可能会发现图表以外的信息或线索,从而有利于下一步实验方案的制定或问题的解决。

7. 实验小结　实验小结是在获得实验结果后的思路理顺过程,从实验现象中寻找可能的规律或线索,尤其对某些实验细节与实验结果间可能存在的关系,若不经仔细比对难以被发现。实验小结主要包括简短的实验结果总结和解释、出现的问题、改进方法和实验体会等,因此实验小结可以是一次实验流程的经验总结,也可以是一段时间实验结果的比较总结。

记录实验小结可采用多种方式,例如对实验方法的技巧进行小结,有利于将方法标准化;记录、归纳一段时间内的相关联实验结果,从中探究其内在联系;记录某些实验心得,或瞬间的科研灵感。当出现问题时应分析其可能的原因及解决方法,并详细记录于实验记录本上。

须重视实验心得的记录:某些心得是偶尔产生,若不及时记录可能瞬间即忘,养成随身携带小本子的习惯,随时随地记录头脑中闪过的某些念头;某些心得是在总结实验结果过程中产生,则可直接记录在实验结果下方;某些心得是在阅读文献时产生,也应及时记录。心得或想法是头脑思考的产物,瞬间产生和消失,故零碎的心得记录十分重要。在实验小结中可以将这些平时的心得记录进行整理,并重新认识和升华。

阶段性实验小结可帮助研究者客观、及时地总结前一阶段的实验设计、技术路线和实验操作等是否存在明显缺欠,同时为下一阶段实验设计提供有价值的参考,指导后续的研究。因此,实验小结是科研过程中一个重要的环节。

8. 参考文献　实验记录中是否需要记录一些参考文献因人而异,但将阅读过的相关文献进行适当整理,并将相关信息记录于实验记录的合适位置肯定有益,便于在系统整理实验结果或撰写论文时信手拈来。

记录参考文献有两种方法:①简单地记录文献的名称、出处及 3~6 名作者,并标记文献的存在位

置;②除简单的信息外,还可记录由文献提炼出来的关键内容。可根据不同情况选择应用上述两种不同的记录方式,一般情况下,对课题研究起关键作用的文献,应简略记录相关文献的重要内容,以便直接引用。

三、实验记录的要求

实验记录是研究人员在实验室进行科学研究过程中,通过实验操作、现象观察、资料分析等方法,根据实际发生的事件、场景等情况,直接记录或记录统计形成的各种数据、文字、图表、照片等原始资料,是科学研究原始数据的收集和科研成果原始资料的证据,也是不同时期深入进行相关课题研究的基础资料。因此,实验记录书写的基本原则是客观、及时、完整、实事求是,使实验记录具有真实性、客观性、完整性、系统性和实效性。其具体书写要求如下:

1. 基本要求

(1) 实验原始记录须记载于正式实验记录本上,勿随意写在零碎的纸片上。实验记录本(或活页)须有连续页码编号,不得缺页、撕毁或挖补。

(2) 实验记录本首页一般作为目录页,需在实验开始后陆续填写。实验记录本的每个页码在整个实验记录过程中必须保持完好,不能随意覆盖或撕掉。

(3) 每次实验须按年、月、日顺序在实验记录本相关页码右上角或左上角记录实验日期和时间,也可记录实验条件,如天气、温度、湿度等。

(4) 实验记录应详细、清楚、使其他人能够看懂,字迹工整,采用规范的专业术语、计量单位及外文符号,英文缩写第一次出现时须注明全称及中文译名。特殊记号须在记录本中予以特别说明。使用蓝色或黑色钢笔、碳素笔记录,不得使用铅笔或易褪色的笔(如圆珠笔等)记录。

(5) 实验记录如发生书写错误需修改时,采用划线方式去掉原书写内容,但须保证仍可辨认,然后在修改处签字,避免随意涂抹或完全涂黑。

(6) 实验记录如有遗忘或大量修改之处,须在记录本上补写,不得在空档处填写,补写应注明事由、修改之处及重写内容。

(7) 实验记录书写时应前后连接,不得遗留大量空白。空白处可标记"以下空白"字样或打叉。

(8) 实验记录本应按页码定期装订;实验记录中应如实记录实际所做的实验;实验结果、表格、图表和照片均应直接记录或订在实验记录本中,成为永久记录。

(9) 实验记录本原则上在研究生毕业前、课题及项目结束前由使用人负责与保管。实验室将定期进行检查。其他人员如需要参考需要征得当事人同意。

(10) 实验记录本应作为发表论文和实验室科技档案管理的必备文件。研究生毕业、进修生学习结束应在离校前将全部实验记录和其他科研资料上缴实验室保管和存档,不得随意处置或丢弃。

2. 摸索实验方法的记录 建立实验技术平台是实验的关键环节,尤其将实验方法标准化有利于实验结果的稳定性。第一次引用某方法时应注明其出处。若首次使用某种成分或方法,应进行详细描述。凡摸索实验方法的记录均应尽可能完全,宜详细记录每一实验条件的确定过程,以便最后确定标准实验操作流程。一旦建立标准的实验流程,即可形成完整的操作流程,日后进行同一实验流程时,除首次记录完整的操作流程外,其余仅记载实验中改动的步骤,并表明所参照操作流程的具体名称和出处即可。

3. 各种操作流程的记录 各种操作流程均需记载于记录本上,简单的流程可直接记载,复杂的流程可打印后粘贴到记录本上。

记录上述内容时,须特别注意试剂的具体用量。量的概念不仅指液体体积,更重要的是试剂浓度。因此,一定牢记须标记各种试剂的具体浓度和具体用量。实验室中常出现不标明浓度的配方流程,例如记录一个具体 PCR 反应体系时,仅注明引物、dNTPs、Taq DNA pol 等用量,而未注明引物、dNTPs 和 Taq DNA pol 的浓度。一般情况下,后两者的浓度可根据试剂来源而获得相关信息,引物的浓度有时难以追踪,每个人在配制这类试剂时可能习惯都不一样。正确的记录方法应该是:引物(10mM)1 μl,dNTPs(10mM)1 μl,Taq DNA pol(0.25U/μl)0.5 μl 等。

实际的操作流程宜简洁、明了,故须准确、清晰地记载操作流程中的关键参数,例如离心时须注明离心机型号、转数、温度、时间等,若仅记载离心10分钟,则不符合具体操作的要求。

4. 实验数据的记录 实验数据的记录须及时、准确、真实、完整,尽可能将原始数据记录到实验记录本上,严禁伪造或编造数据,并避免漏记和随意涂改。

四、原始实验资料的保存

原始实验资料包括原始实验数据、图片、照片、凝胶等，应妥善保存，不同资料应采用不同保存方法。

1. 图表 由自动记录仪打印的图表和数据资料应按顺序粘贴于记录本相应位置，图表大小超出记录纸大小时，可将图表折叠后进行单边粘贴；经计算机处理后输出的图表一般应进行适当剪裁后粘贴于记录本上；若图表较多，可先将图表按顺序装订在一起，然后粘贴于记录本上，或放入透明塑料袋中，一并装订于记录本相应位置。无论哪种方式粘贴的数据资料，均须压边签字。

2. 热敏纸打印的数据 热敏纸打印的字迹易褪色，故打印后立即复印，并将原件和复印件一并粘贴在实验记录的相应位置并压边签字。

3. 照片 各种照片直接粘贴于实验记录本相应位置，压边签字。细胞或病理组织照片须标记显微镜倍数、染色方式等信息。肿瘤照片须含标尺刻度。此外，照片背后应写明实验日期和处理因素等。相应组织切片存放位置、编号和名称等须记录于实验记录本相应位置，以便后续查找并重新分析。

4. 自成体系的表格记录 可单独装订成册，但须在实验记录本相应位置记录相关信息和存放位置及编号。例如，小鼠抑瘤实验中测量肿瘤大小，可设计表格，每天将测量的数据直接填写到相应表格中，实验结束时装订成册。

5. 电子版原始数据的记录 打印一份粘贴在实验记录本上，同时保存电子版，并注意备份。例如，文字材料、各种结果的扫描图片、各种图表数据等。对于整理分析后打印粘贴的结果，实验记录本上须明确记录原始数据和图表的存放位置、标号含义等基本信息。例如，流式细胞仪检测的各种数据，由于每次分析均可能存在某些差异，故原始数据显得尤为重要。

6. 扫描图片 结果的扫描图片应注意图片的像素须足够大，一般保证分辨率>300万；照片须标记放大倍数，如400×；图片须进行必要标记，如Western blot扫描底片应标记日期、泳道、样品名称等。扫描图片应粘贴于实验设计下方，其测定数据置于扫描图片下方，从而有助于参考图片分析数据。

7. 实验记录本 应妥善保存，避免水浸、缺页，保持整洁无破损，避免丢失。实验结束后，原始实验记录本应由实验室负责人检查、签字后归档；实验人员可复制实验记录供本人使用，但不得将实验记录原件带走。

五、实验记录中常见的问题

实验数据的收集和记录贯穿科研活动全过程，是科学研究的原始资料，并为科学研究提供重要信息。某些不良习惯对客观、及时和准确收集实验数据非常有害。在实验记录中存在的问题往往具有共性，主要表现为：

1. 实验记录可读性差 虽然做过的实验也做记录，但实验记录没有条理，不但自己弄不清自己所做的记录，别人也很难理解甚至无法看懂记录。

2. 记录保存不当 实验记录本缺页少页，甚至记录本丢失。

3. 将实验数据记录于纸片 实验操作时，由于未携带实验记录本，实验原始记录没有记在实验记录本上，而是随意地写在零碎的纸上；本想以后再将其转抄至实验记录本，但由于随手记录的内容一般欠详细，待需要正式记录时遗忘了其细节甚至关键内容，或小纸片根本就遗失了。

为避免上述现象发生，须养成随身携带实验记录本的习惯，或将实验操作流程打印并贴于操作台，打印时旁边留一定空间用于填写某些随想或改变的条件，待实验结束时再将其贴到实验记录本上。

4. 实验记录不及时 有些同学习惯用脑子记忆当天（甚至几天）的实验过程，待空余时再将其记录于实验记录本，殊不知好记性远不如烂笔头，某些事情是瞬间记忆，转身即忘，或仅记住一部分，遗忘或记错的后果可能使某些重要实验现象被遗漏，有时恰巧是成功与失败的关键数据，导致与成功失之交臂。尤其对于某些实验操作过程中临时改动的条件，若未及时记录，即使此次实验成功，日后也难以重复，因为某些细微变化根本不可能回忆起来。兹举一例：某学者喜用脑记忆，且习惯于临时改变实验条件，某次对一个长时间未能成功的实验进行改动，居然获得成功，为完善该实验的对照条件，须重复相同实验，但由于未及时记录改变的条件，事后花费半年时间才重复出相同结果，代价之大可想而知。

5. 全部电脑打印实验记录 将实验结果原始数据均输入电脑而不是记在实验记录本中，因为在实验中随时将实验数据记录到实验记录本中,是原始的数据,经过输入电脑的环节可能会造成输入错误而导致实验结果的偏差。因此,实验记录全部用电脑打印,不属于原始记录。

6. 不记载实验的年份和时间 日期不详,无实验日期,或只有月、日没有年代。这种记录方式在当时似乎无问题,但若实验记录不止一本,来年的记录会出现相同的月份和日期,可能对日后查阅造成困难,甚至对实验数据的真假产生疑问。另外,很多人不习惯记录实验的具体时间(尤其身边无可提供准确时间的钟表),从而可能造成实验的实际发生时间与记录不符,有时对实验结果可产生直接影响。

7. 所用试剂记录不详 实验中所用试剂无来源、无浓度、无试剂配制记录或无参考配方的文献出处。常易犯的毛病是,仅注意体积而忽视浓度。例如,在酶切体系中加入 $2\mu l$ 内切酶,若不标明酶的具体浓度,则日后采用另一批号的酶,按照同样程序进行操作,即难以确定应该加入酶的量。

8. 实验材料记录不详 实验所用细胞株、细菌株、质粒等来源不详,无冻存、复苏相关信息记录;实验动物无品系、性别、年龄等信息。当发表论文时需要这些信息时无法提供。

9. 临床实验样本无相关资料描述 例如,我们在研究某一疾病与细胞因子水平的关系中发现,从总体分析没有差别,但按年龄、性别或职业分析就会出现明显差异。如若在收集人的样本时忽略了相关资料的收集,可能就会导致结果的偏差甚至出现错误的判断。

10. 实验数据存放不规范 仪器检测无测定参数记录;实验结果原始数据无任何标记;实验结果全部附于实验记录本后面,无前后对应标记;日后自己对不上,别人也无法看懂。

11. 实验结果记录不规范 实验只有过程描述,无结果;或有结果描述,无原始图、表;或在实验记录中记为"结果见电脑",一旦电脑资料丢失,结果无法挽回。

实验操作所获结果在本质上无阳性和阴性之分,因为结果是客观的,阳性和阴性均为研究者在一定假设基础上所界定。因此,应保留实验所获的全部数据或现象。有人错误地认为"阳性"结果才有保留价值,并随意地将当时认为"阴性"的结果舍弃,待后续实验突然发现被舍弃的结果有意义时,已难以弥补。

12. 实验流程记录不规范 实验只有结果,无实验流程描述或流程参考文献出处;或只写"实验流程同前",其他同学无法重复和参考。

13. 仅记录符合主观想象的内容 实验记录指记录实验过程中所有实际发生的事件和现象。整个过程中的任何变化、所获得的任何正常或不正常的观察结果等均须如实记录。即便在出现很多错误的情况下,记录下实际发生的事情才能使日后解释实验结果成为可能。有人仅记录自认为成功的试验,而舍弃失败的试验。殊不知失败乃成功之母,若不记录失败试验的全过程,难以分析失败的原因,也不可能缩短通往成功之路。

14. 实验数据整理不及时 实验数据的及时整理极为重要,否则难以从中发现实验的某些规律,也难以对后续实验的实施和调整提供正确指导。实验者常期望在有限时间内尽可能多做一些实验,往往将实验数据简单整理,甚至不整理,即匆匆进入下一轮实验操作,结果可能导致某些实验错误持续性存在,或重复某些无意义、无价值的实验,或使应该深入的线索不能及时被发现,或导致长时间都在实验失败的痛苦中挣扎。所以在实验中,有时快即是慢,慢也可能即是快。养成实验后及时整理和分析实验数据的习惯,常会有意想不到的收获。

15. 无实验小结 不记录实验结果的总结、不分析实验成败的教训和体会。经常对实验进行小结也是自我培养科研思维的一个重要环节。

总之,请勿纵容自己养成某些坏习惯,某些付出的代价是金钱和时间都难以挽回的。良好的科研素养对于研究者极为重要,应及时纠正不良习惯,重视实验记录的及时性、准确性和完整性。

六、实验记录的检查和点评

(一)实验记录的定期检查

实验记录的定期检查制度对于保证实验记录的真实性、完整性、可读性和对学生良好科研习惯的培养极为重要。实验记录定期检查不仅反映出一个实验室的科研规范及学风,同时也给学生提供了互相学习的机会。实验室学生的实验记录检查至少应每季度进行一次,包括实验记录是否及时、客观、准确和清晰,各种图表及照片是否已被准确、清晰标记,数据整理是否有序规范等。要求实验室内导师和全体研究生均参加,可采取两种方式进行检查:①同学互评,即每位同学轮转看其他同学的记录,并进行好、中、差评选;②导师评阅,即每位导师同时进行评阅,对于评选优秀者,予以表扬和奖励,对于双优的实验记录将作为范本供所有研究生参考学习。

(二) 实验记录的逐一点评

实验记录定期检查,能够发现许多实验和记录中的问题。但是仅靠泛指实验记录中存在的问题,并不能有效制止这些问题的反复出现。如在实验记录检查中,对每位研究生的实验记录进行点评,指出该生实验记录中存在的问题,并与前一次实验记录检查所出现的问题进行比较,如此可有效阻止同一个人反复出现同样的问题。实验记录的点评可明显提高研究生对实验记录的重视程度。

(三) 利用周汇报核实实验结果的原始记录数据

研究生实验结果的周书面汇报制度利于导师对其科研进行指导,研究生对汇报结果的图表需注明实验日期并能和相应的实验记录对应,导师应对此核实。此外,导师还应不定期抽查实验记录,每次工作汇报、科研讨论会均需对其所报告结果核实原始实验记录,使学生充分认识到做好原始实验记录的重要性和必要性,以及实验记录不完整将会产生的后果。做好实验记录不仅是一个科学家所必须具备的良好的科研行为,同时也是对自己科研生涯的保护。

七、实验记录的管理

(一) 实验记录者的承诺

在研究生入学后每满一年进行一次实验记录的装订,将这一年度所用的实验记录本装订在一起,编写总目录,在实验记录本的首页均须签署实验记录承诺书。实验记录承诺书内容如下:

本人郑重承诺所呈交的实验记录,是本人在××实验室学习期间进行研究工作的原始实验记录,本实验记录中所有记录的实验均为本人亲自完成或在他人帮助下本人参与完成,保证本实验记录具有真实性和可靠性。已完成的学术论文和专利均出自本实验记录结果。已完成的学术论文和专利中不包含本实验记录以外的其他任何结果。特此声明。实验记录者签名及年、月、日。

实验记录者的承诺对学生起到制约作用,使其充分意识到应对实验记录完整性和真实性所负有的责任。此外,实验者承诺还起警示作用,敦促学生在实验中认真做好实验记录。

(二) 实验记录的验收和存档

完整的实验记录有利于总结科研成果、寻找实验中的差错和发现实验中的问题。实验记录是每一研究成果的保存档案。如果万一有问题需要审核时,完整的实验记录将会提供最可靠的资料。因此学习期满后,通过毕业论文答辩的研究生,逐项检查按年度装订成册的实验记录,包括每本的目录、签字的承诺书、所有的原始记录和已经完成(发表或待发表)的论文。验收合格后方可办理离校手续。

(三) 实验记录的实验室内交流

实验记录和毕业论文是每一位研究生研究经历的记录和总结,也反映出该生在科研工作中的成绩和不足,是实验室宝贵的财富。为了科研工作的交流互动,使每位研究生的研究成果发挥更大的作用,可将同实验室毕业的博士生、硕士生和本科实习生的实验记录和毕业论文加以分类,供研究室在研学生借阅。同时制定相应的实验记录借阅管理条例。

实验记录在科学研究过程中具有非常重要作用,加强研究生研究期间对实验记录的培训以及对原始实验记录检查和抽查是做好科研工作的重要环节,不仅可以培养研究生良好的科研作风和严谨的科研态度,而且还可在源头上杜绝数据造假等学术不端行为。

第三节　课题进展汇报

一、课题进展汇报的作用

课题研究的进展汇报是实验室经常性的学术研讨活动,通常是课题组探讨课题阶段性进展的一种方式,也是导师培训研究生的途径之一。定期的课题进展汇报制度,有利于督促研究人员及时整理分析结果,练习统计分析及作图方法,使课题负责人掌握和跟踪课题进展情况,以便及时发现课题研究中的问题,纠正错误,及时调整课题研究方向、研究手段、人力配备及时间安排等,指导下一步实验工作的开展,从而保证课题研究进展顺利。科研课题的资助单位通常也采用课题进展汇报的形式监督课题的研究进程。汇报的方式多种多样,可以制作幻灯片进行正式汇报,也可以实验记录为基本数据来源进行汇报。正式的汇报应该撰写阶段小结,主要内容包括课题名称及目的、研究内容及实验技术路线、实验结果及分析、目前结论、存在的问题及后续实验方案等。

二、课题进展汇报的主要内容

课题进展汇报一般包含如下内容：

1. 课题的简介

（1）研究背景：即立题依据，应围绕立题的主要理论背景和实验依据进行简介，尤其强调课题研究的立足点。

（2）研究目标：课题名称即反映课题的主要研究目标，但也可给出若干研究目标，但目标不宜过多，以免重点不清。课题进展汇报时，研究目标也可是阶段性目标，即阶段性研究过程中有待解决的主要问题。

（3）研究内容：即汇报前一阶段所进行的研究工作，可按时间顺序或内在逻辑而展示，由此反映拟达到的目的。

2. 课题的研究现状和进展 此部分是汇报的重点内容，通过实验结果分析课题进展情况，以评估立题的合理性和实验技术的可行性，并判断结果能否反映预期目标、能否验证假说、是否需改变研究方向、如何认识预期以外的实验现象等。通过分析实验结果，为阐明课题研究所提出的问题、疑点或想法及制定后续研究方案提供依据。此部分内容需将研究结果进行简单归纳总结，与国内外相关工作进行比较，确定其主要创新性发现、研究水平及研究结果的意义。

此外，实验结果的可靠性是建立于实验技术稳定和可信的基础上，故研究结果中也需简介所建立的主要实验技术平台及所攻克的主要技术难关等。

3. 影响课题进度的主要问题 一般情况下，课题进展的时间安排已预先设计，但实验中经常发生某些预想不到的情况，可能导致课题进展延缓。课题进展汇报中须说明影响课题进度的关键问题并探究其主要原因，以及时找出问题的症结并加以纠正。

另外，若须对原有科研设计进行改变和修正（包括技术路线），须说明其原因，如课题结果与预期设想不符；因技术困难而无法实施；所设想的研究结果被其他实验室报道等。

4. 后续阶段的主要工作方向（或内容） 课题进展汇报的主要目的是指导后续的研究工作。因此，研究者须依据所获得的研究结果规划下一步研究内容，并提出整改的具体措施，或提出新的设想。

研究者无须刻板地按此前制订的研究计划行事，而应根据课题进展随时修正原计划。事实上，任何"高明"的研究者也难以事先预测实验中可能发生的情况，以及可能出现的新的实验现象。"与时俱进"也同样适用于科学实践。

5. 评估课题完成时间和质量 若研究内容明确和具体，一般较易估计课题完成时间。对于课题研究质量，可能需要将一些失败的经验、理论上的认识等作为基础进行估计。如果研究内容比较复杂或创新性极强，可能需要在预实验中对实验条件、技术方法进行选择，及对难易程度进行摸索后才能作出合理的估计，切忌主观而脱离客观实际的评估。

三、课题进展汇报中常见的问题

课题进展汇报即课题研究的阶段性总结，不仅须展示阳性结果，也须清楚交代研究中所遇问题、阴性结果和意外现象等。为有利于后续课题研究，应客观地总结课题研究中的方方面面，事无巨细均无遗漏。

1. 实验结果的取舍 实验结果是课题进展汇报的主要内容，其取舍是直接影响课题汇报效果的重要因素。常见情况是：为达到理想效果，仅选择性汇报"阳性"结果，若未获得符合预想的实验结果则不知汇报什么内容。其实，所谓"阳性结果"乃是设计实验时预想的，并非一定出现，故应客观地汇报科研实践中所获得的真实结果。另外，实验过程包括细节对于分析某些实验结果非常关键，如实验体系不合理，实验条件不理想，所获实验结果则不可靠，故应如实、完整、客观地总结汇报实验的全过程，以便及时改进研究方法或调整研究方向。

对于实验中失败的结果更要进行总结汇报，阐明失败的原因，供他人与自己借鉴。并出示相关的实验资料如实验数据、照片等，千万不要丢失这些结果及资料，因为有时在归纳结果之前，并没有认识到实验现象的意义所在。也许在进展汇报过程中将这些看似失败的结果呈现出来，反倒能启发课题的研究思路。

2. 研究目标欠明确 一般情况下，研究者对课题研究目标均较明确，但容易忽略正确界定每一个具体实验的目标，导致即使获得实验结果也难以判断是否达到目标。为避免此类问题，汇报每个实验结果时，应首先介绍实验目的，以清楚地评估每一个实验结果的意义及各实验结果之间的联系。

3. **实验结论草率**　实验结果具有客观性,但实验结论则须通过对实验结果进行分析而获得。将实验数据以图表形式进行展示,仅是对实验数据的整理,还须进行统计学分析处理并结合理论分析,才能获得严谨和科学的实验结论。研究者若草率地提出实验结论,可能对后续实验的开展产生误导。

4. **结果信息不全**　课题进展汇报时,应用图表反映的结果往往过于笼统和粗糙,如仅反映平均值高低,不显示各组数据的离散情况等。课题进展汇报实际是对课题进度和质量进行检查和监督,故须对实验数据信息进行完整的处理和分析(如各组数据采用散点图表示),以向课题负责人或科管部门提供阶段性完整的实验结果信息以及研究进度。

5. **不注意学习他人的汇报**　在课题进展汇报中,有的人仅关注自己的汇报,而对他人的汇报不予理睬。实际上,课题进展汇报是学习科研思维和科研交流的一个极好机会,在他人汇报时,不但可以学习他人科研的长处、所使用的方法或特殊手段的应用等,而且还可以学习如何寻找他人实验设计的漏洞、实验结果的缺陷和结论的正确与否等,不断主动提高自己的科研思维和分析、解决问题的能力。

第四节　结题及展望

课题研究的最后环节是撰写结题报告,即客观、准确、实事求是地总结课题研究的全过程,并围绕研究线索提出后续的研究设想,或展望课题成果对社会经济等的可能影响。一般来说,结题报告主要围绕 3 个方面:①选题的背景、目的和意义,包括课题立项的理论依据、研究背景和具体目标等;②研究的过程,包括研究方案或技术路线、研究方法和关键实验条件等;③研究成果,主要指所提出的新理论、新现象或新方法等,所发表的论文或申请的发明专利等。结题报告的结尾部分可提出研究过程中存在的问题或困难,并提出进一步研究的设想,也可围绕理论和应用两方面提出展望。

一般情况下,项目资助单位会提供结题报告相关的表格,按表格内容提示逐项填写即可。

1. **选题背景及意义**　此部分内容应紧紧围绕课题,简明扼要地阐述立项依据及课题的科学价值,包括前期实验工作基础、科学问题、理论假设、课题研究意义及前景等。

2. **研究目标**　研究目标须具体和明确,显示课题研究所要达到的最终目的,避免空洞或过于原则性,勿偏离课题主题。课题是否达到预期目标是根据研究成果而进行判断,故研究目标和研究成果间须存在必然的内在联系。

3. **研究内容**　课题研究的主要内容实际上是将研究总目标分解成若干的分目标,充分体现为实现研究目标而设计的研究思路。为叙述方便且清晰,可添加小标题,每一标题均可是一个独立的子课题,有确定的研究目标。换言之,每一子课题的研究内容均围绕其研究分目标而进行设计。

4. **研究结果**　应以研究内容为主线而阐述研究结果,并体现研究过程和研究方法,同时对结果进行客观分析。因此,研究结果应至少包括 5 部分,即拟解决的问题、采取的基本(或关键)方法、所获实验结果、对结果的客观分析、得出的基本结论。

研究结果具有客观性,但展示研究结果的顺序可按研究内容和内在逻辑关系进行排列,按研究者的思路进行整合。实际上,研究结果是将客观材料重新组织加工,形成一个完整的"故事"。结果一般以图表方式表示,并注释实验方法的关键参数和符号含义等。研究结果的叙述宜随问题的提出而由浅入深逐步展示,既提供研究结果,也体现研究思路和过程,使阅读者随研究主线的思路层层深入。

5. **课题成果**　课题成果是体现课题研究成败的关键,是衡量课题预期目标是否实现的标准。提炼课题成果时,应包括如下内容:

(1)实际成果:包括所发表的研究论文、获得的专利、研究奖励或培养的研究生数量等,此类成果属硬指标,是课题研究的关键成果。

(2)理论成果:指通过研究所产生的新观点、新认识、新方法或新模式等,是通过对研究结果进行总结而提升出来的,其具有借鉴和参考价值。

(3)应用成果:指某些具有明显应用价值的成果,如开发诊断试剂盒、新药、疫苗或发明新技术等。

6. **课题研究中存在的问题和今后设想**　主要说明在课题实施过程中存在的问题,并分析产生这些问题的主要原因。如某些实验失败,请分析失败的经验教训,以供鉴戒。今后的设想主要叙述拟开展的后续研究,可根据目前所取得的研究成果提出后续研究的思路,包括理论研究的深入或应用研究成果的推广,以及对课题研究或研究成果的展望。

第五节 科研学术交流

一、实验室内的学术交流

很多实验室定期组织课题讨论或学术交流,即实验室内的学术交流(lab meeting)。其涉及内容如下:

1. 近期工作进展 科研人员汇报本人近期工作进展,基本内容包括:

(1) 简单背景:简介前期实验结果所提供的某些线索、文献报道的相关进展、整体课题设计的某些环节,使他人了解自己进行相关研究的目的。

(2) 实验结果:介绍近期所获得的所有成功与失败的实验结果,尤其是关键的实验信息(如实验流程、实验分组、分析方法等),使人了解实验结果及其意义。若对所获实验结果提出实验结论,则须经统计学分析。

(3) 问题及困难:介绍具体实验在设计和方法学方面所存在的问题或疑问,尤其是自认为难以解决的重要难点。

(4) 后续研究计划:明确提出本人的具体想法或设计,也可延续原课题设计的技术路线。若存在不成熟的观点,可提出供与会者讨论。

2. 开题报告 新生首次参加实验室内的学术交流,其汇报内容可能是开题报告。此前,新生一般已熟悉拟开展的研究工作及技术路线,并接受了相关培训(如阅读文献、熟悉实验室工作、参与科研讨论等)。开题报告一般涉及如下内容:

(1) 报告的题目:围绕拟开展的研究,通过文献阅读,初步确定课题名称,使其成为开题报告内容的中心主题。

(2) 研究背景:包括国内外研究动态、近期研究进展和可能的发展趋势。基本原则是简练、全面、重点突出、观点清晰、紧扣主题,不必赘述与主题无关的研究背景。

(3) 意义及目的:在研究背景的基础上,简要地阐明课题意义和主要研究目的。

(4) 研究内容:指围绕研究目的而设计的若干次级研究目标。

(5) 拟采取的技术路线:指围绕研究内容选择实验方法,在纸上设计实验,可以连线的方式用框架表示,也可用文字表示。

(6) 实验进度安排:将不同的研究内容按学习年限或学期进行合理安排。

(7) 预测实验结果:根据实验的技术路线、研究内容和假说,可预测实验结果。学生在推理、猜测的过程中,积累了知识和经验,对于后续的研究是非常有益的。

(8) 可行性分析:研究设计虽属"纸上谈兵",也须进行理论、技术、经费、时间等方面的可行性分析,以期制定出更符合实际情况的技术路线和研究目标。

3. 文献综述 课题组可根据具体情况定期安排文献或综述报告,以有利于研究人员了解最新进展、掌握前沿动态、完善研究思路、借鉴新观点、学习新方法等。研究生应善于剖析已发表的论文,精读其中的理论依据、实验思路及实验结果等,以学会立题、实验设计和结果分析。

4. 学术讨论与交流 学术讨论有助于创造性思维活动。在知识高度专门化的今天,个人的知识十分有限。研究者应具有的品质是:自觉无知和学术上的诚实。实验室内应形成不受权威拘束、自由讨论的气氛,这种非正式小规模的讨论通常以不超过 6 个人为宜。提倡研究生三五成群共进午餐或共用午后茶点,可提供大量机会进行非正式讨论。此外,举行正式的讨论会研究实验方案、实验结果和实验中遇到的问题,也是有益的做法。学术讨论有以下益处:

(1) 旁人可能提出有益的建议,即使并未直接指出摆脱困境的解决方法,但由于知识背景不同,可能从不同角度观察问题并提出新方法。例如,采用琼脂制作细菌学的固体培养基即是由外行(非细菌学家)所提出。

(2) 一个新设想可能由两三个人集中各自的知识或设想而产生。也许其中任一科学家单独都不具备必要的知识,通过将不同知识相结合,即可能获得新的观点或思维。

(3) 讨论是披露谬误的宝贵方法。以错误知识或推理为基础的设想可以通过讨论得到及时的纠正。

(4) 讨论和学术交流是开拓思路、了解进展和信息交流的极好机会。

(5) 讨论有益于摆脱重复不利的思路。人的头脑中往往形成某些固定的科研思路,有时难以突破,讨论则有助于突破某些僵化的陈旧思路,尤其在对"外行"解释问题时,常需换一种思路进行阐述,尽管对方一语未发,思路的更换就可能导致新念头的产生。此外,对方所提的问题,即使是无知的问题,也可能使人打破已形成的思想联系,从而领悟解决问题的新方法,或发现此前未曾注意的、多个现象间的相互联系。因此,与不熟悉本研究领域的人进行讨论,可能对打破固定思路更有帮助。

实验室内的学术交流实际上是讨论实验室所发生的事情,可涉及实验方法、实验室工作规范、实验技能培训等。实验室内的学术交流的内容多样,方式灵活,不同实验室的风格各异,但目标一致,即跟踪课题进展,及时解决问题,提高工作效率。

另外,实验室内的学术交流既是课题组或实验室内部的一种交流方式,也是训练科研思维的重要形式。研究生应认真对待每次实验室内的学术交流,要珍惜提供给自己的演讲机会,不仅汇报工作,也是锻炼和展示自我的好机会。

二、Journal Club

Journal Club(杂志俱乐部)是国外医学界非常流行的一种学术研讨会的形式,也是一种在研究生教育中广泛应用的教学方法,通过对本研究领域高端杂志中最新研究成果的文献进行阅读、分析、积累、质疑和发散,更好地了解前沿研究现状,从文献中开拓思路、发现问题。Journal Club 可以最大限度调动参与人员的热情,训练他们的阅读技巧和表达能力,形成良好的阅读习惯,同时可以促进其对学科发展前沿的了解,提高分析和解决问题的能力,对于科研思路的确定和选题、科研方向的把握均具有重要的指导意义。

1. Journal Club 的组织形式 Journal Club 通常为固定的人群就反映某个领域的最新研究进展进行学习和讨论,也可以针对高端杂志(如 *Nature*、*Science*、*Cell* 等)的最新期刊文献进行研读讨论。由研究生轮流进行文献的汇报,所有参与人员包括教师和学生可以针对研究的多个问题进行提问和点评,包括实验设计、实验结果、统计方法等。一次 Journal Club 应该尽可能地对该研究方向的背景资料、主要研究方法和结果、其他相关最新进展、未来研究趋势和方向等进行分析和讨论,尤其要注意新名词和新方法的背景知识。

2. Journal Club 的演讲准备 对 Journal Club 所要进行讨论的文献,可以提前发给大家进行阅读学习。演讲人对于文献的充分准备可以调动大家的积极性和创造性,而草草准备缺乏目的性的汇报

和演讲,会使参与人员失去继续提问和讨论的兴趣和动力。演讲人可以通过板书、演讲 PPT 等手段进一步增加演讲形式的多样性。演讲 PPT 的准备,需要注意以下几点:①每篇文章都要展示摘要、主要方法、结果标题和图表、主要讨论点。论述观点鲜明,主题突出。条理清晰,上下文联系紧密。②使用专业术语,字面表达准确,避免口语化。③尽量减少字数,避免整版文字,以图和标题性语言为主。④提倡以流程图、卡通图等形象表明自己的观点。⑤图的上方为结果部分标题,下方为图的标题,字号一般以 18~24 号字为宜;引用图表须注明来源出处;标记页码。⑥对全文进行分析,指出文章的亮点和存在/有待解决的问题。

3. Journal Club 演讲应注意的问题 在做文献阅读讲演的时候,应该注意以下几点问题:①演讲的语言要精练,表达准确,不要带口头语,要使用专业术语,避免说外行话;②演讲语言要尽量通俗易懂,将复杂的知识用简单形象的语言表述;③表达内容要严谨,不能无根据、想象地发挥、扩大或改变研究结果;④语调要生动,吐字要清楚,句子要完整,切忌整版文字的朗读;⑤注意听众的反应,随时调整进度,调动听众的兴趣;⑥控制演讲时间,每张 PPT 约讲 1~2 分钟,语速要慢;⑦回答问题要耐心,听完后再回答,切忌抢答;⑧回答问题要切题,语言精练、简短。

Journal Club 是对优秀科研工作成果的学习和借鉴。参加 Journal Club,仅仅简单对文献收集和结果罗列是远远不够的,对于一些经典工作和理论含量较高的文献,从阅读到真正理解需要投入大量时间进行细致阅读、梳理、归纳、提炼,并进行更深层次的理解和升华,这是一个自我提升的艰苦过程。当然,必须牢记并非所有已发表的文献都是有价值的、数据分析是严谨可靠的、结论是令人信服和科学的,在文献阅读的过程中,我们要始终坚持质疑,坚持批判性阅读,不迷信权威,养成"挑错"的习惯。

三、学术专题报告

学术专题报告是指反映某研究领域的工作、针对特定学术问题而展开的,邀请该研究领域著名专家、学者为研究生做的学术报告和讲座。通过参加活动,研究生可以及时了解到学科前沿的学术动态和研究成果,开阔学术视野,培养科研精神。举办学术专题报告,对于研究生的培养具有重要意义。

(1)学术专题报告密切联系学科前沿进展,有

助于开阔思路、发散思维、激发学习兴趣和创新意识。

（2）学习报告者创新和严谨相结合的科研态度：在学习已有学术研究成果时，特别要学习科研遇到困境时，研究人员敢于怀疑、大胆假设、小心求证、严谨求实的科研态度，也是对整个科研活动的学习和总结。

（3）培养研究生提出问题、分析问题和解决问题的能力：学术专题报告并非对该专题领域所有的问题都能彻底解决，而是留下许多值得进一步发掘和研究的新问题。这样，就有可能培养研究生养成在"学习"过程中提出问题、分析问题和解决问题的能力。

（4）学术专题报告和书本理论知识相结合，能够从更高层次体会和巩固学到的知识。

举办学术专题报告，在专题内容的选择上需要注意：

（1）专题内容的选择要具有时效性，紧密联系当前该科研领域的最新研究进展，使报告听起来具有时代感。

（2）选择具有引导性的专题，这些专题能够在研究范围上覆盖学术科研领域的核心内容。通过专题报告，结合结构性专业知识的讲解，可以系统地掌握该领域的研究热点和进展。

（3）需要选择具有一定探索空间的专题，既要有前人优秀的研究结果，能够为下一步的研究提供足够的基础，又要存在尚未解决的现实问题，需要进一步探索研究，这样才能激发研究生的科研兴趣。

四、国内学术交流

学术交流是为促进科学的普及及发展而进行科研人员的交流和科学信息的提供、传递及获取的过程，是启迪智慧、获得灵感的有效途径。随着我国经济的发展和科研水平的逐渐提高，学科交叉和渗透日趋广泛，科学研究与学术交流交互促进，互为支撑。学术交流对提高学术科研水平、促进科技发展、增强核心竞争力具有深远意义。

国内学术交流的形式可分为以下几种类型：

1. 直接交流和间接交流 直接交流包括座谈、讲座、培训、研讨班等；间接交流借助于媒体途径实现，包括网络、书刊、影视等。

2. 横向交流和纵向交流 横向交流是指多学科、跨学科的学术交流活动。针对某个研究领域或专业，从不同的角度和切入点进行深度交流。纵向交流是指同一学科、领域的学术交流活动，通过交流使知识和经验向纵深方向研究和探索。

3. 层次交流 根据学术交流人员的层次和结构，分为院士交流、专家学者交流、学生论坛等。各学科、专业根据需要，可以邀请院士、专家学者进行学术交流，介绍该学科及领域最新研究成果和研究动态。

4. 需求交流 根据对学术交流的不同需求，可以参加高水平国内学术会议、举办国内学术会议、报告会、专题学术讲座、学术沙龙等。

五、国际学术交流

随着我国科研和学术水平的不断提高，近年来，我国学者和科研人员出国参加国际学术交流的机会和人数在不断增加。同时，也吸引了非常多的具有国际水平的学术会议在中国召开。国际学术交流能够扩大研究人员的知识视野，了解国际前沿科研动态，增强自身创新能力。国际学术交流大致分为以下几种：Conference（大会）、Congress（专题大会）、Symposium（专题讨论会）、Seminar（专题报告会）和 Workshop（专题研讨会）。

1. Conference 即大型国际学术会议，一般由几个在世界上有一定学术权威的国际学术团体共同发起，定期召开，会议有着广泛的议题（topics）。参加会议的代表有几百人至数千人之多，日常安排上至少要有 3 天以上的学术活动，会前有 1~2 天的拓导报告（tutorials）。世界一流的专家一般都能到会并作学术报告。Conference 都伴有大型展示会。学术活动分几个层次同时进行，一般分为：全体会议（plenary session）、分题讨论会（panel sessions）、海报论文（poster sessions）、专题报告会（seminar）、专题研讨会（workshop）及展示（exhibition）。

2. Congress 与 Conference 类似，但会议议题与 Conference 相比，更为专业且议题数量较少。

3. Symposium 即专题讨论会，会议议题更窄更专，也可以包含在 Conference 之内作为一个分题进行。一般来说，Symposium 是一个中小规模的国际学术会议，其国际影响要比 Conference 和 Congress 小，但就学术水平而言，Symposium 的讨论更为深入。

4. Seminar 即专题报告会，原指大学为高年级学生和青年教师组织的学术性指导报告会，一般是约定或邀请若干名专家就某一专题作学术报告，与会者听会，也可以提问和作简短的讨论。

5. Workshop　即专题研讨会或讲习班，其交流形式没有固定的格式，可就当前科研、生产和学术领域中的某一专题与同行一起进行小范围的交流、报告、介绍或演示，亦可带着自己在工作中的成果、样品或问题一起交流和切磋。

在参加学术交流会议时，需要注意对未发表资料的介绍尺度。一方面，对于涉密的科研结果在法律法规规定范围内需要注意保密；另一方面，对于学术科研的初步结果和不确定的结果，在没有充分理论依据和实验证实的基础上，需要科学严谨地加以介绍和交流。

（孙沕　王丽颖）

第十三章　实验结果的观察、分析与展示

实验结果的观察、分析与展示是科研项目实施的核心环节,也是整个科学研究最关键的环节。实验结果的观察、分析与展示总的原则即实事求是原则。实验是以假设和推理开始的,其结果可能正好与预先的推理假设相吻合,也可能与假设不完全符合,甚至完全相反。在保证实验过程无错误的前提下,无论何种结果,科研工作者都应该尊重事实,并加以科学分析和客观展示。本章仅提出实验结果观察、分析与展示的一般性原则,也指出某些常出现的问题,以引导研究生从科学之路的起步阶段即踏上正轨。

第一节　实验结果的观察和分析

一、实验观察分析中的一般原则

实验结果是实验活动中客观发生的事件,描述事件的本身就是对结果最好的观察方法,描述过程务求客观、真实、实时和完整。

1. 客观性与真实性　客观地观察实验结果是最基本的原则,也似乎是最容易的原则,但实际做起来并不轻松。实验设计是研究人员借助理论知识和原来的实验结论所制定,其中包含假设和推理认识的过程,其结果的真实性有待通过实验的实施来检验。然而问题是,研究人员在实施实验的过程中主观上追求假设的实验现象和结果的出现,以"证实"假说的正确性,从而自觉、不自觉地在实验结果的观察中增添主观意愿,其可造成如下后果:

(1) 对实验结果的倾向性:无预期结果出现时灰心丧气,有预期结果出现时欣喜若狂,两种情况均可能导致所获实验结果具有片面性。

(2) 忽视意料之外的实验现象:日常实验中经常忽略意料之外的现象,从而丧失积累和分析的机会。若能在实验结果观察中对所谓的"无关"现象稍加注意,即可能发现新的实验线索。

如进行 PCR 产物的电泳分析时,寻找目的条带是实验的主线,若能注意目标以外的条带,也可能会有新的发现。有一研究生借助 RT-PCR 从肺纤维化患者肺组织标本中钓取编码人成纤维细胞生长因子受体 1 的基因片段,但钓取基因过程中凝胶电泳上出现一条非常浅的额外条带,比预知的分子量小,紧挨着目的条带,最初操作者以为电泳未做好,但在后续电泳时,发现每次均在同样位置出现该条带,遂好奇地将其切下来,通过克隆及测序,结果意外发现该患者纤维化肺组织中出现一个截短型受体。

(3) 预先设定实验结果:仅注意观察自己所期望的结果,或自己现有知识可以理解的结果,无法理解相反的现象,或视而不见,或误认为是实验失败。如韩国科学家黄禹锡因报道人胚胎干细胞研究成果中的造假事件而震惊国际学术界。最近美国哈佛大学研究人员进一步分析黄禹锡的实验结果时发现:黄禹锡曾在无意中成功地用单卵细胞培养成胚胎干细胞,此重大发现比其他实验室的报道至少提早两年。遗憾的是,黄禹锡并未发现他们无意中获得的重大实验成果。事过境迁,当剖析黄禹锡的重大失误时,其过于强烈地追求预期渴望的结果,此乃导致重大科研发现被遗漏的重要原因。

因此,实验活动一旦开始,即应忘记所有的假设、推理和愿望,实事求是地收集各种实验现象,并认真进行分析和比对,然后将客观结果与理论假设相比较,从而阐明实验现象的内在本质。

2. 实时性　实验结果的观察和收集与时间的选择有关,某些实验现象瞬间出现或持续时间很短,若错过最佳时间即难以被观察到,通过及时观察并记录实验中各种现象可避免漏掉某些重要的实验结果。

未能及时观察实验现象,可能也是受预先的假设或推理的影响所致。由于头脑中始终不忘假设实验结果出现的时间,观察过程中即选择特定时间点,若未经预实验摸索条件,实验设计所确定的观

察时间点可能并非最合适，这也是为何通常需要预实验的原因之一。例如，用小鼠肿瘤模型观察某种药物对肿瘤生长的抑制作用，最直接的指标即测量小鼠肿瘤出现的时间和大小，一般在正式实验前须先建立稳定的肿瘤模型，包括种植肿瘤细胞的数量、出现肿瘤的时间、肿瘤生长速度以及小鼠死亡时间等。但正式实验开始后，除参考预实验中某些参数外，还应灵活调整，因为药物的作用特点未知，若仍按原计划进行观察，很可能错过最佳时机。因此，选择合适时间观察实验现象也须尽力排除实验设计和预实验参数的干扰。

3. 完整性　实验结果是否完整，可直接影响实验结论。例如，最初有人发现 CpG ODN 可促进 B 细胞增殖，其后发现 CpG ODN 也可明显促进 B 细胞白血病细胞增殖。但是，若延长培养时间，即用 CpG ODN 刺激超过 3 天，则 B 细胞白血病细胞发生凋亡。可见，早期结论的获得是由于实验观察欠完整所致。

实验者按实验设计进行实验操作时，往往非常渴望出现理想的结果，从而常将注意力全部集中于期望出现的实验现象，一旦出现预想的实验结果，即自觉、不自觉地停止继续实验或实验观察，从而导致所收集的实验结果不完整。实际上，实验中除拟观察的实验现象外，也常伴随出现不明原因的新现象，若适当给予关注，很可能因此而发现新的实验结果。遗憾的是，多数人对出现这种现象感到心烦，也无进一步探究的兴趣。

某些实验结果不完整也受实验假设的影响。例如，Ehrlich P 曾假设，某些染料既然能选择性着染特定细胞或病原微生物，则可能杀死病原体而不损害宿主；在此假设驱使下，他发现了能治疗梅毒的六〇六，但由于假设的深度仅限于此，其研究工作也就此终止。其后，Trefouel 以 Ehrlich 的研究工作为基础，通过合成技术证明杀死病原体的染料成分是磺胺。

在实验观察中，要尽量避免主观上追求实验假设的预期结果，客观地观察、收集实验现象和数据，保证结果的完整性。在观察到与实验假设不完全符合或相反的实验现象和数据时，应客观地分析，以此为根据，修正假说或提出新的假设，调整实验设计，使实验向纵深发展，避免错过新发现的机会。

二、实验观察中常见的问题

实验结果的观察与分析中，最重要的原则即是客观性，而最易出现的问题即是主观片面，按意愿观察实验结果，而对实际发生的现象视而不见，导致与某些重要发现失之交臂。以下从多方面介绍实验观察时易出现的问题。

1. 主观意愿　贝尔纳认为，人们在观察实验时其思想应不受约束，以免先入为主地按主观意愿搜寻预期的实验特征，而忽视其他现象。上述问题是实验观察的最大障碍，若忽略观察意料之外的现象，可能导致错误印象的产生。他说："走进实验室时，须摆脱自己的想象力，就像脱去大衣一样。"达尔文的儿子如此描述达尔文的观察："他渴望从实验中得到尽量多的知识，所以不让自己的观察局限于实验所针对的那一点，而且他观察到大量事物的能力是惊人的……他的头脑具有一种技能，对他作出新发现似乎是特殊可贵的有利条件，即从不放弃观察、记录和思考例外情况。"

然而，实验结果的观察与分析中最易受主观意愿的影响，尤其对于急于获得预期结果的人而言，面对任何实验结果均会尽可能地按自己的主观意愿进行分析和解释。实际上，很多实验并非按预期设计而产生结果。所有的假设几乎都建立于理论或以往经验的基础上，或是头脑中的想象或推理，至于实际研究中是否会出现预期结果，则需要通过实验得知。若研究人员头脑中始终不忘建立在假设基础上的推论结果，就很容易在实验结果的观察中加入过多的主观意愿色彩。

（1）主观意愿造成测量偏差：实验中常需观察测量指标，如称重量、测量体积、观察染色、一般状况等。这些测量方法有一个共性，即均无绝对的标准，容易掺入主观因素。例如，测量小鼠肿瘤大小，一般采用千分卡尺测量皮下肿瘤的长和宽两个径线，不同人的测量数据有时差异很大。假设由同一名操作者测量实验组和对照组小鼠肿瘤大小，若无明显偏向性，测量误差应为系统性，一般不致影响实验结果的总体分析趋势；若操作者特别渴望实验组小鼠肿瘤更小一些，测量时即可能改变标准（如使卡尺更紧一些），此类误差即掺入个人的主观意愿，虽然并非属于科研造假，但明显受到主观因素的影响，导致实验结果丧失客观性和真实性。容易造成测量偏差的实验为：

1）显色性实验：如 Western blot、Southern blot、免疫组化染色等，当实验组与对照组差异不大的情况下，判断就容易产生倾向性。避免的办法是：由无关人员进行判断；用仪器进行分析；重复相同的实验。

2）人工测量数据：如千分尺测量肿瘤体积、为实验动物称重等。为避免主观因素干扰，宜采取双盲实验，分组和测量者不是同一人，并保证测量数据的人不清楚具体实验设计，从而将主观倾向性降到最低。

3）状态的描述：如小鼠一般状态、细胞状态等，由于不同人判断标准不完全相同，即使按照标准操作规程进行判断，也易受主观因素影响（尤其当观察者与设计者为同一人时）。为避免判断偏差，也须采用双盲法，让不知情者进行验证和判断是绝对必要的。

4）现象的观察：如细菌菌落形态或染色变化，若不以非常客观的尺度进行衡量，必然存在误差。

总之，凡是不能借助仪器设备进行客观测量的数据，均可能无意中掺入主观色彩，应通过实验设计的客观性和数据测量的重复性加以避免。同时，为避免急于得到阳性结果等特殊心态下出现的测量偏差，关键性实验需双盲设计，并重复验证。某些测量偏差对后续实验研究影响很大，可能使原本不成立的实验出现统计学有意义的结果，导致原本应及时终止的实验又投入大量时间、金钱和精力，不仅造成巨大浪费，还可能导致错误的结论。

（2）实验设计导致的数据偏差：实验设计在整个科研活动中占有重要地位，能否获得有价值的实验结果有时完全取决于实验设计是否科学合理。因此，实验设计不合理会也造成实验数据的偏差或错误。

1）实验对照不全：例如，观察某种制剂对细胞的刺激作用，若只设立制剂组和正常对照组，而未设立溶媒对照组，这一疏忽有可能导致实验结果的偏差，得出错误的结论。因为若实验组出现明显刺激作用，有可能是溶媒本身具有的刺激作用。类似的实验也包括小鼠体内实验时的溶媒对照。例如，观察纳米作为载体的抗 TNF-α 抗体对内毒素性休克的影响，结果有明显改善作用；但纳米本身也可能吸附血浆 TNF-α 及炎性介质，从而减轻内毒素性休克。

在以生物体为实验对象的实验中，一般采用排除法将目标集中于被观察对象，从而证明实验假设是否成立。因此，对照组（包括阳性对照、阴性对照等）在实验中具有重要作用。若观察某因素对实验体系的影响，必须设阴性对照；若观察两个因素对实验体系的联合效应，除常规对照外，各单一因素

也应设处理组。

2）所选择实验对象不合适：例如，某些制剂并不能引起所有细胞或动物对之产生反应，通常须确定敏感受体细胞或动物后才能进行实验观察。若忽略此点，未能事先对动物或细胞进行敏感性筛选，则可能选择原本不敏感的受体进行实验观察，从而获得完全不同于在敏感受体上实验的结果。由此，得出有偏差甚至错误的结论不足为奇。

实验对象的选择是实验设计中需要考虑的重要因素之一，须在实验设计过程中充分论证研究对象的性质及其可能发挥作用的机制，并通过预实验进一步验证推论的可行性，以将相关因素所致实验数据的偏差降到最低。若理论上无法明确可能的机制，难以选择最合适受体，也可选择不同受试对象，从中总结规律。

3）回避可能影响阳性结果的实验设计：尽可能避免人为因素干预实验结果的客观性，并避免给人以科研造假的嫌疑。

总之，实验设计乃利用已有理论知识和实践经验进行推理，不存在绝对完美的设计，但应尽可能全面、严谨。任何基于假设的科学实验均可能出现两种结果，即假设成立（即出现阳性结果）及假设不成立（未出现预期结果）。实际上，上述两种情况都是实验结果，研究者须静心总结规律，而切勿干预实验的客观性，以避免实验假象干扰后续实验设计。

（3）实验方法对结果的影响：实验方法的选择和技术平台的建立直接影响实验结果的准确性和客观性。若实验方法不稳定，可能影响所观察实验结果的准确性。例如，在未对肿瘤细胞数量、培养时间等参数进行前期摸索的情况下，观察某制剂对肿瘤细胞生长的抑制作用，其观察结果必然欠准确，即使获得预期的实验结果，也可能由于细胞密度、制剂浓度等多种因素的影响而造成假阳性。因此，实验方法的建立在科学研究中非常重要。

2. 视而不见　实验过程中常出现"视而不见"的情况，由于忽略某些伴随的实验现象，很可能错过某些偶然的机遇。比如，弗莱明发现青霉素的过程实际上即信手拈起伴随的实验现象，而这种实验结果并非事先设计的必然结果。

达尔文曾叙述他和一位同事在探测一个山谷时，如何对某些意料之外的现象视而不见："我们俩谁也没有观察到周围奇妙的冰河现象的痕迹；未注意到有明显痕迹的岩石、耸峙的巨砾、侧碛和

终碛。"

视而不见的原因为:

(1) 某些司空见惯的现象:反复看见某一事物则可能对其毫无记忆,如同人们面对年复一年秋天落叶的初景。

(2) 某些不了解或无兴趣的现象:如歌德所言:"我们见到的仅是我们知道的。"众所周知,不同的人在观察同一现象时,会根据自己的知识和兴趣所在而注意到不同的事物。在原始森林里,植物学家会注意不同的植物;动物学家会注意不同的动物;而地质学家则注意不同的地质结构。

(3) 某些既非意料之中、又非特地寻找的现象:科研者在实验过程中错误地认为与实验设计无关的现象均属"杂音",从而片面地收集和记录实验结果,对推测之外的实验现象不予理会。比如,PCR 产物电泳时,仅关注目标条带是否出现,而对其他位置上是否出现条带毫无兴趣,甚至视而不见。大量的科研实践提示:凡是规律性出现的同一现象,必然有其内在原因,应加以重视。

3. **不注意观察细节** 实验是一种交织脑力和体力的实践活动,实验操作时须开动脑筋去想、去体会、去观察,否则就可能忽略某些重要的细节。比如,设计实验时若未能顾及每个可能的时间点,则不可能抓取某些瞬间即逝的实验现象。因此,观察某制剂的效应,须设计时间动力曲线和浓度曲线的实验观察,以确定最佳作用时间点和药物使用浓度。

细节是指实验过程中所发生、易被忽略的某些"微不足道"的现象,注意细节可能获得某些启示。比如,加样顺序变化可能明显影响实验结果,观察某制剂对细胞增殖的刺激作用时,研究者加样时无意颠倒了制剂和细胞的先后顺序,实验结果因此与以往大不相同,从而发现制剂对细胞贴壁的抑制作用。

一般情况下,明显的实验现象易引起观察者注意,但某些隐蔽或变化不明显的现象则不易引起注意,但恰恰后者可能蕴含着某种本质特征。例如,研究某制剂对肿瘤细胞生长的抑制作用时,仅关注何时出现肿瘤生长抑制现象,而忽略肿瘤细胞培养早期出现的一过性增殖加快现象,后者正是该制剂抑瘤效应的关键机制。

在基于实验的科学研究中,须全身心地投入,若仅将实验操作视为按部就班地完成某个程序,而不愿付出艰辛劳动,则难以发现预想以外的实验现象,而机遇往往发生在偶然和细微之处。因此,多做、多想、多观察并勤于记录,是一个科研工作者的基本素质。

4. **虚假的观察** 要懂得观察,首先须清醒地了解观察者不仅经常错过似乎显而易见的事物,更为严重的是,他们常臆造出虚假的现象。在某次心理学会议上,突然从门外冲进一人,后面一个持枪人相追。两人正在屋内混战时,突然一声枪响,两人又一起冲出去。大会主席立刻请所有与会者描述自己所目击的这件仅 20 秒钟内发生的事件。在交上的 40 篇报告中,仅 1 篇在主要事实上错误少于 20%,14 篇的错误占 20% ~ 40%,25 篇错误大于 40%。特别值得一提的是:半数以上的报告中有 10% 或更多细节纯属臆造,而这些记录者都惯于进行科学观察。可见正确的观察并非易事。虚假观察的原因为:

(1) 由错觉造成:出现错觉时,感觉使头脑得出错误印象;视觉上的错觉最突出的例子是海市蜃楼和魔术师的戏法;声音上的错觉也会造成类似错误的观察。

(2) 头脑本身滋生谬误:许多此类错误的出现是由于头脑容易无意识地根据过去的经历、知识和自觉的意愿去填补空白,即想当然。如同在电影中看到老虎追人,其扑向丛林中,尽管银幕上并未同时出现老虎和人的形象,但大部分观众根据"常识或经验",都确认看见老虎扑向了人。必须懂得,一切观察均包括两个因素,即感官知觉因素(通常是视觉)和思维因素(此因素可能属半自觉、半不自觉)。当知觉因素处于较次要地位时,往往难以对所观察到的现象和普通的直觉进行区分。

5. **不珍惜劳动成果** 实验中常出现某些看似无用的结果或预料之外的结果,经整理分析后,其中某些确属无用,但某些也许是很有价值的线索,有待继续围绕其设立新的实验加以证明。因此,并非每一实验结果的判断均那么直接和容易,若将其随便弃之岂不可惜。

应保留全部实验所获原始结果,即使并非一定具有实际价值,但至少属于劳动成果的一部分。人的认识随知识积累而不断深化,在研究深入的过程中,有可能重新挖掘出以前某些结果的价值或意义。

须养成珍惜自己劳动成果的习惯,不轻易丢弃任何原始实验结果,保留清晰的实验记录。某些学生十分急躁,对一切"不完美"或"不满意"的实验结果一律轻易丢弃,然后立即开始重复新一轮相同的实验。因为动作太快,未留下充裕的思考时间,常导致失败远多于成功,屡战屡败可能导致丧失自信心。因此,必须珍惜任何一个实验结果,给自己预留充分思考分析的时间。

三、科学的观察与分析

科研是在已有知识和假设的基础上,通过实验发现问题、解决问题并形成新知识的过程。其中,无论从生动的直观到抽象的思维,或从抽象的思维到能动的实践,观察都是首要步骤。人从外界接受的信息中,90%以上是通过观察所获得。只有通过观察而获得全面和正确的感性认识,才能通过分析、综合得出正确的结论。因此,科学观察和分析在科研活动中非常重要。

1. 科学的实验观察 贝尔纳将观察分为两种类型。

(1) 自发观察或被动观察(即意想不到的观察):为进行有效的自发观察,首先须注意某个事物或现象,将其与过去经验中的有关知识相联系,或在思考此现象中提出某种假说。例如,牛顿观察到苹果从树上掉下来,从而证实了万有引力。仅有这样,观察到的事物才有意义。

(2) 诱发观察或主动观察(即有意识安排的观察):通常是根据假说安排的观察。研究过程中,研究者常注重主动观察的现象,而忽视被动观察的现象。因为研究者强烈渴望证实假说,以致注意力高度集中于预期的事物。最好的办法是在观察实验过程中忘记自己的假说和预期结果。

对事物进行科学的观察,须进行最专注的详细观察,必要时借助摄影。做详尽的笔记和绘图是促进准确观察的宝贵方法。培养以积极探究的态度注视事物的习惯,有助于观察力的发展。"在研究工作中养成良好的观察习惯比拥有大量学术知识更为重要",这一说法并不过分。在现代文明中,人类的观察器官迅速退化,科学家须有意识地培养和发展这种能力。如观察动物时,应有计划、有步骤地进行观察并记录动物品种、年龄、性别、颜色斑纹、形态特征、眼睛、天然孔口、饱腹或空腹、乳腺、皮毛状态、举止行为、粪便排泄物或食物渣滓等特点,并记录其周围环境等。

在强调仔细和全面观察的同时,须明白人们不可能对所有事物均作密切的观察,而须加以区别,选其要者。从事某一学科研究工作时,"有训练的"观察者总是有意识地搜寻根据本人所受教育而认为有价值的具体事物。但在进行科学研究时,常常仅能仰仗自己的辨别能力,只能靠自己的一般科学知识判断,有时靠自己的假说进行指导。如格雷格所言:"研究人员须运用其绝大部分知识和相当部分的才华,方能正确筛选出值得观察的对象。这是一个极为重要的选择,往往决定几个月工作的成败。"因此,观察者须将大部分注意力集中于选定的范围内,但同时应留意其他现象,尤其是特殊的现象。

有效的观察指注意到某个事物,并通过将其与某个已知的事物相联系,赋予其意义。因此,观察既包括知觉因素,也包含思维因素。进行任何形式的观察均应有意识地寻找可能存在的特点,即异乎寻常的特征。特别是寻找所观察事物间或事物与已有知识间任何具有启发性的联系或关系。例如,巴斯德从已掩埋12年之久、死于炭疽病的羊尸体的土壤中分离出炭疽菌。他奇怪为何埋在深处的该菌可到表层土壤中来。一天在地里散步时,巴斯德发现有一块土壤与周围颜色不同,遂请教农民。农民告诉他,前一年这里埋了几只死于炭疽病的羊。巴斯德注意到土壤表层有大量蚯蚓带出的土粒。于是他想蚯蚓来回不断地从土壤深处爬到表层,就把羊尸体周围有腐殖质的泥土及含有炭疽菌芽胞的泥土带到表层。他立刻进行试验,证实接种蚯蚓所带泥土的豚鼠得了炭疽病。

2. 培养科学观察习惯,提高科学观察能力 观察训练应遵循的原则与其他任何方面的训练相同。首先须刻苦勤奋,随着实践的增多,经验和知识的积累,观察会变得更敏锐,研究者会变得更具有科研鉴赏能力,并逐渐形成良好的科研习惯。

(1) 根据实验目的对实验过程、变化及仪器装置等进行全面观察:一般情况下,根据实验设计进行实验操作,除观察某些主要变化及预期目标外,也有必要观察操作中的某些细微变化以及仪器设备的状况等。有时误差出现在仪器调试方面。

(2) 认真、细致、有始有终的观察习惯:在实验观察中,既须目的明确地观察实验结果,又须对可能发生的情况有充分估计和准备。有效的科学观察还须有良好的知识基础,只有熟悉正常情况,才能注意到不寻常或未加释明的现象。

(3) 观察与思维紧密结合:观察是一种理性知识参与下的认知过程。观察实验结果时,不仅获取和积累某些实验现象,更重要的是对所获取的大量感性材料进行科学的分析、比较、综合、概括等,以透过现象认识事物的本质及内在联系,进而上升为理性认识。因此,在观察时应培养善疑多思的思想方法,应有意识地对所出现的实验现象寻根问底,尤其对某些预知以外现象的原因进行查找,注意搜寻值得追踪的线索。

第二节 实验数据的整理和分析

经过科学地观察,得到大量的实验数据之后,接下来的工作就是实验数据的整理和分析。这一部分工作看似烦琐和枯燥,但却非常重要。经过数据的科学整理和分析,原始的、分散的研究数据就可以用能更直观、更高效地表达其本质和内在规律的图表来展示;再通过恰当的统计学分析,得到各组数据之间的相关性和差异性,与这些图表结合在一起,就可得出科学的实验结论。

一、科研资料的整理和处理

实验数据的处理包括从获取数据到得出结论之间的整个加工过程,具体涉及对科研资料进行适当筛选、整理、计算、分析和作图表等过程。筛选的主要目的在于"去伪存真"、"由表及里",保证实验数据的可靠性、真实性及客观性。整理即将实验数据分门别类,并以某一种或数种方式表示出来,以便后续的分析。通常可将各种实验数据分为定量数据和定性数据,根据整理后的数据资料再进行定量分析或定性分析。

首先,原始实验数据常常需要经过处理,才能获得某种指标的定量或半定量值。以下介绍几种常用的实验数据处理方式。

1. 根据标准曲线计算浓度的数据处理 如ELISA、放射性免疫检测、蛋白浓度等检测指标所获得的原始实验数据是 OD 值和 cpm 值,在检测同时需要稀释不同浓度的标准品并测定其 OD 值或 cpm 值,并据此绘制标准曲线。通过测得样品的变量值分布在标准曲线的位置查出对应的浓度值。若测得数据超出标准曲线上限,则需要进行样品稀释,在计算浓度时需乘以样品的稀释倍数。

此类数据处理,标准曲线的准确性十分重要。但在实验中,往往受到样本来源和资源等限制,不可能利用太多的信息量来获得标准曲线;因此用于绘制标准曲线的各点往往不能全部在一条直线上,甚至在同一坐标中可获得若干条标准曲线,难以确定哪条曲线更可靠。用统计学方法对标准曲线进行修正,如应用直线回归法对直线型标准曲线进行处理,求出直线回归方程;对曲线型标准曲线,先将指数方程取对数后变成直线方程,然后求直线回归方程后再回代,求出曲线回归方程。应用回归法可以求得标准曲线回归方程,再据此直接计算待测样本的数据,结果更为简便、准确和可靠。

标准曲线的制作需要考虑以下几个问题:①试剂空白值(零浓度)是否参与回归。②回归时是否减去试剂空白值。③标准曲线的表达式和制作原则。④标准曲线的检验。标准曲线有 3 个相互独立的参数,即相关系数 r、斜率 b 和截距 a,标准曲线的检验包括线性检验、截距检验和斜率检验。⑤有效位数。

2. 细胞生物学功能数据处理 细胞生物学功能指标很多,以下仅介绍几例常用的功能数据处理方式。

(1) 细胞增殖和细胞毒实验数据的处理:细胞增殖和细胞毒实验可用于检测细胞因子等的生物学功能、细胞生物学行为或免疫细胞的功能等。可用同位素掺入、染料以及荧光物质标记,获得不同的原始值,包括 cpm 值、OD 值以及平均荧光强度等。再将这些数据代入公式进行计算,才能获得增殖率和杀伤率的值。例如,MTT 法的公式为:

杀伤率(%) = ($OD_{对照组} - OD_{实验组}$)/$OD_{对照组}$ × 100%

增殖率(%) = $OD_{实验组}$/$OD_{对照组}$ × 100%

刺激指数(SI) = $OD_{实验组}$/$OD_{对照组}$

(2) 吞噬功能:主要检测吞噬细胞的吞噬功能。以吞噬细菌法为例,计算吞噬率(%) = 吞噬细菌的细胞数/100 个细胞×100%;吞噬指数 = 100 个细胞吞噬细菌总数/100 个细胞。

(3) 趋化功能:主要检测趋化因子对细胞趋化能力的影响。以 Boyden 小室法为例,计算移动指数 = 实验组膜下细胞数(趋化游走)/阴性对照组膜下细胞数(自发游走)。

此外,细胞内钙离子测定和不同酶活性测定均需根据方法的不同采用各自不同的公式进行计算而获得最终数据。

3. 图像数据半定量处理 如免疫组化图、Western blot 蛋白条带图均可作灰度扫描,将图像数据转换成半定量数据,再作进一步统计学分析。免疫组化图可根据具体检测的目标分子与细胞进行不同处理,以不同指标展示,如 CD44 阳性细胞率、平均视野血管数(CD31⁺)、平均视野的 FoxP3 阳性调节 T 细胞数等,这些半定量统计图可与对应的组化图像并排排列。Western blot 蛋白条带图扫描后,要以管家蛋白分子作内参,分别进行标准化处理,再与对照组进行比较,多用直方图表达。此外,可将若干次流式细胞术结果(阳性率或荧光强度)也制成统计图,并标记统计学意义。

二、科研资料的统计学分析

对数据资料进行分析的一个重要手段就是统计学分析,故各种实验数据的统计整理(包括分组、汇总及编制表格等)成为整理资料的第一步。任何客观事物都有质和量,资料的统计整理着重于事物的数量,通过数字资料的收集、整理和分析研究,从数量上认识客观现象总体的现状和发展过程,从而探讨事物的变化规律。

在整理资料进行统计时,对原始数据资料可采用归组、列表、图示等方法加以归纳和整理,使无序而庞杂的数字资料变成有序而清晰的信息资料。一般来说,数据分组是整理过程的关键环节,可将数据总体按某一标准或某几个标准进行划分,形成若干个性质不同但又有联系、范围更小的总体,然后根据不同目的制表或作图。为对数据资料进行统计分析,制表或作图过程中须将重要的指标参数表示出来。例如,分析数据是否具有集中趋势,可将算术平均值或中位数作为指标参数列入表中;分析数据的离散程度,须将标准差或百分位距作为指标参数列入表中;若反映数据的相关程度,须将相关系数作为指标参数。可见,资料的统计整理并非简单地将原始数据列于表中,而是根据不同目的进行一定的处理,借助指标参数反映数据的变化规律。

用于数据资料的统计学方法主要为描述统计、推论统计和多元统计。

1. 描述统计 描述统计主要用于数据分布的特征分析,即通过某些概括性量数(如平均数、中位数、标准差或百分数等)反映数据资料的全貌和特征。采用这种方式进行数据分析时,数据资料的整理需计算出能描述数据分布特征的概括性量数,例如算术平均数、几何平均数、中位数或众数(指一组数据中出现次数最多的那个数据)等作为描述数据集中趋势的量数;百分位分数、百分等级分数、标准分数或 T 分数等作为反映数据间彼此差异程度的

量数;相关系数如积差相关、等级相关、质量相关等用于描述事物间的相关性。实验研究中,为比较实验组与对照组之间的效果差异,如小鼠肿瘤抑制实验,观察制剂的抑瘤效果,须将各组小鼠肿瘤大小的原始数据进行处理,计算各组平均值、标准差或中位数等,然后进行平均值或中位数的统计学分析。一般认为,平均数是无偏的客观量数,从样本数值推断总体集中量时,平均数比中位数、众数可靠,但易受两极端数值的影响。

2. 推论统计 推论统计是根据来自样本的数据推断总体的性质,一般采用抽样方式对无法直接估计总体参数的样本进行研究。主要内容包括总体参数估计和假设检验。若总体数据呈正态分布,可采用参数检验如 z 检验、t 检验、χ^2 检验、方差检验等;若总体数据为非正态分布,可采用非参数检验如中位数检验、秩次检验、u 检验等。

3. 多元统计 多元统计是针对多种因素间各种关系的统计方法,主要包括回归分析、因素分析(和主成分分析)和聚类分析。在采用多元统计进行数据处理并建立系统模型时,须开展下列研究:①简化系统结构,把握主要矛盾的主要方面,从而认识系统的内在性质;②构造预测模型,从而进行预测预报,以实现系统的最优控制;③进行数值分类,构造分类模型,从而在多变量系统的分析中找出各变量间的联系和内在的规律性。

资料统计整理的基本原则是:结构简单,层次清楚,重点突出,一目了然,表中的项目须按照逻辑顺序合理排列,避免包罗万象。

三、显著性检验

显著性检验是研究者在比较不同组别之间数据资料经常用到的分析方法,比如实验组和对照组、不同处理方法的两个实验组、正常组和异常组等,目的是要观察不同组别之间的实验数据是否存在差异,以及差异是否显著。

显著性检验就是事先对总体(随机变量)的参数或总体分布形式作出一个假设,然后利用样本信息来判断这个假设(原假设)是否合理,即判断总体的真实情况与原假设是否显著地有差异。或者说,显著性检验要判断样本与对总体所做的假设之间的差异是纯属机会变异,还是因假设与总体真实情况不一致所引起的。显著性检验是针对研究者对总体所做的假设进行检验,其原理就是"小概率事件实际不可能性原理"来接受或否定假设。

1. 常用显著性检验方法　根据数据资料类型的不同以及实验设计的不同,使用不同的显著性检验方法。

（1）计量资料:用定量方法测量的指标所得的数值变量资料,如身高（cm）、体重（kg）和血压（kPa）。其统计学方法:①z检验（又称u检验）,一般适用于大样本（样本量大于30）,用标准正态分布的理论推断差异发生的概率,从而比较两个平均数的差异是否具有显著性。②t检验,适用于小样本（样本量小于30）,用t分布理论推断差异发生的概率,从而比较两个平均数的差异是否具有显著性。根据设计方案不同分为完全随机设计两组t检验和配对t检验（用于配对设计和自身对照设计）。③方差分析:用于两组或多组样本均数差别的显著性检验。方差分析的目的是找出对该事物有显著影响的因素,各因素之间的交互作用,以及显著影响因素的最佳水平等。完全随机设计的资料用单因素方差分析,而配伍设计的资料则用两因素方差分析。

（2）计数资料:将观察单位按其性质或类别分组,然后清点各组观察单位个数所得的资料。如ABO血型在人群中的分布。其统计学方法为χ^2检验,通过对所得计数资料与依据某种假设而确定的理论数二者之间的差异进行检验。χ^2值是检验实测次数和理论次数之间差异程度的指标。分为:①四格表法（2×2）χ^2检验:用于进行两个率或两个构成比的比较;②行×列表法（R×C）χ^2检验:用于多个率或多个构成比的比较。

（3）等级资料:指有一定级别的数据,如临床疗效分为治愈、显效、好转、无效;临床检验结果分为-、+、++、+++等,等级资料又称为半定量资料。其统计学方法为:①秩和检验:为非参数检验,不受总体参数的影响。配对比较应用符合秩和检验（sighed rank test）;两样本成组比较用Wilcoxon秩和检验;多样本比较用Kruskal-Wallis法;多样本两两比较用Nemenyi法。②等级相关分析:是分析两个变量的等级间是否相关的统计方法。

2. 显著性检验基本步骤　根据获得实验数据的性质和特点,以及实验目的的不同,选择正确的检验方法,其基本步骤包括:①提出假设,如假设两个数据总体平均数无差异（如A和B相等）;②计算概率,即根据不同条件和样本提供的数据信息,利用公式"A＝B"计算假设中两组数据平均值的概率;③获得统计结果,即根据"小概率事件实际

上不可能性"原理,若概率$P>0.05$,表示A与B相等的假设不是一个小概率事件,假设成立;若概率$P≤0.05$或$P<0.01$,表明A与B具有差别显著性,二者相等的假设是个小概率事件,即假设不成立。

3. 统计学分析软件　SPSS系列软件包集数据整理和分析功能于一身,主要包括数据整理、统计分析、图表分析、输出管理等,其统计分析过程包括描述性统计、均值比较、一般线性模型、相关分析、回归分析、对数线性模型、聚类分析、数据简化、生存分析、时间序列分析、多重响应等几大类,也有专门的绘图系统,是目前比较推崇的统计软件。但日常进行数据整理的常用软件主要为Excel,其数据整理功能较强大,能绘制出各种不同图形,制表也较方便,与SPSS软件配合应用其效果更佳。

4. 显著性检验应注意的问题

（1）要有合理的实验设计和准确的实验操作,避免系统误差、降低实验误差,提高实验的准确性和精确性。

（2）选用的显著性检验方法要符合其应用条件。由于研究变量的类型、问题的性质、条件、实验设计方法、样本大小等的不同,所选用的显著性检验方法也不同,因而在选用检验方法时,应认真考虑其应用条件和适用范围。如选择t检验要考虑总体的正态分布,选用方差分析不但要考虑总体正态分布还要具有方差齐性,而秩和检验则不需考虑总体参数。

（3）选用合理的统计假设进行显著性检验时,无效假设和备择假设的选用,决定了采用两尾检验或是一尾检验。

（4）正确理解显著性检验结论的统计意义。显著性检验结论中的"差异显著"或"差异极显著"不应该误解为相差很大或非常大,也不能认为在实际应用上一定就有重要或很重要的价值。"显著"或"极显著"是表明差异为实验误差可能性小于0.05或小于0.01,表示下结论的可靠程度,即在0.01水平下否定无效假设的可靠程度为99%,而在0.05水平下否定无效假设的可靠程度为95%。

（5）"差异不显著"是指差异为实验误差可能性大于统计上公认的概率水平0.05,不能理解为没有差异。"差异不显著"客观上存在两种可能:一是无本质差异,二是有本质差异,但被实验误差掩盖,表现不出差异的显著性来。如果减小实验误差或增大样本量,则可能出现差异显著性。为此,应提

前预测足够的样本量及其代表性,避免此类情况的发生;一旦这种情况发生,可考虑增加样本量,或如何控制抽样误差,寻找可能影响实验结果的因素,重新选择样本,补充数据。

第三节 实验结果的展示

实验结果是论文的核心部分。在专业文献或毕业论文里看到的科研数据通常以三种形式表达:表格形式、作图形式和照片形式,近10年来随着科技发展,还有用录像方式展示某现象的动态发生。实验结果的作图可以直观、高效地表达复杂的数据和观点,以较小的空间承载较多的信息,真实、准确地展示和反映数据的变化及其规律,启发思考数据的本质。因此,实验数据经过科学分析和整理之后,就要选用合适的图表将它直观地表达出来。本节主要讨论常用的图表类型以及一般的选择原则。

一、图表的类型

(一) 表格

1. 表的用途 ①一般来说,制表是数据整理的必需环节,作图需先制表。可根据基本表格数据变换不同组合进行作图。②用于结果的表达,表格适于呈现较多的精确数值或无明显规律的复杂分类数据,利于汇总庞大的数据,显示统计学分析得出的相关参数以及平行、对比、相关关系的描述。表主要以行列的形式展示分析结果,具有避免冗繁文字叙述,便于阅读、分析比较等优点。

2. 表的组成 一般采用国际通用的"三线表",不出现斜线、竖线以及省略了横分割线,复合表可适当添加辅助横线。表由以下4个部分组成(表13-1)。

表 13-1 Inhibition of cytokine release from LPS-stimulated macrophages by colchicine

Treatment	TNF-α (ng/ml)	IL-6 (ng/ml)
Control	ND[§]	ND
Colchicine	ND	ND
LPS	4.23±0.41	3.76±0.58
Col.+LPS	2.45±0.19[*]	1.43±0.24[*]

[§] ND: not detectable; [*] $P<0.05$

(1) 标题:包括表的序号和标题,标题应简短、清楚、与表的内容相关。

(2) 标目:列在表左侧的横标目是向右说明各行统计指标的名称;位于表上端的纵标目是向下说明各横标目统计指标的内容,且常标出测量单位;需要时还可设置总标目,概括横标目或纵标目的内容。如果表中同时含有自变量和因变量,自变量通常放在表格的左列,而因变量则放在右列,故因变量名称作为纵标目。

(3) 表的主体:表的主体包括由行组成的横向列出的条目与数据以及由列组成的纵向列出的条目与数据,通常左列显示的是条目(常为自变量),右侧各列显示的是相应的数据。如果期望读者横向比较,可将标准差放在均值的下方;如果期望纵向比较,则将标准差放在均值旁边。此外,表中小数的位数要对齐,且均值和标准差的小数保留位数要一致。统计学意义用"*"标记,切不可打在对照数据或两组数据之间,不提倡将 P 值直接列入表格中,可节约表格空间。

(4) 脚注:位于表格下方,主要包含阅读和理解表格所必需的信息,但并非表格的必需组成部分。通常可在表内以"*"等标记所要注解的部分。若有多处需要说明,则以2个或2个以上的标示号区分,并依次说明。脚注内容不应与正文叙述重复,一般用于说明统计量值及 P 值,也可用于解释表中缩写文字。

(二) 原始记录图像

原始记录图像包括患者照片、形态学图像(组化图、电镜图)、心电图、超声波等影像图、流式细胞图、免疫印迹图等其他纪实图像均属于记录性文件,所表现实验结果真实、直观、信息量大。在获取或处理原始图片时,须注意以下问题:①原始照片的高分辨率(至少不低于300dpi),在作图或插图过程中不能丢失其清晰度;②在原始图中要显示期望表达的重要特征,须对比强烈,可使用标记以突出重点;③要标明不同的处理因素、分子量、写明放大倍数,甚至要放内标尺。

(三) 统计图类型

常用的统计图形包括线形图、直方图、散点图、示意图、流程图、饼形图等。

1. 图的结构 ①标题:包括图的序号和标题,现在经常使用组合图,1个组合图使用1个标题,而组合图中的子图按照顺序标明A、B、C等。②轴标:对于含有横轴、纵轴的统计图,两轴应有相应的轴标,同时注明相应的数值单位。③数轴:数轴刻度应等距或具有一定规律性(如对数),并标明数值。横轴刻度自左至右,纵轴刻度自下而上,数值一律由小到大。一般纵轴刻度必须从"0"点开始(对数图、散点图等除外),其高度即最大值应与获得结果最大值相对应或大一个刻度。④图标:图中用不同线条、符号或颜色代表不同事物时,应用图标说明。

2. 线形图　线形图适用于连续性资料,着重表现各个变量之间的定量关系和连续变化趋势,用于表明一事物随另一事物而变动的情况,如因变量随时间的改变而变化(时间依赖性或时间动力学变化),或随浓度的改变而变化(浓度依赖性)等。横坐标为自变量,常为连续变量;纵坐标为因变量,用线将各点的因变量值连接起来,成为曲线图。如有不同组别,可用不同的线、符号(空圆圈或实圆圈、空三角或实三角)或颜色加以区分,并用图标说明(图13-1)。

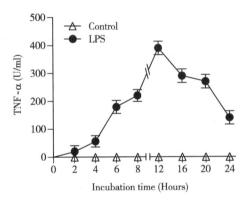

图 13-1　线形图

3. 直方图　适用于自变量为分类数据的资料,用直条的长短来代表分类资料各组别的数值,表示它们之间的对比关系。可分为:①单式直方图:纵坐标为测量值,横坐标为不同的处理组,各直条均标记了误差范围,上面可标记统计学差异,各直条宽度相同,各类型间隙相等;②复式直方图:横轴和纵轴同单式直方图,区别仅在于同一类型中可有2个或2个以上的亚组,并用不同颜色或直方内不同图案标记,并以图标说明(图13-2)。

4. 散点图　散点图表示因变量随自变量而变化的大致趋势,可用于表示两种事物的相关性和趋势。如图中含有两个变量,一般 X 轴表示自变量,Y 轴表示因变量。如仅要表达两个变量间的相关关系,此时哪个变量值设置在 X 轴/Y 轴没区别。如散点图用于分类数据的比较,不但能反映组内数

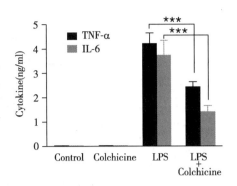

图 13-2　复式直方图

据的离散情况,也能直观地反映组间数据的分布情况,但须配以中位数等,以便进行定量统计分析。此外,散点图还可反映变化规律,例如有时不同的处理组虽然均值相似,用散点图即可显示出各组不同的变化趋势和规律(图13-3)。

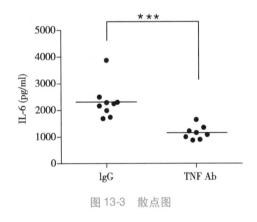

图 13-3　散点图

5. 其他　示意图与流程图为解释性图,流程图由多个文字框、符号框或数据框组合构成,侧重于表达事物演变和变化过程、工作或实验步骤和顺序、信息传递方向等。示意图用于图示复杂的系统或程序,既可是形象性的,也可是示意性的,其特点是忽略细节而强调重要特征。饼图则用于显示构成比,是一个划分为几个扇形的圆形统计图表,适用于描述量、频率或百分比之间的相对关系。

二、图表选择的基本原则

作图的目的是为了直观准确地表达数据结果。在结果作图时最容易犯的错误是选错表达方式,如适于用表表达,却用图表达,或反之,导致结果表达不清楚;或适于分类数据比较的直方图却用曲线图表达,然而分类数据根本没有连续变化的关系,导致"图"不达意。因此,一定要根据数据的类型和表达的目的来选择合适的图表。一般图表的选择主要

从以下几个方面考虑：

1. 文字与图表的选择 首先要确定实验结果是否有必要用图表表达。如果用简单的文字表述足以说明问题的就不需要使用图表，由于图表主要用于表达大量及（或）复杂的信息，而研究者对某点仅有少量的数据，信息简单而有限，直接将这些数据列在正文中加以阐明，比用图表效果更好。

2. 图和表的选择 不同的图表所能表现的主题各有不同，选择最能表现你要表达的主题的图表类型来表达特定的结果。在功能方面，表格侧重数字、描述，适用于很多数据，可真实、准确地展示数据，但缺乏趋势；图片侧重表现关联、趋势、因果关系等，揭示变化规律。根据确定的表达主题和观点，选择正确的图表形式，使实验数据以最有说服力的方式表现出来，最后才能得出科学的、令人信服的实验结论。例如，期望展示两种药物杀菌效果的比较，用直方图比用表格表达更直观，更突出重点；如果期望展示某药使用患者的临床基本资料，如年龄、性别、某病的分型、分期或程度等信息，则以表格表达更合适。

3. 图型的选择 根据数据的类型以及表达的观点选择最合适的表达形式，即最能充分反映数据的信息以及展示作者表达观点的统计图类型。如展示不同性质分组资料对比结果时可选用直方图；说明事物各组成部分的构成情况可用饼形图；为表明一事物随另一事物而变化的情况，或显示一段时间内某事的变化趋势时选用线形图；表达两种事物的相关性和趋势可用散点图；为说明某一实验流程或总结论文结果时可分别采用流程图或示意图。

三、图表的制作原则与工具

由于图表具有非常强的可视性效果，能清楚地显示变量之间的复杂关系，许多读者选择看图理解，因为文字描述常没有图表的表达更清楚、更易理解。因此，研究者必须仔细设计图表的制作，使之既富有信息，又易于理解，且尽量使图独立显示完整的相关信息，以便读者在不读正文情况下也能够理解图表中所表达的内容。图表的顺序应按照故事叙述的前后顺序逻辑性摆放，不要将同一数据用表和图重复表达，但在最后总结时，可将重要发现以总结性表格或图展示出来。

1. 制图的原则 科研制图的基本原则是：

（1）自明性：读者只看图表，就可完整无误地理解图意和作者要表达的观点，而无须阅读正文。

故要求每个图或表格都应该相对独立，显示完整的资料信息，图表中各组元素（术语名称、曲线、数据或字母缩写等）的安排要力求使表述的数据或论点一目了然，避免堆积过多的细节或缺少必要的信息，从而造成对图表理解的困难。

（2）写实性：严格地忠实于描述对象的本来面目，将信息的意义和研究者的意图清晰完整地呈现出来，不可臆造、添删或改动。

（3）规范性：尽管根据资料类型不同可选择不同的统计图类型，但是科研论文和图型具有自己特定的模式，图型设计均需规格化。因此，研究者必须遵循这些规则，规范数据的处理和分析，规范图表的制作。

（4）示意性：由于图表可表达大量信息，使复杂的关系简单化、明朗化，不但可辅助文字描绘，而且还可帮助读者理解文字难以表达清楚的内容，以减少文字表述的复杂性。因此，作图时必须明确图表所要阐述的问题，制图的示意性要强，要能直接回答这些问题。图表的形式应尽量简洁，重点突出，一目了然；如果一幅图承载的问题过多，反而令人费解，此时可将这些问题分解，用 2 个甚至几个子图来表达，再组成组图。

2. 数据分析和制图软件 SPSS 系列软件包集数据整理和分析功能于一身，主要包括数据整理、统计分析、图表分析、输出管理等，其统计分析过程包括描述性统计、均值比较、一般线性模型、相关分析、回归分析、对数线性模型、聚类分析、数据简化、生存分析、时间序列分析、多重响应等几大类，也有专门的绘图系统，是目前比较推崇的统计软件。但日常进行数据整理的常用软件主要为 Excel，其数据整理功能较强大，能绘制出各种不同图形，包括线形图、条形图、散点图、饼图等，制表也较方便，与 SPSS 软件配合应用其效果更佳。此外，Sigmaplot 也是一个功能强大的作图软件，可与 Excel 和 Word 无缝链接，方便操作，其图形种类更多，能制组合图，详见第十四章。

四、图解

图解位于图的下方，其作用就是使图可理解而不必依赖阅读正文。图解的内容依图内涵的不同而不同。典型的图解包括 4 个部分：①图序和简短的题目，题目最好使用与图及其相关正文描述相同的关键词或短语。②说明实验必要的细节，为理解图表的必要补充，表达图中未能表达的必要信息。

③对图中缩写和符号给予说明。④统计学信息,如直方图,与哪组比较、P值为多少、样本数、实验重复次数等;必要时还需写明采用哪种统计学分析方法。图解的内容要简洁、清晰和明确,易于读者对图的理解。

五、作图注意的问题

一个好的图表,应该巧妙地展示有意义的数据,防止对数据的曲解,鼓励读者比较不同的数据,吸引读者注意数据的实质,而不是其他形式,还应与数据统计和文字描述有机地整合,使图表体现数据的本质和内在规律。在作图过程当中,应注意以下问题:

1. **不要轻易丢弃自认为不重要的实验数据** 在作图时,千万不要轻易丢弃自认为不重要的实验数据,数据的保留与取舍要有科学依据,因为很可能丢弃实验数据会导致错误的分析结果。比如有一名研究生在做酶促反应动力学分析时,认为在底物低浓度反应条件下的酶促反应速度值太小,对实验结果无意义而轻易舍弃该数据,结果把本该表现为S型酶促反应动力学曲线的实验数据做成了双曲线形式,得出该酶为米式酶的错误结论。

2. **图表的细节要做到最好** 注意图表的细节,包括横、纵坐标的标题和单位、图案或图标、图解等。横纵坐标的标题要准确表达研究者想要表达的主题;单位要准确无误;图案不能太相近,否则会使读者不易分辨;图解的说明性文字要做到突出重点,不能让读者难以看懂。图表是个有机的整体,要做到细节的尽善尽美,才能最好地表达数据的内容和本质。

3. **不能歪曲篡改数据** 原始数据作出来的图表可能不理想,甚至与预期不符,此时应尊重事实,而不应该舍弃那些使结果不理想的数据,歪曲甚至篡改数据以达到理想结果的目的。在学术研究中最忌讳的行为是学术造假。切记,那些建立在虚假数据基础上的研究成果迟早有一天会被怀疑和推翻,这样的例子已经不绝于耳(见警示录)。所以,科学研究唯有实事求是才是真理。

第四节 实验结果的判断与科研结论

实验结果的判定是在整理、分析实验数据或实验现象的基础上确定实验的成败,并以事实为依据获得相应结论,是一种由表及里、去伪存真的过程。有时实验结论并不符合预先的假设,甚至完全相反。切忌为迎合实验假设而人为制造一个不符合实验数据分析的结论。结论须以实验资料为基础,经理论概括和分析,而并非对实验数据资料进行简单、表面或肤浅的描述,故不应用"可能"、"或许"等不确定性的描述作为实验的结论。

很多情况下,实验结果的判断或得出确切结论并非易事,从众多实验结果中找出规律性或相关性是结果判定的关键环节。

一、透过现象看本质

分析结果常犯的错误是被表面现象所迷惑,不从多方求证会导致严重的错误,甚至将科研引向死胡同。例如,用脂筏破坏剂可抑制膜 TNF-α 的杀伤,但不能从表面现象得出膜 TNF-α 的杀伤依赖脂筏的结论,因为破坏脂筏可影响许多脂筏依赖性分子的功能,进而影响膜 TNF-α 的功能,与其是否存在于脂筏无关。为确认这点,研究生将膜 TNF-α 定位脂筏的位点突变,果然对膜 TNF-α 杀伤无影响,说明其杀伤与定位脂筏无关。此事说明,分析结果不能只看表面现象,而是需要用专业知识进行深层次考量,去伪存真,透过现象看本质,从不同角度求证某一现象的存在,才能最后下结论。

二、挖掘结果的所有信息

设计实验是建立在假设的基础上,而实验结果是在给定的条件下客观存在的。换言之,按照假设进行推理并非一定能准确捕获实验结果中的全部信息,还须仔细对项目的研究背景、前期实验线索、文献中的研究进展以及实验设计的基本知识背景等进行更深入理解,并客观分析实验结果所给予的信息,以免漏掉实验结果中的重要线索。比如,分析肿瘤的生长曲线,一般人仅关注各组间生长速度的比较,但有经验者其分析同一批数据,可能更多关注曲线的形状,以判断某些药物对肿瘤的抑制作用是否在激活后才显示出来。

研究生在分析实验结果时常犯的错误是满足于对某一实验结果的表面认识,却未能准确理解该结果的真正含义及所反映的全部信息。知识或知识面对分析实验结果起关键作用,同样的实验结果,不同人分析可能得出不同结论,故阅读文献时勿轻易接受论文作者的观点,而应通过分析论文实验结果获得自己的结论。若实验体系本身成立,任何实验均可能包含特定的意义,须学会挖掘其内涵。

三、分析结果间的关联性

每一个实验结果都不是孤立存在的。整个科学研究就像一张张未知的网,而每个实验结果就是某张网上的某个结。结和结的连接构成了网,结越多,网越牢固,所以要注重分析实验结果之间的关联性,才能认识网的全貌。

比如上述膜 TNF-α 的杀伤功能实际是不依赖脂筏的,但是用脂筏破坏剂可抑制膜 TNF-α 的杀伤,这两个结果在表面上看似乎矛盾,但本质上却存在逻辑关系。通过专业知识知道膜 TNF-α 的杀伤依赖效靶细胞之间的接触,故推测可能是破坏脂筏影响了黏附分子的功能。研究生进一步用衔接性实验证实了这种逻辑关系,证明破坏脂筏影响了黏附分子 ICAM-1 功能,使效靶细胞黏附下降,进而抑制膜 TNF-α 的杀伤。因此,结果与结果之间逻辑关系的分析,要求研究者具有广博的知识、丰富的经验和想象力以及严谨的逻辑推理。

四、进行结果类比分析

可通过将自己的结果与文献中的类似结果或已知理论进行类比分析和推理,使认识从理论上得到升华,从而赋予这些结果/现象重要的意义。比如有个研究生在做多肽合成实验时发现,在酸性环境和含巯基还原剂存在的情况下,血红素上的铁离子被还原成亚铁离子并从血红素上脱落,从而失去功能。由此联想到血液中有相当数量的蛋白质带有游离巯基,为什么血红蛋白辅基血红素上的铁离子不被还原而脱落呢?经查文献发现,人体血液呈微碱性(pH 7.35~7.45),只有酸中毒时,血红素上的铁离子才还原脱落,使血红蛋白失去携氧功能,是酸中毒危害患者生命的机制之一。

五、正确对待统计学结论

统计学分析是对结果的科学评价,是得出正确实验结论的前提和保障。但是要正确理解统计学分析的结论,如显著性检验中 P 值的意义并不表示两组效应差别的大小,因此在结果分析时要注意严谨表达。例如,在比较药效下结论时,与对照组相比,C 药疗效 $P<0.05$,D 药疗效 $P<0.01$,并不表示 D 药的药效比 C 药强,仅仅表明两者与对照组相比

疗效无差别的假设不成立。此外,统计学分析结论的应用,还要与专业知识相结合,例如小孩儿与其家门前的小树一起长高,统计学分析二者具有正相关,但二者并无内在联系。

六、实验结果的解释与作科研结论的注意事项

实验结果的解释与作科研结论是一个理性认识和升华的过程,研究者要持慎重和严肃的态度,结合相关专业知识,科学分析并得出结论。

1. **必须保证实验结果的真实性和可信性** 一般来说,一个真实可信的结果必须是设计严谨,多方求证,可被重复的,包括能被实验者本人或其他人员重复的现象,虽然每次重复实验得到的数据不会完全相同,但总体趋势须相同,这样的结果才真实可信,才是研究者分析的目标,是得出科学结论的依据。

2. **结合专业知识升华认识** 对于实验结果的解释,要求研究者有坚实的基础知识和丰富的专业知识。对于一个既定的实验结果,有着不同知识面的人会有不同的理解和解释,有的认识肤浅,就事论事;有的认识深刻,联想丰富,甚至激发了新的科研问题,并由此进入了新的研究领域。所以平时各种知识的积累非常重要。

3. **大胆怀疑,小心求证** 切勿在解释结果时极力向某一已知理论靠拢,使读者觉得牵强附会、漏洞百出;或者当研究者得出的实验结论与已知的理论不相符时,不敢正视自己的结果。因为科学研究是不断发展、不断完善的过程,在这一过程中,只有实践是检验真理的唯一标准。因此,只要研究者能够提供充分的实验证据,就可以怀疑和推翻旧的理论解释,这就是科学研究发展本身的特点。

4. **下结论的限定性** 由于许多实验结果是在严格的特定的实验条件下获得的,因此在作结论时必须考虑这些条件的限制,切勿将结论扩大化。例如,针对上述脂筏与膜 TNF-α 杀伤的结果,其结论是"膜 TNF-α 对靶细胞的杀伤与其是否定位脂筏无关",而这个限定是对靶细胞的杀伤功能而言,不能将之扩展为膜 TNF-α 所有的功能是不依赖脂筏的。

七、在结果判断和科研结论中常见的问题

对通过观察和实验所获结果进行理论分析和

解释,是知识创新中更完整、更深刻的理性认识阶段,逻辑整理在此过程中有重要作用。若仅有正确的实验结果,而在理论概括、引申和诠释中犯逻辑错误,未能阐明个别与一般、特殊与普通之间的逻辑关系,则可能获得错误(或不完整)的结论。某些新设想、新技术或新理论一时未能被人们接受,上述逻辑整理的错误可能是重要原因之一。结果判断中易犯的逻辑错误主要为:

1. **以先后而判断因果** 事物间的因果联系是科学归纳推理的必要条件,先后顺序也的确是因果联系的一个重要特点,但片面依据先后次序而建立因果联系,过分夸大"先因后果"这一特征,就可能得出错误的结论。例如,开展对慢性支气管炎的治疗研究,始于2、3月份,当时未见疗效,而在7、8月份随访调查时,发现患者情况大有好转,前后比较有明显的统计学差别。若据此而推断所用药物有后继性远期疗效,则此结论是错误的。错误的原因在于不仅未设对照组,且完全忽略慢性支气管炎症随气候、温度变化而波动的特点。在临床上,医生和患者常将疾病好转与痊愈完全归功于药物治疗,实际上某些疾病的自然恢复率很高。如患者感冒高热,医生给予抗生素或某些无碍健康的感冒片,数日内患者痊愈。实际上抗生素对感冒并无疗效,感冒片也不足以阻断疾病,但医生和患者均感到很满意,认为药物有一定疗效,此乃错误的因果关系在作祟。

2. **以臆想代推理** 这是运用假说过程中最易犯的错误。医学研究中,一般均通过仔细观察生命和疾病现象的特征,再用实验加以证实,然后提出假说。但假说并非事实,也很可能是以臆想代替科学推理。另外,即使事实清楚,可作为推理依据,但所推出结论的证据不足,使假说被当成"真说",从而导致严重错误。例如,有人用利血平治疗高血压无效,即改用一种新药进行治疗,发现有较好效果,由此判断该药对高血压的疗效比利血平好。这一推论显然具有主观性错误,因为忽略了利血平作用维持时间很长这一事实。实际上,后来所应用的新药,很可能是在利血平作用的基础上,出现协同或相加效应而使血压降低。此外,由于个体差异,某些患者可能对该新药无反应,而用利血平却有明显的降压效果。

3. **视"同时"为"相关"** 将同时存在的现象简单地判定为相互依存,具有内在联系,由此也会导致错误的判断。例如,脑猪囊虫病与乙型脑炎本为两种不相干的病,但有人在尸检时发现,死于乙型脑炎的34例患者中,有11例合并脑猪囊虫病,而死于其他疾病的30例患者,无一例合并脑猪囊虫病。若根据这一结果而误认为脑猪囊虫病患者易患乙型脑炎,则犯了将"同时性"当作相关性逻辑的错误。事实上,两种疾病尚未发现有任何内在联系,若对上述同时性与大背景进行相关考察,提出农村住户卫生条件差,易于感染这两种疾病,则较客观。又如,热带森林沼泽地区同时流行疟疾和大脑炎,两者合并感染的可能性很大,这种"同时"性也仅是一种外在联系。反之,"全身性猪囊虫病患者易合并脑猪囊虫病"、"肺结核病患者易合并肠、肾结核",此类同时性则具有密切内在联系,确实相关。总之,对"同时"须作具体分析,不能简单地将其视为"相关",当然也不排除在某些情况下,看似不"相关"的"同时",却恰恰是相关的反映。

4. **先入为主、喧宾夺主** 在实验研究中,由于主观因素的影响,往往会先入为主地认定某些次要或无关的因素是主要或唯一的相关因素。例如,有人对被银环蛇咬伤中毒出现呼吸麻痹和休克的病例进行综合性抢救治疗,使用人工呼吸机维持通气量,结合输血、补液、升压等抗休克措施,再经胃灌入某种新药治疗。若患者抢救成功,则认为是该种新药的疗效。这种判断缺乏科学性,抢救成功实际上是综合治疗的结果。银环蛇毒致呼吸麻痹的作用为可逆性,若患者未死于窒息和休克,有可能逐渐恢复,并不能肯定是新药的疗效。因此,这就犯了"主次不分、喧宾夺主"的错误。又如,当可待因的镇咳有效率已达到85%以上时,再合成一种新镇咳药,由于增效空间十分有限,故很难看出该新药是否具有更好的疗效。如果已知某药物的有效率仅为50%,再合成一种更好的新药,由于增效空间大,容易观察到新药疗效是否改善。这一事实提示,将半效量的概念应用于临床药效观察,对于客观、准确地揭示药物疗效具有重要意义。

5. **以偏概全、轻率概括** 根据少量重复出现的事实,忽略搜集反例,即贸然作出定论,或将有限范围内获得的结果盲目引申,均可能导致轻率概括的错误。例如,离体组织培养情况下观察到幼小动物的神经细胞出现有丝分裂现象,不能由此推论"人体内大脑皮质锥体细胞也可分裂增殖"。更不能依据某些不可靠的现象,进行联想推演。例如,有人观察到个别患者服用乌洛托品 2~3 个月后疣赘消失,因而联想到疣赘系病毒感染,又因恶性肿瘤也可因病毒感染而诱发,最后引申出"乌洛托品可治疗人类癌肿"的结论。此推演过程犯了转移论题的逻辑错误。何况,"乌洛托品能治疗疣赘"本身即缺乏确凿可靠的科学依据,凭空妄断乌洛托品能治疗癌肿更属轻率概括。

(郑心校 王丽颖)

第十四章 科研常用软件简介

随着计算机科学的发展以及计算机和互联网技术的普及,品目繁多的软件及海量的网上资源已经成为科研活动中必备的工具,除了用来管理文件、处理数据和绘制图表,还提供了虚拟实验室工作平台,利用软件和网络资源对科学假设进行预测或模拟,并用于指导实验设计及操作。本章对科研中一些常用软件和在线数据库作一简介。

第一节 文献管理及分析软件简介

文献管理软件是用于记录、组织、调阅引用文献等的计算机程序,而文献分析软件是用于搜索及分析文献的工具。

一、文献管理软件

文献管理软件是用来帮助读者整理海量文献的科研工具,包括 EndNote、Reference Manager、Refwork 和 NoteExpress 等,其中 EndNote 和 NoteExpress 是具有相似功能的较常用软件。

(一) EndNote 及其使用

EndNote 是一种文献目录管理软件包,由美国科学信息研究所研制开发,主要功能包括:搜集各个数据库形成自己的数据库,对数据库文献进行快捷分类查找及分析,利用个人数据库阅读文献并做笔记,自动进行参考文献插入和格式编排,利用模板进行文章的写作等。其功能模块包括:①数据库建立,主要功能包括建立方式、检索、拷贝及删除;②数据库管理,主要功能包括重复、排序、统计、查找、栏位显示与隐藏、输出、全文管理(PDF 图片等)、链接、合并数据库及分组;③数据库使用,主要功能包括引用文献方式、输出格式修改、论文模板及文献简单分析等。

1. EndNote 数据库的建立 安装 EndNote 软件后,首先新建一个空的数据库文件夹,然后输入文献信息。文献信息的输入可采用几种方式:手动输入文献信息;通过网络手动下载文献信息并导入;数据库联网自动下载输入;格式转化。

(1) 手动输入文献信息:打开数据库,选择"new reference",按照数据库的要求和提示将所需信息依次输入并保存。特别要注意每个作者单独一行。

(2) 通过网络手动下载文献信息并导入:例如,通过 PubMed 获得所需文献,利用"send to""file"保存,保存时"Format"选择为"MEDLINE"。打开数据库,选择"Import""File",将前面保存的文献信息导入。注意"Import Option"一定要选择"MEDLINE(NLM)"。

(3) 数据库联网自动下载输入:见下文"检索网上数据库"。

(4) 格式转化:可用 filter 实现,先将下载的 filter 拷贝到空数据库文件夹中,或直接拷贝到程序文件自带 filter 的默认文件夹中,如 C:\Program Files\EndNoter X3\Filters,然后打开 EndNote 软件,点击 File-import,选择你保存的文献,在 import option 第一栏中选择 NEtoEN,在 text translation 的地方选择 GB2312。对未使用 EndNote 的很多已有文献,可打开 EndNote 和原文献文件夹,将 EndNote 和原文献按标题或年份等排序,然后将文献拖入相应的 EndNote 中。

2. 用 EndNote 操作文献

(1) 下载 EndNote,启动程序即可显示 EndNote 主界面。操作文献基本流程:①打开文献并在此界面对文献内容进行修改;②修改某个类型文献包含的项目:Reference Types → Modify Reference Types;③修改字段栏显示内容:Edit→Preferences→Display Fields;④简单添加文献:Reference → New Reference。

(2) 检索网上数据库:用 EndNote 直接检索网上数据库如 Pubmed,可按如下方法操作:①连接:Tools→Connect→Connect,出现连接选择窗口,选择要查询的数据库如 Pubmed,然后点击 Connect 即可;②搜索:在弹出的窗口中输入检索词,点击 Search 即可;③显示、选择及保存文献:在弹出的窗

247

口中下载文献的相关信息,选择需要的文献保存。

(3) 将检索结果导入 EndNote:首先需将检索结果保存为纯文本格式,以 Tagged 格式作为数据排列方式,然后按下列步骤操作:①选择 Filter:在 Edit→Import Filters→Open Filter Manager 中打开 Filter 管理器,选择我们所使用的数据库;②导入:打开要导入的目标数据库,点击 File→Import→Choose File,选择保存的结果文件,在 Import Option 里选择我们使用的数据库,再点击 Import 即可。

3. EndNote 数据库的管理 EndNote 数据库建立后的管理非常重要,需要进行相关设置,如显示格式、删除重复等,并对文献关联及图片关联等进行管理,文献还要进行分组如交叉分组、智能分组等及替换(如去除不同数据库下载的不同命名等)管理。另外,EndNote 数据库管理还包括文献的笔记、文献批量注释、文献分析及文献转换(文献的压缩与传递)等。

4. 用 EndNote 写文章 EndNote 可配合 Word 或 WordPerfect 等软件撰写文章,并在文章中插入引用的文献,可自动生成参考目录,也可设定期刊投稿格式等。

(1) 在文章中插入引用文献:开启 Word 和参考文献所在的 Library,将鼠标移至将要插入参考文献的位置,若在 EndNote 中已选取参考文献,则点击 EndNote 工具栏中 Insert Selected Citation(s),即可将该参考文献插入到指定位置;或在工具栏中找到并点击 Find Citation(s),出现查询视窗,在 Find 后的空格中输入要检索的条件,点击 Search,选取要插入的参考文献,点击 Insert,即可将参考文献插入指定位置。

(2) 在文章中插入图表:在 EndNote 工具栏中点击 Find Figure(s),查询欲插入的图或表,点击 Insert 即可。

(3) 在文章中产生参考文献:开启 Word,在 EndNote 工具栏中点击 Format Bibliography,弹出视窗,下拉菜单选择期刊格式或利用 Browse 浏览格式清单,选取后点击确定,即可产生某期刊指定的参考文献格式。

(二) NoteExpress 及其使用

NoteExpress 是一款国内开发的参考文献管理软件,除对英文文献有很好的管理能力外,对中文文献也有较好的支持。主要功能有:①文献的查重及去重,避免重复下载和重复阅读;②建立文件夹对文献进行归类;③笔记与文献链接;批量编辑及检索文献;④生成参考文献并自动转换所需格式。

为了方便读者选择,下面简介 NoteExpress 的基本使用方法。

1. 检索-建立个人数据库 新建数据库可采用三种方式:手工建立、文献数据库检索结果批量导入建立、从在线数据库检索后直接导入建立。数据库检索结果的导入需要登录数据库→结果筛选→选择保存格式→选择过滤器,其中保存格式以 NoteExpress 格式为首选,或选择通用格式。

2. 数据库的管理 NoteExpress 对数据库的管理内容主要包括:按需求分门别类建立多层次文件夹,几个数据库题录之间进行整合,查找重复题录,批量转换及编辑,建立虚拟文件夹,全文管理体系。虚拟文件夹管理可使同一条文献属于多个文件夹,但数据库中只保存一条,修改任意一条,其他相同题录同步更新,删除文献时只有所有虚拟文件夹中的相同文献被删除,文献才能从数据库中被彻底删除。全文管理系统可提供:添加附件、随时笔记及添加标记、批量链接、导入文件及在线更新题录等。

总之,NoteExpress 与 EndNote 有相似的功能,读者可根据自己的爱好进行选择安装。

二、文献分析软件

文献分析软件可用于对文献搜索的结果进行分析和组构的工具,从而了解学科发展、作者及引文等情况。下面简介几款用于文献分析的软件。

(一) Publish or Perish(PP)软件

Publish or Perish(PP)软件是采用被引分析(一种科学计量学分析方法)并基于 Google Scholar 数据库的在线文献分析软件,用于分析文献被引次数、文献及杂志的影响因子等,并提供相关的统计数据分析,如高引用次数指数(h-index)和 g 指数(g-index)。

1. PP 软件统计数据分析指数 PP 软件可对文章的影响因子和作者进行统计分析,并以不同含义的指数(index)表示。

(1) 影响因子分析指数:PP 软件可对文章的影响因子提供不同的分析指数,包括 h-index、g-index 和 hc-index。

1) h-index:是由 J. E. Hisch 提出的,其含义是:如果第一作者的 h-index 是 h,说明这个作者的所有文献中有 h 篇被引用至少 h 次,而剩余的文章被引次数不超过 h 次。

2) g-index:是由 Leo Egghe 提出的,其含义是:第一作者文章的 g-index 为 g,则将其文章按引用次数排序,g 为前 g 篇文献被引用了至少 g^2 次。

3）hc-index（contemporary h-index）：是考虑了发表文章的时间因素，越新的文章权重越大。

（2）考虑作者的分析指数：PP软件对文章作者及权重也以不同分析指数表示。

1）hi-index：以标准的h-index值除以文章的作者数量得出hi-index，从而将文章作者合写情况考虑进去。

2）hi,norm：将文章的被引用次数除以作者数，再求出排列后的h-index值。

3）hm-index：先将文章按照作者贡献大小分块排列，然后计算h-index值。

（3）考虑时间权重的分析指数：对于文章影响因子的分析也可将文章发表年限作为权重进行分析。

1）AWCR（Age-weighted citation rate）：加入时间权重后的总引用值除以总文章数的平方根。

2）AWCRpA：加入时间权重后每个作者的总引用值除以总文章数的平方根。

3）AW-index：加入时间权重后的总引用值除以所有对h-index有贡献的文章数的平方根。

2. PP软件的用途　PP软件的主要应用：①可用作辅助的文献搜索工具。②可对某一作者进行系统分析。③对某一文献的引用情况进行分析，包括文章和著作总数及被引用总次数；每篇文章或著作的平均被引用次数；文章著作或作者每年的平均被引用次数。④分析某一杂志的论文发表情况及引用情况。另外，PP软件支持EndNote。

PP软件与搜索平台相比，具有速度快及丰富的引用分析结果等优点，但其缺点也比较明显，如基本搜索功能较弱、存储的文献信息不够充分、对同名的作者区分功能较弱等。

3. PP软件的操作　PP软件用于文献检索分析时的基本操作如下：

（1）打开PP软件的查询界面，点击Author Impact Analysis，并在窗口的Author查询栏中键入D Gile，然后选择查询领域及时间。如果需要查询某个领域的情况，可以选择相关领域，否则可以选择全部领域以得到全面的搜索结果，这时发表时间可以默认为0，点击Lookup即可开始查询。

（2）对检索的结果还需要进行一定的手工操作，去掉一些同名作者的文章，可通过点击□√完成操作。为了避免出现太多不相关的搜索结果，可以采用几个小技巧：①从作者的主页介绍里面查找姓名在文献中的缩写；②选择特定的研究区域与实践范围；③输入作者的工作单位。

（二）HistCite软件

HistCite（History of Cite）是1955年由SCI创始人Eugene Garfiled首次提出利用论文的相互间引用关系分析科学文献（citation indexes for science）的概念，之后开发了文献分析软件HistCite，从而为科研人员提供一种从众多文献资料中找出各个学科本身及其之间的研究历史轨迹、发展规律和未来趋势的便捷工具。

1. HistCite软件的应用范围　HistCite软件可用于：①对文献、作者及作者单位进行统计分析；②对某个领域作图分析从而快速了解其发展脉络；③找出未指定关键词的重要文献。

HistCite一般在需要了解新领域、开题或选题调研及文献综述时用，适用于研究领域的文献大量地被SCI收录。

2. HistCite的使用　下载安装HistCite软件后，点击Histcite图标即可开启软件。软件打开后，可按下列流程操作：

（1）数据的获取：目前用HistCite软件分析的文献信息只能来源于web of science（wos）数据库。

（2）导出数据记录：目前wos只支持每次导出500条检索记录，多于500条时需要分次导出，在进行下一步操作前一定要将所有的数据导出，包括引文信息。

（3）保存文献数据：将导出的文献保存为文本文件，可在软件的file中点击add file，导入上述保存的数据，对于多次导出的数据可以重复此项操作。

（4）作图：待软件自动分析完成后，点击tool中的graph maker→make graph，软件会弹出一张按默认条件制作的引文关系图，一般为显示30篇文献之间的关联图。

（5）读图：文献关联图一般是点状图，圆点越大表示越是受关注的文献，点与点之间的箭头表示文献之间的引用关系，有很多箭头指向的文献是高引用率文献。

（三）RefViz软件

RefViz软件既是文献分析软件，也是文献管理软件，且可与EndNote实现无缝链接，直接利用EndNote数据库中的文献信息进行分析。

RefViz的工作原理是采用逐一阅读文章题目和摘要的方式快速将文献分成若干类，找出最重要的关联文献，并根据关联程度以图表示，图标的大小表示文献量的多少，图标距离表示文献之间的相似程度，距离越近表示文献内容越相似。

RefViz 分析的文献信息来源有三:①直接从网上检索;②从 EndNote 等文献管理数据库中调取;③从预存文本文献信息或格式转换后文献信息中调取。

具体操作可查阅相关软件操作手册。

（四）Quosa 软件简介

Quosa 软件是一款文献管理软件,具有自动下载文献全文、跟踪最新进展、自动识别 PDF 文献格式及分析全文等功能,但在生命科学领域有局限性。

有关 Quosa 的具体操作请查阅相关软件操作手册。需要强调一点,Quosa 的全文信息分析功能是对 RefViz 的一个重要补充,从而弥补了 RefViz 只阅读文章题目和摘要的缺陷。

第二节 引物设计和序列分析软件简介

用软件设计引物已成为科研工作中的常规方法,序列比对也是引物设计中的一个重要环节,本节主要对引物设计及序列比对常用软件进行简介。

一、引物设计软件

PCR 引物设计一般都采用计算机软件进行,这类软件很多,诸如 Primer Premier、Oligo、Vector NTI Suit、DNAsis、Omiga 及 DNAStar 等,主要功能表现在两方面:一是引物序列的分析评价,二是引物的自动搜索。但不同软件侧重点不同,Oligo 6 在对引物序列分析评估方面比较突出,而 Primer Premier 在自动搜索方面更强。一般认为,Oligo 和 Primer Premier 配合应用可快速设计出成功率高的引物。

1. Primer Premier 5.0 软件使用简介 Premier 软件具有引物设计(包括简并引物设计和 DNA-蛋白质序列互换分析)、限制性内切酶位点分析、DNA 基序查找及同源性分析等功能,但同源性分析功能不是其特长功能。由于不同物种的遗传密码有差异,Premier 还可以针对模板 DNA 来源以相应的遗传密码规则转化 DNA 和蛋白质序列。

用 Primer Premier 引物设计时的操作:

（1）打开 Primer Premier 5.0,点击 File-New-DNA sequence,在输入序列窗口将目的 DNA 序列粘贴到输入框内,然后点击 Primer 进入引物窗口。

（2）在 Search Criteria 中选择各种参数,然后点击 Search。Search for 中有三种选项:PCR 引物、测序引物和杂交探针;Search Type 中有 Sense/Anti-sense Primer(分别或同时查找上下游引物)、Pairs(成对查找)、Compatible with Sense/Anti-sense Primer(分别以合适上下游引物为主查找)选项;其他参数如引物长度可在相应栏目中选择,如果没有特殊要求可选择默认设置。

（3）当 Search Progress 窗口中显示 Search Completed 时,点击 OK。搜索结果有上游引物、下游引物及成对三种显示方式,默认显示成对方式,按优劣次序排列,对话框中可给出分值,满分为100。

（4）点击对话框中的一对引物,软件主窗口可显示引物的 Hairpin(发夹结构)、Dimer(二聚体)、False Priming(错配)和 Cross Dimer(上下游引物间二聚体形成)四种重要指标的分析结果,同时也显示 PCR 模板、PCR 产物位置及引物的一些性质。

2. Oligo 软件使用简介 Oligo 是专门设计引物的软件,无论哪种版本,基本功能大同小异,操作时可选择用于引物设计选项,将引物序列输入相应对话框内,然后对引物进行分析评价。首先,对引物自身及上下游引物之间二聚体形成进行检查;其次,检查引物的发夹结构;再次,检查引物的 GC 含量;最后,对特定模板的引物最好进行 false priming site 检测,从而发现引物在非目的位点配对的可能性。当完成这四项检测时,按 Alt+P 键,就会弹出 PCR 窗口,显示引物位置、PCR 产物大小、Tm 值等。

用 Oligo 设计引物时的操作:

（1）打开 Oligo 软件,在 File 中点击 Open,定位到目的 DNA 序列。

（2）在 Tm 窗口点击左下角按钮,在引物定位对话框中输入上游引物序列,点击 Upper 确定上游引物,然后输入下游引物序列,点击 Lower 确定。

（3）利用 Analyze 中的引物分析功能对引物各种参数进行分析,包括发夹结构、二聚体、GC 比等。

（4）引物分析完成后,可选择 File→Print 打印为 PDF 文件保存。

二、序列分析软件

序列分析软件有很多种,不同软件具有不同的功能特性,下面简介几种常用的序列分析软件。

1. DNAStar 软件使用简介 DNAStar 是一款基于 Windows 和 Macintosh 平台的序列分析软件,主要功能有:序列格式转换、序列拼接和重叠克隆群的处理、基因寻找、蛋白质结构域查找、多重序列的比较和两两序列比较、引物设计等。

DNAStar 软件有多种程序,包括:①EditSeq,是

DNA 或蛋白质序列的数据输入工具,对已有序列有编排功能;②MapDraw,用于酶切图谱分析、克隆实验设计、实验结果的分析处理等,同时还有绘制质粒图谱的功能;③GeneQuest,用于查找 DNA 序列中的基因及其他特殊序列,如阅读框架、剪接位点、转录因子结合位点、重复序列和酶切位点等;④Proteam,用于分析和预测蛋白质结构,提供各种分析方法并以图形格式输出预测结果,显示蛋白质的各种理化特性及功能区等;⑤MegAlian,用于 DNA 或蛋白质序列同源比较,并能在比较同时输出进化树和进化距离等数据;⑥PrimerSelect,用于 PCR 引物、测序引物及杂交探针设计;⑦SeqMan Ⅱ,用于多序列拼接。

2. DNATools 软件简介 DNATools 是一款综合性序列分析软件,主要功能包括:①序列编辑和类似序列查找;②建立自己的序列数据库进行查找;③多序列比较、序列翻译及蛋白质序列分析;④引物设计及分析;⑤基因表达序列分析。另外,对 DNA 序列分析时还可给出 DNA 碱基百分组成及分子量计算等信息,而且具有较好的包容性,能打开几乎所有文本文件的序列信息,即使不能辨别序列的格式,也能显示这个文件的文本形式。

3. DNA Club 软件简介 DNA Club 是用于分析与 PCR 操作有关 DNA 序列的软件,主要功能包括:对输入 DNA 序列进行分析并可查找开放阅读框架、将 DNA 序列翻译成蛋白质序列、查找酶切位点及 PCR 引物序列等。

第三节 统计学软件简介

统计学软件是通过计算对科研数据进行分析,主要有描述性统计和推论性统计,其中描述性统计是组织、描述及总结一组数据本身的特征,而推论性统计是通过分析一个较小样本信息得出相关结论并用于更大样本的分析。SPSS 软件是目前科研中最常用的统计学软件,其他还有 SAS、R 语言等统计学软件。此外,有的软件如 PASW Modeler 可通过分类、聚类及关联分析对样本数进行推测。本节将分别简介常用的统计学软件。

一、SPSS 统计学软件

SPSS 是世界上最早的专业统计学软件,由美国斯坦福大学 3 位研究生在 20 世纪 60 年代末研制,广泛用于自然科学、社会科学等各个领域,可以自动统计绘图及数据深入分析,是非统计学专业人员的很好选择。

1. SPSS 软件的特点 SPSS 软件的特点包括:①具备数据录入、资料编辑、数据管理、统计分析、报表制作及图形绘制全套功能。②能分析统计学中所有的统计项目,也能显示各种统计图表。③SPSS 系统提供两种操作运行方式,一种是窗口菜单方式,另一种是程序方式。窗口菜单方式比较适合非统计专业人选择。

因此,一般稍有统计基础的人短时间内即可用 SPSS 软件做简单的数据分析,但对结果分析及解释需要一些数理统计的基本知识,更重要的是要多实践。

2. SPSS 系统窗口及其功能特点 SPSS 窗口的控件主要有三类:数据编辑窗口(Data Editor)、结果输出窗口(Viewer)和语句窗口(Syntax Editor)。

(1) 数据编辑窗口:打开 SPSS 软件显示的是数据编辑窗口,数据显示区是这一窗口的主要区域,有用于显示和编辑数据的数据视窗(Data View)和定义编辑变量有关属性的变量视窗(Variable View)两张可互相切换的工作表。数据编辑窗口主要用于准备、整理数据及调用统计分析过程等。系统只允许一次打开一个数据编辑窗口。

(2) 结果输出窗口:在完成首次统计分析过程后,系统会自动打开输出窗口,显示统计分析处理的结果,也可通过 File→New→Output 打开新输出窗口,系统允许一次打开多个输出窗口。

(3) 语句窗口:此窗口是用来给 SPSS 发指令的窗口,通过相应菜单输入、编辑和运行 SPSS 命令。在 SPSS 几乎所有操作过程的对话框中都有为编程准备的 Paste 按钮,单击 Paste 按钮,系统会自动打开语句编辑窗口并将相应 SPSS 语句粘贴到窗口中。语句窗口的菜单项"Run"是执行命令语句,可以执行全部或选定的命令。

3. SPSS 的基本操作 SPSS 基本操作包括两部分内容:一是数据文件的建立、保存和调用;二是数据的编辑、整理和转换。

(1) 数据文件的建立、保存和调用:分析数据库的建立是指科研工作中采集的各种信息和数据以某种方式保存到计算机磁盘中,建立可随时存取、修改和统计分析的数据文件的全过程,包括定义变量、数据录入及保存数据。

1) 定义变量:打开变量格式设置窗口(Variable View),定义各种变量。如更改变量名称(Name),选择变量类型(Type)如 Numeric、date、string 等,设置小数点显示的位数(Decimals),分析输出结果中变量的标示(Label),分析输出结果中变量的值(Values),以及缺失值(Missing Values)、列宽(Colum)、数据排列方向(Align)等。

2)数据录入:打开数据编辑窗口(Data Editor),录入数据。

3)保存数据:单击 File→Save(As)→在文件名栏输入盘符:\路径\文件名→单击保存。数据文件有两种保存方式:一种是直接将数据文件保存为 SPSS for Windows,扩展名为".sav"(默认);另一种是将数据文件保存为其他格式,从而与其他软件共享,如 Excel(*.xls)。SPSS 数据转换功能较强,可存取和转换多种数据类型,如 SPSS(*.sav)、Excel(*.xls)、Text(*.txt)、dBase(*.dbf)文件等。

(2)数据的编辑、整理和转换

1)数据编辑:数据编辑是对数值变量、分类变量或多项选择变量的输入及归类的过程。①数值变量,如年龄、生存时间等,可以直接输入;②分类变量,用数字进行分类标识,如性别(男1,女2)、疼痛(无0,轻1,重2)等;③多项选择变量,用数字进行分类标识,如药物的不良反应(无0,头晕1,恶心2,腹部不适3,口干4,食欲减退5,若同时存在头晕、恶心及口干,可输入变量124)。

2)数据整理:数据整理是在菜单命令 Data 中实现的,包括数据排序(Sort Cases)、选择观察单位(Select Cases)等。

3)数据转换:数据转换是在菜单命令 Transform 中实现的,包括用赋值命令(Compute)生成新变量,用 Recode 命令对变量值重新划分,用加权(Weight)命令对数据进行加权处理,即按每个数据不同比例权重进行计算。

4. 数据的统计分析 数据的统计分析主要包括统计描述(Descriptive Statistics)和统计推断。

(1)统计描述:统计描述是用统计指标、统计表、统计图等方法对资料的数量特征及分布规律进行测定和描述,包括频度表分析(Frequencies)、描述性统计分析(Descriptive)和探索性描述(Explore)。

(2)统计推断:统计推断是指如何抽样以及如何用样本信息推断总体特征,包括计量资料统计推断、计数资料统计推断、双变量直线相关与回归、多变量相关与回归等。

1)计量资料统计推断:计量资料统计采用 t 检验,如样本均数与总体均数比较 t 检验、两样本均数比较 t 检验、配对样本均数比较 t 检验。t 检验的适合条件:①已知一个总体均数;②可得到一个样本均数和该样本标准差;③样本来自正态或近似正态总体。t 检验步骤:①建立假设,确定检验水准 α;②确定检验统计量;③查相应界值表,确定 P 值。

2)计数资料统计推断:计数资料统计采用 χ^2 检验,通过检验说明实测数据与期望的理论数据之间是否存在差异及差异程度。χ^2 检验的基本步骤是:①建立备择假设,如观察结果与期望的理论结果无差异;②确定检验水准,如 $\alpha = 0.01$ 或 $\alpha = 0.05$;③利用 SPSS 软件进行统计分析;④根据计算得出 χ^2 值和自由度(df)(注:$df = n-1$),确定 $\chi^2(df)_{0.01}$ 或 $\chi^2(df)_{0.05}$ 值;⑤用 χ^2 值与 $\chi^2(df)_{0.01}$ 或 $\chi^2(df)_{0.05}$ 值比较大小,确定差异是否有统计学意义。

另外,双变量直线相关与回归采用相关系数 r 的假设检验或回归系数 b 的假设检验。

二、其他统计学软件

能够用于统计学分析的软件还有 SAS、Systat、Excel 等,下面简介这几款统计学软件的基本特点和应用。

(一) SAS 软件

SAS(statistical analysis system)软件是目前国际上最流行的一种大型统计分析系统,专业性较强,被誉为统计分析的标准软件,需要接受一定的训练才可以使用。

SAS 集数据存取、管理、分析和展现于一体,能够完成各种统计分析、矩阵运算和绘图等,主要特点:①功能强大,统计方法齐全新,几乎囊括了所有最新分析方法,其分析技术不仅先进,而且可靠;②使用简便,操作灵活,使用者只要告诉 SAS 做什么即可,SAS 自己会采取最合适的方法完成指令,不需要限定方法选择。

(二) Excel 软件

Excel 作为数据表格软件也具有一定的统计计算功能,一般比较适于简单分析计算,对于复杂的统计分析,Excel 需要采用函数计算或没有办法完成。因此,涉及数据的统计分析,一般建议用专门的统计学软件。

第四节　作图软件简介

科研作图软件有多种,不同软件具有不同功能及特性,适于不同图形的绘制。比如,示意图可选 Photoshop、ChemDraw、Illustrator、Fireworks、SmartDraw 及 Word 等;数据图可选择 Excel、SigmaPlot 等;质粒图可采用 VectorNTI Advance 和 SimVector

软件;进化树可选择 MEGA 或其他软件如 Phylip、TreeView 等。本节简介几种不同类型统计图的常用作图软件。

一、数据图的作图软件

利用科研数据绘图的软件有很多,最常用的是 Microsoft Excel,作图精美细致的当属 SigmaPlot 和 Origin。

(一) Microsoft Excel

Microsoft Excel 是微软公司办公软件 Microsoft Office 的组件之一,属于电子表格软件,可完成表格输入、统计、分析等多项工作,具有界面直观、计算及作图等特点,是最普及的数据处理软件。

Microsoft Excel 的基本职能是对数据进行记录、计算和分析。虽然 Microsoft Excel 绘制图形不细致,统计功能不如专业统计软件,但数据录入简便,兼容性好,使其依然是科研工作中最常用的工具软件。

Microsoft Excel 有各种版本,随着版本的升级功能也在不断增加。用 Excel 作图一般只用于对科研数据的初步整理和分析。

(二) GraphPad Prism

GraphPad Prism 是一种数据分析和作图软件,集生物统计、曲线拟合及科技绘图于一身,虽然其数据统计功能不如 SPSS 软件,但对自定义方程曲线拟合方面操作简便,参数设置方便,是非线性拟合分析的较好软件。

利用 GraphPad Prism 左侧导航器浏览软件中的项目文件,包括数据表、分析结果表、信息表、图和构图五个部分,点击任何一个部分都会出现在右侧的主页面上。

用 GraphPad Prism 作图简便,只要输入数据,图表可自动生成,且随着数据变化可及时更新。对自动生成图表的任何部分均可根据需要自行定义,还可直接用 PPT 或 Word 导出图表,或将几张图表整合成一张图表。下面简介两种作图方法:

1. 折线图　折线图的特点是可以显示随时间变化的连续数据,每个数据点都有一个相对应 X 轴值和 Y 轴值,因此在使用 GraphPad Prism 作图时,在数据表类型中应选择 XY 图,并在 Data 分栏中将数据粘贴进去,并告诉软件数据是原始数据还是计算后的数据,软件则自动生成图。

2. 柱状图　柱状图的 X 轴显示组别,根据原始数据作柱状图时,选择 Column Graph 栏(因为此栏目默认输入的是原始数据)→数据处理类型

Mean&SD 即可。如果两组或多组数据比较,选择 Grouped 栏,图表类型为柱状图,并输入样本数即可。

作好图后,点击 File→Export,选择符合要求的格式、分辨率和宽度,导出图片。

(三) SigmaPlot

SigmaPlot 是一款能绘制精美图形的绘图软件,支持 2D 图表及 3D 图形绘制。用 SigmaPlot 绘图的基本流程包括数据准备、选择图形类型、调整参数设定及图表保存。

1. 数据准备　开启 SigmaPlot,输入或打开数据(File→Open→ * . jnb),或从 Excel、SPSS 中导入数据(File→Import→ * . xls)。特别注意横、纵坐标对应的数据一定要按列输入,不能按排输入。因为该软件作图时,数据的选择只能按列,无法按排。如接种肿瘤的生长实验。第一列数据是实验观察的天数,自上而下分别是第 1 天,第 2 天……依次类推;第二列是第一只接种鼠肿瘤大小的数值,对应于第一列的时间依次列出;第三列是第二只接种鼠不同时间肿瘤大小的数值;第四列是第三只接种鼠的相应数值等。

2. 选择图表类型　2D 图表包括散点图、线性图、面积图、柱状图表、水平图表、极坐标图、盒状图、饼图、等高线图、三元图、轮廓图等;3D 图形包括散点图、线性图、网眼图、柱状图等。

3. 调整参数设定　双击图中空白处或单击右键打开 Graph properties,然后选择参数。点击 Plots 可选择数据范围、序列染色、参考值等;点击 Axes 可选择轴的位置、起始点、间距、标签等参数;点击 Graph 可选择图例、网格线、背景等参数。

4. 导出图表。

5. 作图举例说明　直方图的制作。

(1) 要将需要作图的数据导入,见前述 1。

(2) 选择拟做的直方图图形。

(3) 根据对话框的提示依次选择参数,如 "symbol value" 可以选择 "Row means","Error Calculation" 可以选择 "Standard Deviation","Data Format" 可以选择 "X, Y Replicate"。

(4) 根据提示,选择 X 轴对应的数据(如不同药物处理)和 Y 轴对应的数据(即肿瘤的大小)。

(5) 点击 "完成"。即可看到直方图已生成,可根据需要做适当修饰,参见上文 3。

点图和线图的制作过程类似直方图,可以用同样的数据,选择制作不同类型的图。使用这个软件作图的关键在于正确输入数据和明了自己需要何种图形。

（四）Origin

Origin 是一款综合绘图功能强大的统计绘图软件，几乎能绘制所有当今常见的统计图形，有不同版本，其中 Microcal Origin 是 Windows 平台下用于数据分析及制图的软件。

Origin 的数据分析功能可以对选定的数据给出各种统计参数，包括平均值、标准误差（SE）、标准偏差（SD）、数据总和、数据组数 N 等，也可以对数据排序、多重回归分析等。

Origin 的基本操作：①输入数据；②准备作图及对所需数据的分析；③使用数据作图；④分析数据；⑤自定义图形；⑥导出图形或打开图形。

二、图形设计作图软件

利用数据图作图软件生成的图形在图形设计作图软件中进行一定的加工修饰，可制作出各种组合图，并生成适合文章发表所需格式的图片。

CoreDraw 就是一款直观的图形设计应用程序，功能很多。在科研中，CoreDraw 经常被用于对数据图作图软件生成的图形进行组图并转换成适合文章发表格式的图片，也可用于绘制示意图。

用 CoreDraw 制作图片的方法：

1. 拷贝图到 CoreDraw 中　用 CoreDraw 制作图片时，需先用数据图作图软件如 Excel、SigmaPlot 等绘制数据图形，然后直接将图形拷贝到 CoreDraw 中，或拷贝到 PowerPoint 中标记图形，再放到 CoreDraw 中。

2. 利用 CoreDraw 生成图片的操作　①打开 CoreDraw，新建文档；②将图形粘贴到空文档中，如果是在 PowerPoint 中标记后的图形，为了不破坏图形的比例及标记，可用选择性粘贴对粘贴文件的格式进行选择；③在"文件"中选择"导出"，在视窗下方的对话框中输入图片名称、选择保存类型，并在压缩类型中选择"LZW 压缩"；④确定"导出"后，出现转换为位图的视窗，可根据需要调节图像大小、分辨率及颜色模式，并选择对图片的处理方式，确定后即可生成图片。

用 CoreDraw 不仅可对一个图形作出图片，还可利用多个图形制作组合图片。一般将图片保存为 TIF 文件格式，适于发表文章。

与 CoreDraw 相似的软件还有 Illustrator CS4。

第五节　网上资源的利用

生物信息学数据库是网上的最大信息资源，各种数据库不但提供各种不同的信息，还配备了方便的工作平台，可供科研人员获取信息、分析数据、建立虚拟实验室等。网上数据库种类很多，包括基因数据库、基因表达数据库、基因功能注释与关联分析数据库、蛋白质结构及分析数据库、microRNA 数据库等。本节主要介绍几种常用数据库的使用。

一、核苷酸与氨基酸序列信息库

查找核苷酸序列以及对应的氨基酸序列是科研工作中的经常性动作，信息最多来源于 GenBank 数据库。下面以 SNP 位点查找和启动子序列检索为例介绍这类数据库的使用。

（一）查找 SNP 位点

查找核苷酸序列中的 SNP 位点，可以采用的数据库有 NCBI（dbSNP）、HapMap、Ensembl（1000 Genomes）、SNPedia 及 UCSC 等。

1. SNP 的命名及位点选择　查找 SNP 之前需要懂得 SNP 名称及含义，也需要知道如何选择需要查找的 SNP。

（1）SNP 的命名：SNP 的命名方式有三种：①核酸序列号+SNP 在该核酸序列中的位置，例如 NC_000003.11：g.52261031A>G 和 NM_017442.3：c.-1486T>C。然而，文献中见到的 SNP 位点一般省去了核酸序列号，直接在突变碱基之间加上 DNA（或 mRNA）位置或在位置后面标示出突变碱基，例如 T-1237C 或-1237T>C。②redSNPID 命名法（也称参考 SNP），即在 rs 后加上 6 位或 7 位阿拉伯数字，例如 rs5743863，这些数字并不代表突变碱基在核酸序列中的位置，只是代表发现 SNP 的先后次序。③按发现顺序或频率顺序拟定的惯用名，现在比较少用。

（2）SNP 的位点选择：在查找 SNP 之前，一般先确定 SNP 的少数等位基因频率（minor allele frequency，MAF）至少在 5% 以上，然后选择位于基因启动子非翻译区或编码区的 SNP，并根据以前的报道获得其与疾病的相关性。知道这些信息有利于在数据库中进行查找。

2. SNP 位点的查找　以查找人 Toll 样受体 9（Toll-like receptor 9，TLR9）基因中的 SNP 为例介绍如何在数据库中查找 SNP。

（1）确定要查找的目标 SNP：锁定几个目标 SNP，一般需要查阅文献，根据文献报道可以获得几个相关 SNP 位点名称，以此作为进入数据库查找的起始信息。

（2）在数据库中查找 SNP：可按下列步骤进行

操作：

1）进入 SNP 数据库：在 http://www. ncbi. nlm. nih. gov/snp/中打开 SNP 数据库窗口，并将已知的 SNP 位点（如 rs5743836）输入相应查询框中，然后点击 Search 开始查找（图 14-1）。

2）了解 SNP 位点信息：在上一界面点击 Search，进入特定 SNP 位点相关信息链接界面（图 14-2），可以看到查找的 SNP 位点下方给出一些该位点的基本信息，如该位点附近的碱基序列，以及与其他数据库的链接，如 PubMed 数据库，点击 PubMed 可直接查找并阅读该 SNP 位点的相关研究文献。

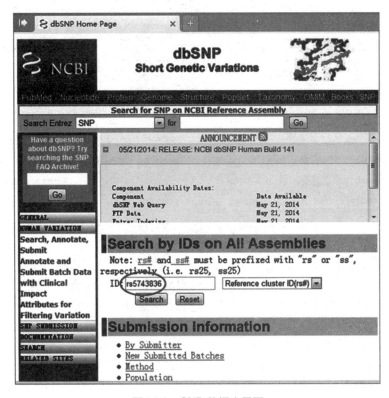

图 14-1　SNP 数据库网页

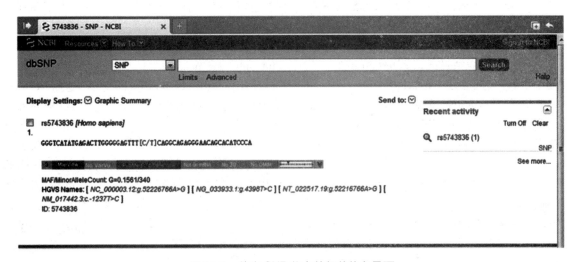

图 14-2　特定 SNP 位点的相关信息界面

点击 rs5743836 进入下一界面（图 14-3）。在这个界面可通过点击不同标示进入不同的信息界面，了解更多关于该位点的信息，操作者可以根据自己的需求进行选择。

（3）在数据库中选择自己的研究对象：由于 SNP 位点在不同种族人群中存在差异，查找时需要

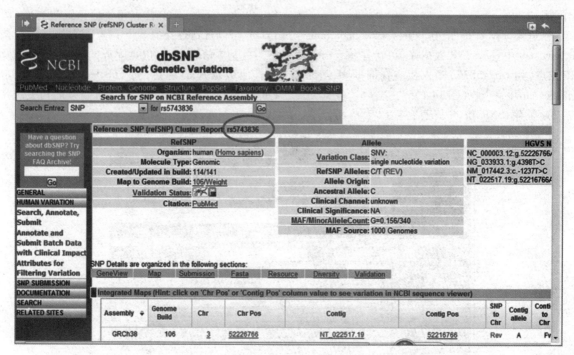

图 14-3　点击特定 SNP 位点所显示的界面

选定目标人群,并观察所选定的 SNP 位点在目标人群中是否具有多态性。有几个数据库可以用来解决这类问题,如 Hapmap 数据库、Ensemble 数据库及 SNPedia 数据库。

1）用 Hapmap 数据库查找:在 http://hapmap. ncbi. nlm. nih. gov/中打开 Hapmap 数据库,并在显示界面的左侧 Project data 栏目下选择第一项,弹出一个窗口,在查询栏中输入所要查找的基因名称,并在另一平行栏更改相关信息,然后点击配置进入下一界面,根据界面进一步按需求更改相关信息,这种操作可以按界面要求进行(图 14-4)。

设置完成后,可以通过默认的 text 格式点击执行,再点击"配置"出现另一界面,可在这一界面进一步设置,包括目标人群的选择。从图 14-5 可以很直观地看到变异比较高的 SNP 位点。将鼠标放在任一变异位点即可出现该位点在不同人群中的情况。

2）用 Ensembl 数据库查找:在 http://asia. en-sembl. org/index. htm 网址可直接进入 Ensembl 数据库主页进行搜索(图 14-6),只需按照界面的指示进行一步一步操作,最后即可得到 SNP 位点在目标人群中分布情况等信息。

3）用 SNPedia 数据库查找:在 http://www. snpedia. com/index. php/SNPedia 网址进入 SNPedia 数据库主页,并在 Search 框里输入目的基因或 SNP 位点名称,点击 Search 进行查找(图 14-7)。

以上几个数据库的联合应用可以很容易找到目的基因的 SNP 位点及在目标人群中变异频率等相关信息,读者可拟定一个基因,尝试性地利用这里所提到的数据库和方法查找 SNP 位点,通过操作可以很快掌握有关 SNP 位点查找以及从数据库中如何获得更多信息的方法。

（二）基因序列的查找

利用 NCBI 和 UCSC 数据库可以查找基因序列,包括基因的启动子、外显子、内含子等序列信息。下面以 TLR9 为例简介基因序列的查找。

1. 进入 NCBI 数据库　在 http://www. ncbi. nlm. nih. gov/pubmed/网址进入 NCBI 数据库 PubMed 界面(图 14-8),在左侧框中选择 Gene,在右侧框中输入要查找的基因名称,如 TLR9,然后点击 Search 开始查找。

2. 选择并查看基因信息　对查找到的相关基因进行选择,比如选择种属人类,从而出现人 TLR9 基因的相关信息,每个信息都有相关链接,点击链接可直接查看。比如,查看基因的原始出处,可在下面 Primary source 栏目点击相关链接(图 14-9)。也可通过下拉菜单查看基因的其他信息,包括该基因的 mRNA、CDS 区等位置及序列信息。

（三）基因启动子区的查找

基因启动子区的查找需要用 UCSC 数据库。

1. 进入 UCSC 数据库　有两种方法进入 UC-SC 数据库:①在 http://genome. ucsc. edu/网址进入

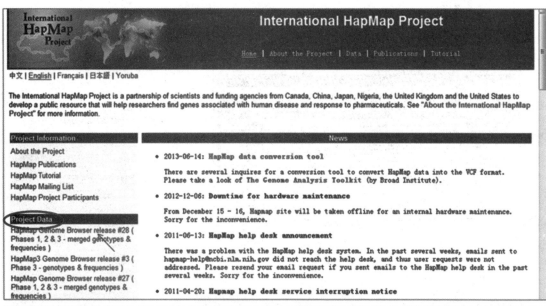

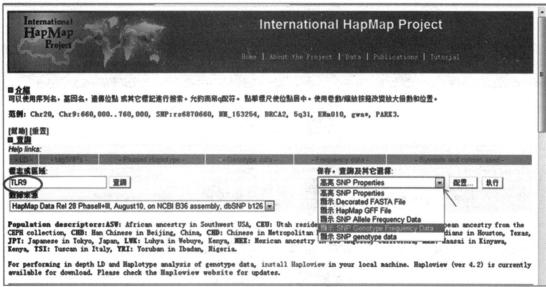

图 14-4　Hapmap 数据库界面及查找界面

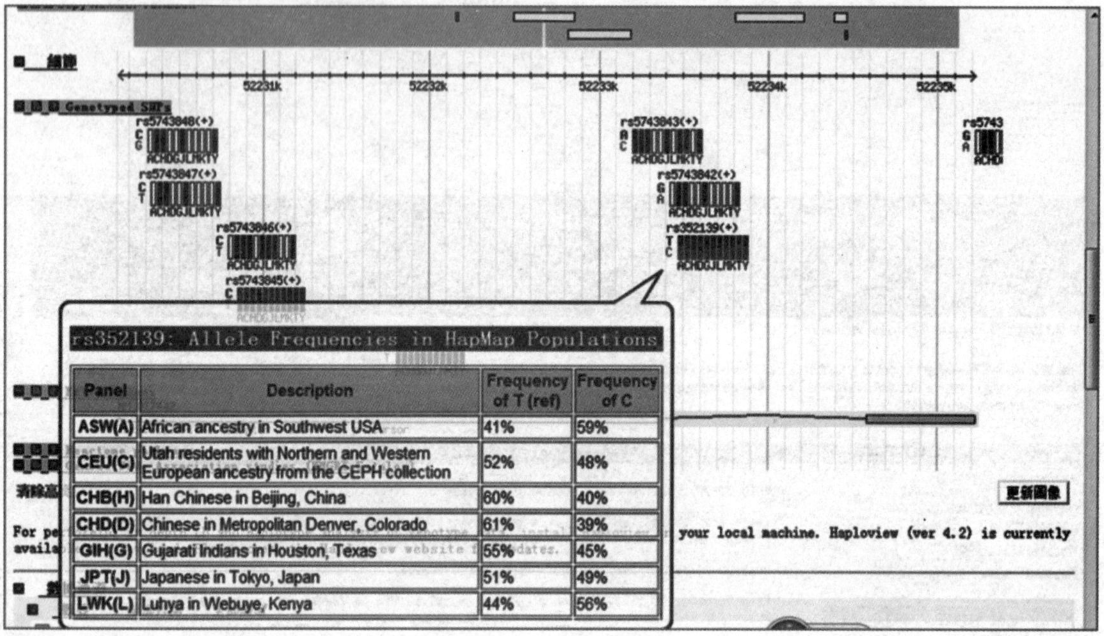

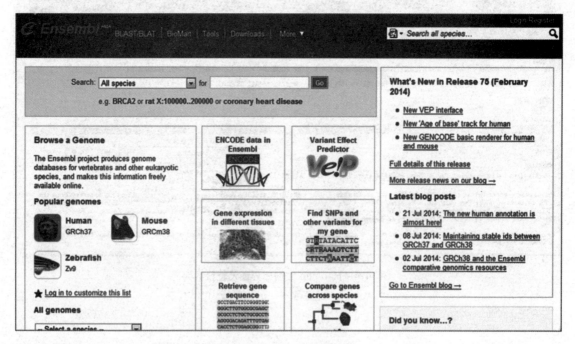

图 14-5　特定基因中高变异的 SNP 位点

图 14-6　Ensembl 数据库主页

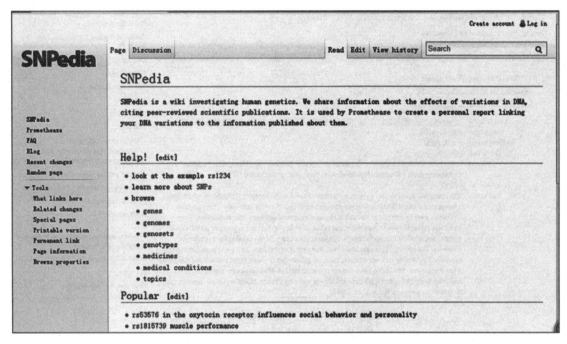

图 14-7　SNPedia 数据库主页

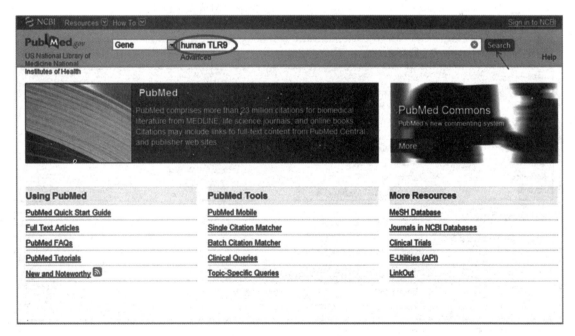

图 14-8　NCBI 数据库界面

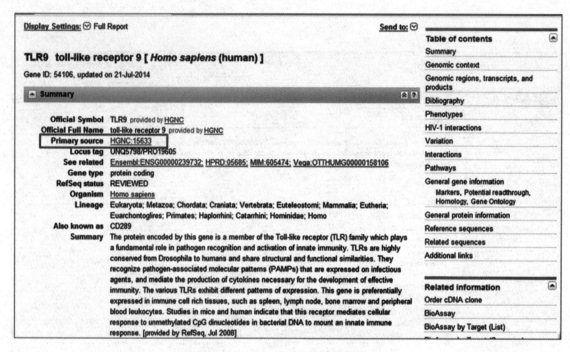

图 14-9 利用 NCBI 数据库查到的基因信息

UCSC 数据库,点击 Genome Browser 进入另一界面,输入要查找的相应信息进行查找。②在 NCBI 数据库中直接通过链接进入 UCSC 数据库,即在 NCBI 数据库查找基因时目的基因相关信息界面的 Primary source 栏目点击相应链接,如图 14-9 中的 HGNC 15633,进入 Symbol Report 界面(图 14-10),点击 UCSC Genome Browser 即可进入 UCSC 数据库的查找界面。

2. 输入查找信息 在 UCSC Genome Browser 中输入相应要查找的信息,点击 Go 开始查找,出现被查找基因位于染色体上的信息以及基因序列上游的序列图示(图 14-11)。

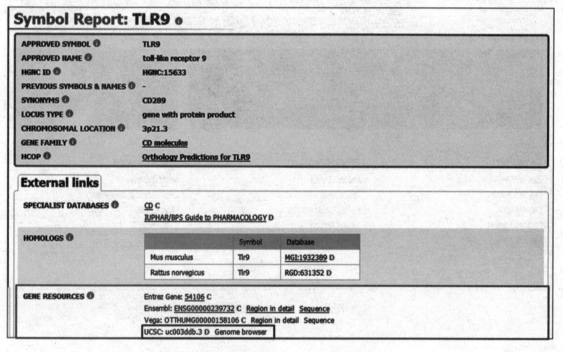

图 14-10 查找基因的 Symbol Report 界面

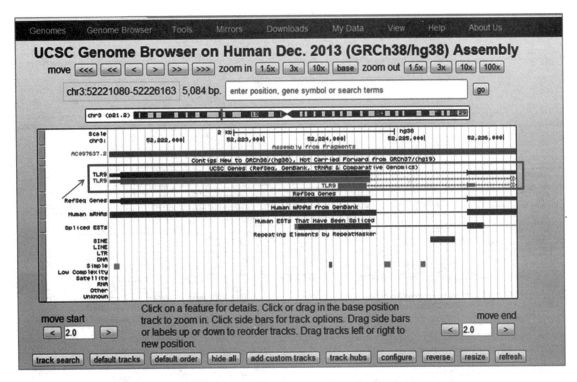

图 14-11 UCSC Genome Browser 界面

3. 查找基因的启动子区 在上一界面点击 RefSeq Genes,出现这个基因在染色体上的各种信息,点击 Genomic Sequence,显示 Get Genomic Sequence Near Gene 界面。选择 Promoter 并限定启动子区域的范围,一般启动子范围较大,包含转录起始位点上游 2000bp 或更多,在相应框里可根据自己的研究目的输入碱基数目,并对其他选项进行选择,然后点击 Submit 开始查找(图 14-12)。

另外,在基因的 Symbol Report 界面里的链接都可以点击进入,进去之后又可链接到不同的数据库,可根据自己的需要使用。

二、蛋白质结构分析数据库

蛋白质相关数据库可以对你感兴趣的蛋白质一级结构、二级结构、三维结构等进行分析及预测,下面简介如何利用数据库分析蛋白质的相关结构信息。

(一)蛋白质的信息搜索

蛋白质的信息可以在 NCBI 的蛋白质数据库中进行查找,然而 NCBI 数据库信息量虽然庞大,但分类和编译并不详尽,对某种蛋白质一次性全面搜索显得比较费时。

UniProt(The Universal Protein Resource)是包含蛋白质序列和注释的综合性蛋白质信息资源库,操作比较简便,下面介绍用 UniProt 检索蛋白质的信息。

操作步骤:

(1)在 http://www.ebi.ac.uk/uniprot/网址进入 UniProt 数据库,点击 Services→Proteins,找到 UniProt:The Universal Protein Resource 栏目并点击,进入搜索界面。

(2)在搜索栏中键入要查找的内容,点击 Search 开始搜索。

(3)在检索到的结果界面中,下拉菜单选择符合要求的结果,点击相关链接可以看到各种信息及相关链接,各种链接都可直接点击进入(图 14-13)。

通过查看检索结果及其链接,可以了解所要查找的蛋白质的各种信息,包括名字、起源、特性、基因注释、与其他蛋白质的相互作用等,在 Cross-References 栏里可以直接进入序列数据库 GenBank、三维结构数据库如 PDB 等。

(二)蛋白质三维结构分析预测

蛋白质的三维结构数据库主要有 PDB(Protein Data Bank)、PDBe(PDB Europe)等,PDB 是目前最主要的收集蛋白质、核酸、糖等生物大分子三维结构的数据库,所收集的数据是通过 X-线单晶衍射、磁共振、电子衍射等方法获得的。

1. 用 PDB 数据库查找蛋白质三维结构

(1)在 http://www.rcsb.org/pdb/home/home.do 网址进入 PDB 数据库,并在检索栏内直接键入要查找的内容;或在 UniProt 的查询结果页面给出

Page Index	Sequence and Links	UniProtKB Comments	CTD	RNA Structure	Protein Structure
Other Species	GO Annotations	mRNA Descriptions	Pathways	Other Names	Model Information
Methods					

Data last updated: 2014-02-25

☐ Sequence and Links to Tools and Databases

Genomic Sequence (chr3:52,221,080-52,226,163)			mRNA (may differ from genome)		Protein (1032 aa)
Gene Sorter	Genome Browser	Protein FASTA	Table Schema	BioGPS	CGAP
Entrez Gene	GeneCards	Gepis Tissue	HGNC	HPRD	Jackson Lab
Lynx	MOPED	neXtProt	OMIM	PubMed	Reactome
Stanford SOURCE	UniProtKB	Wikipedia			

Get Genomic Sequence Near Gene

Note: if you would prefer to get DNA for more than one feature of this track at a time, try the Table Browser using the output format sequence.

Sequence Retrieval Region Options:

☑ Promoter/Upstream by ⬭1000⬭ bases
☑ 5' UTR Exons
☐ CDS Exons
☐ 3' UTR Exons
☐ Introns
☐ Downstream by 1000 bases
◉ One FASTA record per gene.
◉ One FASTA record per region (exon, intron, etc.) with 0 extra bases upstream (5') and 0 extra downstream (3')
　☐ Split UTR and CDS parts of an exon into separate FASTA records
Note: if a feature is close to the beginning or end of a chromosome and upstream/downstream bases are added, they may be truncated in order to avoid extending past the edge of the chromosome.

Sequence Formatting Options:

◉ Exons in upper case, everything else in lower case.
◉ CDS in upper case, UTR in lower case.
◉ All upper case.
◉ All lower case.
☐ Mask repeats: ◉ to lower case ◉ to N
[submit]

图 14-12　基因启动子区的查找界面

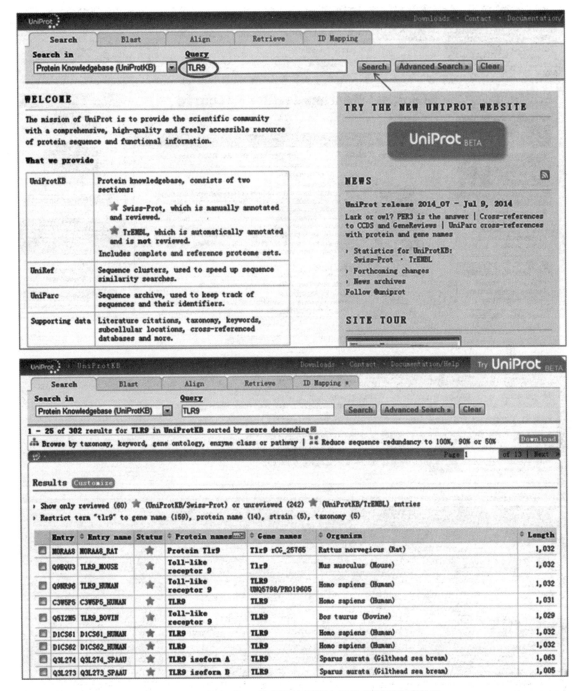

图 14-13　在 UniProt 数据库查找蛋白质信息及其搜索结果

的三维结构数据库链接中直接点击进入 PDB 数据库。PDB 数据库允许用户用各种方式以及布尔逻辑组合（AND、OR 和 NOT）进行检索，可检索的字段包括名称、PDB 代码、作者、分子式、参考文献等项（图 14-14）。

（2）查询到目标蛋白质后，可以选择下载文件，继续用一些生物大分子看图软件如 PyMol 进行分析。

需要注意的是：①有些蛋白质的三维结构在数据库中没有，这时可以尝试进行序列搜索，从数据库中找到其中一段序列的结构；②如果所检索的蛋白质在数据库中没有，可以将这个蛋白质的序列输入 SWISS-MODLE 的结构预测框中，利用同源建模方法对其结构进行预测。

2. 用 PyMol 软件分析蛋白质三维结构　Py-Mol 是一个开放源码，显示由使用者提供的分子三维结构文件，可创造高品质的分子三维结构图形。虽然 PyMol 执行程序采取限定下载的措施，但源代码目前仍可免费试用，用户只需安装第三方软件

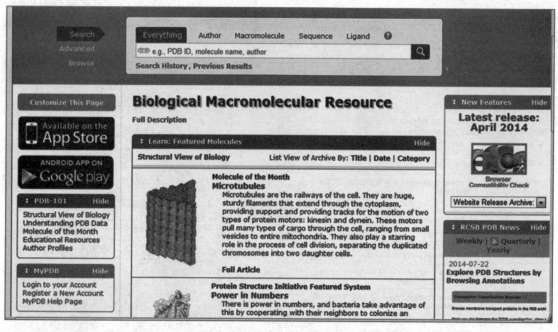

图 14-14 PDB 数据库界面

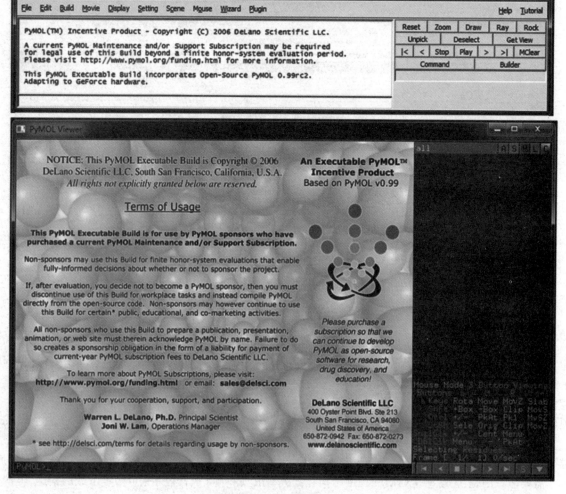

图 14-15 PyMol 的显示界面

（如 Cygwin）即可进行编译。

　　PyMol 的基本操作：

　　（1）打开 PyMol，显示两个窗口界面（图 14-15）：外部 GUI 窗口（External GUI）（位于上面）和 Viewer Window 窗口（位于下面），其中 Viewer Window 又分为左右两个窗口，左边用来显示分子结构的图像（Viewer），右边是一个内部 GUI 窗口（Internal GUI）。

　　（2）加载文件：在外部 GUI 窗口的 File 中点击 Open，选择从 www. pdb. org 下载的蛋白质 pdb 文件，用 PyMol 打开，蛋白质的结构就会在下面的 Viewer Window 左边窗口中显示出来（图 14-16）。

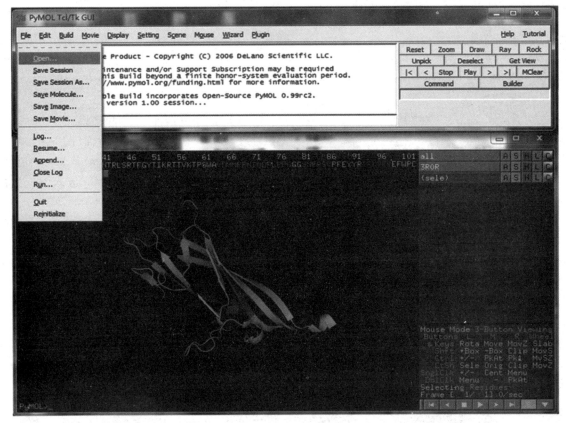

图 14-16　目的蛋白结构显示

　　（3）鼠标操作：对准图像的任意位置，通过鼠标进行下列操作：①图像转动：点击鼠标左键即可任意转动图像；②图像放大或缩小：点击鼠标右键并移动鼠标，向上移动是缩小，向下移动是放大；③移动剪切平面：按 Shift+鼠标右键，然后上下移动是调整前剪切平面，左右移动是调整后剪切平面。

　　另外，zoom 和 orient 也可用来改变图像视角，比如：①放大分子局部：点击图像选择序列，在 Viewer Window 右侧窗口的（sele）栏→A→zoom，即可放大所选定序列的结构；②放大整个分子：在外部 GUI 窗口，点击 Display→Zoom，即可选择放大倍数。

　　（4）显示模式：当用 PyMol 打开 pdb 文件时，软件会默认将分子的所有原子都显示在 Viewer 窗口里，需要根据我们的一些需求对图像进行一些操作，从而得到漂亮清晰的蛋白质三维结构图。在内部 GUI 窗口中有 5 个按钮：A（Action）、S（Show）、H（Hide）、L（Label）和 C（Color），可根据需要进行操作。

　　（5）文件保存及图像：在外部 GUI 窗口，点击 File→Save Session As 保存文件，文件保存格式为 *. pse；点击 File→Save Image 保存图像。

　　（三）蛋白质的结构预测

　　蛋白质的一级结构、二级结构和三维结构可以用不同的数据库进行预测，表 14-1 给出一些常用的数据库及网址。

　　另外，ProDom 数据库是建立在 SWISS-PROT 数据库基础上的蛋白质结构域数据库（Protein Domain Database，ProDom），可以实现以下功能：①运用 BLAST 法则，可以进行蛋白质结构域的同源性查询;②输出蛋白质结构域的图像;③绘制与某一蛋白质具有同源性的所有蛋白质的结构域排列图;④对多序列结构域的一致性序阵及同源序列检索。

表 14-1 蛋白质结构分析数据库及网址

蛋白质结构	数据库及网址
一级序列	蛋白质理化性质分析:Protparam http://www. expasy. org/tools/protparam. html 亲疏水性分析:ProtScale http://www. expasy. org/tools/protscale. html 跨膜区结构预测:Tnpred http://www. ch. embnet. org 蛋白质卷曲螺旋域分析:COILS http://www. ch. embnet. org
二级结构	蛋白质二级结构预测:PredictProtein http://www. predictprotein. org/ 结构域分析:InterPro http://www. ebi. ac. uk/interpro
三级结构	同源建模法:SWISS-MODEL http://www. expasy. org/ 折叠识别法/串联法:3D-PSSM http://www. sbg. bio. ic. ac. uk/ 从头预测法:SCRATCH http://scratch. proteomics. ics. uci. edu/

三、microRNA 及其靶基因的预测

microRNA 是一类长约 22 个核苷酸的非编码小 RNA 分子,主要通过与靶 mRNA 结合在转录水平介导靶 mRNA 降解或翻译抑制来调节基因的表达。随着研究的深入,microRNA 数据库已经成为获取 microRNA 序列信息及其靶基因预测的重要工具。

miRBase 数据库是一种能提供 microRNA 序列数据、注释、预测基因靶点等信息的综合数据库,包括 miRBase Sequences 和 miRBase Targets。

基本操作:

(1) 打开数据库:在 http://www. mirbase. org 网址进入 miRBase 数据库主页界面(图 14-17)。

(2) 在 Search by miRNA name or keyword 栏中键入要查找的 microRNA,点击 Go 进入下一界面(图 14-18)。

(3) 下拉菜单,可以看到与你查找的信息相匹配的结果(图 14-19)。

(4) 点击你选定的一个目标 microRNA,即可出现其相关的详细信息,包括 microRNA 的序列,通过下拉菜单可以查看全部结果(图 14-20)。

(5) 也可以在主页中点击 Download page,可以进入 miRBase Sequence 下载界面,点击 Go to the FTP site 进入下载界面(图 14-21)。

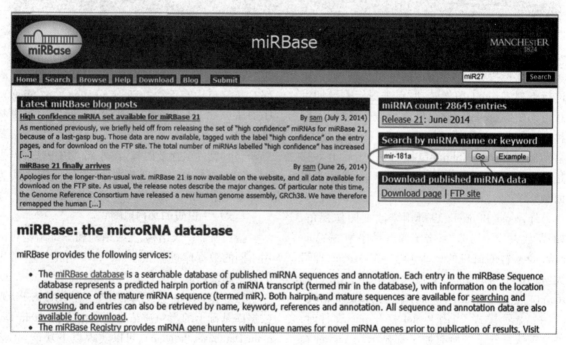

图 14-17 miRBase 数据库主页界面

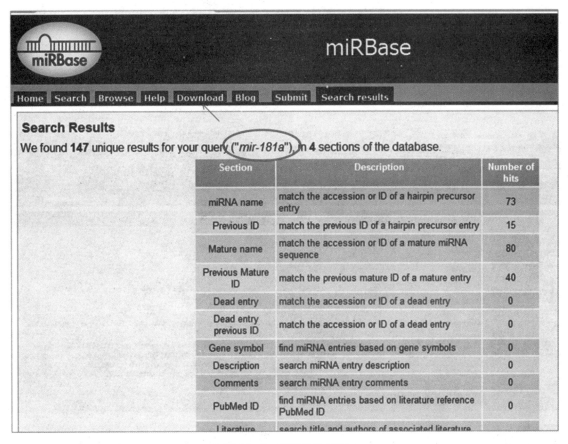

图 14-18 查找结果界面

Accession	ID	miRNA name	Previous ID	Mature name	Previous Mature ID	Dead entry	Links
MI0000085	hsa-mir-27a	✓	✓				
MI0001930	dre-mir-27c-1	✓	✓				
MI0004982	bmo-mir-279a	✓	✓				
MI0005734	ame-mir-279a	✓	✓				
MI0008924	tca-mir-279a	✓	✓				
MI0010082	cte-mir-278	✓	✓				
MI0010083	cte-mir-279	✓	✓				
MI0012179	bmo-mir-2731-1	✓	✓				
MI0012180	bmo-mir-2731-2	✓	✓				
MI0012182	bmo-mir-2733a-1	✓	✓				
MI0012190	bmo-mir-2733b-1	✓	✓				
MI0012235	dpu-mir-279a	✓	✓				
MI0000142	mmu-mir-27b	✓					
MI0000350	cel-mir-270	✓					
MI0000351	cel-mir-271	✓					
MI0000352	cel-mir-272	✓					
MI0000353	cel-mir-273	✓					
MI0000355	dme-mir-274	✓					
MI0000356	dme-mir-275	✓					
MI0000359	dme-mir-276a	✓					

图 14-19 结果信息显示界面

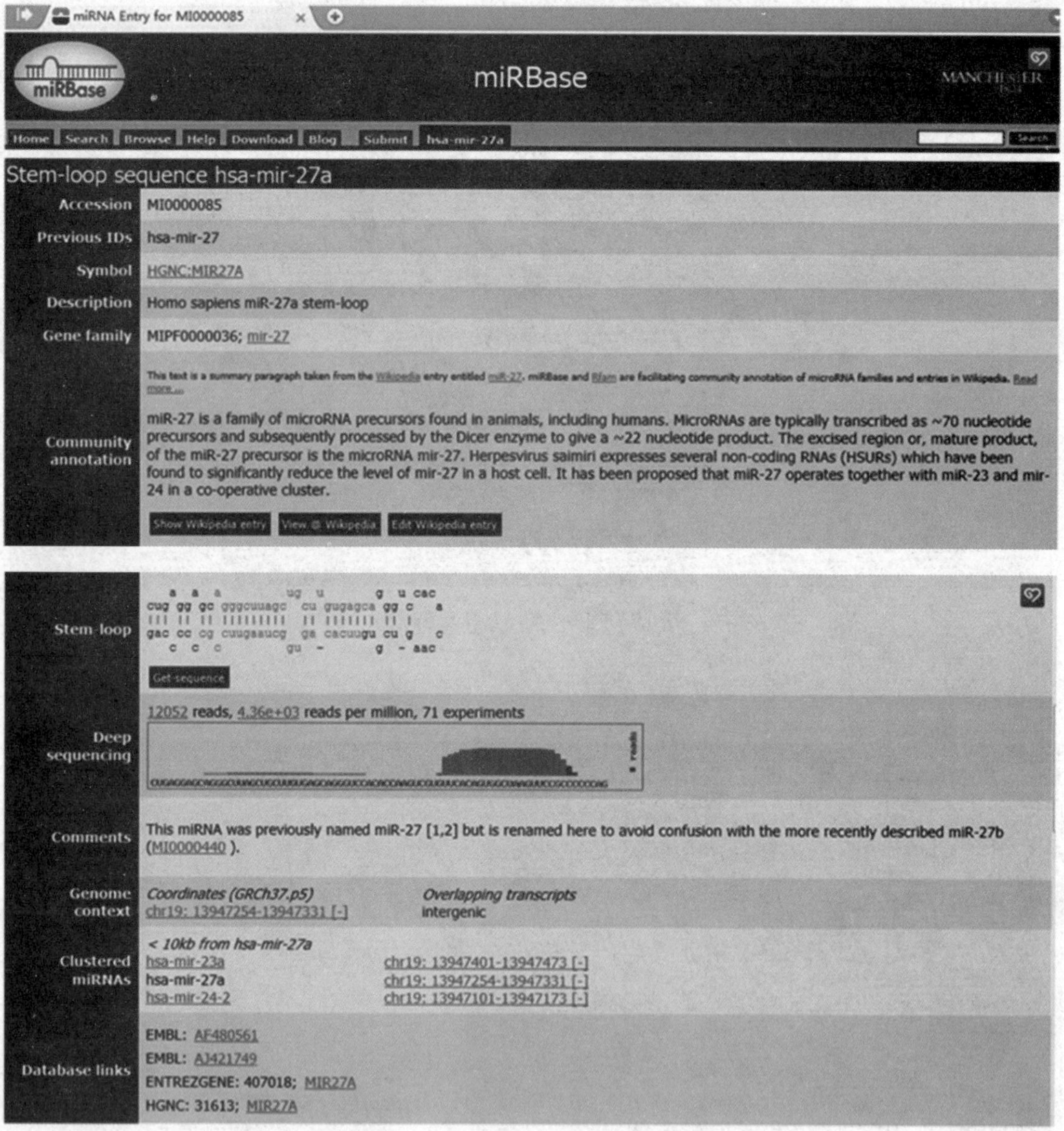

图 14-20 目标 microRNA 的信息展示界面

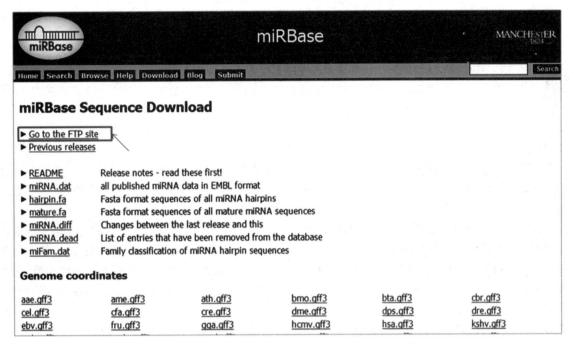

图 14-21　miRBase Sequence 下载界面

（6）根据各种链接可以进入不同链接数据库，从而根据需求进行不同的操作，包括 microRNA 的靶基因位点查找等。

综上所述，网上资源非常丰富，各种数据库可提供不同种类的服务，有些数据库是利用原始数据库二次分析后开发的，应用时要加以了解，从而选择最适合需要的数据库。很多数据库之间都有链接，可互相支撑甚至具有互补功能，应用时可以通过一个数据库进入不同数据库，从而获得全部所需求的信息。限于篇幅，这里仅介绍了几种常用的数据库以及简单的操作方法，供初学者入门学习时参考使用。

（王丽颖）

第十五章　创造和创造性思维

科学需要创造。所谓创造力，指创造性解决问题的综合能力，即根据一定的目标任务，开展积极能动的思维活动并产生具有一定社会价值的新观点、新理论、新产品、新工艺的能力。创造力是人类大脑思维功能和社会实践能力的综合体现，是促进社会发展、提高社会生产力、促进科学技术进步的重要因素。

创造力的核心是创造性思维，即人们依据科学有效的原则，以新颖独特的方法解决问题的思维方式。任何创造性活动总是与创造性思维紧密联系在一起，不存在脱离创造性思维的活动。显然，创造性思维对人类认识世界和改造世界均具有十分重要的作用和意义。对创造性思维的研究已成为当今心理学、思维学、创造学、教育学、管理学等学科的热点领域。

第一节　创造的过程与表现形式

一、创造的过程

日常工作生活中，人们总是会遇到这样或那样的问题，一般而言，人们都会积极调动头脑中所存储的理论和经验知识，运用已掌握的方法，对问题进行分析，并提出解决问题的思路和办法。若实施时行不通，则会重新进行思考和试探。有时百思而不得其解，却会在某个不经意的时刻突然冒出恰当的思路和方法。这时，创造就实实在在地发生了。

（一）创造过程四阶段模式

创造的过程包含在解决问题的过程中，包括发现问题、分析问题、提出新假设、检验新假设等环节。上述环节并非截然分开，有时交错进行。创造过程的四个阶段就体现在这些环节中，即所谓"创造过程四阶段模式"。

1. **准备期**　创造者在明确所要解决的问题后，围绕该问题会进行相关的准备工作，具体包括收集必要的事实和资料；储存必要的知识和经验；筹措技术和设备；提供其他条件等。在此期间形成自己的认识，了解问题的性质和关键，同时开始尝试和寻求初步的解决办法。

2. **酝酿期**　在运用传统办法无法解决问题的情况下，思考者可能将问题暂时搁置，不再有意识地思考。此时，思考活动表面上似乎已中断，但事实上仍在潜意识中断续进行。此时期可能很短暂，也可能持续很久。

3. **豁朗期**　即顿悟期。经潜伏期酝酿后，由于创造者长时间的思考，创造性新观念可能突然出现，使人有豁然开朗之感，此即灵感。

4. **验证期**　此阶段，将抽象的新观点落实于具体操作，须详细、具体地叙述解决办法，并在论证的基础上，通过实践而对新观念、新思路加以检验。

这里须指出，创造过程尽管有相对较为明确的划分，但四个阶段间却并非绝对隔绝。例如，在准备期首先对问题作某种尝试性解决，若问题得以解决，即可直接进入验证期；若问题难以有意识地加以解决，则进入酝酿期。四个阶段的顺序也非一成不变，有时可能交叉进行。换言之，创造过程的四阶段模式仅作为一种可资借鉴的经验模式，而并非某种必须严格遵循的刻板公式。

创造过程中，某些因素会起限制性作用，如传统观念和思维定势的束缚、动机的实际效果影响等。其中对动机的效果，应给予特别注意，比如积极性低，动机会太弱；或动机过强，则急于求成；上述情况均不利于问题的解决。

（二）灵感的产生

创造性思维既可出现于自觉思考中，也可出现于灵感中。灵感指对情况的一种突如其来的颖悟或理解，即在不自觉地思考某一问题时，虽不必然但却往往跃入意识的、使问题得到澄清的一种思想。产生灵感最典型的条件是，对问题进行一段时间专注的研究，伴之以对解决方法的渴求；放下工作或转而考虑其他，然后一个想法戏剧性地突然到来，常有一种肯定的感觉，人们经常为先前竟然不曾想到这个念头而感到狂喜甚至惊奇。兹举数例。

例 15-1　达尔文在已设想进化论的基本概念后，一天正在阅读马尔萨斯的人口论作为休息，此时突然想到：在生存竞争条件下，有利的变异可能被保存下来，而不利的则被淘汰。他把该想法记录下来，但还有一个重要问题尚未得到解释，即由同一原种繁衍的机体在变异过程中有趋异倾向。这个问题他是在下述情况下解决的："我能记得路上的那个地方。当时我坐在马车里，突然想到了这个问题的答案，高兴极了。"

例 15-2　格拉茨大学药物学教授 Otto Loewi 一天夜里醒来，想到一个极好的设想。他拿起纸笔简单记了下来，次晨醒来他知道昨天夜里产生了灵感，但使他惊愕万分的是：完全看不清自己所做的笔记。他在实验室里坐了一天，面对熟悉的仪器，就是想不起那个设想，也认不出自己的笔记，到晚上睡觉时还是一无所得。但到了夜间，他又一次醒了过来，还是同样的顿悟，他高兴极了。这回他仔细地记录下来，才回去睡觉。次日他走进实验室，以生物学历史上少有的利落、简单、肯定的实验证明了神经搏动的化学媒介作用：他准备了两只蛙心，用盐水使其保持跳动；刺激一只蛙心的迷走神经，使其停止跳动；然后取浸泡过这只蛙心的盐水，用于浸泡第二只蛙心。结果发现，盐水对第二只蛙心的作用，同刺激迷走神经对第一只蛙心的作用相同：搏动的肌肉停止了跳动。这就是神经化学媒介作用的发现。

（三）探索与捕获灵感的方法

1. 长时间专注　须对问题和资料进行长时间、持续性考虑，甚至达到思想的饱和，此乃最重要的前提。须对问题抱有浓厚兴趣，有强烈的愿望去解决它。要使头脑下意识考虑这一问题，须先连续数日自觉思考。

2. 不能分散与干扰　使注意力分散的其他兴趣或烦恼有碍于灵感产生，多数人须不受中断或干扰。普拉特和贝克在谈到这两项先决条件时说："即使你在上班时间把自觉的思考非常认真地用于工作，但若对自己的工作沉迷不够，不能使思想一遇机会即下意识地去想它，或让一些更紧迫的问题将科学问题挤了出去，则获得灵感的希望不大。"此外，脑力和体力上的疲劳、工作过度、小的刺激以至噪声，都能影响创造性思考。

3. 灵感常出现于不研究问题时　多数人发现，紧张工作一段时间后，悠游闲适和暂时放下工作的期间，更易产生灵感。灵感最经常发生于散步、上下班时间、淋浴、剃须、睡觉、早上起身之前等。

4. 与人交流促进思维　①与同事或外行进行讨论，因此中饭或休息时间多与同事谈话及讨论，有助于灵感产生；②阅读文献，包括与自己观点不同的论文；③写研究报告或做有关报告；④参加学术交流会。

5. 灵感常瞬息即逝　一闪而过，极易忘记。一个普遍使用的好方法是养成随身携带纸笔的习惯，随时记录闪过脑际的灵感。据说，爱迪生习惯于记下想到的几乎每一个意念，不论这个思想当时似乎多么微不足道。睡眠中出现的想法特别难以记忆，有些心理学家和科学家手边总带着纸笔，这对于捕获出现在睡前醒后的意念十分有用。在阅读、写作或进行其他不能中断的活动时，想法常出现于意识的边缘，应立即记下，从而保存这些想法，并将其暂时置于脑后，以免干扰主要思考的问题和活动。

二、创造的表现形式

一般而言，创造主要包括发现、发明、改进、论证、重组等几种主要表现形式，一项创造可通过上述一种或数种形式共同结合而得以表现，故其表现形式多种多样。

（一）发现

发现新事物、新现象、新问题是创造活动的基点。在了解"是什么"的基础上，通过进一步提出"为什么"，往往会使人发现更多东西，收获诸多意外。思维的火花常稍纵即逝，故对异常现象、新异现象须有敏锐的感受性，能迅速地发现并认识其价值，并牢牢把握它。

医学上诸多创造即从发现而开始，如各种综合征、各种疾病特有的症状、各种病原体以及人体大体结构及微观结构等。如苏联时期，一个戴眼镜的男孩摔跤后，眼镜的碎玻璃刺进其眼角膜。眼科医生弗奥多洛夫给他做手术，清除了眼中的碎玻璃。令人惊异的是，手术后男孩的视力较以前大为提高。此现象引发弗奥多洛夫的想象，若能左右这一自然现象，是否可能治疗近视眼？经过观察和探究，发现若改变眼角膜弯曲度，可使视力得到改善。利用这一发现，弗奥多洛夫治愈了许多近视眼患者。

（二）发明

发明是最能体现创造性活动的行为，其能创造出自然界原本不存在的东西，而这些东西一般又是人手和脑的延伸，能更强烈地体现人的意志和力量。发明包括：①全新物体的创造与产生，比如创造生产工具、实验仪器、自动化操作工具、计算机等,这是实体物质的创造发明;②原理、定律、方式、方法的全新发明和创造,属于虚的、原理性、理念范畴的创造发明,此类发明常易被忽视。

发明反映人的主观能动作用,很多时候,发明总是和发现相联结。重要的发明一经产生,往往会日益普及、代代相传、代代改进,成为贯穿于人类社会发展史的重要链条,不但启迪后人的智慧,催发后人诞生更重要的文明,同时为进一步创造、发明提供了范例和方法。

兹以临床医学的叩诊法为例。200多年前,奥地利的奥斯布鲁格医生接诊一位患者,但始终未能明确其诊断(当时尚无听诊器),最终患者很快死去。经解剖发现,患者胸腔化脓、积液。此事给奥斯布鲁格很大打击,并反复思考,如何才能准确诊断此类患者?他观察到父亲常用手指叩响木制酒桶而估计桶内酒量,由此得到启发,并结合病理解剖,探索胸部疾病与叩击声变化的关系,从而发明了新的诊断法——叩诊法。此即"智慧来自叩响的酒桶"的美谈,也是通过思考和仔细观察而取得重大发明的佳话。

(三) 改进

改进的最大特点即保持原有基本技术原理或方式、方法不变,改进者在此基础上对产品的样式、外形、特性和功能等进行革新和改造,以研制出形态好、功能多、效率高、成本低、使用方便的新产品、新方法、新工艺、新材料,这是创造性的常规表现形式之一。事实上,生产领域不断出现对旧产品样式和旧生产线的改进,以提高生产效率和市场竞争力,这同样属于技术创新。

实际上,任何重要的发现或发明,从一开始即处于不断改进中。医学实践中,改进式的创造性活动随处可见。任何医疗仪器、治疗手段和医用材料均不断被改进,例如新药出现后,其剂型、制造方法、质量均在不断改进中;某些老药物有时会发现其尚有新的治疗作用;而某些药物则由于发现其副作用而被停用。临床上不存在任何固定不变的东西,手术方式和治疗方案也在不断完善中。临床医生须随医疗技术的改进而不断提高业务,创造性地总结临床经验,改进医疗技术和诊疗方法。

任何一项发明创造均须在实际应用中反复改进,才能使之完善。兹以蒸汽机发明和改进的历史为例。1688年,法国人德尼斯·帕潘曾用圆筒和活塞制成第一台简易蒸汽机,但该项发明并未被应用于工业生产;10年后,英国人托易斯·塞维利发明

了蒸汽抽水机,主要用于矿井抽水;1705年,苏格兰铁匠纽克曼综合帕潘和塞维利发明的优点,发明了空气蒸汽机;英国人瓦特在修理纽克曼发明的蒸汽机时,发现该蒸汽机的燃料耗费太大,且十分笨拙,故应用范围有限。因此,他于1764年尝试自制蒸汽机,初期阶段历经失败,经反复实践,终于在1796年制成有分离冷凝器的单动式蒸汽机,比纽克曼的蒸汽机节省75%的燃料;此外,他在1782年还成功制造联协式蒸汽机,其后增加了自动调节蒸汽机速率的装置,使之能适用于各种机械运动,从而在纺织业、采矿业、冶金业、造纸业、陶瓷业等工业部门及运输业得到广泛应用,由此开创了西方工业革命的"蒸汽时代"。

(四) 论证

提出的问题须经论证才能得到最终确认。即使对于像经验占重要地位的医学问题,同样也需论证。哈维在论证血液循环理论时指出,以心脏每分钟跳动72次计算,若血液不能循环,心脏一天排出的血量将是令人不可置信的庞大数字。他还借助其他逻辑论证方法(如束臂试验等),基本奠定了血液循环理论,但尚未解决动静脉间联系的问题。其后,马歇尔发现了毛细血管,从而进一步证实了血液循环理论。医学理论和其他学科理论一样存在逻辑论证问题,若无理性推理,即无法将具体而又紧密联系的现象联系起来。因此,论证是创造性思维的一种重要活动形式,是创造才能的具体表现形式之一。有赖于论证,人们才能更好地发挥主观能动性,才能有计划地安排自主活动,才能有效地用理论指导实践,这在医学思维与实践中表现得非常突出。

(五) 重组

当代科学技术已发展到很高水平,发明一个替代性技术绝非易事。因此,重组各种已有技术之所长,是实现创造的一种重要表现形式。在医学领域中,重组常与先进技术的移植相结合,科学技术的新发现通常便能很快反映到医学领域。例如,发现X线的第二年,即在人体透视中得到应用;显微外科、内镜、CT及磁共振、高压氧舱等新兴医疗技术问世,都是其他学科技术被移植和重组应用于医学领域的结果。现代信息技术、材料技术、生物技术、原子技术等取得快速进展,其成果被重组应用于医学领域(如影像学中的磁共振、计算机体层成像等),在攻克种种医学难题中发挥了重要作用,已成为当代医学发展的一个特点和医学创造性活动的一个重要层面。

第二节　创造性思维的特征与培养

一、创造性思维的特征

与再现性思维、逻辑性思维等其他思维形式相比，创造性思维作为人类的高级思维活动，其蕴含了独特的思维特征，主要有如下表现：

1. **创新性**　此乃创造性思维的最本质特征，即创造性思维贵在创新，表现为思路选择、思考技巧、思维结论等具有前无古人的独到之处，在前人、常人认识的基础上有新见解、新发现、新突破，从而在一定范围内开拓出新的创造天地。因此，人类思维从产生起就具有创造的特点。

2. **求异性**　创造过程中的求异性与创新意识、创新价值观密切相关。思维的积极求异性，使得人们在思维过程中非常注重事物间的差异性和特殊性，注重现象与本质的矛盾及已有知识的局限性，敢于根据客观情况质疑某些现有事物和理论，敢于探索某些未知现象和未知领域，并不断发现新事物和新理论，从而导致不同于传统认识的新发现。

3. **价值性**　仅有新颖性尚不能称为创造性思维，还须对社会或个人有一定价值，即具有价值性。创造性思维的价值性体现于其所创造的新成果具有科学价值和社会价值。凡能被称为创造性思维成果者，均有一定科学价值和社会价值；无价值的"创造"和无创造价值的思维，都不属创造性思维的范畴。创造性思维最终检验的标准，即是以价值为尺度的实践。

4. **跳跃性**　创造性思维的跳跃性，指思维活动在时间上以一种豁然开朗而标志某一突破的获得，通常表现为一种非逻辑性的特征，主要表现形式之一是灵感。一旦各种思路、思维豁然贯通，便会出现质的飞跃，使问题得到创造性解决。

5. **综合性**　思维的综合性主要指：①创造性思维是多种思维形态、多种思维方式、多种思维方法的综合运用，如聚合思维与发散思维、抽象思维与形象思维等；②创造性思维所特有的辩证综合能力。

任何创造性活动均不可能是一种与前人或他人无任何联系的"全新"活动，而是在前人或他人成果基础上有所突破、有所进步。各客观事物均按一定秩序和相联系的要素而构成有机系统，一切科学知识乃是前后相继发展的，故思维的辩证综合能力是创造性思维的重要特征。

对已有成果的高度综合是现代科学发展的重要趋势，并在现代科学技术中发挥日益重要的作用。创造性思维即在多种思维的综合运用中实现知识创新，它是个体的一种综合性思维能力，是以一般思维为基础而发展起来，是多种思维在创造活动中的一种有机结合。

二、想象力

（一）想象力的概念

英国物理学家廷德尔说："有了精确的实验和观测作为研究依据，想象力便成为自然科学理论的设计师。"想象力之所以重要，不仅在于引导人们发现新事物，还可激发人们作出新努力，因为它使人看到有可能产生的后果。事实和设想本身是死的东西，而想象力则赋予它们生命。但是，无推理过程的梦想和猜测并非想象力，而仅是胡思乱想。

凡有重要独创性贡献的科学家，通常是兴趣广泛或对本专业之外的学科有所涉猎者，所谓"功夫在戏外"。在寻求独创性设想时，放弃有既定方向、受支配的思维活动，任"想象"奔驰，常大有裨益。哈定说："所有创造性的思想家都是幻想家，他们具有丰富的想象力。"根据化学科研实践，道尔顿富于建设性的想象力形成了原子理论；对于法拉第，想象力不断作用并指导其全部实验。作为一个发明家，其力量和多产在很大程度上应归功于想象力给他的激励。

（二）想象力常提供虚假线索

探索新知识的过程中，想象力虽是灵感的源泉，但丰富的想象力须借助批评和实践加以评判，须知多数假说都被证明是错误的。但犯错误无可非议，谨小慎微的科学家不会犯错误，也难以有所发现，"畏惧错误即是毁灭进步"。训练有素的科学家，不但从成功中得益，也善于从错误中吸取教训。德国物理学家、解剖学家和生理学家 Hermann von Helmholtz 曾有如下切身体会：经历无数次谬误，由于一系列侥幸的猜测，1891 年我解决了多个数学和物理学难题。我如同山间的漫游者，缓慢吃力地攀登，不时止步回头，因为前面已是绝境。突然间，或是由于念头一闪，或是由于幸运，我发现一条新的通向前方的蹊径。但一旦到达顶峰，才羞愧地发现，本有一条阳关大道可直达顶峰。在我的著作中，只是描述了可轻易攀上同样高峰的路径，而并未向读者提及曾经犯过的错误。

(三) 好奇心激发思考

如同其他动物，人类与生俱来就有好奇的本能。好奇心激发青少年去发现和认识我们生活的世界。入学前，我们通常已经历了"好奇"的阶段；入学后，大部分新知识仅通过上课、阅读而积累。伴随成长过程，人们逐渐具备了有关周围生活环境的实用知识，但好奇心则开始减弱。

科学家常具有超乎常人的好奇心，通常表现为探索被他注意到、但尚未被人理解的事物。科学家常具有一种强烈的愿望，要去寻求"是什么"、"为什么"的答案及其背后的原理，这种强烈的愿望可被视为成人型的好奇心。科学家的好奇心永远不会满足，因为每出现一个新进展，人们的认识随之加深，不断发现原先视野以外的东西，从而提出新的问题。好奇心可驱使你迫不及待地想知道下一个结果，从而激励科研不断深入。一个学生若无好奇心，可能将结果放几周而不去整理和分析。

兹以亨特为例说明好奇心在科学实验中的重要性。一天，亨特在公园里看见一只鹿的鹿角在生长，他好奇地想知道若切断头部一侧的血液供应将会发生什么情况。于是他结扎一侧外颈动脉，顿时鹿角温度相应下降，但过了一会儿鹿角温度又恢复原状。亨特发现，这是由于邻近血管扩张，输送了充足的血液，从而发现了侧支循环现象。在这以前无人敢用结扎法治疗动脉瘤，怕引起坏疽，而现在亨特用结扎处理腘动脉瘤，从而确立了今天外科上称为亨特法的手术。强烈的好奇心成为亨特智慧和创新的推动力，并为现代外科学奠定了基础。

三、影响创造性思维的几种习惯性思想

创造是人的天性，人们都希望在工作、学习、生活等各方面有所创造。但多数人习惯于沿袭现有的经验、理论和技术，很少有真正意义上的创造。许多因素可影响创造性思维，如个人的知识积累、兴趣和动机、情感和意志、传统的教育方式和文化积淀、思维模式的程序化倾向以及职业"工具"论的影响（指仅强调掌握操作技能，忽视探索和创新）等。

一般情况下，许多人的天资和境遇并非不如人，但其创造性思想易受到某些习惯性思维的约束和限制。例如：

1. 只有一个正确答案 一直以来，传统教育方法倾向于教导学生仅有一个正确答案。但生活中大多数问题并非如此，往往可能有若干个正确答案，其随人们所追求的目的而定。若认定仅有一个正确答案，则一旦找到该答案，即停止对其他答案的追求，从而失去大部分的想象力和创造力。

2. 不合逻辑 逻辑是创造性思考的重要工具，但每当想到一个新意，自己或他人就会运用以往的种种逻辑思维由"外"及"里"、由"浅"入"深"地加以分析，结果往往获得令人遗憾的结论——"这不合逻辑"。人们放弃新意时，不仅丧失了一次成功的机会，也丢掉了一分创造的灵性。

3. 循规蹈矩 规则在我们日常生活和实践中具有十分重要的作用，但由此形成不能轻举妄动的思维定势，行动谨小慎微、"不敢越雷池半步"。在学习、研究或解决实际问题的过程中，若始终因循守旧、按部就班，则不可能有创新。

创造性思维要求具有建设性，要求打破僵死的陈规。科学家须经常反省已设定的很多规则，为何这个规则会是这样子？是否应改善或改革这个规则？这个规则还有用吗？必须使思维流动起来，而不是受规则的束缚。

4. 既成事实 事实最为强大，一切真理均靠事实加以认证。因此，人们的认识和行动须实事求是。但一切事物均在不断发展变化中，人们所认识的现实有相当部分并非事实。因此，在认识、理解事物时需要"实事求是"；而创造性思维更需想象力，先有梦想，然后再现实地思考。如果没有"飞"的梦想，就没有今天的飞机。

5. 避免模棱两可 在日常生活、工作和学习中，人们不喜欢模棱两可，否则会影响沟通并令人迷惑。方针、政策、规定、文件、合约等均应清晰、准确、明白地表达。但是，模棱两可对于创造性思维却极为有益，它可刺激想象力，使思想出现新维度。所以，不应回避那些"自相矛盾"、"模棱两可"的问题。

6. 怕犯错误 一般而言，犯错是一件坏事。但对创造性思维而言，若固守"犯错误是坏事"的逻辑，可能束缚和限制新思维。过分在意表面上的对与错，而不在意其深层内涵，不去思考其对与错的原因，则不可能获得创造性答案。

7. 画地为牢 专业因分工而形成，分工愈细，专业化愈强，导致"隔行如隔山"。因为专业化导致人们形成闭锁的观念，即"这不属于我的专业领域"。这种态度无异于画地为牢。科学发展史上，许多发明、创造都是走出自己狭窄的领域才获得成功。以发现 DNA 双螺旋结构的 4 位科学家为例：Watson 毕业于生物专业，Crick 和 Wilkins 毕业于物理专业，Franklin 则毕业于化学专业。他们具有不

同的知识背景,在同一时间致力于研究遗传基因的分子结构,在充满学术交流和争论的环境中,通过合作与竞争,发挥各自专业特长,为发现双螺旋结构作出各自贡献,这是科学史上由学科交叉而获得的重大科学成果。

8. 拒绝"荒诞" 许多真理的发现者都具有独特而"荒诞"的逻辑,故最初都被人当作笑料。他们的思维向度异于其他人,故被聪明的"正常人"视为"可笑"。创造的本性就是不做现实、习惯的"奴隶"。爱因斯坦在科学创造中指出,"真正可贵的因素是直觉。"法国数学家彭加勒指出,"逻辑用于论证,直觉用于发明"。但另一方面,直觉属非逻辑的心理反映并具有猜测性,故直觉并非永远正确。

9. 抗拒创新 几乎在所有问题上,人们都有一种强烈的倾向,即根据自己的经验、知识和偏见,而不是根据面前的佐证去作判断。某些超越时代的重大发现,由于其与主流的学术理论相差太远,在当时往往不被接受,或招致强烈的反对。例如,McMun 于 1886 年发现细胞色素,当时无人置理,直到 38 年后 Keilin 重又发现,才获得承认;孟德尔发现遗传学基本原理,其著作发表后 35 年间始终无人问津。

早期,人们曾认为体内存在两种血液,一种血液在血管中来回流动,另一种血液从一侧心脏流到另一侧。哈维解剖了 80 余种动物,发现头部和颈部静脉瓣膜所朝的方向不符合当时的理论,并因此对流行的理论产生怀疑。建立血液循环概念的最大困难在于,动脉和静脉间无任何肉眼可见的联系,但哈维大胆推断存在毛细血管,并计算出心排出量。哈维写道:"但是,有关血液流量和流动的缘由等尚待阐明的问题是如此新奇独特、闻所未闻,我害怕会招致妒恨,甚至因此而与全社会为敌。匮乏和习俗已成为人类的第二天性,根深蒂固的传统理论及遵古师古的癖性,都严重地影响着全社会。"哈维的疑惧并非毫无根据,他受到嘲笑和辱骂,直至 20 多年后血液循环说才被普遍接受。

10. 自我设限 人的一切局限均来自于自己的设定,心理学称之为"自我设限"。对创造性思考、创造力而言,最大的障碍就是自认为"我没有创造力"。

创造须首先相信自己有创造力,须首先相信自己的创造有价值。任何独特的学习方法、与众不同的游戏方式、离经叛道的"怪"念头等,对你本身而言,均属于发明创造。例如,改变某种实验方法的条件,提高某种方法的灵敏度或简化某些步骤。为

培养创造力,首先应从研究项目的小事做起,培养自己解决问题和创造发明的能力,切不可妄自菲薄。其次,应大胆表达观点,无论是学问中的"质疑",还是学习方法和心得,应有意识、大胆地在不同场合,向不同对象表述,或撰写文章投稿发表。其目的是使他人受益于你的方法和观点,或引起广泛思考;或将自己的方法和观点置于实践接受检验,激励创造性欲望的发展和能力的养成。因此,正视自身创造发明的潜力,是取得创造发明成功的有效途径。

四、创造性思维的培养途径

创造是一个极为普遍而又深刻的概念,既充满神奇之谜,又饱含人生哲理。人类用劳动创造了世界,同时劳动也创造了人类自身,无创造即没有人类的一切。但长期以来,人们对创造的本质缺乏深刻认识,对于创造存在各种偏见和误解,认为创造仅与"伟人"和"名人"相关。

其实,创造学有两个基本观点:①创造能力人皆有之,每个正常人均具有创造的潜力;②创造能力可通过训练、学习而激发,并可得到不断提高。一个人创造能力的形成与其智商、思维方式与习惯、好奇心、已有创造方法、已有知识基础与构成及人格等因素密切相关。因此,应从如下方面培养创造性思维。

(一)培养敢于质疑的能力

中国传统教育的特点是,崇尚经验,反对创新;崇尚权威,反对怀疑;崇尚中庸,反对超常。在传统教育模式下培养出的人,多数墨守成规、谨小慎微,缺乏独立自主的精神和创新意识。因此,科研实践中应着重学会独立思考,培养勇于探索的精神,逐步提高创造能力。

科研工作者要培养敢于质疑的能力,勇于提出问题,这是一种可贵的探索精神,也是创造之萌芽。爱因斯坦认为,创造的机制是由于知识的继承性,每个人头脑里都易形成一个较固定的概念世界,当某一经验与此概念发生冲突时,惊奇就开始产生,问题也开始出现。人们摆脱"惊奇"和消除疑问的愿望便构成创新的最初冲动。因此,"质疑与提问"是创新的重要前提。

(二)培养对创造的强烈兴趣

创造需要思维者对所思维的目标有强烈兴趣,表现为好奇心、爱好等复杂心理活动形式,是一种推动心理活动诸要素形成并成为趋近目标、探究事物、深入研究的动力。兴趣作为心理活动的态度倾

向,能启动、调整心理活动诸要素,使注意力集中指向创造目标,甚至达到忘我程度,促使创造性思维灵感或顿悟的产生,使之进行兴奋、愉悦、紧张的创造性活动。创造性思维活动是一个复杂艰难的过程,须保持持久的兴趣,才能推动创造心理活动稳定地进行下去。若对科学创造毫无兴趣,必然视学习为畏途,只会将其视为沉重的负担,从而不可能有如痴如醉、废寝忘食、战胜一切困难的精神和动力,也不会产生创造性思维。

(三) 具备丰富的知识储备

知识是构成思维方式的基本要素,也是创造性思维的前提和基础。创造性思维是对已有知识进行重新加工,或从新的角度予以审视,从而发现其新的应用领域,或是探寻它们之间新的联系,从而创造出新的成果。所以,创造性思维须借助原有的知识体系,并通过联想、类比、比较、想象等思维方式将二者联系起来。例如,将陌生的对象和熟悉的对象相联系,把未知的对象和已知的对象相联系,异中求同,同中求异,从而获得新的思维启迪。若无原有知识体系作为基础,创造性思维即如同无米之炊。当然,知识多少并不等同于创造力高低。读破万卷书者,可能碌碌无为;某些读书不多者,却可能极富创造性。但一般而言,丰富的知识储备肯定有利于创造性思维的产生。创造性思维须切忌浮躁心态和侥幸心理,所谓"一分耕耘,一分收获"。许多思想家、科学家在各自领域中的创造性成果,都是通过对该领域所面临问题的深思熟虑,经长期潜心研究、呕心沥血,才最终获得成功。

可见,创造性思维的培养需要知识的不断积累,需要有扎实的基本功,包括:①理论的指导,否则难以有目的地观察,也不可能对疑似现象进行分辨;②观察经验的积累和长期进行观察的习惯,否则无从培养敏锐的观察力和有效的分辨力,无从培养良好的感知能力、比较能力和分析能力;③娴熟的观察技术,现代的观察特别是对微观结构的观察需要很高的技术水平,如在电镜下观察,就要解决超薄切片的制造、特殊的染色技巧及使用电镜的技术等。

创造性思维与合理的知识结构有关。一般而言,创造性思维所要求的知识结构应是纵向深入性知识与横向互补性知识、理论知识与经验知识、基础知识与前沿知识、一般性知识与方法性知识、专业知识与边缘知识的辩证结合。

(四) 拓展知识面

广义的哲学观点认为,任何新知识都可成为学习的内容,都可对拟解决的问题提供启示。但一个人的时间和精力有限,故须进行选择。例如,应首先学习与解决当前目标问题有关的知识;同类书籍中,应选择经典著作或富有新意和启发性的书籍;为获得更多创造性思维的启示,在扎实掌握本领域知识(即专业知识)的基础上,应多涉猎其他领域的知识,拓展知识面。此类知识表面上与拟解决问题无直接关系,实际上却具有潜移默化的影响。若有意识、研究性地学习这些知识,会发现它们往往是创造性思维的真正源泉。近代科技发展史证明,生物学观察对飞机、电话机、挖土机、听诊器、电子鼻的发明曾提供有益启示。

(五) 善用搁置策略

灵感的发生有"三步曲",即积累—集中—放下。其中,长期积累,思维处于高度集中、紧张、专注状态,是产生灵感的必要条件;而放下所研究的问题,暂时让大脑松弛下来,则是诱发灵感的条件。在一时无法解开问题时,不妨暂时将问题搁置一旁,听一段音乐、爬一下山,甚至休息一段时间。因为创造性思维是"显意识和潜意识相互作用"的结果,其在某种程度上受有意识的调控,但又难以进行有把握的调控。因此,搁置并非放弃,而是为更好地解决问题,即"有计划的等待"。

第三节 实践与创新

一、实践是创新的动力

在实践过程中,可能遇到各种问题,为解决这些问题,就必须创新。就这个意义来说,实践是创新的动力。人类社会发展史本身就是一部创造史和创新史,从劳动工具的发明、文字的创造、火药和电的发明直到现代的计算机、手机、飞机、卫星,我们随时都能体会创新和创造给我们生活带来的方便,使社会进步的速度越来越快。

以神农氏尝百草为例。现代考古认定,距今五千至一万年前,是我国新石器时代的早、中期,即传说中的神农时代。神农氏族,姜姓,又称炎帝,神农氏族时代以农业为主,也有畜牧业、制陶、纺织等手工业。战国中期的《尸子》说"神农氏七十世有天下",《续三皇本纪》记载炎帝称帝"五百三十年",说明中药起源于先民的农业文明时代,尝百草遇毒,果然实有其事。故《墨子·贵义》说"譬若药然草之本",后世以此称中药学著作为"本草"。汉代把药学名著冠名《神农本草经》,既是"言大道"

（《尚书·孔安国序》），又是对先人发现药物的尊崇。

"神农氏尝百草做《百草经》"尽管是个传说，但是体现了中医药作为经验医学而对于实践的重视，说明实践是创新的动力。《百草经》作为早期的草药典籍，虽未必是神农氏所作，但却是几千年来劳动人民的创新成果，在当时当世是具有先进性的。其作为经验医学的代表，可见实践对于创新的意义，正是经常年的实践和经验积累才得到了中药的分类和使用的基础。

二、实践是创新的源泉

科学实践活动产生的新发现、新发明，不仅不会封闭科学前进的道路，而且越是重要的发现就越能提出广泛的、有待解决的问题，甚至开拓出一个新的领域，为后人在这个领域继续探索开辟道路，为进一步发现和创造提供了新的生长点，这在医学领域内表现得非常明显。

以吴孟超院士在肝脏外科的创新性实践为例。1958 年，成立以吴孟超为组长的三人小组，开始向医学禁区的肝脏外科进军。为研究肝脏结构，三人小组在两年内解剖了数百个肝脏，最终制成我国第一个肝脏标本。1963 年，进行第一例肝癌切除手术，此后又成功施行肝叶切除术 71 例；1975 年，切除重达 18kg 的肝脏肿瘤；1983 年，在国际上首次为婴儿切除巨大肝脏肿瘤（600g）。

以上述一系列临床实践为基础，吴孟超取得了创新的研究成果。20 世纪 50 年代，最先提出中国人肝脏解剖五叶四段的新见解；60 年代，首创常温下间歇肝门阻断切肝法，率先突破人体中肝叶手术禁区；70 年代，建立完整的肝脏海绵状血管瘤和小肝癌的早期诊治体系，较早应用肝动脉结扎法和肝动脉栓塞法治疗中、晚期肝癌；80 年代，建立常温下无血切肝术、肝癌复发再切除和肝癌二期手术技术；90 年代，在中、晚期肝癌的基因免疫治疗、肝移植等方面取得重大进展，并首先开展腹腔镜下肝切除和肝动脉结扎术。

由此，吴孟超成为我国肝胆外科的开拓者和主要创始人之一，于 1991 年当选为中国科学院院士，并于 2005 年获得国家科技大奖。

三、实践是检验创新的标准

近年来，随着计算机技术与生物信息技术的发展，计算机辅助药物设计已从原来的基础理论研究发展为应用研究。计算机辅助药物设计是信息科学在药学领域的综合应用，其通过生物信息数据库和化学信息进行药物设计，在药物设计的各个阶段提供计算机辅助，将发现新药的设计流程扩展为经电脑模拟（in silico）至体外实验（in vitro）再到体内试验（in vivo），从而打破传统药物开发周期长、效率低、耗资高的瓶颈。

以中国科学院上海药物研究所筛选抗 SARS 病毒药物为例。专业人员首先成功分离 SASR 病毒并进行病毒全基因组测序，继而发现对 SARS 感染起重要作用的 6 种病毒蛋白，其后与上海生物信息技术中心合作，分析并预测 SARS 病毒蛋白与人体蛋白相互作用的网络，对 SARS 病毒重要蛋白进行结构分析和三维结构模建，并借助计算机完成了 3 个重要蛋白质的虚拟筛选，从数十万个化合物中挑选出数百种可能具有抗 SARS 病毒潜力的化合物。但是，实践是检验创新的标准，所筛选出的化合物中哪些真正具有抗 SARS 病毒潜力，仍有待实验的检验。

实践是检验真理的唯一标准，这完全适用于自然科学的理论探索和技术创新。否则，所谓的"创新"便成为"无源之水，无本之木"。

第四节　机遇与创新

一、机遇在新发现中的作用

科研实践过程中，由于意外事件而导致科学上的新发现，被称为机遇。机遇是相对于预定的研究计划和目的而言，其最大特点即意外性。机遇的具体表现形式虽千差万别，但毫无例外均具有意外性，即偶然性，所谓"有心栽花花不成，无心插柳柳成荫"。在生命科学领域，这种现象屡见不鲜，如 X 射线、青霉素、细菌染色体的发现等。很多生物学和医学上的新发现，尤其是那些非常重要、甚至是革命性的发现，往往都缘于机遇，并因此改变科学发展的进程。开拓性的新发现往往难以被预见，因为其通常不符合学术界的主流。一般公认，机遇有时是获得新发现的因素之一，但其意义之重要和作用之巨大，似乎尚未被人充分理解和领会。科学发展史的诸多实例均令人信服地印证机遇在新发现中的重要作用。

例 15-3　巴斯德因度假而中断了对鸡霍乱的研究，留下一瓶培养的鸡霍乱杆菌于超净工作台。当他返回后，发现培养物失活，随即试图再度将细菌移植到肉汤中，并给家禽注射复活培养物。然而,这种二次培养物大部分不能生长,故家禽未受感染。他正想丢弃此培养物并从头开始,突然想到用新鲜培养菌给同一批家禽再次进行接种。其同事杜克劳写道,"使大家吃惊的是,几乎所有这些家禽均经受住了这次接种,而先前未经接种的家禽,经过通常的潜伏期后,则全部死亡。这一事实令巴斯德大吃一惊,他未料到如此的成功。"

例 15-4 法国生理学家 Charles Richer 用实验室动物试验海葵触手的提取物,以测定其毒素剂量。他突然发现,第一次给药后相隔一段时间再次给予微小剂量,常使动物迅速死亡。由此,他首次发现了诱导过敏的现象。

例 15-5 离体青蛙心脏在生理盐水中仅保持跳动半小时。一次,英国伦敦大学生理学家、内科医生林格发现离体青蛙心脏连续跳动了数小时。他非常惊讶,后来发现是其实验助手在制作盐水溶液时用自来水代替了蒸馏水。根据此线索,通过分析自来水中哪些盐分导致心脏生理活动增强,从而发明了林格溶液。

例 15-6 1962 年,下村修和约翰森等在《细胞和比较生理学杂志》上报道,他们分离纯化了水母中发光蛋白水母素。据说下村修用水母提取发光蛋白时,那天正好要下班回家。他把产物倒进水池里,临出门前关灯后,回头看一眼水池,结果见水池闪闪发光。因为养鱼缸的水也流到同一水池,他怀疑是鱼缸排出的成分影响水母素。结果不久,他就确定钙离子会增强水母素发光。1963 年,他们在《科学》杂志报道了钙和水母素发光的关系。1967 年,Ridgway 和 Ashley 提出了用水母素检测钙的新方法,使水母素成为第一个有空间分辨能力的钙检测方法,目前仍在使用中。

上述案例充分揭示了机遇在新发现中的重要作用,因此研究人员不应把它仅看作是一个意外而忽略掉;或者更糟的是看成有损发现者的声誉而不予考虑。

二、捕捉机遇

虽然捉摸不定的机遇难以被"制造",但应对其提高警觉,做好准备,一旦机遇出现,即抓住它并从中得益。须训练观察能力,经常注意预料之外的事情,并养成习惯,随时检查机遇所提供的每一条线索。谈论研究工作的"运气"并非明智之举,但用"运气"形容机遇则无可厚非。前文提及的某些例子也说明,若研究人员不留神注意任何可能发生的事情,许多机会可能被轻易忽略。一个成功的科学家往往会对机遇所提供的每一意外事件或观测现象都予以高度注意,并针对具有潜力的事物进行深入研究。

巴斯德的名言道出了真谛,"在观察的领域中,机遇仅偏爱有备而来的头脑"。机遇只提供机会,须由科学家认出机会,抓住不放,才能产生效用。解释线索并抓住其可能具有的重要意义,此乃抓住和利用机遇最困难之处,只有"有准备的头脑"才能做到。科学史上错过机遇的例子,或注意到线索但未能认识其重要性的例子,不胜枚举。例如,伦琴发现 X 射线前,至少已有另一物理学家注意到这种射线的存在;在 FW Twort(英国细菌学家)和 FH d'Herelle(加拿大细菌学家)之前,很多人已观察过噬菌体溶解现象;伯内特和其他人承认,曾见到鸡胚胎红细胞遇到流感病毒时凝集现象,但只有 GH Hirst、L McClelland 和 R Hare 才抓住线索进行追踪。

弗莱明发现青霉素能消灭葡萄球菌的过程带有偶然性,但这种偶然的机遇曾出现于不少细菌学家面前,但均未引起足够重视,唯独弗莱明"有缘"认出它并抓住它。机遇的偶然性中包含着必然性,弗莱明之所以能将偶然出现的现象变为必然的科学,是因为其具备了一定的条件——他早就希望发明一种有效的灭菌药物,并对此进行了长期的刻苦钻研。因此,一旦机遇出现在他面前,就似乎认识它、钟爱它,毫不迟疑地抓住它。弗莱明在分析自己能抓住机遇的原因时说,发现青霉素是"从一次偶然的观察中所产生,我唯一的功劳是没有忽视观察,以及作为细菌学者,我研究了这个课题"。

随着科技日益进步和发展,在当前科学研究中,以重要线索的形式出现的机会并不多见。即使如此,科学家也并非完全被动。成功的研究者是长时间在工作台旁工作的科学家,他们的研究活动并未局限于传统的步骤,而是去尝试新奇的步骤,故遭遇幸运事件光临的可能性更大。尤其在观察预期事物时,应持有对意外事物的警觉性和敏感性。有时,机遇所提供的线索显示明显的重要性,但有时仅是微不足道的小事,只有很有造诣的人,其思想满载着有关知识并已发展成熟,才能察觉这些小事的意义所在。当头脑中充斥着一大堆相关的、但尚未紧密联系起来的资料,或一大堆模糊概念的时候,一件小事即可能有助于形成某种清晰的概念,从而将资料联系起来,形成雏形。

任何思想敏锐者,在研究过程中都会遇到无数有趣的新线索,可供进一步研究。研究者面临的选择是:①人的精力有限,难以对所有问题展开研究;②大部分线索并无意义,仅少部分问题值得继续深入研究;③偶尔会出现一次百年难逢的良机。如何辨别有价值的线索,是研究艺术的"秘诀"所在。具有独立思考能力,而不受现阶段思潮左右的科学家,最有可能察觉突发现象的潜在意义。为此,研究者需要具有想象力和丰富的知识,以了解是否出现新事件,并判断自己的观察可能有哪些含义。在决定是否开展某一研究时,不能仅因前人已提出过类似观点或已做过而无成果,即轻易放弃。很多具有时代意义的发现此前都曾被提出过,但未能继续深入研究,直到适逢其人才得以启动。例如,詹纳并非第一个给人种牛痘预防天花的人;达尔文也绝非第一个提出进化论的人。但正是这些人,充分发展了新观点,并使社会接受他们的思想,使新发现得以成功。

第五节 知识与创新

知识与创新有着密切的联系。知识是构成思维方式的基本要素,自然也是创造性思维的前提和基础,丰富的知识一般是有利于创新的。同时也须承认,在教育和社会生活的现实中,两者可出现背离现象,即知识多但创造力很低,或知识少而创造力很强。换言之,并非所有知识都有利于创新,都能成为创新的动力与源泉,并非知识越多则创新能力越强。正因如此,某些心理学家将创新与知识间的矛盾关系概括如下:"首先,一个人过去获得的知识越多,他越有可能对新的问题有创建性;其次,一个人过去获得的知识越少,他的创建性就越大。"也有美国心理学家提出:"知识多而创新能力低,以及知识少而创新能力强,都是正常的现象"。

上述现象提示知识的量固然重要,但若未与知识的质相联系,即在学习、消化的过程中不注重知识的合理性和有效性,则已有的知识和经验反而会对创新产生阻碍作用。因为单纯从知识量看,知识与创造力并非必然呈正相关。只有在合理的知识结构中,知识越丰富,产生新设想、新观念的可能性越大,也越有助于创新。

一、不唯上,不唯书

有科学家认为,阅读他人与课题有关的文章会限制思想,使读者也用同一方法去观察问题,从而使寻求新的有效方法更加困难。有人甚至反对过多阅读相关学科领域中一般性的论文。贝尔纳曾说,构成我们学习上最大的障碍是已知的东西,而不是未知的东西。其理由是,当充满丰富知识的头脑思考问题时,相关的知识即成为思考的焦点;若这些知识对所思考的问题已足够,那就可能得出解决的方法。若这些知识不够,则已有的一大堆知识就使得头脑更难想象出新颖独创的见解;更何况,某些知识实际上是虚妄的,对新观点的产生可能造成更严重的障碍。解决上述问题的最好方法是以批判的精神进行阅读,力求保持独立思考能力,避免因循守旧。过多阅读阻碍思想发展,主要是针对思想方法错误的人而言。若通过阅读而启发思想,且科学家在阅读的同时也积极投身科研实践,则不一定会影响其观点的独创精神。多数科学家仍认为,研究问题时,若对该问题的背景一无所知,更不利于创新性思维。初入科研之门者最易犯的错误是尽信书本所言,具有正确研究观点的人应养成习惯,即把书本所言与个人的经验知识加以比较,并寻找有意义的相似处和共同点,这种学习方法有助于形成假设。

有人认为,传统的东西产生于以往的社会基础,往往约束人的思维,无法超越原有的认识和知识体系。因此,传统观念是阻碍思维创新的重要因素之一。例如,物理学家普朗克当年发现量子现象,就曾因该现象不符合牛顿的经典力学理论而动摇过。人们习惯于对权威及其观点信任、崇拜,甚至盲从,由此传统理论和观念有时成为创新的绊脚石。创新是标新立异,是超越与突破,是做前人未做过的事情。所以,应敢于挑战正统思想,不盲从任何成说、成论,勇于革新。但是,创新并非建立于空中楼阁,而是建立在本人、他人或前人工作基础上。正如历史是在前人创造的基础上前进,若抛弃此基础,必然导致倒退。因此,有为的科学家应不受书本、传统和权威的约束,同时又充分尊重历史,并在历史基础上继续前进。尊重传统,是为扬弃传统;尊重权威,是为超越权威。不懂得扬弃传统,就等于不懂得辩证法,也就不可能有真正意义上的创新。

二、真理往往掌握在少数人手中

曾有人问爱因斯坦"谁能搞出伟大的发明"。他说:"众人都认为某事不可能,若某个怪人对此一无所知,他就能搞发明。"著名学者季羡林认为:"一个真正的某一方面学问的专家,对他这门学问钻得太深、太透,想问题反而束手束脚,战战兢兢;一个外行人,或者半个外行人,宛如出生之犊不怕虎,他往往看到真正专家、真正内行所看不到或不敢看到的东西，"从人类文化发展史看，若无极少数不肯受钳制、不肯走老路、不肯固步自封的初生犊子敢于发石破天惊的议论的话，则人类进步必将缓慢得多。"

学术争论中，真理有时掌握在少数人手中，虽然他们的观点如此有异于主流学术观点，似乎用常理无法解释，甚至好像不符逻辑推理。诺贝尔奖获得者丁肇中认为："科学史上，往往不是少数服从多数，而是多数服从少数。"例如，从14世纪起即有人感到欧几里得几何学的第五公式（即平行线公式）更像一个定理，于是诸多科学家纷纷进行证明，但经详细检查，除谬误者外，多数人在证明过程中仍不自觉地引入与第五公式等价的原理。后来，俄国的卢巴切夫斯基、德国的高斯和匈牙利的波里埃引入与第五公式相反的公式，结果推导出一系列与欧氏几何不同的结论，即双曲几何。在此新发现中，高斯因害怕庸人的喧嚣，未敢发布自己的研究成果；卢巴切夫斯基则敢于对抗科学界的保守力量，坚持真理，终于得到世界的公认。

创新意味"标新立异"甚至"奇谈怪论"。创新思维的积极求异性，使得人们在思维过程中非常注重事物间的差异性和特殊性，注重现象与本质的矛盾及已有知识的局限性，敢于根据客观情况对某些现有事物进行质疑，敢于对一些未知现象、未知领域进行探索，并不断发现新事物和新道理，从而导致新的理论和技术问世。

三、学习科学史，掌握科学方法论

科学史属历史的范畴，其起源、发展和成就是人类文明进程的重要组成部分。了解科学发展的历史脉络、科学发展的目标与模式，是全面准确地认识并理解科学的基础。通过学习科学史，了解科学发展规律，了解有成就科学家们成功和失败的经验，了解他们如何发现问题和解决问题，如何进行发明创造，综合他们开展研究中带有普遍性的东西，将有助于刚步入科研海洋的青年学生以更快的速度到达"解决科研问题"的彼岸。

目前的培养体系通过3~5年时间训练和培养研究生，但学生更注重掌握技术与方法，以完成既定的课题，却往往忽视科研思维的训练，以致不少毕业生并不能独立胜任科研任务。科学研究本身是一种高度复杂而又难以琢磨的活动，故多数科学家认为无法就研究方法和研究艺术进行正规教育。

一般认为，25~40岁是自然科学工作者创造力最旺盛、最易获得成功的时期。多数人的创造能力很早即开始衰退，对于科学家而言，若完全依靠自己摸索，待掌握科学研究的方法或艺术时，其最富有创造力的年华或许已逝去。因此，若在实践中有可能通过研究方法的指导而缩短科学工作者不出成果的时间，则不仅可节省训练的时间，且可能比完全靠自己摸索更快、更早地获得成功。法国生理学家Claude Bernard说："良好的方法有助于更好发挥运用天赋的才能，而拙劣的方法则可能阻碍才能的发挥。因此，科学中难能可贵的创造性才华，由于方法拙劣可能被削弱，甚至被扼杀；良好的方法则会促进这种才华……生物学科中，由于现象复杂，谬误来源极多，方法的作用较之其他科学甚至更为重要。"比起把孩子扔进水里，让他自己学习游泳的原始方法，指导学生研究的方法和艺术，会最大程度上帮助避免失败，使他们在课题研究中早出创新性成果。

唯物辩证法是关于自然界、社会和思维一般规律的科学，在医学知识创新研究中，唯物辩证法的基本立场、观点和方法具有根本性的指导意义。普遍联系的观点、变化发展的观点和矛盾分析的方法，是唯物辩证法的精髓和灵魂，也是分析问题、解决问题的根本方法。

（一）普遍联系的观点是培养创新性思维的钥匙

唯物辩证法揭示世界普遍联系和永恒发展的最一般规律，如对立统一规律、质量互变规律、否定之否定规律等；还揭示世界普遍联系和永恒发展的最基本形式，如原因和结果、必然性和偶然性、可能性和现实性、形式和内容、本质和现象、一般和个别等许多范畴。了解这些规律和范畴，有利于掌握医学科学与其他各门学科联系和交叉的结合点，使各门学科的知识融会贯通，产生较强的创造力。当前医学的主攻目标，主要是病因复杂、危害较大、难以治愈的疾病，如心脑血管疾病、肿瘤、遗传性疾病等，尤其须重视群集效应和相互关系。只有通过学科间渗透和融合并形成新的学科和理论，才有利于从更深层次揭开各种疾病发生、发展及其转归的机制，并从中找出有效的预防和治疗的方法。

唯物辩证法指出，世界是普遍联系的有机整体，既是多样的，又是统一的。在生命世界的多样性和生命本质的一致性中，这一原理得到充分体现。如表面上看，动物和植物以完全不同的方式取得能量：动物依赖氧化磷酸化，从氧化过程中合成三磷酸腺苷(ATP),从而取得能量;植物则通过光合作用,借助光能合成 ATP,从而取得能量。二者产能过程十分相似,均依靠电子在一系列蛋白质间传递,造成膜内外质子梯度差,通过所产生的能量而合成 ATP。这种生命世界中多样性和一致性的辩证统一,要求医学科研人员既要研究生命现象的多样性,又要研究生命本质的一致性,此乃当代生命科学研究的主攻方向。正是基于这种多样性和一致性的深入研究,才导致分子生物学兴起,改变了整个生命科学的面貌,并极大影响了人类生活、工农业生产和医疗卫生等各个方面。

(二)变化发展的观点是提高创新能力的杠杆

唯物辩证法认为,自然、社会和思维都处于有规律的运动变化和发展中,医学科学也是如此。变化发展的观点要求医学科研人员了解事物的过去和现在,从而科学地预见未来,促使事物向好的方面而不是向坏的方面发展。如此,将对未来的变化发展具有足够的心理准备,能对意料不到的问题作出准确判断,这种能力对当代医学科研人员尤其重要。因为科学发展日新月异,曾被认为是正确的东西,会随时间推移、认识深入而不断被淘汰。例如,胰岛素最初曾被认为是哺乳动物胰脏中胰岛细胞所分泌的特有激素,但后来发现在哺乳动物中,许多其他细胞也可分泌微量胰岛素。最近又发现,单细胞生物、甚至某些真菌也同样含有胰岛素。胰岛素不仅有调节糖代谢的功能,而且还有类似生长激素的作用。胰岛素也是一种细胞生长因子,在单细胞生物中,它也同样促进细胞生长。据此,胰岛素的起源,并非当初所想象的是生物进化到高等动物后才出现,而是生命进化史上很早期的事件。

医学科学的每一个进步都是对以往科学定论产生怀疑的结果,它常意味着思维的进展和认识的提高,是对历史应采取的辩证态度。不尽信书中所言,不迷信权威,敢于对已有定论提出怀疑,应成为当代医学科研人员的座右铭。但是,不尽信、不迷信并非等于全盘否定。知识的积累是循序渐进的过程,前人的经验教训有助于后人的发明创新。例如,现代的生物-心理-社会医学模式,并非全盘否定过去的生物医学模式以至古代的经验医学模式,而是保留发扬了原有模式中许多积极合理的东西。有保留才有发扬,有继承才有创新,只有站在前人的肩膀上,才可能看到新的医学理性之光。在否定前人错误的同时,肯定前人的贡献,在前人已盖好的大厦上添砖加瓦,更上一层楼,这是变化发展的

观点向医学科研人员提出的基本要求。

(三)矛盾分析法是解决问题的根本方法

医学科学的发展是人类健康和疾病的矛盾运动所促成,是矛盾各方面相互作用和转化,从而规定了医学科学未来的发展趋势。运用矛盾分析方法,从各种矛盾及矛盾各方面的普遍联系和变化发展中作出准确、全面的判断和评价,找准突破口和切入点,是少走弯路、少犯错误最根本的方法。

任何事物矛盾的双方均相互对立,又在一定条件下相互转化。须充分估计各种矛盾的发生及其转化,全面地看问题,防止片面性。例如,人类为提高征服自然的能力,不断改革和发明新的生产工具,不断提高生产技术,并发明利用电力和原子能,使人的体力放大千万倍。其结果是,人们越来越难于适应机械装置的高速运行,使精神处于紧张状态。这一矛盾对立的状态催生电子计算机问世,人的思维能力也放大千万倍,使人的体力和智力矛盾获得调节。但是,电子计算机在放大人智力的同时,又降低了人的智力。其所放大的是技术形式的智力,所降低的是人本身的一部分智力,将原本需要人进行的复杂思考变成了简单的机械操作。根据生物学“用进废退”的原理,人脑的思维功能长期不用即会退化,尽管此后果目前尚不明显,但有远见的科学家们已敲起警钟。

矛盾分析方法要求人们在任何时候均应保持清醒头脑,防止一种倾向掩盖另一种倾向。如人口控制问题,人口增长到一定程度会造成灾难,但人口降低到一定程度也会带来麻烦;又如太阳能的利用,太阳能显然取之不尽、用之不竭且干净卫生,但太阳能集中使用,可能扰乱太阳与地球关系的能源条件,导致异常气候变化,使生态系统遭到大面积破坏。

分析矛盾和解决矛盾的循序渐进过程,就是不断开拓、不断进取的过程,旧的矛盾被解决,新的矛盾又产生,要求人们继续探索解决的方法。科研工作者常在观察到某种现象与当今理论发生矛盾时提出科学问题,又通过新的设想解决矛盾;实验验证中,发现新的矛盾,解决新的问题,从而使新理论逐步完善,使新发明不断得到改进,直至可广泛应用。

例如,研制成功血源性乙肝疫苗后,又产生因操作不慎而致血源性传播的矛盾,后经研制出基因疫苗,得以避免血源疫苗的缺陷。但是,基因疫苗生产存在诸多缺点,如需要高水平发酵技术和严格

的纯化程序,成本高,须低温保存,部分人群注射后不能产生免疫应答等,上述因素均影响了基因疫苗的推广。于是人们又继续努力,尝试借助转基因植物,生产廉价和安全的口服疫苗,如"防乙肝马铃薯"、"防乙肝西红柿"等,以克服基因疫苗的缺陷。

可以预期,新型疫苗的优化和推广应用,还会不断遇到新的、有待解决的矛盾。

医学科学领域待解决的矛盾无穷无尽,年轻的医学科研工作者任重道远,生命不息,奋斗不止。

(华跃进 吴媛媛)

附录一 励 志 篇

超越自己（与研究生共勉）
OVER THE TOP 读后感

2007 年夏，《医学科研课题的设计、申报与实施》教材的编委会在长春召开。其间，作者与教材主审和主编谈及《超越巅峰》（*OVER THE TOP*）一书（1997 by The Zig Ziglar Corporation, revised edition）。该书作者是美国的励志演说家 Zig Ziglar（以下称 Zig），他于 1926 年出生于美国阿拉巴马州南部农村，5 岁丧父，由母亲单独抚养度过窘迫的童年。幼年时期的 Zig 没有基本的生活保障和安全感，常为实现任何一个小小的愿望而奋争。

大学毕业后，Zig 在一家铝制炊具公司当推销员。在此期间，他萌生了成为一名职业励志演说家（professional motivational speaker）的愿望。尽管在开始阶段历经尴尬和沮丧，他锲而不舍，屡败屡战，终于成名。在数十年职业励志演说家生涯中，Zig 共编著 20 本书，其中 8 本为畅销书（best-sellers），即 *Dear Family*（亲爱的家庭）、*See You at the Top*（在高峰见您）、*Raising Positive Kids in a Negative World*（在不利的环境中培养勇于进取的孩子）、*Steps to the Top*（走向高峰）、*Top Performance*（高峰经历）、*Courtship after Marriage*（婚后夫妻间的恋爱）、*Over the Top*（超越巅峰）和 *Breaking Through to the Next Level*（更上一层楼）。Zig 的演说录音和著作被翻译为 38 种语言文字。

作者多次通读 *OVER THE TOP* 一书，深感其中许多道理可供本人、研究生及医学科研同道在生活和科研中共鉴共勉。所谓超越巅峰，实际上是超越个人已达到的高度，不断提高自己、改进自己、完善自己。下面分 10 个小标题谈及本人的感受。

一、沙币的故事
——勇于投身科研的海洋——

Zig 讲述了一个沙币的故事：一位慈祥的爷爷领着一个可爱的小孙子在海滩散步，尽享天伦之乐。海滩上密布难以计数的沙币（sand dollar）。走着走着，爷爷俯身拾起一枚沙币，将它投入大海。小孙子问："爷爷，那是什么？"。爷爷说："孩子，这叫沙币，它是有生命的。如果进入大海，它就会生长；如果待在沙滩上，就会在太阳的照射下干死"。小孙子又问："爷爷，您能把这么多沙币都扔进大海吗？"爷爷说："不能"。这时，爷爷又拾起一枚沙币扔进海里，说："然而对这一枚，它的世界就完全不同了（To this one, it makes all the difference in the world）。"

作为研究生的导师，您想把学生投入"大海"吗？弯下腰来，伸出助人之手（helping hand），拾起尽可能多的"沙币"，把它们投入大海。您会造就卓越，会为明天的佼佼者骄傲。

"沙币"愿意被投入大海吗？当初可能不愿意。在大海里没有沙滩上安逸。

我曾把这个故事作为研究生面试的一个题目让候选人谈听后的感想。有的学生说：他愿意被投入大海。有的学生说：如果没被投入大海，她自己也想方设法"滚进"大海。为人师者，不单是要传道、授业、解惑，而且要拾起尽可能多的"沙币"，把它们投入大海。后生学子，要有勇气成为投入大海的沙币。生于波涛，亡于安逸。

二、失败仅是一个事件
——感谢失败与挫折——

人人都会经历失败。失败使人沮丧，甚至摧毁人的信心。在生活和工作中，许多人容易把一次失败当成一个人的失败而一蹶不振，由此一路败将下去。

Zig 在书中指出，如何看待失败是一个人能否超越自我的一个重要标志，他说："失败仅是一个事件，失败的是事而不是人（failure is an event, not a person）；昨天已在昨晚结束，对于经历了昨天失败的人来说，今天是全新的一天（yesterday ended last night, and today is your brand new day）"。这种"失败观"是许多人所缺乏的。

人们不愿经历失败，但人们应感谢失败。失败了的你是一个更接近成功的你。每一次失败都给你提供了一次难得的学习机会，使你更有见识，掌握更好的方法来解决问题。成功者善于从自己的失败中学习，并把失败转变为机会。科学发现通常源于失败。成功的企业多是从失败中爬出来的。

经历了失败，说明一个人付出了努力。不尝试的人永远不会经历失败。

失败的昨天成为个人的历史，一去而不复返，时间是毫不留情的；然而，全新的一天并不因为昨天的失败而丝毫缩短，时间不咎既往。昨天的失败可能引导出今天的成功。

推而广之，也应该把成功视为一个事件。人们喜欢成功，享受成功带来的喜悦，容易因成功而"望天低吴楚，眼空无物"。成功是暂时的。成功的昨天成为个人的历史，今天是全新的一天，可能是成功的一天，也可能是失败的一天。成功也是个事件。

三、某 天 岛
——自强不息、立即行动——

Zig 多次在书中提到某天岛（Someday Island）。某天岛并非指真实世界中的任何岛屿，而是指一种思维定势或习惯或状态。进入某天岛的人有共同的特点，他们不乏各种目标或梦想，但从不采取任何行动去加以实现。他们的目标或梦想与行动分离。某天岛的"居民"经常想或说的是："某一天，我将……（some day I'll…）"。例如，某一天，我将减掉20公斤体重；某一天，我将原谅所有伤害过我的人；某一天，我将周游世界；某一天，我将成为科学家；某一天，我将成为亿万富翁；某一天，我将记住两万个英文单词；某一天，我将在自然杂志上发表文章；……

扪心自问，我们每个人都有进入某天岛的时候。不同的是进入哪个某天岛，以及在岛上流连多

久。某天岛会使人享有暂时的安逸，使人"梦里不知身是客，一晌贪欢"。某天岛使人一事无成。

虽然梦想给人以期望，但是只有行动才能使梦想成真！设计一条路线，造一艘船或找一艘船，离开某天岛，驶向您的目标。想一想走路吧。一只脚往前移动，另一只脚随过去，人就动了。行了、动了，离目标就近了。

四、可怜的小我
——相信自己——

某种意义上，每个人都是天才或至少在某些方面表现出天赋。天才可能被他人否定。某些人认为否定别人的天才是一件舒服的事情。

Zig 发现，一个人的天才很可能被自己否定，因为否定自己的天才也是很舒服的事情。这种自身否定想告诉别人的是：请不要对我提出更多的要求，不要对我有更大的期望，不要批评我，我所能做的就是这么多。

否定自己天才的人易患一种疾病，即 PLM（poor little me）。PLM 患者的"临床表现"是经常"舒服地"否定自己。患者可能经常对自己"窃窃私语"或告诉别人：我只是个小女生；我只是个家庭妇女；我只是个高中生；我只是个本科生；我只是个小硕士……

PLM 可"传染"：PLM 患者的朋友也可能是该病的患者，他们乐于分享否定自己的舒服感。

PLM 可"恶化"：否定一次会带来新的否定，新的否定又带来更新的否定。

PLM 可治愈，Zig 在书中讲述了治愈 PLM 的"病例"：Zig 在大学毕业后曾做炊具推销经理。他聘请了一位名叫 Gerry 的女士做助手。开始共事前，Gerry 对 Zig 约定："我干所有的活，讲话的事全归你。"Gerry 的这一约定包含着对自己的否定，提醒 Zig 她不善言谈，也请 Zig 不要在这方面对她有任何期望。他们合作 3 个月后的一天，Zig 揽到很多顾客。按常规，Zig 要在第二天到这些顾客家中去做现场演示和讲解。由于实在忙不过来，Zig 请 Gerry 帮忙。Gerry 听后连声说："我不能去！我不能去！"。她眼神里流露出极端的畏难和恐惧。经 Zig 反复请求，下班回家前 Gerry 说："唉，没办法，我去吧！我不想看见你的脑袋卡在那儿被切下来。但是，我坦率地告诉你，我今天晚上肯定会彻夜失眠。你把我害苦了！我告诉你，这是最后一次。下次若你再把脑袋卡在那儿，是你的脑袋被切下来，

而不是我的。"第二天，认定自己不善于做此事的 Gerry 硬着头皮去顾客家做现场演示。傍晚下班前，Zig 收到 Gerry 的电话，从她的声音中 Zig 感受到她的兴奋和激动："Zig，你可能想不到，我今天有多开心。当我到第一位顾客家的时候，他们准备好炊具和食料。我演示讲解后，主人夸奖我，说我很职业，人也很好。主人甚至请我和我女儿到她家吃饭。其他几家的主人也赞扬我的工作很棒！没想到，我今天的感觉这么好！Zig，下次你忙不过来，还让我帮忙。"Gerry 的天才终于被自己发现了。5 年后，Gerry 成为一家营业额达数百万美元的化妆品公司的国际部门副总管，负责公司的销售培训。

你可能也患了 PLM，但你能被治愈。治愈 PLM 的医生是你自己。你能改变。你能成为一个更好的你！更好的你是一个比现在的你更令自己满意的你。超越巅峰并非超越别人，而是超越自己。若不鼓起勇气迈出第一步，你将永远是原来的你！不敢迈出第一步的恐惧，和其他许多恐惧一样，多是没有根据的。克服莫名的恐惧，对自己说："是的，我能！"奇迹就可能发生！对你影响最大、整天和你对话的人恰恰是你自己。所以，当你和自己说话的时候，必须非常小心。若你总是对自己说"不，我不行！"，你可能已经是 PLM 患者了。

生活和科研的成功是因为你充分调动了自己的能力。仅有能力和智慧并不能成就你的人生，关键在于你能认识到自己的能力，承认它、欣赏它、发展它并应用它。想到，做到，才能得到！每个人都有天才的种子。当你启用了你所具有的天才时，你就会成为一个与你现在不同的你。

在美国，有的高中开设了"我能"课程，有的学校有"我能"班，其创意就是帮助学生认识和应用自己的能力，实现对自己的超越。

五、烦恼树
——抛弃无谓的烦恼——

在生活和工作中，人们常有烦恼。烦恼可扰乱人的心智，甚至影响人的健康。Zig 在书中所讲烦恼树的故事有助于我们应对烦恼。

一个住宅花园的前门有一棵铜榉树（Copper Beech tree），主人将其称为我的烦恼树（private trouble tree）。每天晚上回家时，他都把一天遇到的烦恼逐个用意念挂在这棵树的不同枝丫上，然后说："今晚把'你们'都挂在这儿了，明天早上我去工作时将把'诸位'取下带走。"

第二天早上，当主人去取挂在树上的烦恼时，奇怪的事情发生了。他发现昨晚挂在树上的烦恼至少消失了一半，剩下的一半也远不如昨晚那样令人心烦。

Zig 说："困扰我们的许多事情都是在我们头脑中的产物，并未在真实的生活中和工作中发生。"许多烦恼都是自己寻找或感受的，正所谓"天下本无事，庸人自扰之"。

生活就像坐过山车，上上下下，曲而有弯。人都有顺利和困难的时候，都会经历成功和失败。困难和失败给人以烦恼。如果能从困境中学习，你会收获更多。笑着迎接问题比哭着更有效果。

请把烦恼挂在 Copper Beech tree 上，别带入家门。

六、旱冰鞋上的章鱼
——遵守纪律，成功的奥秘——

当听说美国一个大公司聘请一位退役将军担任重要的管理职位时，Zig 曾疑惑这样背景的人如何能管理公司。当 Zig 自己的公司也开始对员工进行军事训练后，他的看法发生了迅速的、根本的改变。他发现，军事训练和军人的经历对从事商业、科学、宗教和政治均大有裨益。

后来的事实证明，聘请者独具慧眼，那位退役将军做得很成功。是什么原因使军人能成功地管理企业呢？

Zig 认为，军事训练和军人的经历使人懂得执行纪律（包括自律），而高效的商业和科研活动都需要执行纪律。

美国前总统卡特于 1946 年毕业于美国海军科学院。毕业后，他当了 7 年海军军官。当有人问他对海军有何印象时，卡特说："当他们说 8 点，他们就不是指 8 点零 1 分（When they said 8:00, they did not mean 8:01）。"军人的经历使军人懂得了遵守纪律：遵守纪律的人知道服从命令；遵守纪律的人坚决完成任务；遵守纪律的人会做到整齐划一，步调一致；遵守纪律的人，皮鞋闪亮，衣裤笔挺，床铺整洁，坐有坐相，站有站相。遵守纪律意味着准确（precision）。遵守纪律体现着标准化（standardization）。

刚来到这个世界时，我们都不懂得遵守纪律。我们想吃就吃，想睡就睡，为所欲为，放纵自己。到了孩童时，我们仍"恶习"不改，认为"世界"是为我一个人所创造的。在这一阶段，我们的父母和其他周围的大人给我们提供了所需的一切，让我们有最好的机会成长。

随着年龄增长，有一天，我们突然痛苦地意识到：在我们生活的世界里还有别人。别人也有需求，也有愿望。而且，别人的需求和愿望并非一定与自己一致。我们个人的好恶并非这个世界上唯一重要的。我们需要和旁人接触，在由众多人组成的社会中生活和工作。我们开始根据自己和别人的需要而约束、调整自己的行为。我们开始知道，自己想做的事并非一定是应该做的事情，而自己不喜欢做的事情则可能是应该做或必须做的事情。我们开始遵守纪律，意味着我们开始成长。遵守纪律本身会带来痛苦，但这种痛苦是暂时的，而成长则是永久的（Discipline itself frequently brings pain, but the pain is temporary while the growth is permanent）。我们在母亲的痛苦中诞生，在自己的痛苦中成长。成长也伴随着喜悦。

遵守纪律的人不但努力做自己想做和喜欢做的事，也会努力做别人想做和喜欢做的事；遵守纪律的人尊重别人；遵守纪律的人善解人意；遵守纪律的人知道双赢；遵守纪律的人不过分自私；遵守纪律的人做实验的标准差小，重复性好；遵守纪律的人往往是团队的优秀成员；遵守纪律的人不迟到，因为他知道别人的时间和自己的时间同样重要；遵守纪律的人锲而不舍；遵守纪律的人善于自我控制；遵守纪律的人不找各种各样的借口为自己的不努力而开脱。

世界著名的高尔夫运动员伍兹（老虎）说："那些真正能控制自己情绪的人将成为胜利者。仔细想一下高尔夫球比赛，你肯定会发现纪律的重要。优秀的高尔夫球手一定是很守纪律的人。"

H. Jackson Brown Jr. 说：不懂得遵守纪律的天才就像一条旱冰鞋上的章鱼，它会作出无数的动作，但谁也不知道它是向前、向后，还是向两侧。

Zig 说："当成为罗盘奴隶的时候，水手就获得了在海上的自由。一旦水手服从了罗盘，船就会载着他去他想去的地方。当遵守维系于道德的纪律成为自己的生活方式时，你就获得了真正的自由。"

"自由是自律最终的褒奖（Freedom, in fact, is the final reward of self discipline）"。

毛泽东领导人民军队唱着、执行着"三大纪律八项注意"把蒋介石的军队从中国大陆赶到台湾。

破坏纪律必然摧毁团队；破坏纪律会颠覆家庭；破坏纪律将搞乱国家。

遵守纪律也意味着自律。自律很难持久。Zig 计算，对于一个下决心减轻体重的人，如果每天减掉 1 盎司（约 28g）体重，1 年就能减掉 23 磅（约 10kg）。一天减掉 1 盎司，10 天减掉 10 盎司，多数人都能做到，但很少见到通过每天减掉 1 盎司而实现 1 年减掉 23 磅的人。新年伊始，一位健身房常客到健身房去健身，发现他不得不排队等候。健身教练告诉他："每年都如此，这是新年的决心（new years resolution），2 周以后您就不必排队了"。

事实告诉你，多数家庭新买的跑步机都会在 2~3 个月后被弃之一旁。

七、规避失败之道
——学会合作与相处——

每个人都在某些方面存在"残疾"，因此我们需要求助，需要与人合作。让合适的人做最合适的工作，请最擅长的人或团队用他的拿手绝活帮助你，你会做得更快、更好。不幸的是，很多合作都以失败告终。合作失败首要的原因是出现了人的问题。Zig 告诉了我们规避失败的"哲学"。

"放进去的是垃圾，出来的也是垃圾。投入的是好东西，得到的也是好东西"（Garbage in and garbage out. Put the good stuff in, and you'll get the good stuff out）。

"两个人之间发生了问题，通常见到的是两个失败者"。

"如果您帮助他人得到他人所想要的，您就会得到你自己所想要的"（You can have everything in life you want, if you will just help other people get what they want）。

"如果去寻找朋友，你会发现朋友很少；如果你去做朋友，会发现到处都有你的朋友"（If you go looking for a friend, you're going to find they're very scarce. If you go out to be a friend, you'll find them everywhere）。

在现代科研中，那些孤军作战的科研小组，很难获得大的突破。只有通力协作，才能缩短我们科研认知的进程，才能获得巨大的突破。合作吧，我们会做得更快更好（Together, every one achieves more）！

八、工作要我
——机会眷顾强者——

Zig 在书中阐述：现代化社会里，每个人的工作都是没有保障的，但对有些人而言，他们的就业是有保障的。为什么呢？一个缺乏职业精神和工作技能的人，不容易找到工作。即便找到工作，也容易被解雇。对这样的人，工作是没有保障的。一个职业素养好且技能强的人容易找到工作，通常不会被所在的团队解雇，他的工作似乎是有保障的。但是，天有不测风云，这个团队也可能因某种原因而解体。一旦发生这样的事情，所有人的工作都会丢掉。幸运的是，对职业素养好且技能强的人来讲，他们的就业通常是有保障的。他们容易找到工作，通常不会被解雇，即使被解雇，也会很快被新的团队招聘，成为其中一员。为进一步说明这一观点，Zig 分别列举了以下两个例子。

鲍威尔于 1937 年出生在美国一个牙买加移民家庭。1958 年，他在纽约城市学院获得学士学位后参军。1969 年，鲍威尔在乔治·华盛顿大学获硕士学位。在卡特政府，鲍威尔出任美国国防部长和能源部长助理。1989 年，鲍威尔出任老布什政府的参谋长联合会主席，成为达到这一职位的第一位美籍非洲人。在克林顿政府，鲍威尔继续出任美国参谋长联合会主席。在小布什政府，鲍威尔出任美国国务卿，又成为获得这一高位的第一位美籍非洲人。

球迷知道，当一个职业橄榄球队因某种原因解散时，并非所有队员均赋闲在家。高素质、高水平的队员一定会成为另一支球队、可能是更好球队的新成员。他们的素质、技能以及在前一球队的经历保障了他们的就业。

我们必须努力学习、尽可能出色地掌握专业知识和其他的知识，在实践中将自己从"我要工作"变成一名"工作要我"的人（Move you from having a job to the job's having you）。

九、机会偏爱有准备的人
——天将降大任于斯人——

机遇偏爱那些有准备的头脑，这句话并不完全，因为仅强调"知"，而忽视了"行"。应该说，机遇偏爱那些有充分准备的人。Zig 以 Jeff Hostetler（Jeff）为例诠释了准备的重要性。

Jeff 是美国著名橄榄球队的四分卫。四分卫是橄榄球队的进攻组织者，是球队的灵魂人物。在前 7 年的职业生涯中，Jeff 是球队的替补四分卫，在美国橄榄球联赛（NFL）中，他几乎没有上场机会。7 年后的一次 NFL 比赛中，首发四分卫突然在场上受伤。主教练回头对坐在替补席上的 Jeff 说："Jeff，轮到你了。"Jeff 站起来，戴上头盔，跑进场地，投入

了比赛。他带领球队赢得了比赛。接下来，Jeff 带领球队一路打入 NFL 总决赛（super bowl）并获得冠军。从此，Jeff 成为首发四分卫，星光四射。

是什么原因使 Jeff 一举成功呢？

Jeff 任替补四分卫的 7 年里，其所做的准备决定了 7 年后的一切：Jeff 读书不辍，潜心研究橄榄球的攻防技术；Jeff 苦练四分卫技术，将废旧轮胎挂在树权上，使其摇摆起来，然后无数次地将橄榄球从轮胎中间投过去；Jeff 每天做大量仰卧起坐、俯卧撑、颠簸跑、快速跑和举重；每个赛季，Jeff 都尽可能逼真地模拟将遇到的对手的四分卫，供首发四分卫带领首发队员练习防守；每场比赛，坐在替补席上的 Jeff 始终密切观察场上变化；每逢暂停和半场休息，Jeff 都会将自己所观察到而被首发四分卫忽略了的场上攻防要点，毫无保留地告诉后者。

为了随时可能出现的机会，Jeff 准备了整整 7 年。

设想一下，当主教练对 Jeff 说："Jeff，轮到你了。"Jeff 不是胸有成竹地跳起来，不是在心里暗暗发誓："我一直在为这一刻而努力工作，我准备好了"（This what I've been preparing for, I am ready），他可能会一直坐在替补席上或被解雇。

台上 3 分钟，台下 10 年功。成功的运动员、律师、金融策划人、歌星、舞蹈家、影视明星、医生、教授、演说家和科学家都是在平时做了充分准备的人。准备好了，机会就在那儿（Get ready, the opportunity is there）！

十、大目标的实现是小目标完成的积累
——千里之行，始于足下——

生活或工作中，每个人都可能有长期的目标。长期的目标是大目标。大目标十分重要，它使人有方向感和吸引力。然而，并非每个人都会将大的、长期的目标分解成小目标，甚至是每天的小目标（daily small goals），并脚踏实地、集中精神地为实现这些小目标而努力工作。"大目标的实现是小目标完成的积累"（Small daily goals to reach big, long-range ones）。

Zig 讲述了 Byron Neison（Byron）是如何通过小目标的实现而取得成功的故事。

Byron 是一位美国职业高尔夫球运动员。1945 年，在美国职业高尔夫联盟（Professional Golfer Association, PGA）巡回赛中，Byron 连胜 11 场；在所参

加的 31 场锦标赛中,获得了 18 个冠军和 7 个亚军。Zig 说,在体育界,几乎所有的人都相信任何纪录终将被打破,但 Byron 创造的上述纪录将难以被打破。

当问及为什么能取得这一不可思议的成绩时,Byron 说是因为一个梦想。

Byron 和他的妻子早年生活窘迫。结婚后,他们最大的梦想是拥有一处大的私人庄园。曾经的窘迫使他们恐惧贷款。他们希望用一次性付款而实现自己的梦想。从此,Byron 打高尔夫,他的妻子则支持他打高尔夫,这成为他们夫妇生活的核心内容。Byron 将他们的大目标分解成若干小目标,并从战术上和技术上加以实施:训练和比赛中,每次近穴击球,每个推球入洞,Byron 瞄准的都是那个庄园;每场高尔夫球(将高尔夫球打进 18 个洞)的胜利,都意味着庄园里增加了几头牛;每次锦标赛的胜利,都意味着庄园里又扩大了几公顷土地,都是为实现他们的梦想而迈出的一大步。就是这样,一杆一杆,一场一场,日出日落,年复一年,Byron 不断地实现一个又一个小目标。小目标的积累使 Byron 和他妻子的梦想终于成为现实。

Zig 主编的 *See You at the Top* 一书共 384 页,他每天写 1.26 页,全书在一年内完成。

孩子得一天一天地抚育、培养;英语单词得一个一个地背;试验得一个环节一个环节地做;路要一步一步地走。每一步都走好了,要去的地方就到了。抓好了过程,必然会获得结果。千里之行,始于足下,只要坚持,只要坚韧不拔,你的目的一定能够达到!

(于永利)

附录二　警　示　篇

严谨的科研作风培养在科学研究过程中具有非常重要的作用，是研究生阶段培训的重要环节，是防止科学不端行为发生的有效方法。但在研究生培训阶段往往容易忽略这一环节，使研究生对科学研究的严肃性和科学不端行为的危害性认识不足，数据造假、剽窃、篡改、一稿多投等学术不端行为时有发生，对实验室和研究生本人均造成不良的影响。要杜绝此类问题的发生，仅靠研究生教育管理部门采取的管理措施是不够的，更需要研究生本人对此问题的高度重视，这样才能在源头上杜绝数据造假等学术不端行为。为此，我们选择了几个典型的生物医学领域科学不端行为的案例进行分析，目的是给研究生一个警示作用，使研究生真正认识到科学研究中遵守科研道德、伦理规范和法律法规的重要性，对研究生树立良好的科研道德和科研作风是非常必要的。

案例一　违背医学伦理的伤害性人体性病试验

伤害性人体性病试验是美国政府于1946年到1948年之间在危地马拉进行的一项秘密的医学试验，美国医疗人员在受害者不知情或者未经受害者允许的情况下故意让数百名当地人感染上淋病和梅毒。2010年，人体性病试验被公布于世，掀起轩然大波。关于科学研究的伦理考量、科学家的良知以及医学试验受试者的自主性等问题引起了相关专家的强烈关注。

案件回放　1944年，青霉素用于治疗梅毒初见疗效，美国公共卫生署为了研究青霉素对梅毒螺旋体和淋球菌早期感染的药效和预防作用、确定青霉素治疗梅毒和淋病的最佳剂量以及治愈患者再次感染的途径，在1946年至1948年由美国国立卫生研究院、泛美卫生局和危地马拉政府共同赞助，由美国医生John Cutler负责在危地马拉展开这项人体试验。危地马拉官员当时虽然给予美方实验许可，但并不知道试验内容。由于危地马拉监狱里在押人员与妓女发生性关系后很多人患淋病或梅毒，因此Cutler和他的研究者们选择包括医院里的精神病患者和危地马拉监狱里的在押人员作为试验对象，研究人员没有告知受试者实情。当试验对象数目不够时，研究人员给危地马拉的妓女"接种"了梅毒螺旋体和淋球菌，然后再让她们与囚犯进行没有采取任何保护措施的性行为，把性病传染给囚犯，以此来增加病例数，共696名男性和女性感染了梅毒或淋病。试验对象随后接受青霉素治疗。感染性病受害者中大约有1/3的人一直未得到足够的治疗。

Susan Reverby教授是在波士顿郊区的韦尔斯利学院的医学史学家，2009年，她在梳理已故医生John Cutler的资料时发现了这些概述该实验的存档文件。2010年，性病人体试验被公布于世，她把相关内容贴到她的网站上。消息一经披露，危地马拉政府立即发表声明谴责，而美国总统奥巴马和国务卿希拉里·克林顿也在2010年10月1日就60多年前美国政府为研究目的故意让数百名危地马拉人感染性病分别向危地马拉道歉。希拉里认为美国研究人员"没有给予人权最起码的尊重，在实验过程中违背了伦理道德"。而且也有足够证据证明研究人员曾试图掩盖事实真相。危地马拉政府在一份声明中表示，保留把事件交由国际法庭处理的权利。

案件启示　发生在60多年前美国的"伤害性人体性病试验"是以科学的名义、欺瞒的手段来实施的，为我们提供了一则反面教材。这是发生在课题立项、课题实施环节的科学不端行为，该项目在立项时就违背了医学伦理。在生物医学领域的研究中，可以使用人体试验来检验诊断方法和药物疗效，在此过程中必须恪守生命伦理学的不伤害、有利、尊重、公正四项基本原则，充分尊重受试者的自主性与自我决定权,包括知情同意与知情选择(包括信息的提供、信息的理解、同意的能力、自由的同意等四个层面)、保密与隐私,同时建立严格的实验前伦理评估与实验完成后一定期限内的伦理、法律责任追溯制度,才能切实保障受试者的权利,杜绝欺瞒性人体试验。

案例二　血液样本采集造假事件

2007 年 9 月,美国卫生及公共服务部的简报公布了 Joy Bryant 调换人血液实验样本事件,其行为属于典型的科学不端行为。Bryant 调换实验样本的行为很简单也很容易被认定,可以称之为最简单的科学不端行为,但却是医学研究中科研不端行为最易发生的类型。

案件回放　美国俄克拉荷马州塔河县地区在 20 世纪初开始进行大规模铅锌矿石的开采,造成大面积的重金属污染。美国国家环境保护局从 1983 年开始监测和处理该地区的环境污染状况,其中一个监测和评估铅中毒情况的项目(TEAL)是由国家环境卫生科学研究院和国家卫生研究院共同资助,旨在测量居住在美国塔河县的印第安儿童血液中的铅含量。TEAL 是一个 10 年的合作项目(1996—2005)。在 TEAL 项目的长期调查中,儿童血液样本需要采血员挨家挨户上门收集,是个很烦琐的过程,而且提取好动活泼的儿童的血液样本比较困难,工作量很大。Joy Bryant 就职于美国俄克拉荷马大学卫生科学中心,作为采血员签约参加了塔河县地区儿童血液铅含量的调查项目。2004 年 11 月,该项目组的 3 位成员发现一个儿童家中的空血液样品管到血液中心后却装有血液样本。3 人认为有人伪造了血液样本,这会直接影响 TEAL 项目调查结果的正确性,因此举报了这个可疑的行为。俄克拉荷马大学成立了调查委员会,对 27 个血液样本进行了 DNA 测试,发现 4 个血液样本标记性别错误,11 个血液样本不属于儿童本人,进一步测试表明血液样本来源于工作人员。2005 年 7 月,Bryant 承认了伪造血液样本的行为,在 10 ~ 15 名儿童的血液标本中,把自己和其他职员的血液标本标记为被测儿童的血液标本。经过科研诚信办公室的调查和处理,Bryant 签署了《自愿排除协议》,自愿同意在 3 年内不参加与美国联邦政府以及美国卫生及公共服务部相关的项目或担任职务。

案件启示　这是发生在项目实施环节的科学不端行为。项目研究人员在原始材料收集过程中玩忽职守,伪造、篡改了实验标本,违背了科研道德和科学研究的严肃性,属于严重的科学不端行为。在环境对人类健康影响的研究中,实验样本的数据需要进行统计学分析,在实验样本的收集中,任何一个疏忽都会直接影响结果评价的正确性和可靠性,甚至会得出相反的结果。而每一项研究结果的获得不仅为我们提供了环境和人类疾病关系的资料,而且也直接关系到环境治理政策的制定以及疾病的预防和治疗方案确定。该领域科学不端行为的影响不仅局限于对科研资源的浪费,而是威胁到人类的健康和安全,其危害是非常大的。

案例三　弄虚作假的皮肤移植实验

1974 年 3 月,美国揭露了一桩科学上弄虚作假事件。此事一经揭露,舆论哗然,许多报刊都称这件丑闻为“美国科学界的水门事件”。

案件回放　Willian T. Summerlin 是一名外科医生和皮肤病专家,对皮肤移植非常感兴趣。在斯坦福大学研究动物皮肤保存以及经过培养的自体皮肤移植获得成功。为了能更好地进行皮肤移植的研究,他来到了当时美国著名的免疫学家古德的实验室,开始着手研究异体皮肤移植技术,并追随古德到了纽约纪念斯隆-凯特琳癌症中心。1973 年,在美国癌症协会的会议上,Summerlin 宣布“人的皮肤经过 4 ~ 6 周的培养之后,就会失去排斥性,移植到其他人身上也可以不被排斥”,并对公众和媒体夸大宣传,声称他成功地将黑老鼠的皮肤移植到了白老鼠身上。Summerlin 似乎找到了不用免疫抑制药物就能避开排异反应的方法。对于器官移植来说,这一发现具有重要意义,对于免疫学界、乃至整个医学界无疑是一个令人震惊的发现。然而,英国、美国的多位免疫学家均未重复出 Summerlin 宣称观察到的实验,Summerlin 试着将黑色小鼠的皮肤移植到白色小鼠身上,但由于小鼠的免疫排斥反应让实验进展并不顺利。他本人也不能重复出他自己所说的实验结果。面对学术界和纪念斯隆-凯特琳癌症中心不断增加的质疑声,Summerlin 感到压力越来越大。古德和他的同事准备向《移植》杂志投稿,报道他们对 Summerlin 的实验进行重复的否定性结论。Summerlin 希望古德不要发表这篇否定性的报告,为了证实他已经成功地重复出实验,他呈现给古德 2 只成功移植了黑老鼠皮肤的白老鼠。当存放老鼠的笼子放回原处以后，他的助手——一位高级实验室技术人员不慎将酒精沾在老鼠身上，随即皮肤真正的颜色——白色显露出来。原来，Summerlin移植到白鼠身上的黑色皮肤移植片是借助一支黑色的毡制粗头笔伪造的皮肤片。1974年3月，Summerlin的造假行为被揭露。后来，Summerlin承认了一切，用工作繁重、压力过大为自己辩护。最后，他被判定犯有行为不端罪。Summerlin事件引起学术界强烈震动，许多报刊将这件丑闻称作"美国科学界的水门事件"。

案件启示 这是发生在课题实施环节的科学不端行为。这起"美国科学界的水门事件"的发生，与Summerlin承受的巨大压力有很大关系，Summerlin充分利用新闻媒体的作用，使他成为科学界的一位名人，为了扩大自己的影响，他过度地夸大了他的研究成果，在这样的情况下，Summerlin不能够重复出自己所宣传的实验结果，但迫于科学界的压力和急于求成的心理，发生了弄虚作假的皮肤移植实验。这个事件提示我们，科学是以事实为依据的，在任何时候都不能以未经验证的科学假设作为科学的依据夸大其词，否则最终自食苦果。

案例四 "干细胞克隆"造假事件

韩国著名的生命科学家黄禹锡因其在克隆研究领域的成绩，被誉为韩国"克隆之父"。因伪造科研成果、违背科学伦理规则等，沦落为韩国的"耻辱"。该事件引起全世界生命科学研究的关注和反思。

案件回放 黄禹锡是韩国著名的细胞生物学家，因在科研上屡有惊人成就，迅速成长为韩国乃至世界生命科学研究领域的权威。1993年，黄禹锡培育出韩国第一头"试管牛"；1999年，培育出韩国第一头克隆奶牛；2002年，培育出克隆猪；2004年2月份，黄禹锡研究组在《科学》杂志上发表论文宣布，在全世界率先成功从人类卵子中培育出了人类胚胎干细胞系。首尔国立大学宣布，直至退休止，聘黄禹锡为首席教授并获得韩国科研工作者的最高勋章——创造奖章。2005年5月，他再次通过《科学》震惊世界——成功利用患者体细胞克隆出人类胚胎干细胞，这一系列成果为治疗疑难病症开辟了新途径，黄禹锡被美国著名科学杂志《科学美国人》评选为年度科研领袖人物并获得"韩国最高科学家"称号。2005年8月，他在《自然》杂志又宣布成功培育出首只克隆狗"史努比"。这一成果使各界普遍认为，韩国在克隆动物和干细胞领域居世界领先地位，这只狗被美国《时代》周刊评选为年度最佳发明。

正当黄禹锡被认为韩国最有可能夺得诺贝尔奖的火热人选时，2004年5月，《自然》杂志披露，黄禹锡人类胚胎干细胞研究小组中2名女科学家的名字出现在卵子捐献者名录中，首次揭开了黄禹锡造假事件的盖子。2005年11月，黄禹锡研究的重要合作者、美国匹兹堡大学教授Gerald Schatten以获取研究用卵子过程中存在伦理问题为由决定同黄禹锡分手。随后，黄禹锡承认手下女研究员曾捐献过卵子，并且合作医院向某些提供卵子的女性支付过报酬。为对卵子风波负责，黄禹锡宣布辞去首尔国际干细胞研究中心主任等所有校内外公职，今后将专心从事科研活动。

一波未平一波又起，2005年12月，有人在网络上指出黄禹锡论文中的多个干细胞照片相同或相似的文章，称干细胞照片只是倍率不同，可能是对同一个细胞照片进行处理的结果。随后，派到美国匹兹堡大学进行干细胞研究的黄禹锡科研组研究员表示，曾按照黄禹锡的指示，将2张干细胞照片追加复制成11张用于2005年的论文。首尔大学迅速成立了"黄禹锡科研组干细胞成果"调查委员会，对相关论文进行调查。2006年1月，调查委员会发表最终调查报告，认定黄禹锡科研组2004年发表于《科学》杂志上的论文同2005年的论文一样，均是源于编造数据。随后，美国《科学》杂志宣布撤销黄禹锡2004年和2005年发表的2篇造假论文。首尔大学惩戒委员会决定撤销黄禹锡首尔大学教授职务，禁止黄禹锡在五年内重新担任教授等公职，退职金减半发放。这是首尔大学惩戒委员会级别最高的处分。同时，对黄禹锡论文的有关人员分别给予停职2~3个月和减薪1个月的处罚。

由于首尔大学调查委员会的调查权限仅限于查清论文的真实性，首尔大学调查委员会将调查结果移交给韩国首尔地方检察厅，造假事件进入司法调查阶段。2006年5月，地方检察发表了黄禹锡干细胞造假事件的最终调查结果，决定以欺诈罪、挪用公款罪以及违反《生命伦理法》的罪名起诉黄禹锡。关于违反《生命伦理法》调查指出：黄禹锡向妇产医院的25名患者提供3800多万韩元手术费，作为她们提供卵子的报酬。涉嫌侵吞研究经费案的宣判指出，黄禹锡不仅非法利用人的卵子，还以做假账等手段骗取、冒领经费达8.3亿韩元，向多名政界人士提供政治捐款和购买礼物送给赞助企业高层,犯罪性质严重。最终,韩国首尔中央地方法院对黄禹锡涉嫌侵吞研究经费罪和非法买卖卵子罪判处有期徒刑 18 个月,缓期 2 年执行。

案件启示 这是发生在项目实施、成果整理以及科研经费使用环节的科学不端行为。黄禹锡造假首先从伦理失范开始,神话的破灭也是首先因为伦理失范暴露出来的,提示我们在生命科学研究领域,特别是涉及人体的医学实验,必须遵守基本的伦理守则。黄禹锡在项目实施和整理论文过程中伪造实验数据,与日益膨胀的“黄禹锡神话”和科学研究所处的急功近利的社会环境密不可分,媒体的夸大宣传对黄禹锡造假案起到了推波助澜的作用。正是由于黄禹锡神话的效应,使他掌握了大量的科研经费,也滋生了他对科研经费的滥用和挪用行为。科研经费的专款专用,是保证科研质量的基础,也是必须遵守的科研道德和法律法规,如果挪用经费,不仅弱化科研项目的完成质量,而且触犯了法律。从这个事件中我们可以看出,任何违背科学研究规律性和严肃性而对研究成果的盲目追求,都将最终影响甚至破坏科学研究的健康发展。

案例五 伪造“实验图像”事件

有关成熟小鼠卵母细胞是否包含影响指导未来细胞分裂的定位因子的问题向来是争论的焦点。美国密苏里州大学在 2006 年发表在《科学》杂志上的一篇有关早期胚胎发育的文章挑战了传统的观点,遭到多名科学家的质疑。经调查,在文章中的多张实验图片系伪造,《科学》杂志撤销该论文。

案件回放 Kaushik Deb 是美国密苏里州大学 Roberts 实验室的博士后,主要进行胚胎发育方向的研究。Deb 与实验室的两位博士后完成了检测早期发育阶段胚胎分裂球是否平均表达转录因子 Cdx2 的研究,他们发现转录因子 Cdx2 表达在两细胞阶段晚期分裂的细胞核而不是第一次分裂的两个胚细胞的囊胚细胞,两细胞阶段小鼠的胚胎分裂球表达转录因子 Cdx2 有差异,其中一个卵裂球将会发育为滋养外胚层,最终成为胎盘。论文于 2006年 2 月发表于《科学》杂志上。文章一经发表给这一争论带来了震惊,因为传统观点认为早期阶段胚胎分裂球是平均的,使当时关于胚胎何时出现不对称的争论更加激烈。

而在另一个研究所(Max-Planck)的胚胎学家研究发现胚胎中的不对称形式直到囊胚阶段才出现,这与 Deb 等人提出的在两细胞期晚期出现的胚胎模式不符。Max-Planck 研究所尝试重复《科学》杂志报道的实验,结果都失败了。与此同时,十几位胚胎学家通过观察比较之前发表的论文,质疑该文章有不正当行为,并写信给《科学》杂志主编,陈述他们“发现重复图片被用于支持不同的实验。”以及发现几张图片有假,起诉美国密苏里州大学有欺诈可能。随即组成了由几位美国密苏里州大学内外的资深科学家组成的调查组,对这一造假进行深入调查。其中组内的显微专家发现文中的某些胚胎图片是复制的,看似不同的胚胎;另外,主要的原始数据也已丢失。调查结果显示,论文中的数码图像有些是 Deb 伪造的,通讯作者以及另外两名博士后无过失。

2007 年 7 月,该论文的 3 位作者承认文章中的一些图为 Deb 故意伪造的数字图像,将该文章撤回,文章第一作者 Deb 因无法找到未签字。至此,《科学》网站数据显示,该文章已经被 31 篇科学文献引用。美国密苏里州大学负责研究的副校长说:“全部否定,简直是个悲剧,这种不负责任的过失对科学生涯是致命的。”他认为,Deb 虽不能以浪费联邦资金罪被起诉,但一定会失去其科学事业,这对任何人来说都是最严重的惩罚。

案件启示 这是发生在成果整理环节的科学不端行为。在整理论文过程中篡改和伪造实验图片。在生物学的科学研究中,图像数据属于原始记录,是实验结果最直接的证据,必须保证其真实性和完整性。因此,对原始实验图像数据人为的用软件进行复制、修改、去除斑点、修补、修饰图像以及图像合成都属于科学不端的行为。从这个事件中我们可以看出,在论文整理过程中对数码图像进行复制和伪造,最终将得到严厉的惩罚。也提示我们科学研究越发展,技术手段越先进,越需要遵守科研道德和法律规范,这是对科学研究健康发展的支持,更是对科学家的保护。

案例六 编造调查对象、篡改实验数据事件

2006 年,挪威奥斯陆雷迪厄姆医院的 Jon Sudbo 在《柳叶刀》杂志上发表的论文中伪造、篡改数据事件被曝光,在国际范围内引起了巨大的关注,超过 330 家国内外媒体对此事进行了报道。

案件回放 Jon Sudbo 曾是一名牙科医生,1993

年到挪威奥斯陆雷迪厄姆医院从事由癌症协会资助的癌症病变前期的研究工作,之后在此进行博士课题的研究。2001 年,Sudbo 获得奥斯陆大学医学博士学位,并在《新英格兰医学杂志》发表了一篇研究报告,报道对 150 例确诊为上皮不典型增生的口腔黏膜白斑病患者进行了平均时间为 103 个月的随访,结果认为口腔黏膜白斑病的染色体倍性分析可用于预测口腔癌患病的风险,口腔黏膜白斑为非整倍体者发生口腔癌的风险大且恶性度高。2005 年 10 月,Sudbo 与其合作者在《柳叶刀》杂志上发表一项对口腔癌高危人群(重度吸烟者)进行的巢式病例对照研究,文章指出:长期使用非甾体类抗炎药(NSAID)可降低口腔癌发生率,但也会提高心血管疾病的致死率。随着 Sudbo 研究结果得到广泛承认,德国、美国、英国等口腔白斑患者的诊断和治疗也发生了相应的变化,造成部分患者在治疗过程中不再服用止痛类药物而只能忍受痛苦,大大降低了生活质量。

文章发表后,引起了挪威公共卫生院负责人 Camilla Stoltenberg 的注意。在该文章末尾的注释中表明,研究所使用的数据来源于挪威国家癌症数据库。该数据库是挪威公共健康研究院与包括奥斯陆大学在内的 3 所大学研究机构合作建立,2006 年 1 月正式对外开放,因此研究人员不可能在开放前就使用数据库的数据。进一步核对发现,在这篇大型临床研究报告中,Sudbo 研究的 908 名被试人员中,有 250 人生日是同一天,这引起 Stoltenberg 的极大怀疑,随后她与癌症注册处和挪威国家癌症数据库等多个组织进行联系,挪威国家癌症数据库督导委员会成员仔细核对了文章,发现几处与实际情况不符。2006 年 1 月 12 日,Sudbo 向奥斯陆雷迪厄姆医院的负责人承认其发表在《柳叶刀》杂志上的论文中调查对象的数据是伪造的,他同时承认发表于 2001 年和 2004 年的两篇文章中也存在伪造和篡改数据的问题。

2006 年 1 月 13 日,奥斯陆大学和雷迪厄姆医院迅速组成了由 5 所大学和科研机构的专家组成的调查委员会,包括医学、法学和社会学等多个领域。由于 Sudbo 所有的研究都是在其博士研究课题的基础上进行的,所以委员会决定对 Sudbo 的博士研究课题开始调查,对 Sudbo 自 1997 年以来发表的 38 篇论文进行了审查。审查包括 Sudbo 作为主要作者和合作者的论文、个人和机构的联络信件、作为原始材料的数据文件、经电子邮件传递的文件以及电话录音等,同时还对数据的获取情况做了调查,获得的原始资料与 Sudbo 所发论文中的数据进行仔细对比。经过调查委员会的调查确认,Sudbo 2001 年和 2004 年发表在《新英格兰医学杂志》及其他刊物的文章存在较多的问题,例如病例样本数量不符、病例在实验过程中重复使用、实验时已患有口腔癌的患者也被列入癌前病变名单、年龄分布不符等。委员会确认 Sudbo 对数据进行了伪造和篡改,据此,Sudbo 提出口腔黏膜白斑病的染色体倍性分析可用于预测口腔癌患病风险的假设。这些数据被广泛应用于其博士论文、2001 年《新英格兰医学杂志》上的文章以及随后的一些文章。

调查委员会还确认,Sudbo 的博士生导师和首要合作者,没有充分履行自己在 Sudbo 博士研究中的监管职责,存在对他人数据的保密工作不到位、论文审查不严等问题。

《柳叶刀》等刊物陆续撤销了 Sudbo 及其合作者发表的论文。鉴于 Sudbo 在博士研究课题中就存在伪造和篡改数据行为,奥斯陆大学医学系学术委员会决定撤销其博士学位。2006 年 11 月,Sudbo 的牙医和临床医生资格也被挪威卫生监督局吊销。由于 Sudbo 的研究还获得美国国家卫生研究院(NIH)癌症研究所(NCI)的资助,所以 Sudbo 与美国方面签署了《自愿排除协议》,根据该协议,Sudbo 终身不得参加美国联邦政府各部门的科研项目,终身不得在公共卫生部的顾问委员会、同行评议委员会等组织中任职。Sudbo 的博士生导师及奥斯陆大学和雷迪厄姆医院也因对 Sudbo 的研究监管和管理不力而受到批评。

案件启示 这是发生在课题实施和成果整理环节的科学不端行为,在整理论文过程中篡改和伪造实验数据。在人类健康和医学研究领域,对一项研究结果的普遍认同不仅为我们提供了人类疾病和康复方面更为完整的资料,而且是制定疾病的诊断标准和确定治疗方案的依据。该领域科学不端行为不仅浪费了科研经费、破坏了科学在公众中的形象,而且直接影响人类疾病的诊断和治疗,威胁着人类的健康和安全。Sudbo 由于编造调查对象、篡改实验数据,错误地导向了口腔白斑患者的诊断和治疗,造成患者的痛苦和生活质量的下降。最终丢掉了学位,吊销了行医执照,对实验室、导师造成不良的影响,断送了自己的科研生涯,代价是惨重的,教训是深刻的。这个事件同时也提示我们,课题实施过程中管理部门的监管、导师的职责也是极其重要的。

案例七 论文"重复发表"事件

2005年,刊登在《生育与不育》杂志的一篇介绍卵巢早衰研究中使用PCR技术的文章是某篇韩国文章的英文翻版,《生育与不育》杂志决定撤销这篇文章。

案件回放 2005年,韩国学者Lee在美国生殖医学协会主办的《生育与不育》杂志上发表了有关"在卵巢早衰患者使用实时定量-PCR对线粒体DNA的定量研究"的文章,韩国学者Kim对此提出质疑。Kim与《生育与不育》杂志联系,称该杂志在2005年发表的一篇文章部分复制了他和Lee于2004年在韩国杂志《妇产科学》上发表的文章。经过调查比对,证实该文章是某篇韩国文章部分结果的英文翻版,《生育与不育》出版单位美国生殖医学协会(ASRM)认为"尽管从科学角度讲文章没有问题,但重复发表违反了《生育与不育》杂志的政策。"《生育与不育》杂志决定撤销这篇文章。2005年12月,文章被撤回。

《生育与不育》杂志宣布禁止该文章和韩国文章的同一位作者Lee在未来3年内向《生育与不育》杂志投稿。由于Lee承揽了重复发表的所有责任,美国生殖医学协会不准备惩罚《生育与不育》文章其他作者,但美国生殖医学协会通报了《生育与不育》杂志中该篇文章的所有作者。

案件启示 这是发生在成果发表环节的科学不端行为,论文部分结果的重复发表,在整理论文过程中使用了自己已发表过的内容。我们都知道"一稿二投"这是在投稿中绝对禁止的。此外,在不同研究论文中重复使用某一相同的实验结果,或者同一实验结果用中文发表后,再用英文发表同样属于科学不端行为,这是往往容易被忽视的。该案例给我们一个警示,研究论文无论以何种文字发表都不能再以任何形式发表在其他杂志上。

（孙 讷）

参 考 文 献

一、中文文献

1. 贲长恩. 医学科研基本思路方法与科研程序. 北京:科学出版社,2003.

2. Beveridge WLB. 科学研究的艺术. 陈捷,译. 北京:科学出版社,1979.

3. 程卡. 高校学术交流的形式、组织策略及创新实践探索. 西华大学学报,2008,27(1):69-71.

4. 蔡泳,王旸,宋昕,等. 医学统计学的基本概念与科研设计、统计分析方法概述. 上海口腔医学,2004:13(1):62-64.

5. 曹葆青,方放. 学术论文与知识产权保护及国内科技期刊发展的协调研究. 科技进步与对策,2000,17(9):111-112.

6. 卡尔·G·亨普尔. 自然科学的哲学. 张华夏,译. 北京:中国人民大学出版社,2006.

7. 卡尔·波普尔. 科学发现的逻辑. 查汝强,邱仁宗,万木春,译. 杭州:中国美术学院出版社,2007.

8. 陈莲珍,王淑洁,王青,等. 合理用药国际指标现场调查. 药物经济学,2003,14(3):156-158.

9. 丛玉隆,邓新立. 医学实验室全面质量管理体系的概念与建立. 临床检验杂志,2001,19(5):305-309.

10. 崔惠敏. 论高校学位论文的知识产权保护. 图书馆建设,2005,2:21-22.

11. 邓宇斌,吴伟康. 医学科研概论. 北京:人民军医出版社,2004.

12. 方积乾. 卫生统计学. 第7版. 北京:人民卫生出版社,2012.

13. 管遵信. 实用医学科研方法学. 上海:上海中医学院出版社,1990.

14. 国家自然科学基金委员会. 国家自然科学基金申请指南. 北京:科学出版社,http://www.nsfc.gov.cn/nsfc/cen/xmzn/2013xmzn/index.html,2012年12月.

15. 国家自然科学基金条例. 中华人民共和国国务院令第487号.2007年12月24日. http://www.nsfc.gov.cn/Portal0/InfoModule_544/29249.htm.

16. 国家自然科学基金委员会. 国家自然科学基金项目管理规定(试行). 国家自然科学基金委员会,2002年11月22日委务会议审定通过. http://www.nsfc.gov.cn/newnsfc03/default99.htm.

17. 国家自然科学基金委员会. 国家自然科学基金面上项目管理办法. 2009年9月27日国家自然科学基金委员会委务会议通过,2011年4月12日国家自然科学基金委员会委务会议修订通过. http://www.nsfc.gov.cn/Portal0/InfoModule_505/28390.htm.

18. 国家自然科学基金委员会. 国家自然科学基金青年科学基金项目管理办法. 2009年9月27日国家自然科学基金委员会委务会议通过,2011年4月12日国家自然科学基金委员会委务会议修订通过. http://www.nsfc.gov.cn/Portal0/InfoModule_506/28396.htm.

19. 国家自然科学基金委员会. 国家自然科学基金地区科学基金项目管理办法. 2009年9月27日国家自然科学基金委员会委务会议通过,2011年4月12日国家自然科学基金委员会委务会议修订通过. http://www.nsfc.gov.cn/Portal0/InfoModule_506/28395.htm.

20. 国家自然科学基金委员会. 国家自然科学基金重点项目管理办法. 2009年9月27日国家自然科学基金委员会委务会议通过,2011年4月12日国家自然科学基金委员会委务会议修订通过. http://www.nsfc.gov.cn/Portal0/InfoModule_505/28389.htm.

21. 国家自然科学基金委员会. 国家杰出青年科学基金实施管理办法. 2009年9月27日国家自然科学基金委员会委务会议通过. http://www.nsfc.gov.cn/Portal0/InfoModule_506/28397.htm.

22. 国家自然科学基金委员会. 国家自然科学基金面上项目评议要点. 2004.

23. 国家自然科学基金委员会. 国家自然科学基金重点项目评议要点. 2004.

24. 国家自然科学基金委员会. 国家自然科学基金杰出青年基金评议要点. 2004.

25. 国家自然科学基金委员会. 国家自然科学基金优秀青年基金评议要点. 2012.

26. 国家自然科学基金委员会. 国家自然科学基金项目同行评议意见表(医学科学部用). 2012.

27. 国家自然科学基金委员会. 关于 2013 年度国家自然科学基金项目申请与结题申请有关事项的通告. http://www.nsfc.gov.cn/Portal0/InfoModule_537/50691.htm.

28. 国家教育部. 教育部关于印发《"长江学者奖励计划"实施办法》的通知. 教人［2011］10 号. http://baike.baidu.com/view/8491082.htm.

29. 国家教育部. 教育部优秀青年教师资助计划实施办法. 2000 年 3 月修订.

30. 国家教育部. 高等学校博士学科点专项科研基金管理办法, 2003 年 1 月 27 日发布. http://www.cutech.edu.cn/cn/kyjj/gdxxbsdkyjj/2003/01/1179971251206840.htm.

31. 国家教育部. 教育部科学技术研究重点项目管理办法（试行）. http://www.neuq.edu.cn/index/xkjsc/sbsx/444/4-3.htm.

32. 国家科技部. 国家高技术研究发展计划（863 计划）管理办法. http://www.most.gov.cn/fggw/zfwj/zfwj2011/201109/t20110906_89492.htm.

33. 国家科技部财政部. 国家科技支撑计划管理暂行办法. http://www.most.gov.cn/tztg/201109/t20110916_89660.htm.

34. 国家科技部. 国家重点基础研究发展计划管理办法. http://www.most.gov.cn/tztg/201112/t20111209_91296.htm.

35. 郭碧坚. 科研项目实施的方法论. 科学学研究, 2001, 19(2):88-95.

36. 过晋源, 杨晋, 郭小辉, 等. 癌肿的早期发现和早期诊断. 中级医刊, 1986, 21(5):15-16.

37. 郭俊仓, 严文. 科研项目实施过程质量控制的探讨. 科研管理, 1997, 18(5):52-55.

38. 贺石林, 李元建. 医学科研方法学. 北京:人民军医出版社, 2003.

39. 侯灿. 医学科研设计概论(1)——科研设计的定义. 中国中医基础医学杂志, 1996, 1(4):50-52.

40. 侯灿. 医学科研设计概论(2)——科研设计的基本步骤. 中国中医基础医学杂志, 1996, 2(6):51-52.

41. 江虎军, 冯锋, 王钦南. 谈国家自然科学基金申请、评审和管理. 北京:中国农业出版社, 1997.

42. 李光文, 林友文, 罗红斌. 化学实验室的实验安全和安全管理. 山西医科大学学报(基础医学教育版), 2005, 7(5):542-543.

43. 林君芬, 余向华, 魏晶娇, 等. 一起疫苗接种后学校内甲型 H1N1 流行性感冒暴发的调查. 中华预防医学杂志, 2012, 46(4):378-379.

44. 刘鸣. 系统评价、Meta-分析(设计与实施方法). 北京:人民卫生出版社, 2011.

45. 卢建华, 吴建国, 赵俊. 医学科研思维与创新. 北京:科学出版社, 2002.

46. 吕宏迪. 浅议科研项目实施过程中质量评价体系的构建. 黑龙江科学, 2013, 4(8):82-85.

47. 吕群燕. 1999 年度国家自然科学基金生命科学部免疫学学科受理项目评析. 中华微生物学和免疫学杂志, 2000, 20(1):85-90.

48. 李康. 医学统计学. 第 6 版. 北京:人民卫生出版社, 2013.

49. 李幼平. 循证医学. 第 2 版. 北京:高等教育出版社, 2010.

50. 汤旦林, 柯惠新. 在科研设计时确定样本含量的方法(1). 中日友好医院学报, 1993, 7(3):177-179.

51. 孙汭, 魏海明, 田志刚. 研究生实验记录的培训和规范化管理. 学位与研究生教育, 2010, 4:26-29.

52. 孙振球. 医学统计学. 第 3 版. 北京:人民卫生出版社, 2010.

53. 孙治安, 张秀清. 医学科研设计中对照、随机和重复原则的常见错误. 河北医药, 2000, 22(2):159-160.

54. 汤旦林, 柯惠新. 在科研设计时确定样本含量的方法(2). 中日友好医院学报, 1993, 7(4):236-238.

55. 汤旦林, 柯惠新. 在科研设计时确定样本含量的方法(3). 中日友好医院学报, 1994, 8(1):48-51.

56. 汤旦林, 柯惠新. 在科研设计时确定样本含量的方法(4). 中日友好医院学报, 1994, 8(2):109-110.

57. 王桂杰, 李新, 魏庆铮, 等. 医学研究中标准曲线修正的初探. 数学的实践与认识, 2005, 35(4):110-116.

58. 王建华. 流行病学. 第 6 版. 北京:人民卫生出版社, 2004.

59. 魏尔清, 陈红专. 生物医学科研——基本知识和技能. 北京:科学出版社, 2003.

60. 熊国强, 贺石林. 医学科研设计教程. 北京:科学出版社, 2001.

61. 徐天和, 王玖. 医学实验设计:第一讲对照原则. 中国医刊, 2005, 40(7):60-61.

62. 徐天和, 王玖. 医学实验设计:第二讲随机化原则与盲法原则. 中国医刊, 2005, 40(8):54-55.

63. 徐天和, 王玖. 医学实验设计:第三讲重复原则. 中国医刊, 2005, 40(9):56-57.

64. 徐天和, 王玖. 医学实验设计:第四讲均衡原则. 中国医刊, 2005, 40(10):57-58.

65. 颜虹. 医学统计学. 第 2 版. 北京:人民卫生出版社, 2010.

66. 杨策, 李勇, 杨勇, 等. 复杂性管理方式在科研项目实施中的应用. 中华医院管理杂志, 2008, 24(1):33-35.

67. 乐云, 崔政. 项目实施组织策划的理论与实践. 建设监理, 2005, 6:38-40.

68. 詹思延. 流行病学. 第 7 版. 北京:人民卫生出版社, 2012.

69. 张华亮, 张希华. 研究生与导师之间知识产权归属问题的研究. 法制与经济, 2011, (264):7-9.

70. 中国科学院. 科学与诚信:发人深省的科研不端行为案例. 北京:科学出版社, 2013.

71. 中国医药生物技术协会. 生物样本库标准（试行）. 中国医药生物技术,2011,6(1):71-79.

72. 周乙华,庄辉. 实验室感染与生物安全. 中华预防医学杂志,2005,39(3):215-217.

二、英文文献

1. Characteristics Among Researchers:www. ornl. gov/ ~ webworks/cpr/pres/104751. pdf

2. Chen W,Han C,Xie B,et al. Induction of Siglec-G by RNA Viruses Inhibits the Innate Immune by Promoting RIG-I Degradation. Cell,2013,152:467-478.

3. Contopoulos-Ioannidis DG,Alexiou GA,Gouvias TC,et al. Life cycle of translational research for medical interventions. Science,2008,321(5894):1298-1299.

4. Declaration of Helsinki. www. wma. net/en/20activities/10ethics/10helsinki/index. html

5. How to Write a Grant Application. From the National Institute of Allergy and Infectious Diseases.

6. An Introduction to Science:www. geo. sunysb. edu/esp/files/ scientific-method. html

7. Tierney LM,Mcphee SJ,Phpadakis MA. Medical Diagnosis & Treatment. 39th ed. New York:McGraw-Hill,2000.

8. Littman B,Di Mario L,Plebani M,et al. What's Next in Translational Medicine? Clinical Science,2007,112:217-227.

9. Method and Research Design:www. languages. ait. asia/writing-research/ method-and-research-design/

10. Niewoehner DE. Pathological Changes in the Peripheral Airway of Young Smokers. N Eng J Med,1974,291:755.

11. Zerhuonl E. Medicine. The NIH Roadmap. Science,2003,302:63-72.

12. Ogden TE,Goldberg IA,Proposals R. A Guide to Success. 3rd ed. Academic Press,2002.

13. Popper K. The Logic of Scientific Discovery. London:Hutchinson,1972.

14. Steps of the Research Process:www. humankinetics. com/excerpts/excerpts/ steps-of-the-research-process

15. Research Design:www. sagepub. com/upm-data/28285_02_Boeije_Ch_02. pdf

16. Research Ethics:research. wisc. edu/respolcomp/resethics/

17. How to Write a Research Proposal-Research Proposal Guide:researchproposalguide. com/

18. Retik AB. Anomalies of the Upper Urinary Tract//Eldelman. Pediatric Kidney Disease. Boston:Little,Brown & Co. ,1978.

19. Science Definition:www. sciencemadesimple. com/science-definition. html

20. Scientific Method:www. en. wikipedia. org/wiki/Scientific_method

21. Selecting and Defining a Research Topic:www. cram. com/flashcards/educational-research-chapter-2-selecting-and-defining-a-research-topic-1377203

22. Strategies for Writing a Conclusion:leo. stcloudstate. edu/acadwrite/conclude. html

23. What is Science:undsci. berkeley. edu/article/whatisscience_01

24. Writing Conclusions:writing2. richmond. edu/writing/wweb/conclude. html

25. Zhang M,Tang H,Guo Z,et al. Splenic Stroma Drives Mature Dendritic Cells to Differentiate into Regulatory Dendritic Cells. Nat Immunol,2004,5(11):1124-1133.